护心灸法

乐丽珍　肖桂芳　主编

清华大学出版社
北京

图书在版编目（CIP）数据

护心灸法 / 乐丽珍，肖桂芳主编 . -- 北京 : 清华大学出版社 , 2025. 10. -- ISBN 978-7-302-70374-7

Ⅰ. R246.1

中国国家版本馆 CIP 数据核字第 2025Q12X05 号

责任编辑：孙　宇　洪　汀
封面设计：钟　达
责任校对：李建庄
责任印制：杨　艳

出版发行：清华大学出版社
　　　网　　址：https://www.tup.com.cn，https://www.wqxuetang.com
　　　地　　址：北京清华大学学研大厦 A 座　　　　邮　　编：100084
　　　社 总 机：010-83470000　　　　　　　　　邮　　购：010-62786544
　　　投稿与读者服务：010-62776969，c-service@tup.tsinghua.edu.cn
　　　质量反馈：010-62772015，zhiliang@tup.tsinghua.edu.cn
印 装 者：三河市铭诚印务有限公司
经　　销：全国新华书店
开　　本：185mm×260mm　　　　印　张：24.5　　　字　数：461 千字
版　　次：2025 年 10 月第 1 版　　　　　　　　　印　次：2025 年 10 月第 1 次印刷
定　　价：99.00 元

产品编号：113205-01

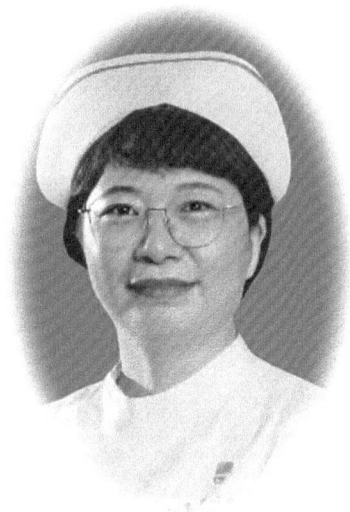

护心灸法创始人：乐丽珍

广东省第二中医院心血管科护士长　主任护师

广东省岭南南丁格尔护理研究院中医心脏康复研究与发展委员会　主任委员

广东省护士协会第二届理事会心血管重症护理分会　副会长

广东省护士协会第二届理事会针刺法（腕踝针、皮内针）　护理分会　副会长

广东省护士协会第二届理事会中医传统功法护理分会　常务委员

广东省护士协会第二届中医康复护理分会　常务委员

广东省护士协会科研项目申报与管理分会　委员

　　从事临床护理工作 30 余年，熟练掌握内分泌科、心血管科、针灸康复科等多专科中西医护理技术及复杂疑难、急危重症疾病的护理方法；注重护理安全及优质护理服务，致力于全方位提升临床患者的护理质量。在工作中持续开展新技术、新业务，近年来开展皮内针、腕踝针、铜砭刮痧、温通刮痧、杵针等治疗技术，同时深入挖掘中医灸法、穴位贴敷、隔物灸法等技术，进行系列整理，自创一套"护心灸法"专科护理技术临床应用理论体系，革新护理用具，如灸法用具、吸痰用具、沐足推车等，均深受医、护、患的一致好评。

　　近年来主持课题 2 项，发表论文 20 余篇，参与撰写专业书籍 4 部。

编 委 会

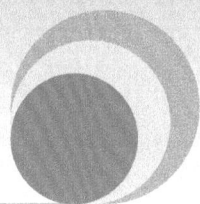

学术顾问 袁 丁 广东省第二中医院
史振羽 广东省第二中医院
余伟清 广东省第二中医院

前　言

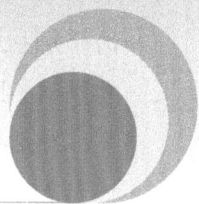

在源远流长的中医文化里，艾灸疗法宛如一颗璀璨明珠，散发着独特而迷人的魅力。其历史可追溯至数千年前，在华夏大地的各个角落，为无数人解除病痛，守护健康。艾灸通过艾草燃烧产生的温热刺激穴位，激发人体经络气血的运行，调节脏腑功能，达到防治疾病、养生保健的目的。这种古老而质朴的疗法，以其显著的疗效、简便的操作和相对安全的特性，深受历代医家推崇，更为民众所信赖。

心，被视为人体的"君主之官"，主宰着人的精神意识思维活动，掌控着血脉的运行，对生命活动起着核心的主导作用。心的功能正常与否，直接关乎人体的健康与疾病状态。一旦心的功能受损，诸如心悸、胸痹、心痛、失眠、健忘等一系列病症便可能接踵而至，严重影响人们的生活质量，甚至危及生命。故而，呵护心脏健康，始终是中医养生与防治疾病的重中之重。"护心"，在中医理论体系中占据着极为关键的地位。

当下，随着现代生活节奏的日益加快，人们所面临的压力与日俱增，加之不良的生活习惯、环境污染等诸多因素的影响，心血管疾病的发病率呈逐年上升趋势。这一严峻的现实，使得心脏健康问题更加受到社会各界的广泛关注。与此同时，人们对健康的需求也不再仅仅局限于疾病的治疗，而是更注重未病先防，追求一种全方位、多层次的健康维护与养生保健方式。在这样的时代背景下，古老的艾灸疗法因其在护心方面所展现出的独特优势，再次焕发出勃勃生机，深受医学工作者和养生爱好者的青睐。广东省第二中医院心血管科乐丽珍医护团队于2018年始首次创新性地提出"护心灸法"外治中医特色技术。

本书旨在系统而深入地探讨护心灸法这一主题，将传统艾灸理论与现代临床实践紧密结合，为广大读者呈现一部全面、实用且具有权威性的护心灸法专著。在编写过程中，我们广泛查阅了大量的古代中医典籍，深入挖掘历代医家运用艾灸护心的宝贵经验，同时紧密追踪现代医学在各领域的最新研究成果，力求做到古为今用、中西互参。

本书从基础理论入手，详细阐述了经络与穴位和五脏的密切联系，以及护心灸的作用机制，帮助读者深入理解护心灸法的理论根源。随后，我们逐一介绍了护心灸的治疗方法，包括穴位选择、艾灸操作技巧、疗程安排等，为临床实践提供了切实可行的指导。此外，本书还特别强调了艾灸在养生保健方面的应用，根据不同的体质和季节，为读者量身制订了个性化的护心灸方案，让艾灸"护心"成为人们日常生活中守护健康的得力助手。

我们衷心希望，通过本书能够让更多的人了解护心灸法，认识到艾灸在呵护健康方面的巨大潜力。无论是专业的医学人士，还是普通的养生爱好者，都能从本书中汲取到有益的知识和经验，将护心灸法运用到实际生活中，为自己和家人的健康保驾护航。同时，我们也期待本书能够为推动中医艾灸事业的发展贡献一份绵薄之力，让这一古老的中医瑰宝在现代社会中绽放出更加绚丽的光彩。

本书由乐丽珍、肖桂芳担任主编，杨依琴、严金霞担任副主编，袁丁、史振羽、余伟清担任顾问，乐丽珍、肖桂芳、李燕萍、吴俊杰、李办婷、廖开梅、刘英女、李小香、曾洁华、吴瑞庭、罗月宏、陈慧、向彩霞、胡萍萍、潘苗苗、华舒婷参与了本书的编写。本书分工如下：乐丽珍编写第一章至第四章第一节和第二节心衰、胸痹、心悸，审核第四章第五节、第六节及第五章，肖桂芳编写第四章第二节眩晕至水肿、关格、汗证、消渴，审核第一章至第四章第一节，李燕萍编写第四章第二节郁证和第三节湿疮、痔、遗精，吴俊杰编写第四章第二节噎膈，李办婷编写第四章第二节肥胖，廖开梅编写第四章第三节乳癖，刘英女编写第四章第三节肠结，李小香编写第四章第三节癃闭至脱肛，曾洁华编写第四章第四节月经不调、痛经、不孕、带下病，吴瑞庭编写第四章第四节绝经前后诸证至崩漏和盆腔炎，罗月宏编写第四章第五节小儿泄泻至遗尿和第五章第八节，陈慧编写第四章第六节，向彩霞编写第五章第一节、第五节、第六节，胡萍萍编写第五章第二节至第四节和第十一节，潘苗苗编写第五章第七节、第九节，华舒婷编写第五章第十节，严金霞审核第四章第二节心衰至不寐，杨依琴审核第四章水肿至第四节。

在编写本书的过程中，我们得到了众多专家学者的悉心指导和帮助，在此表示衷心的感谢！由于时间仓促，书中难免存在不足之处，恳请广大读者批评指正。愿大家都能拥有一颗健康而强大的心脏，享受美好的人生。

乐丽珍

2025 年 4 月 12 日

目 录

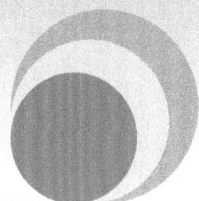

第一章 概 述···1

第一节 护心灸法的创立与发展···2

第二节 护心灸的特点和优点···15

附录：护心灸法标准操作程序···17

第二章 护心灸法基本理论和操作方法···21

第一节 基本理论··21

第二节 操作方法··22

第三章 护心灸法的核心技术···28

第一节 灸具···29

第二节 灸方···29

第三节 腧穴···30

第四章 护心灸法的临床应用···33

第一节 概述···34

第二节 中医内科病症···92

心衰 ···92

胸痹 ···96

心悸 ···102

眩晕 ···108

头痛 ···113

感冒 ···118

咳嗽 ···122

喘病 ···127

肺胀 ···133

痰饮 ···138

胃痛 ···145

痞满 ···151

呕吐 ·· 155

呃逆 ·· 162

腹痛 ·· 166

泄泻 ·· 172

便秘 ·· 177

胁痛 ·· 182

中风 ·· 186

不寐 ·· 189

水肿 ·· 192

噎膈 ·· 199

关格 ·· 203

汗证 ·· 207

郁证 ·· 210

消渴 ·· 216

肥胖 ·· 221

第三节　中医外科病症 ·· 225

乳癖 ·· 225

湿疮 ·· 230

痔 ·· 234

肠结 ·· 238

遗精 ·· 244

癃闭 ·· 247

淋证 ·· 251

阳痿 ·· 255

脱肛 ·· 260

第四节　中医妇科病证 ·· 264

月经不调 ·· 264

痛经 ·· 270

绝经前后诸证 ·· 274

经闭 ·· 278

崩漏 ·· 283

不孕 ·· 287

　　　　带下病 ··· 291

　　　　盆腔炎 ··· 294

　　第五节　中医儿科病证 ··· 298

　　　　小儿泄泻 ··· 298

　　　　积滞 ··· 302

　　　　遗尿 ··· 305

　　第六节　其他病症 ··· 310

　　　　鼻渊 ··· 310

　　　　项痹 ··· 313

　　　　腰痛 ··· 320

第五章　护心灸法的研究 ·· 327

　　第一节　从经典中探寻护心灸法的理论根源 ··················· 328

　　第二节　护心灸法的作用机制探讨 ································· 339

　　第三节　"一气周流"理论在护心灸法中的应用 ··············· 344

　　第四节　"调任通督理论"在护心灸法中的应用 ··············· 348

　　第五节　五行音乐疗法在护心灸法的应用 ······················ 352

　　第六节　子午流注理论时辰法在护心灸法的应用 ············· 355

　　第七节　护心灸法在增强人文关怀中的探究 ··················· 358

　　第八节　护心灸法拓宽治疗部位在亚健康人群中的应用 ······ 361

　　第九节　护心灸法点燃艾柱方式的对比研究：顶端点燃与底端点燃 ··· 366

　　第十节　护心灸法治疗时间与灸量的探索 ······················ 369

　　第十一节　护心灸法艾柱底端与治疗部位 / 穴位的安全距离探索 ········· 373

参考文献 ··· 377

第一章 概　述

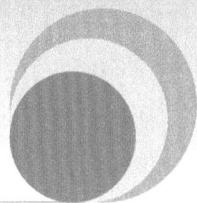

随着现代医学的飞速发展，心血管疾病已成为全球范围内的重大健康问题。传统中医外治法凭借其独特的理论体系和临床经验，在心血管疾病的防治中发挥着越来越重要的作用。本书旨在详细介绍一种融合传统中医智慧与现代医学理念的创新疗法——护心灸法。

护心灸法，作为中医外治法的重要组成部分，依托中医经络学说和辨证论治理论，通过选用适当的灸具和特定的施灸方法，以达到治疗心血管疾病的目的。其历史源远流长，经过历代医家的传承与创新，逐渐形成了独具特色的治疗体系。

本章首先回顾了护心灸法的创立与发展历程，详细阐述了其在继承传统中医外治法的基础上，如何结合现代医学的理念和技术进行创新。通过深入研究中医外治技术，特别是艾灸、穴位贴敷和脐疗等疗法，护心灸法在理论和实践上均取得了显著的进展。

本章重点介绍了护心灸法的特点和优点。该疗法综合运用多种中医特色疗法，通过温热刺激、药物渗透和经络传导等多种途径，实现多途径协同治疗。其操作简便、安全，无不良反应，患者耐受性高，疗效显著，适用范围广泛，不仅适用于心血管系统疾病，还对消化系统、神经系统等多系统疾病具有良好的治疗效果。

此外，本章还探讨了护心灸法在临床应用中的探索与实践。通过不断优化操作流程、配方和器具，护心灸法在提高治疗效果的同时，也提升了患者的舒适性和安全性。书中详细介绍了护心灸法的传播、应用与推广情况，展示了其在现代医学环境中的重要价值和广阔前景。

希望通过本章节的详细介绍，读者能够更好地了解和掌握护心灸法，为其在心血管疾病治疗中的应用提供有力的理论支持和实践指导。我们期待护心灸法能在未来的医学发展中发挥更大的作用，为更多患者带来健康福祉。

第一节　护心灸法的创立与发展

一、护心灸法的继承、融合与创新

（一）何为护心灸法？

护心灸法是由广东省第二中医院心血管科乐丽珍护士长医护团队于 2018 年首次提出，它是以中医经络学说为理论依据，在辨证论治理论的指导下，选用适当的药物制成散剂，通过填、敷、灸、熨、熏、蒸六法合用，作用于心俞穴、神阙穴、脐周四边穴及其周围部位进行灸法治疗，利用药物经皮渗透和穴位刺激，达到温补阳气、活血祛瘀、养心健脾、利水消肿、调理冲任、行气止痛，调整脏腑功能，治疗疾病为目的的中医特色疗法。

该疗法起源于一次对外学术交流，经不断探索改进，融合隔物灸、穴位贴敷、脐疗等技术，形成理论与实践兼具特色的综合治疗方案。其最初主要应用于中医心系病，如心悸、胸痹、心水、不寐等，对应现代医学的心律失常、冠心病、心力衰竭、失眠等疾病，故以"护心"命名，体现对心脏及神志功能的双重调护。随着临床实践的持续优化及教学科研、学术交流的广泛推广，该疗法的内涵不断丰富，适应证逐步拓展，逐渐被其他医疗机构（或"兄弟单位"）借鉴并应用于临床，取得良好疗效并获得积极反馈。

1. 脐疗法的启发

护心灸法的早期探索始于脐疗法的临床启发。作为广东省中医专科护士培训基地，本科室曾接收一名外院心血管科进修护士，双方在探讨心血管病中医特色疗法时，发现兄弟医院有脐疗法应用于心血管疾病的先例。乐丽珍护士长结合中医经典理论及现代研究数据，经详细论证后，决定在本科室试点脐疗法干预慢性心力衰竭。她首先于门诊选取心力衰竭患者开展治疗，初期获得积极疗效反馈。然而实践中逐渐暴露技术局限：传统脐疗法需以面团制成隔物圈（药饼），对其大小、厚度及硬度均有严格要求，手工制饼耗时耗力；岭南地区气候湿热，面团易变质发酸，储存条件苛刻；部分患者因隔物层（面团）受热不均匀，存在皮肤烫伤风险。针对上述问题，乐丽珍护士长基于临床需求，着手探索替代材料，以期提升患者舒适度、规避操作风险并推动技术标准化。

2. 隔物灸法与脐疗法相结合

如前所述，脐疗法干预心血管疾病的临床疗效得到初步验证，传统隔物材料（面团）的改良成为关键方向。乐丽珍护士长从隔物灸法中获得灵感，结合现代工艺发展，关注到多样化的隔物灸器具可实现艾绒热力均匀传导，提升灸疗安全性与便捷性。她基于"器以载道"理念，系统筛选适用于脐部穴位的隔物工具，最终选定一款圆形竹制隔物灸器具。

该器具的应用有效解决了传统隔物圈（面团）手工制作耗力及湿热环境下易变质的难题，患者舒适度显著提升。随后，本科室对全体护士开展标准化操作培训，推动技术在病房落地。同时，基于提升患者体验、消防安全及医院感染防控的综合考量，配套引入除烟装置，进一步优化治疗环境，减轻艾灸烟雾对患者的不良刺激。

3. 加入穴位贴敷进行整合

护心灸法初期聚焦单一病种治疗，因其创新性及患者高满意度，在病房引发积极反响，其他病种患者亦提出治疗需求。经科室医护团队研讨，一致认为该疗法与学科带头人王清海教授"心系疾病非温不通"的学术理论高度契合。同时，结合本科室长期推崇的穴位贴敷技术（其在心血管疾病中疗效确切、操作便捷），团队提出：在脐疗（神阙穴施药）基础上，可于灸疗后根据患者证候辨证选穴，加用药物贴敷，通过综合疗法提升临床效果。

该提议经论证后纳入临床方案，自 2019 年 4 月起逐步扩展至专科其他病种。至此，护心灸法形成"灸疗＋辨证贴敷"的综合治疗模式，在本科室实现广泛应用。

4. 护心灸法命名与推广

护心灸法的命名，既是中医理论的现代化转译，也是临床传播的精准定位。基于《黄帝内经》"心主血脉，藏神"的核心理论，团队在 2019 年技术推广初期，针对"如何让患者与同行快速理解疗法本质"展开研讨。考虑到该疗法以艾灸为核心，融合脐疗与穴位贴敷，且主要用于心悸、胸痹、失眠等心系病，最终确立"护心灸法"这一名称。"护心"二字既概括"护心脉以通气血，护心神以安情志"的双重功效，又以通俗语言传递技术靶向，解决了传统中医术语在跨领域传播中的理解壁垒。其间，乐丽珍主任护师作为技术带头人受邀开展院内外授课，以"护心灸法"命名推广。科室团队持续深化研究，在器具研发（如改良竹制隔灸器）、腧穴配伍、药物组方等方面形成专科特色，构建标准化技术体系：截至目前，培养中医专科护士 32 名，制定护心灸法标准操作程序（SOP）（见本章附录），立项省级科研课题 2 项，获实用新型专利 2 项，在核心期刊发表论文 2 篇。

（二）在继承中发展，在融合中创新

1. 中医外治法的发展历史

中医外治法历史悠久，最开始萌芽于人类原始社会，奠基于先秦时期，在汉唐得以发展，在宋金元时期得以丰富，最终于明清时期成熟，并且在现代逐渐得到提高。具体的内病外治疗法在什么时候起源，现在已无法考证，但是它的发展可以从《黄帝内经》开始追溯，内经记载的外治技术有砭石、九针、导引、按摩、焫、灸、熨、蒸、涂、嚏、渍、浴等。其后，各代医者也在临床实践中不断创新，广泛应用，使其内容丰富，种类繁多。

此外，不得不提的是，"外治之宗"吴师机编纂的《理瀹骈文》，它是第一部有关外治法的专著，集《内经》至清外治技术之大成，作了一次划时代的实践总结，对外治方药进行了系统的整理和理论探讨，完善了外治理论。"凡病多从外入，故医有外治法。经文内取、外取并列，未尝教人专用内治也。……矧上用嚏，中用填，下用坐，尤捷于内服。……外治之理即内治之理，外治之药亦即内治之药，所异者法耳，医理药性无二。"也就是说，外治法的本质和内治法并无差异，符合中医学辨证论治、理法方药的基本方法和逻辑。同时，吴师机基于外治的经验，首次将三焦分治运用到外治领域，主张"头至胸为上焦、胸至脐为中焦、脐至足为下焦"。这一论述为外治法提供了重要的理论支持，表明外治法与内治法在治疗原理上是一致的，只是治疗方法不同；三焦分治的应用也为诊断和治疗提供了更准确的方向。同时，该著作还提及药物选择应结合内治效方和外治经验，可以参照内治法的有效方剂和药物，将其变更为外用；或是结合外治经验与内治不同之处。《理瀹骈文》明确指出外用膏药用药应重气血流通，认为"气血流通而病自已"，多次强调膏中所用药味须通经走络、辛香力强。在具体药物选择上，所载高频药物的药味主要为辛味、苦味、甘味。《黄帝内经》曰"辛走气""辛甘发散""以苦泻之，以苦下之"，《医学启源》亦载"苦药平升，……甘辛药平降"，三种药味相合，重在气血升降。其中，辛、苦药味与药物活血化瘀作用存在着紧密的联系，现代药物研究也证实了辛、苦药味的活血化瘀作用。

中医外治法相较内治法更为简便易学，且作用迅速，容易推广，使用安全，不良反应小，患者乐于接受。它不仅在外科、骨伤科、皮肤科、五官科等疾病的治疗方面显示出特色，而且对内科、妇科疾病也有显著疗效，尤其对老幼虚弱之体、攻补难施之时或不肯服药之人、不能服药之症，更有内服法所不具有的诸多优点，是一个值得加强研究的重要方向。

2. 中医外治技术

1）艾灸法：艾灸，别称灸疗或灸法，是用艾叶制成的艾条、艾柱，产生的艾热刺激人体穴位或特定部位，通过激发经气的活动来调整人体紊乱的生理生化功能，从而达到防病治病目的的一种治疗方法。

（1）起源：灸法起源于原始社会，在远古时期，人们在用火过程中，发现身体某部位的病痛经火的烧灼、烘烤而得以缓解，逐渐有意识地用火烧灼治疗疾病，这便是灸法的雏形。

《黄帝内经》把灸法作为重要内容进行系统介绍，记载了灸法的适应证包括外感病、内伤病、脏病、寒热病等，还提出"针所不为，灸之所宜"，奠定了灸疗的理论基础。

唐代是灸法发展的重要阶段，药王孙思邈在《千金要方》和《千金翼方》中阐述了大量灸疗内容，并增加了多种隔物灸法。同时代的王焘重灸轻针，提出灸为"医之大术，宜深体之，要中之要，无过此术"。

唐宋时期，随着灸法的专门化，出现了以施行灸法为业的灸师，如唐·韩愈的《谴疟鬼》诗云："灸师施艾炷，酷若猎火围。"除专业灸师外，非医者对灸法也加以应用，灸法在民间颇为普及，如宋代"太宗尝病亟，帝（指宋太祖）往视之，亲为灼艾"，苏东坡写有《灼艾帖》，李唐画有《灸艾图》。

在公元 4 世纪时，艾灸传入朝鲜，6 世纪由朝鲜传入日本，后来传入东南亚、印度及欧洲，成为世界医学的组成部分。

（2）作用机制：临床研究认为，艾灸的主要作用机制是由艾绒燃烧过程所产生的物理和化学因子，共同作用于腧穴感受组织、人体经络系统以及神经系统，通过刺激信号传入神经中枢，经中枢整合后传出，对机体神经 - 内分泌 - 免疫网络和循环系统等实施调控，从而调整机体内环境，以达到防治疾病的目的。艾灸起效是通过热刺激、光辐射、艾灸生成物等综合作用实现的。

《扁鹊心书》中说："人于无病时，长灸关元、气海、命门、中脘，虽不得长生，亦可得百年寿矣。"《本草纲目·草部》记载："艾叶能灸百病"，能温气血、逐寒湿、通经活络。老年人丹田气弱、脐腹畏冷，可用熟艾装布袋中，兜着脐腹，便觉温适。

明代医家龚居中言"灸法去病之功，难以枚举，凡虚实寒热，轻重远近，无往不宜"。其著作《红炉点雪》说"火有拔山之力，若病欲除其根，则一灸胜于药力多矣"。

《医学入门》中记载："虚者灸之，使火气以助元阳也；实者灸之，使实邪随火气而发散也；寒者灸之，使其气复温也；热者灸之，引郁热之气外发，火就燥之义也。"

灸法专著《神灸经纶》言："夫灸取于人，火性热而至速，体柔而用刚，能消阴翳，走而不守，善入脏腑，取艾之辛香做炷，能通十二经，走三阴，理气血，治百病，效如反掌。"

总结而言，艾灸主要有以下几点作用：温经通络，驱寒除湿；行气活血，消瘀散结；温补益气，回阳固脱；升阳举陷，拔毒泄热；预防疾病，保健强身；养颜美容，延缓衰老。

2）穴位贴敷：是把药物研成细末，用水、醋、酒、蛋清、蜂蜜、植物油等介质调成糊状，或用呈凝固状的油脂（如凡士林等）、黄醋、米饭、枣泥制成软膏、丸剂或饼剂，或将中药汤剂熬成膏，或将药末撒于膏药上，再直接贴敷于穴位、患处（阿是穴），用来治疗疾病的一种无创、无痛性的中医特色疗法。

（1）起源：早在原始社会里，人们用树叶、草茎之类涂敷伤口，治疗与猛兽搏斗所致的外伤，从而逐渐发现有些植物外敷能减轻疼痛和止血，甚至可以加速伤口的愈合，这就是中药贴敷治病的起源。

东汉时期的医圣张仲景在《伤寒杂病论》中记述了烙、熨、外敷、药浴等多种外治之法，而且列举的各种贴敷方，有证有方，方法齐备，至今仍有效地指导临床实践。华佗在《神医秘传》中记载治脱疽"用极逐日大甘草，研成细末，麻油调敷极厚，逐日更换，十日而愈"。

晋唐时期，穴位贴敷疗法已被广泛应用。晋·葛洪的《肘后备急方》中记载"治疟疾寒多热少，或但寒不热，临发时，以醋和附子末涂背上"，并收录了大量的外用膏药，注明了具体的制用方法。

宋代的多种医学著作，如《太平圣惠方》《圣济总录》《普济本事方》《南阳活人书》等都有穴位敷贴疗法的记载。

明代李时珍的《本草纲目》中更是收载了不少穴位贴敷疗法，并为人们所熟知和广泛采用，如"治大腹水肿，以赤根捣烂，入元寸，贴于脐心，以帛束定，得小便利，则肿消"等。

清代是穴位贴敷疗法较为成熟的阶段，出现了不少中药外治的专著，其中以《急救广生集》《理瀹骈文》最为著名。《理瀹骈文》一书中每病治疗都以膏药薄贴为主，选择性地配以点、敷、熨、洗、搐、擦等多种外治法，且把穴位贴敷疗法治疗疾病的范围推及至内、外、妇、儿、皮肤、五官等科，提出了"以膏治百病"的论断。

近现代许多企业也生产制备了许多不同剂型的膏药。因其无创无痛、简便易行的优势，穴位贴敷法在国内影响广泛，在国外也逐渐兴起，笔者在此就不展开详述了。

（2）作用机制：穴位贴敷是中医外治法的一种，其作用机制主要包括穴位刺激、药物渗透和经络传导等方面，具体如下：①穴位刺激作用。激发经气：人体的穴位是经络气血汇聚、输注的特殊部位，具有独特的生理功能和病理反应特性。穴位贴敷时，药物贴敷在穴位上产生的物理刺激，如同艾灸等其他疗法一样，能激发穴位处的经气，使经络之气得到激发而运行通畅。例如在贴敷足三里穴时，可激发足阳明胃经的经气，起到调节脾胃功能的作用。调节脏腑功能：不同的穴位与相应的脏腑存在着特定的联系。通过在特定穴位贴敷药物，能够调节相应的脏腑功能。如在肺俞穴贴敷药物，可对肺脏功能产生影响，有助于治疗咳嗽、气喘等肺部疾病；在肾俞穴贴敷，可调节肾脏功能，对肾虚所致的腰膝酸软、尿频等症状有改善作用。②药物渗透作用。皮肤渗透吸收：皮肤具有一定的渗透性，穴位贴敷的药物多为具有较强渗透性的中药。这些药物中的有效成分能够通过皮肤的角质层、毛囊、汗腺等途径渗透进入人体。例如，一些含有挥发性成分的中药，如冰片、麝香等，能够促进其他药物成分的渗透，使药物更好地进入体内发挥作用。局部药物浓度积聚：药物贴敷在穴位局部，会在局部形成较高的药物浓度，形成一个持续的药物作用环境。药物从高浓度区域向周围组织和血液循环中扩散，使局部组织和相关经络所循行的部位能较长时间地接触药物，从而发挥持久的治疗作用。比如，在治疗关节疼痛时，将药物贴敷在疼痛关节附近的穴位上，药物在局部积聚并缓慢释放，可有效缓解关节疼痛。③经络传导作用。沟通内外：经络是人体内部脏腑与体表之间的联系通道，具有沟通内外、联络脏腑、运行气血的作用。穴位贴敷的药物通过皮肤渗透进入体内后，可借助经络的传导功能，将药物的作用传递到相应的脏腑和组织。例如，在涌泉穴贴敷药物，可通过经络传导，将药物的作用传递到肾脏及其他相关脏腑，起到滋阴降火、引火归元等作用。调节气血运行：经络是气血运行的通道，穴位贴敷通过刺激穴位和药物的作用，可调节经络气血的运行。当人体气血运行不畅，出现气滞血瘀等情况时，穴位贴敷能够起到疏通经络、调和气血的作用，使气血运行恢复正常。如在痛经时，在小腹部的关元、气海等穴位贴敷药物，可通过经络传导，调节冲任二脉的气血，缓解痛经症状。④整体调节作用。平衡阴阳：中医认为人体的健康状态是阴阳平衡的结果，疾病的发生往往与阴阳失衡有关。穴位贴敷通过穴位刺激、药物作用和经络传导，能够调节人体的阴阳平衡。根据患者的体质和病情，选择不同的穴位和药物进行贴敷，可使偏盛或偏衰的阴阳重新恢复平衡。例如，对于阳虚体质的人，可在关元、命门等穴位贴敷温阳药物，以补充阳气，调整阴阳失衡状态。增强机体免疫力：穴位贴敷可以通过调节人体的神经、内分泌、免疫系统等功能，增强机体的免疫力。药物刺激穴位后，可引起体内一系列的生理生化反应，促进免疫细胞的活性和免疫因子的分泌，提高机体的抵抗力，从而预防和治疗疾病。比如，在三伏天进行穴位贴敷，可增强人体的阳气，提高机体的免疫功能，预防冬季易发作的呼吸道疾病等。

3）脐疗：药物敷脐疗法是从古代药熨、敷贴疗法的基础上发展而来的。主要指将药物制成适当剂型（如糊、散、丸、膏等）敷于脐部，或在脐部予以某些物理刺激（如艾灸、针刺、热熨、拔罐等）以治疗疾病的方法。

（1）起源：脐疗法作为中医独特疗法已有2000多年的发展历史，由于其安全有效、简便易行，故备受历代医家的推崇。最早在殷商时期，太乙真人就用熏脐法治病；彭祖也用蒸脐法疗疾。《五十二病方》也有关于肚脐填药、敷药、涂药及角灸的记载。

《黄帝内经》《难经》等为明确脐疗的作用机制提供了理论基础。汉代的"医圣"张仲景在《金匮要略》中也记载了脐疗法。李时珍的《本草纲目》也有葱汁敷脐治疗水肿、尿短少的记载。《针灸甲乙经》中记载"肠中常鸣，时上冲心，灸脐中""绝子灸脐中，令有子"。《理瀹骈文》中还记载用大戟红枣膏（大戟粉、枣肉捣成膏）贴脐，有协助排便之功能。

（2）作用机制：中医认为，"脐为五脏六腑之本，元气归藏之根"。肚脐所在之处便是神阙穴，属于任脉的穴位，是"血脉之蒂"，为精、气、神、血往来之要，是元神出入之阙庭，有回阳救逆、开窍苏厥之功效，故名神阙。

神阙是全身361个穴位中唯一"看得见、摸得着"的穴位。肚脐与人体十二经脉相连，与五脏六腑相通，其特殊性是其他任何穴位无法比拟的。神阙穴也是人体穴位中结构最特殊、定位最明确的腧穴。

《会元针灸学》曰："神阙者，神之所舍其中也，脐居正中，如门之阙，神通先天。"《素问·六微旨大论》曰："天枢之上，天气主之；天枢之下，地气主之；气交之分，人气从之，万物由之。"肚脐部是人体气机升降出入的总枢。神阙穴可调神和调气。

《医宗金鉴》明确指出神阙穴能"主治百病"。

《难经·八难》记载："诸十二经脉者，皆系于脐下生气之原，所谓生气之原者，谓十二经之根本也。"明确指出了脐下为元气之所在。脐疗的作用关键在于调节人体元气。

脐隶属任脉，通过经络与全身五脏六腑、四肢百骸、五官九窍、皮肉筋脉相联系，与十二经脉和奇经八脉相通。从现代医学研究来看，肚脐解剖结构独特，脐部皮肤菲薄，含有大量的微血管，具有较高的敏感度和渗透力，有利于药物的吸收。因此，总体而言，脐疗疗法主要有以下几方面的作用：①健脾和胃，升清降浊。脐疗可调理脾胃功能，起到健脾和胃、升清降浊的作用。适用于胃痛、痞满、呕吐、泄泻、痢疾、纳呆、慢性萎缩性胃炎、腹泻型肠易激综合征等病症。②调理冲任，温补下元。脐通任、督、冲、带四脉，四脉与生殖及妇女的经、带、胎、产息息相关，故脐疗在临床上可用于遗精、阳痿、早泄、小儿遗尿及妇女月经不调、痛经、崩漏、带下、滑胎、不孕等疾病。③通调三焦，利水消肿。脐居中主枢，对人体有承上启下的作用，可激发三焦气化功能，临床上可治疗小便不通、腹水、黄疸等病症。④通经活络，理气和血。脐通全身经脉，可通经活络、调和气血，临床上可治疗风湿病、颈肩腰腿痛等痛证。⑤敛汗安神，固精止带。脐能收敛人体精、气、神、津。临床上常用于治疗自汗、盗汗、遗精、滑精、惊悸、失眠、带下病等。⑥扶正祛邪，养生延年。脐为先天之命蒂，后天之气舍，可补脾益肾，为保健要穴，可用于抗衰老、养生延年、虚劳诸疾和预防保健。

护心灸法隶属于中医外治法的范畴，具备外治法的优点，又从中医经典和先辈经验中获益，在器具、腧穴、药物组方的选择上别具一格，值得继续深入探索与推广。

3. 融合与创新

随着生活水平的日益提升，人民群众的生活日常、饮食习惯、健康理念等产生了许多新的变化。在新的医疗形势和环境下，应当如何发掘和发挥中医药的优势以适应时代发展的需要呢？

1）因人制宜、因时制宜、因地制宜：《素问·宝命全形论》云："人以天地之气生，四时之法成。"这句话的意思是人依靠天地之大气和水谷之精气生存，并随着四时生长收藏的规律而生活着。因此，气候因素会影响人体的健康和生理病理状况。岭南地区长年气候炎热，受偏东或偏南暖湿气流影响，潮湿而多雨。炎热则耗气，潮湿则碍脾，两者均与脾胃相关。同时，由于气候炎热，人体基础代谢率高，岭南地区居民养成了喝下午茶、吃夜宵的习惯，且喜食海鲜等多湿滋腻之品；久之则加重脾胃的负担，进而损伤脾胃。因此，岭南地区的人群多见脾胃不足的特有体质。

加之生活条件改善，岭南人民喜泳浴、贪空调、吃雪糕、喝冷饮。加上潮湿多雨的气候，人们普遍容易受寒湿邪气的侵袭。因而现代岭南人民受寒气、湿气影响很大。

护心灸法遵循"三因制宜、辨证论治"的原则，经由专科医师根据患者个体差异辨证用方，选取神阙穴进行隔姜灸，可达到通经活络、驱寒除湿、温补益气、健脾和胃的作用，充分展示了岭南地区的中医药文化特点。

2）心系疾病非温不通：广东省第二中医院心血管科学科带头人——王清海教授为首届邓铁涛中医医学奖获得者、国家中医药管理局重点学科"中医心病学"学术带头人，是全国名老中医药专家学术思想以及临床经验继承的指导老师。早年曾拜于中医泰斗邓铁涛教授门下，并拜陕西中医学院张学文教授为师，精研中医经典，兼收并用，深入研究中医理论和历代名医的学术思想及临床经验。王清海在传承导师邓铁涛国医大师学术思想的基础上，专注于心血管疾病的中医药治疗与研究40余年，根据现代岭南地区人群的体质变化和心血管疾病的发生发展规律，创立岭南心病温通学派，提出心脏病的基本病机和治法。

王清海教授临床诊治心系疾病主张以"温阳通脉"为主要治法，重视通过应用温性药物，达到温补阳气、疏通血脉、治病求本的目的。护心灸法正是实现这一目标的重要手段。护心灸的温热刺激能够直接作用于体表的穴位，温通经络，能够调节经络气血、促进气血运行，增强心阳的温煦作用，从而改善心血管功能。同时，护心灸法中的药物配方（如肉桂、丁香、川芎等）具有温阳通脉的功效，与温通理论中的用药原则一致。

3）"扶阳法则"贯穿"气的圆运动"促进心脏康复：心脏康复是现代医学的重要组成部分，它不仅关注心脏疾病的治疗，也关注患者生活质量的提升和心脏功能的全面恢复，旨在通过综合干预措施，帮助心血管疾病患者恢复身体功能、提高生活质量。近年来，中西医结合心脏康复在临床逐步开展，众多中医专家进行心脏康复研究，中医在心脏康复方面具备明显优势。作为心血管专科团队，我们也在思考如何运用中医中药、中医特色疗法以及运动保健等方法促进心脏康复，探索适合我国国情的心脏康复体系。

现代医学主要从解剖学角度研究心脏，关注其结构和泵血功能。而中医对心的认识更注重整体观念和功能联系，将心视为一个功能系统，强调其与全身各脏腑组织的相互联系，以及与精神情志的相互影响，这种整体观念有助于更全面地认识心脏的生理功能和病理变化。

中医源远流长，流派众多，我们通过翻阅古籍，研读经典，借鉴现代医学的研究手段，从"扶阳法则"和"气的圆运动"两者得到启发以研究心脏康复。

（1）扶阳法则：中医学理论最核心的内容是阴阳学说，阴为体，阳为用。阳气生，阴亦随之长；阳气衰退，阴亦随之枯萎。阳气不仅对人体的正常生长发育有重要的作用，也参与众多疾病的发生、发展，因此在疾病的预防和治疗过程中应重视阳气。

扶阳法则是中医的重要治疗原则，其核心在于重视阳气的主导作用。扶阳有两层含义：其一，"扶"有扶助之义，即保护、补养阳气，宜于寒邪、失治、误治损伤阳气所致阳虚证；其二，"扶"有调理之义，即通调、治理阳气，宜于寒邪、痰饮、水湿之邪阻遏阳气所致的阳气郁滞之证。《易经》云："大哉乾元，万物资始。"阳气被视为生命的根基和原动力，人体阳气充沛则生机旺盛，阳气衰败则百病丛生。李可老中医提出，阳虚则病，阳衰则危，阳亡则死，因此救阳、护阳、温阳、养阳是中医治疗的关键。

心脏的正常功能依赖于阳气的温煦与推动。《黄帝内经》指出："阳气者，若天与日，失其所则折寿而不彰。"阳气不足会导致心阳不振，出现心悸、胸闷、气短、人体功能衰退、气血运行不畅、水液代谢失调等问题。因此，我们认为中医心脏康复应尤为重视扶阳，在中医理论的指导下，通过扶阳措施综合治疗心血管疾病，可以温通心阳以达到阴阳平衡的目的，促进心脏疾病的康复。

（2）气的圆运动：气的圆运动是中医理论中的重要概念，最早由彭子益在《圆运动的古中医学》中提出。气的圆运动强调气机的升降出入，认为人体的生理功能依赖于气机的顺畅运行。气机失调会导致气血瘀滞、脏腑功能紊乱，进而引发疾病。

在心脏康复中，气的圆运动理论具有重要意义。心脏的正常功能不仅依赖于阳气的温煦，还需要气机的顺畅运行。《黄帝内经》指出宗气"贯心脉而行气血"。气机的升降出入直接影响心脏的气血运行。通过调畅气机，促进气的圆运动，可以改善心脏供血，缓解心绞痛等症状。

心作为君火，主宰人体的一身之火，人体的阳气就是心脏的阳气，阳气的升降带动十二经气的旋转，成为一个圆的运动，心脏疾病的发生乃是阳气的圆运动规律被打破，或为太过，或为不及，故治疗时应以恢复机体内阳气的圆运动为宗旨，同时结合传统中医学以整体观念为主的辨治原则。

护心灸法重视温通之法以治疗中医心系病证，通过温补心阳之功，推动气机顺畅运行，使整个机体的新陈代谢得以完成，能促进生命活动的正常进行，实现心脏康复，是传统中医在新时代医学领域焕发新生命力的重要体现。

4）技术细节不断打磨：在护心灸法研发应用的过程中，我们秉承着擦亮金字招牌的目的，始终坚持精益求精的态度，对护心灸法各技术细节不断打磨。

首先，在应用的腧穴上进行了一番精挑细选。护心灸除了选取神阙穴作为主穴，也可配合"五脏俞＋膈俞"或"脐周四边穴"组方，或患者其他症状相应的穴位作为配穴。

①五脏俞＋膈俞：五脏俞＋膈俞的经典组方于1957年由针灸学泰斗、金针大师王乐亭提出。对五脏虚弱、气血亏虚以及久治不愈者，可益气固肺、补心健脾、滋肾柔肝、养血安神。②脐周四边穴：脐周四边上下左右各旁开1寸，脐上、下1寸再各旁开1寸，共8穴。此为名中医验方，对治疗各种缠绵难愈的老年慢性虚证颇有效验，体现了中医学扶元固本、异病同治的辨证理念。③可根据患者疾病、症状所对应不同的脏腑经络，再辨证选穴以配合治疗。具体可见后续章节。

其次，在配方上，护心灸法根据现代患者的需求和疾病特点，对传统方剂进行了优化和调整，形成了护心灸法的独家配方——温阳活血方，主要药物成分包括肉桂、川芎、当归、细辛、干姜、丁香、吴茱萸、甘松、延胡索、大黄、厚朴等。现选取部分药物列举如下。

◇肉桂

【性味归经】味辛、甘，性大热。归肾、脾、心、肝经。

【功能】补火助阳，引火归元，散寒止痛，温通经脉。

【主治】用于阳痿，宫冷，腰膝冷痛，肾虚作喘，虚阳上浮，眩晕目赤，心腹冷痛，虚寒吐泻，寒疝腹痛，痛经，经闭。

◇川芎

【性味归经】味辛，性温。归肝、胆、心包经。

【功能】活血行气，祛风止痛。

【主治】用于胸痹心痛，胸胁刺痛，跌仆肿痛，月经不调，经闭痛经，癥瘕腹痛，头痛，风湿痹痛。

◇当归

【性味归经】味辛、甘，性温。归肝、心、脾经。

【功能】补血活血，调经止痛，润肠通便。

【主治】用于血虚萎黄，眩晕心悸，月经不调，经闭痛经，虚寒腹痛，风湿痹痛，跌仆损伤，痈疽疮疡，肠燥便秘。

◇细辛

【性味归经】味辛，性温。归心、肺、肾经。

【功能】解表散寒，祛风止痛，通窍，温肺化饮。

【主治】用于风寒感冒，头痛，牙痛，鼻塞流涕，鼻鼽，鼻渊，风湿痹痛，痰饮喘咳。

◇干姜

【性味归经】味辛，性热。归脾、胃、肾、心、肺经。

【功能与主治】温中散寒，回阳通脉，温肺化饮。

【主治】用于脘腹冷痛，呕吐，泄泻，肢冷脉微，寒饮喘咳。

◇丁香

【性味归经】味辛，性温。归脾、胃、肾经。

【功能】温中降逆，温肾助阳。

【主治】胃寒呃逆，脘腹冷痛，食少吐泻；肾阳不足所致阳痿，精冷，腰膝酸冷。

当然，中医治病讲究整体观念及辨证论治两大原则，所以药物配伍的时候会因人制宜，根据患者的具体情况对药方剂量进行加减。但总体而言，多选用辛味、苦味、甘味的药物，以达通经走络、温阳补虚、活血化瘀、行气止痛之效。

最后，在用具上，我们也进行了筛选和改良，主要体现在隔物灸具和除烟装置上。选取了竹制圆形灸具开展临床实践以来，有研究小组在 2020 年时发现护心灸法在临床应用的过程中仍存在一些安全风险的问题，为此开展了系列研究。研究确定采用 60 目丝网盛放艾灰不容易掉落，改良可灵活调节高度的护心灸器具并形成实用新型专利，明确了护心灸施灸的最适宜高度为 5 cm。除烟装置方面，基于"提升患者舒适度，有效减少艾灸烟雾，改善室内空气质量"的目的，我们从一开始就考虑要配备除烟装置，但市面上常见的排烟装置绝大部分需要接入电源或安装管道才得以工作，在实际的临床应用时颇为不便。因此，我们对除烟装置进行了分析和对比，基于消防安全、院感防控、成本控制三方面进行了筛选。最终选择了专利号为 201320679048.0 的一种分体式艾灸除烟罩，包含网状硬顶罩盖以及螺旋卡扣连接的可拆卸罩体部分，长度、高度分别约 18 cm，与护心灸具尺寸完美适配。其优势在于：无需外接电源即可实现自然排烟，消除用电安全隐患；分体式设计支持快速拆卸消毒，符合"一人一用一消毒"的院感防控要求；免管道安装的特性有效降低成本，便于在临床科室快速推广。

"良丁不废外治"，护心灸法作为广东省第二中医院心血管科团队传承创新的新型外治法，通过器具改良与技术优化，进一步提升了临床安全性与患者体验，彰显了中医药外治技术的现代应用价值。

二、护心灸法的探索

随着现代生活方式的改变，心血管疾病的发病率逐年上升，成为威胁人类健康的重大公共卫生问题。心血管疾病的病理机制和临床表现日益复杂。护心灸法是传统中医药在新时代背景下的一次重要创新实践，它在理论和技术上不断创新的探索过程，不仅体现了传统中医深厚的历史底蕴，还展现了其在适应现代疾病发展规律和满足新时代人民健康需求方面的巨大潜力。

（一）学术理论探索

护心灸法的理论基础源于中医经典和先辈医家的经验著作。①经络学说：人体的经络系统是气血运行的通道，将人体的各个部分紧密联系在一起，形成一个有机的整体。心脏在中医理论中具有至关重要的地位，被称为"君主之官"，主宰着血脉的运行。经络系统中的心经、心包经等与心脏的功能密切相关，通过这些经络的气血流通，维持着心脏的正常功能。例如，《灵枢·经脉》中指出："经脉者，所以能决死生，处百病，调虚实，不可不通。"这表明经络的通畅对于维持生命活动和治疗疾病具有关键作用。护心灸法通过刺激特定的穴位，借助经络的传导作用，调节心脏及相关脏腑的功能，从而达到治疗疾病的目的。②阳气理论与扶阳法则：阳气在中医理论中被视为生命活动的动力源泉。《素问·生气通天论》指出："阳气者，若天与日，失其所，则折寿而不彰。"这强调了阳气在维持人体健康中的核心作用。心脏作为人体的阳脏，其功能的正常发挥依赖于充足的阳气。一旦心阳不足，就会出现心悸、胸闷、气短、畏寒肢冷等症状。护心灸法将"扶阳法则"贯穿于整个治疗过程，通过选用温阳活血方制成散剂，结合艾灸的温热刺激，温补肾阳，振奋心阳，从而有效改善心脏功能。

护心灸法还结合了现代医学对心血管疾病的病理机制研究，在我科王清海教授"岭南王氏温通学派"的学术思想影响下，强调通过温阳补虚、疏通经络、调节气血来改善心血管功能。护心灸法的学术理论探索不止于此，还尝试在子午流注理论时辰法、五行音乐疗法、调任通督理论、药膳食养等多方面进行结合与探索。

（二）临床应用中的不断探索

在临床应用过程中，护心灸法的探索主要集中在以下几个方面：

1. 操作流程的优化

护心灸法的操作流程经过多次改进，以确保治疗的安全性和有效性。例如，从单一脐疗法融合隔物灸法、穴位贴敷法变成综合运用的新型疗法。此外，结合现代医学的诊断技术，详细规范了护心灸法的九步标准化操作流程：四维核查、三维立体化评估体系、知情告知双向沟通机制、系统性准备方案、精准施治、动态观察、终末处置标准程序、双轨记录、健康管理方案。

2. 腧穴、配方、器具的优化

优化的主要目的是提高护心灸法的有效性、舒适性和安全性，同时满足现代医疗护理的要求规范，前文"融合与创新"一节有所涉及。

3. 临床研究与验证

护心灸法的临床研究和验证是其不断探索的重要环节。

乐丽珍等对护心灸用于慢性心力衰竭患者的护理干预效果观察表明，与常规护理对照组相比，加用护心灸的观察组心功能疗效更佳、中医证候积分降低、每分输出量以及左心室射血分数较高，表明护心灸治疗可明显改善患者心功能及临床症状，有利于患者病情的控制，从而提高患者生活质量，并且在治疗时加强了护患的沟通，获得了较高的护理满意度。

刘培洪等研究证实，在常规治疗基础上给予护心灸治疗阳虚型慢性心力衰竭合并便秘患者，可更加有效减轻便秘症状，还可以在一定程度上改善心功能，促进慢性心力衰竭患者康复，提升患者生活质量。

（三）探索的成果与展望

通过不断的探索和改进，护心灸法在临床应用中展现了显著的疗效和安全性。其操作简便、无副作用、适用范围广等特点，使其在心血管疾病的治疗中具有重要的应用价值。未来，护心灸法将继续结合现代医学技术，进一步优化治疗方案，提高治疗效果，为心血管疾病患者提供更优质的医疗服务。

护心灸法的探索不仅是传统中医药学在新时代背景下的创新实践，更是中医药学适应现代疾病发展规律和满足新时代人民健康需求的重要体现。通过温阳通脉、调节经络、扶正祛邪等多重机制，护心灸法为心血管疾病的治疗提供了新的思路和方法，展现了中医药学在现代医学领域的重要价值和广阔前景。

三、护心灸法的传播、应用与推广

护心灸法主要通过临床实践和学术交流来传播、应用与推广。

（一）服务人次众多，取得良好的经济和社会效益

护心灸法自临床应用以来，平均服务约 8600 人次 / 年，取得经济效益约 57 万元 / 年。临床研究证明，护心灸法可明显改善慢性心力衰竭患者心功能及临床症状（有效率 87.5%），有利于控制病情，减少住院天数，提高患者生活质量，取得了较好的社会效益（数据来源于广东省第二中医院心血管科）。

（二）授课与学术交流并行，提升专科影响力

自开展护心灸法临床应用以来，接院内外、省级、国家级学习班上授课共计 20 余次，约 2300 名学员参加，分别来自广东省、江西省、贵州省等，辐射区域较广，提高了专科影响力。系列成果在学术竞赛中获得高度认可：连续 5 年（2020—2024 年）在技术创新（器具改良、FMEA 流程优化）、临床实践（心系病及合并症个案）、专科护理（技术标准化）等领域获奖，覆盖医院级、省级学会及高校平台。

2020 年：护心灸法通过广东省中医专科护士成组计划项目汇报首次院外公开，其标准化技术体系与创新成果推动该命名迅速成为行业共识，显著提升了技术的学术影响力与临床辨识度。

2020 年：凭借"护心灸技术及器具改良"获广东省第二中医院第三届护理创新大赛三等奖；基于 FMEA 的流程改进项目获广东省中医专科护士成组计划项目汇报三等奖。

2021 年："护心灸法"在广东省第二中医院中医技术展示大赛中获一等奖；基于"心 - 肠轴理论"的心力衰竭合并便秘治疗案例，获广东省中医药学会个案大赛特等奖（纳入 50 例临床观察，有效率 92%）；高血压合并头痛头晕应用案例获该赛事三等奖；同年获广东省中西医结合学会中医护理技术创新大赛一等奖。

2023 年："护心灸法"获广东省护士协会个案展示大赛二等奖。

2024 年：在广州中医药大学护理学院百项中医适宜技术大赛中获二等奖。

第二节　护心灸的特点和优点

护心灸法作为一种融合传统中医智慧与现代医学理念的创新疗法，具有诸多显著的特点和优点，使其在心血管疾病的治疗中展现出独特的优势和价值。

一、综合治疗，多途径协同作用

护心灸法融合了艾灸、穴位贴敷、脐疗等多种中医特色疗法，通过温热刺激、药物渗透和经络传导等多种途径，协同发挥治疗作用。这种综合治疗方式不仅能够增强治疗效果，还能针对不同患者的个体差异，提供个性化的治疗方案。例如，艾灸的温热作用可以温通经络、调和气血，穴位贴敷能够通过经皮给药直接作用于病变部位，而脐疗则利用脐部的特殊结构，快速吸收药物成分，调节全身脏腑功能。

二、操作简便，易于推广

护心灸法的操作流程相对简单，易于掌握和推广。其操作过程不需要复杂的设备和烦琐的步骤，医护人员经过短期培训即可熟练掌握。这种简便的操作方式不仅节省了医疗资源，还提高了治疗的可及性和便利性，使更多患者能够受益于这一疗法。

三、安全且患者耐受性高

护心灸法安全，不需要煎药、服药、注射，也避免了药物被破坏分解而损害人体有关脏器，经脐给药不经胃肠道吸收，避免药物对脾胃的伤害，减少药物副作用。对吃药怕苦、打针怕痛、针灸怕针、服药易吐及不能服药的患者而言，尤其适宜。隔灸器下有一层阻断设备，可防止艾灰掉落引起烫伤。这种安全的治疗方式，尤其适合需长期治疗的慢性疾病患者，患者耐受性高，依从性好。

四、疗效显著，改善症状与提高生活质量

在临床应用中，护心灸法对多种心血管疾病，如心衰、心悸、冠心病等，均展现出显著的疗效。通过温阳补虚、通经活络、行气止痛等作用，护心灸法能够有效缓解患者的症状，如心悸、气短、胸闷、便秘等，同时改善患者的睡眠质量和精神状态，显著提高患者的生活质量。

五、适用范围广，多病种受益

护心灸法不仅适用于心血管系统疾病，还对消化系统、神经系统等多系统的疾病具有良好的治疗效果。例如，护心灸法能够缓解因心力衰竭引起的腹胀、便秘等症状，改善患者的胃肠功能；同时，对于失眠、焦虑等神经系统的症状也有显著的改善作用。

六、扶阳固本，增强机体免疫力

护心灸法的核心理念之一是"扶阳法则"，通过温阳补虚，恢复体内阳气的正常运行，从而增强机体的免疫力和抗病能力。这种扶阳固本的治疗方式，不仅能够改善患者的症状，还能从根本上调节患者的体质，预防疾病的发生和延缓疾病的发展。

七、创新性灸具设计，提升治疗体验

护心灸法在灸具设计上进行了创新，增加了可调节高度的功能，可以根据患者的耐受度调整施灸距离，避免了烫伤的风险。同时，灸具配备了除烟罩，减少了艾烟对患者和医护人员的影响，提升了治疗的舒适性和安全性。

八、技术的标准化与规范化

护心灸法的标准化与规范化是保障其临床疗效、推动技术传承创新的核心。团队以《中医药标准化发展规划（2021—2025 年）》为指导，遵循"理论溯源 - 循证验证 - 专家共识"的路径，构建覆盖操作、质控、评价的全流程标准体系。通过临床研究（纳入 200 例慢性心力衰竭患者），确定最佳施灸参数：采用改良竹制隔灸器，距皮肤 5 cm 施灸，每次 20 min，每周 3 次，结合神阙穴脐疗与心俞、内关等穴位贴敷，总有效率达 89%，显著优于非标准化组。

在此基础上，团队制定护心灸法标准操作程序，明确操作前患者评估、穴位定位规范（误差 ≤ 2 mm）、器具消毒流程（速干手消毒液擦拭）；建立疗效评价体系，融合中医证候积分与心脏超声射血分数值、脑利尿钠肽水平等现代指标。配套开发广东省中医专科护士在我院实践基地培训课程，经考核认证的 32 名护士操作合格率达 100%。该标准已在广东省 10 余家医院推广应用，相关成果获省级科研课题立项 2 项、实用新型专利 2 项，在核心期刊发表论文 2 篇，为护心灸法的规范化发展提供了坚实支撑。

附录：护心灸法标准操作程序

一、施术前准备

（一）药物组成、功效与主治

1.根据中医辨病、辨证原则选择药物，药物选择原则如下：

（1）药物常为温阳活血、健脾利水之品等。

（2）隔姜需生用或使用鲜品，以保留其辛辣、散寒之性。

（3）选用3年以上陈年艾绒（纯度≥90%，绒灰比30：1或45：1）。

2.常用药物组成：肉桂、细辛、川芎、当归、茯苓等。

3.功效：具有温补阳气、活血祛瘀、养心健脾、利水消肿等作用。

4.主治：心系疾病，如心力衰竭、高血压、冠心病、心律失常等。

（二）药物制备

1.常用剂型为干湿适中的散剂。

2.药物的加工流程：配药→清洗→晾干→粉碎→过筛→混合。依照处方配药，清水清洗后晾干，续将药物粉碎成细末，然后以60～80目的细筛筛过，混合拌匀而成。

3.使用时取适量药粉、蜂蜜和温水以1：0.1：1的比例调成散剂后置于穴位上。

4.药物的使用、制备、贮藏原则应符合《中华人民共和国药典》与GB/T 33414的规定。

（三）生姜片

选用新鲜小黄姜（水分含量≥85%），切片直径2～3 cm，厚度0.2～0.3 cm。

（四）艾柱

取3 g艾绒制成圆锥形艾柱（底径约4.5 cm，高约4.5 cm），确保燃烧稳定、烟气温和。

（五）敷料

准备好一次性透气型敷料、无纺布料纱块、无纺布料洞巾。

（六）穴位选择及定位

1.根据病症选取适当的任脉、督脉穴位及其周围穴位和治疗部位。

（1）主穴：心俞、神阙、脐周四边穴。

（2）配穴：常在任督二脉及其周围选配穴，如背部的肺俞、脾俞、肾俞、肝俞、胆俞等；胸腹部的膻中、上脘、中脘、下脘、气海、关元等。

2.一般每次选9～12个穴位。

3.穴位的定位应符合GB/T 12346与GB/T 40997的规定。

（七）体位选择

选择患者舒适、医者便于治疗的体位。

（八）环境要求

应注意环境通风透气、周围无放置易燃易爆物品。

（九）清洁

医者双手与施术部位应保持清洁干净。

二、施术方法

（一）选择施术部位

根据病情选取合适穴位或部位。

（二）铺洞巾

选用无纺布料洞巾铺于施术部位。

（三）敷药

调配药物至糊状，敷于相应穴位。

（四）放置姜片与无纺布纱块

姜片放至穴位四周空隙处；无纺布纱块放至姜片上，无纺布纱块规格大于施术部位约 0.5 cm。

（五）放置艾柱

艾柱放至直径约 6 cm 的圆形网状隔灸器上，距离施术部位 5 cm 处，使局部有温热感而无灼痛为宜。

（六）点燃艾柱

点燃艾柱顶端和底端。

（七）放置除烟罩

置除烟罩于施灸穴位，施灸时间为 20 ～ 30 min。

（八）贴敷

采用透气型敷料贴敷穴位处药物，时间为 30 min。

三、贴药反应与处理

1. 灸疗、贴药治疗后局部皮肤出现轻微灼痛、瘙痒、红晕属正常现象。

2. 灼痛、瘙痒不耐受时可按医嘱外涂药物以缓解不适。

3. 灸疗、贴药时间过长可有水疱出现，避免搔抓破损，水疱处理应参照 GB/T 21709.9。

4. 灸疗、贴敷后，若出现全身性过敏反应，应立即前往专科就诊。

四、注意事项

（一）施灸前

1. 全面评估患者当前主要症状、临床表现、既往史、过敏史、患者体质、操作部位的皮肤情况、有无感知觉迟钝或障碍及对热的耐受程度等。

2. 过饥或饱餐后、情绪紧张或大汗淋漓、过度疲劳时不宜进行灸疗。

3. 操作前充分告知患者相关注意事项，可能因药物刺激心俞、神阙、脐周四边穴及其周围部位和艾绒火力等原因，导致皮肤出现过敏起泡等不良反应，取得患者知情同意后再实施操作。

（二）施灸中

1. 药物搅拌宜均匀，勿过稀或过稠。

2. 操作范围不放置易燃物，操作过程中注意保暖。

3. 操作过程中注意观察患者面色、表情，询问局部皮肤热感，有无不适。

4. 敷药时间约 30 min，以免因长期连续用药，刺激背部、脐部及周围皮肤过久，引起皮肤发痒等不良反应。

5. 凡在治疗中出现不良反应，如疼痛、过敏反应、病情加重等，应立即去药，停止操作。

（三）施灸后

1. 施灸后，如局部出现小水疱，无需处理，自行吸收。如水疱较大，用无菌注射器抽出疱液，并以无菌纱布覆盖。

2. 灸疗完毕，4 h 内避免受凉，严禁洗冷水澡、吹空调，适当饮温开水。

3. 治疗期间饮食宜清淡、易消化，忌食油腻、海鲜类食物。

五、禁忌

1. 实热证、阴虚发热、邪热内炽者禁灸或慎灸。

2. 敷料或药物过敏者。

3. 皮肤破损处。

4. 其他不适宜护心灸治疗的情况。

第二章　护心灸法基本理论和操作方法

护心灸法作为融合传统中医智慧与现代医学理念的创新疗法，其理论根基深植于中医经典理论体系。本章系统阐述护心灸法的理论框架与标准化操作流程，为临床实践奠定坚实基础。

护心灸法以中医经络学说为核心，强调心为"君主之官"的主导作用及神阙穴的特殊地位。心属火为阳中之阳，主血脉藏神的功能特性，决定了其在心血管疾病治疗中的核心地位。神阙穴作为任脉要穴，乃"血脉之蒂""元神出入之阙庭"，通过经络系统与脏腑百骸紧密相连，成为调节全身气血的关键枢纽。此外，基于"心为阳，背为阳"的学术思想，创新性提出"扶阳法则"，通过温阳补虚恢复气机圆运动，为心脏康复提供全新治疗视角。

本章详细规范护心灸法的九步标准化操作流程。①四维核查：建立姓名、医嘱、症状、药物的四重核对机制；②三维评估：涵盖症状、体质、环境的立体化评估体系；③知情告知：建立药物作用、操作风险的双向沟通机制；④五维准备：构建物品、药物、患者、环境、应急的系统性准备方案；⑤精准施治：规范腧穴定位（心俞、神阙等）、敷药标准、施灸流程；⑥动态观察：制定皮肤反应、患者感受的双轨监测标准；⑦终末处置：建立用物消毒、患者护理的标准作业程序；⑧文档记录：规范疗效评价、异常处理的双轨记录要求；⑨延续护理：制定4小时防护期、饮食宜忌等健康管理方案。

本章创新性构建"评估-预警-干预"三位一体安全体系：建立过敏史分级管理制度；制订热力反应动态评估量表；完善水疱处理SOP流程；引入饮食调理干预方案。

通过规范化的操作流程与创新性安全体系，实现传统疗法的现代化转型，为心血管疾病的绿色治疗开辟新路径。这种将古典智慧转化为现代临床规范的创新实践，标志着中医外治法在心脏康复领域的重大突破。

第一节　基本理论

护心灸法的基本理论主要基于中医经络学说和脏腑理论，受现代岭南心病温通学派影响，强调扶阳法则，以温煦阳气，促进气机调畅。

心为神之主,脉之宗,起着主宰生命活动的作用,故《素问·灵兰秘典论》称之为"君主之官"。心在五行属火,为阳中之阳脏,主血脉,主藏神。其在志为喜,在液为汗,在体合脉,其华在面,在窍为舌。心与小肠互为表里。

心系疾病以心、血、脉三位一体为生理基础,三者构成的相对独立的生理功能主要体现在心主血脉。心主血脉包括主血和主脉两个方面。心主血包括主血液的生成和血液运行,其中"心化血"的过程是通过阳之气化,使先天、后天之精赤化成血。心主行血取决于心阳温通的作用,心阳不宣,鼓动无力,血行涩滞,则会出现胸痹、心痛、脉结代、脉痹等病证。《灵枢·厥论》曰:"真心痛,手足青至节,心痛甚,旦发夕死,夕发旦死。"脉为血之府,由心而发,心为百脉之源头,故全身血脉由心所主,心阳隆盛,温养血脉,使脉道通畅,血行才能无阻。

选穴方面,神阙穴是任脉之要穴,是"血脉之蒂",为精、气、神、血往来之要,是元神出入之阙庭。任脉为阴脉之海,循行在胸腹正中,上连心肺,中经脾胃,下通肝肾,与督脉、冲脉一源三歧,能够调节全身经脉气血。

五脏背俞穴(肺俞、心俞、肝俞、脾俞、肾俞)是脏腑之气输注于背腰部的特定腧穴,属足太阳膀胱经,是脏腑功能的外在反应点与调节点。《灵枢·背腧》中"五脏之腧出于背者……灸之则可",强调背俞穴的补益特性。膈俞穴属足太阳膀胱经,为八会穴之血会。五脏背俞穴与膈俞穴合用,是中医学中经典的配伍方案,尤其以金针大师王乐亭的"五脏俞加膈俞"经验方为代表。通过针刺或艾灸可激发脏腑经气,补益虚损。膈俞为"血会",可活血化瘀、调和营血,与五脏背俞配伍后,既补气又调血,形成"气行则血行,血足则气旺"的循环。

第二节　操作方法

一、操作的具体步骤

本节详细规范护心灸法的九步标准化操作流程,确保操作的安全性和有效性,减少医疗差错和不良事件的发生。

(一)四维核查

四维核查为建立姓名、医嘱、症状、药物的四重核对机制。

在实施护心灸法前,必须进行四维核查,确保患者信息、医嘱、症状和药物的准确性。

护心灸操作视频

1. 患者信息

核对患者的姓名、年龄、性别、住院号等基本信息，确保操作对象正确。

2. 医嘱核对

确认医嘱内容，包括诊断、治疗部位、药物使用等，确保操作符合医嘱要求。

3. 症状核对

评估患者当前的主要症状，确保灸法适应证符合患者的病情。

4. 药物核对

核对所使用的药物种类、剂量及调配方法，确保药物使用正确无误。

（二）三维评估

三维评估为涵盖症状、体质、环境的立体化评估体系。

在操作前，需对患者进行全面的三维评估，确保灸法的安全性和有效性。

1. 症状评估

评估患者的主要症状、既往病史及过敏史，特别是药物、透气胶贴的过敏史，以及对艾灸的耐受性。

2. 体质评估

通过舌苔、脉象等中医诊断方法，评估患者的体质状况，判断是否适合进行灸疗。妇女月经期、过饥或饱餐后、情绪紧张或大汗淋漓、过度疲劳时不宜进行灸疗。

3. 环境评估

确保操作环境宽敞明亮，温湿度适宜。

（三）知情告知

知情告知为建立药物作用、操作风险的双向沟通机制。

1. 充分告知

在操作前，必须向患者详细告知灸法的作用、可能的副作用、操作风险及相关注意事项，确保患者充分知情并同意。

（1）药物作用告知：向患者解释所使用药物的成分及其作用机制，确保患者了解药物的预期效果。

（2）操作风险告知：操作前充分告知患者因药物刺激心俞、神阙、脐周四边穴及其周围部位和艾绒火力等原因，可能导致操作过程中出现不适感，如皮肤出现过敏起泡等。

2. 双向沟通

鼓励患者提出问题，确保其对操作过程有充分的理解和信任。

（四）五维准备

五维准备为构建物品、药物、患者、环境、应急的系统性准备方案。

在操作前，需进行全面的五维准备，确保操作顺利进行。

1. 物品准备

准备治疗盘、棉签、清水、洞巾、调药杯、药匙、生姜片、柱状艾绒、灸具、除烟罩、大毛巾、手消毒液等必要物品，必要时备屏风。

2. 药物准备

根据医嘱准备适量的药粉，调配成散剂，确保药物浓度适中，避免过稀或过稠。

3. 患者准备

协助患者取合适体位，暴露背部、脐部及其周围皮肤，确保操作部位清洁。

4. 环境准备

确保操作环境宽敞明亮，温湿度适宜，远离易燃易爆物品，避免操作过程中发生意外。

5. 应急准备

准备必要的应急物品，如烫伤膏、无菌纱布等，以应对操作过程中可能出现的突发情况。

（五）精准施治

精准施治为规范腧穴定位（心俞、神阙等）、敷药标准、施灸流程。

在操作过程中，需严格按照规范进行腧穴定位、敷药和施灸。

1. 腧穴定位

根据患者的病情和治疗需要，选择合适的腧穴，如心俞、神阙、脐周四边穴等，确保定位准确。

2. 敷药标准

将调成散剂的药物均匀敷于选定的腧穴上，确保药物覆盖面积适中，避免药物过厚或过薄。敷药时间约 30 min，避免因长时间敷药刺激背部、脐部及周围皮肤引起皮肤发痒等不良反应。

3. 施灸流程

在腧穴上放置小黄姜片，上方放置隔灸器，点燃艾柱（使用模具统一制作）进行施灸，灸量适中，避免灼伤皮肤。

（六）动态观察

动态观察为制定皮肤反应、患者感受的双轨监测标准。

在施灸过程中操作过程中注意观察患者面色、表情，询问局部皮肤热感，有无不适，及时调整灸具的高度和温度。

1. 皮肤反应监测

观察患者局部皮肤的红晕、水疱等反应，确保灸量适中，避免皮肤烫伤。

2. 患者感受监测

询问患者的局部热感及有无不适，及时调整操作，确保患者舒适。

在施灸过程中若出现疼痛、过敏反应、病情加重等不良反应，应立即去药，停止操作。施灸后，如局部出现小水疱，可不必处理，自行吸收。如水疱较大，用无菌注射器抽出泡液，并以无菌纱布覆盖。

（七）终末处置

终末处置为建立用物消毒、患者护理的标准作业程序。

在灸疗结束后，需进行终末处置，确保操作环境的清洁和患者的安全。

1. 用物消毒

对使用过的灸具、敷料等进行彻底消毒，避免交叉感染。

2. 患者护理

协助患者整理衣物及床单位，确保患者舒适，并告知灸后注意事项。

（八）文档记录

文档记录为规范疗效评价、异常处理的双轨记录要求。

在操作结束后，需详细记录患者的治疗反应、症状改善情况及皮肤情况。

1. 疗效评价

记录患者的症状改善情况，评估灸法的疗效。

2. 异常处理

记录操作过程中出现的异常情况、处理措施及效果，确保操作过程的可追溯性。

（九）延续护理

延续护理为制定 4 h 防护期、饮食宜忌等健康管理方案。

在灸疗结束后，需对患者进行延续护理，确保治疗效果的最大化。

1. 4 h 防护期

告知患者灸后 4 h 内避免受凉，严禁洗冷水澡、吹空调，适当饮温开水。

2. 饮食宜忌

建议患者在治疗期间饮食宜清淡、易消化，忌食油腻、海鲜类食物，避免影响治疗效果。

二、技术亮点

本节创新性构建"评估 - 预警 - 干预"三位一体安全体系。

（一）建立过敏史分级管理制度

基于《中医温热疗法预防烧伤护理指南》中"患者烧伤风险评估"要求，结合护心灸法的药物敷贴特点，将过敏史分为三级管理：

1. 低风险级（无过敏史）

常规操作，但需在敷药后观察 30 min 皮肤反应。

2. 中风险级（单一药物或敷料过敏史）

采用替代性药物（如非刺激性草药基底），缩短首次施灸时间至 15 min，并全程监测。

3. 高风险级（多重过敏史或严重过敏反应）

禁用含致敏成分药物，优先采用单纯艾灸（无药物敷贴）或调整为其他非接触性疗法。

该分级制度需同时结合患者体质评分（如皮肤菲薄、水肿等），实现个性化风险规避。

（二）制定热力反应动态评估量表

参考《中医温热疗法预防烧伤护理指南》中"施术温度控制"标准，设计量化评估工具。

1. 温度监测

使用红外线体表测温仪，实时监测施灸部位温度，控制在 45℃以内（浅层灸）或 50℃以内（隔姜灸）。

2. 皮肤反应分级：

Ⅰ级（安全）：皮肤微红、温热感，无疼痛（评分 1～2 分）。

Ⅱ级（预警）：局部潮红伴轻微刺痛（评分 3～4 分），需降低灸距或暂停施灸。

Ⅲ级（风险）：皮肤发白、水疱或灼痛（评分≥5 分），立即终止操作并按 SOP 处理。

3. 患者主观反馈

每次治疗完成后，采用视觉模拟量表（VAS）（图 2-1）记录治疗过程中感受到的热度，动态调整灸量与时间，确保操作全程可控。

患者在一条长 10 cm 的评测尺上对其在治疗过程中感受到的热度从 0 到 10 进行标注，0 代表不热，10 代表其可忍受的最大温度，即非常烫。

0～2 分代表微热；3～4 分代表轻度热；5～6 分代表中度热；7～8 分代表

非常热；9 ~ 10分代表极度热。

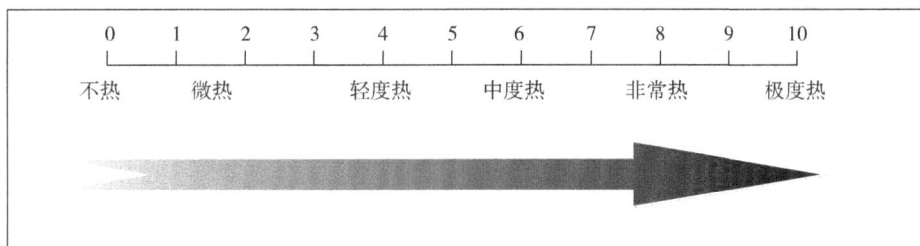

图 2-1　视觉模拟量表

（三）完善水疱处理 SOP 流程

极小水疱（直径 < 5 mm）：保持水疱完整，无需处理，待其自然吸收。

小水疱（直径 < 1 cm）：保持水疱完整，外涂湿润烧伤膏。覆盖无菌纱布，每日换药，避免摩擦。

大水疱（直径 ≥ 1 cm）：碘伏消毒后，用无菌注射器低位穿刺抽液，保留表皮作为生物敷料。外涂磺胺嘧啶银霜，预防感染。同时记录水疱位置、大小及处理措施，上报不良事件。出现渗液、红肿加剧时，立即取样培养，联合抗生素治疗。

（四）引入饮食调理干预方案

结合中医体质学说，制订分型调护方案。

气虚型：推荐黄芪山药粥（补气健脾），忌食生冷（如西瓜、冷饮）。

阳虚型：推荐当归生姜羊肉汤（温阳散寒），避免寒性食物（如螃蟹、苦瓜）。

痰湿型：建议赤小豆薏米粥（利湿化痰），禁食肥甘厚味（如油炸食品）。

该方案可与营养科协同宣教，提升患者依从性。

通过上述技术亮点的系统化补充，护心灸法在安全性、规范性和疗效可溯性上实现质的提升，为中医外治法的标准化实践提供范例。

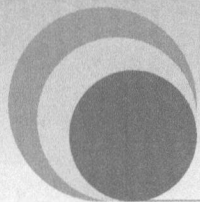

第三章　护心灸法的核心技术

护心灸法作为中医外治法的创新成果，其核心技术体系凝聚了传统中医智慧与现代临床实践的结晶。本章系统解析护心灸法的三大核心技术模块，揭示其"形-药-穴"三位一体的科学内涵，为临床规范化操作提供理论支撑。

1. 灸具革新：传统工艺与现代设计的融合

基于"以器载道"的理念，护心灸法研发出具有自主知识产权的碳化竹制灸具。该灸具采用双层筒状结构，内壁附加铝箔实现耐高温传导，顶部加装可调节高度装置（最佳施灸距离 5 cm，依据回旋灸距离皮肤 3 ~ 5 cm 设定），底部配置除烟罩系统。专利设计（ZL202123096980.4）既保留艾灸温热渗透特性，又通过气流控制实现烟雾定向排放，经临床验证可使治疗区域温度波动控制在 ±2℃以内，显著提升治疗安全性与舒适度。

2. 药方精要：辨证施治的复方智慧

遵循"君臣佐使"配伍原则，研发团队基于《神农本草经》药性理论，结合现代药理学研究成果，构建四大类十二种标准化灸方。

每味药物均经粉碎处理，比表面积提升 4 倍，经皮吸收率提高 37%。特别设立药物警戒体系，明确十八反、十九畏配伍禁忌，建立药物过敏三级预警机制。

3. 腧穴妙用：经脉枢纽的精准调控

遵循"循经取穴"与"特定穴优选"原则，构建"一枢双翼"取穴方案。

核心枢纽：神阙穴（任脉要冲，调节元神气机）。

左翼协同：五脏俞穴群（调节脏腑气血）。

右翼联动：脐周四边穴（激发先天元气）。

技术集成：疗效倍增的系统效应。

三大核心技术通过"能量传递-物质代谢-信息调控"三维协同机制发挥作用。这种"内病外治"的创新模式，实现了中医整体观与现代循证医学的完美融合。

本章通过技术解码与机制阐释，完整呈现护心灸法从理论构建到临床转化的创新路径，为中医外治法的现代化提供参考。

第一节　灸具

护心灸法的灸具是其核心技术之一。与常见灸具不同之处在于，它是一个灸器配备除烟罩的组合。

当前，市面上所用灸器以方形木质灸盒多见。基于"以器载道"的理念，护心灸法因融合了脐疗，在造型上特意选取圆形的碳化竹制灸具，内壁附上加厚铝箔纸，实现耐高温传导。灸具上带盖，下钉铁丝网，可以确保艾灸的热量能够均匀持久地传递到患者的皮肤上，同时避免烫伤风险，显著提升治疗安全性。

考虑到艾烟对呼吸道的危害，灸具还配备了除烟罩，减少艾烟对患者、同室患者和医护人员的影响，提升患者的舒适度。选择的是专利号为 201320679048.0 的一种分体式艾灸除烟罩，包含网状硬顶罩盖以及螺旋卡扣连接的可拆卸罩体部分，由过滤材料层上端部与所述密封罩的下部密封连接。过滤材料层由内至外依次设置了过滤纱布层、碳化过滤层和网状过滤面料层。利用过滤纱布层吸收烟雾中的挥发性油污和颗粒，然后碳化过滤层吸收烟雾的异味和颗粒，最后网状过滤面料层吸收烟雾的异味和残余颗粒，该除烟装置利用空气气流的内外压差，空气自然流入后，艾条燃烧后所产生的烟雾可经排烟管接口和排烟管排出，或者经过过滤层过滤后排出。除烟罩整体支撑力强，不容易被灼烧，稳定性较好。过滤材料层可拆卸清洗，清洗不会失效。因其大小、高度正好与护心灸器匹配，故一人一用一消毒，非常方便。

经过后续的临床实践和科学研究，依据实时温度监测（红外线体表测温仪）、皮肤反应分级、患者主观热度反馈（视觉模拟量表记录）三者结合形成的热力反应动态评估，我们确立了护心灸法的最适宜施灸高度为 5 cm。据此也为灸具增加了可调节高度的功能，使施灸距离可以根据患者的耐受度进行调整。值得一提的是，改良的灸具取得两项实用新型专利，专利号分别为 ZL202022781109.7、ZL202123096980.4。

第二节　灸方

护心灸法的药物配方是根据中医经典理论和临床实践经验精心配制的。其主要成分包括肉桂、丁香、川芎、吴茱萸等。这些药物具有温阳补虚、通经活络、行气止痛的功效，能够通过经皮吸收和经络传导，发挥治疗作用。灸方的配伍和用量根据患者的具体病情进行辨证施治，以达到最佳的治疗效果。以下为部分药方。

温阳通脉方（肉桂 30 g+ 丁香 15 g+ 花椒 30 g）：适用于心阳不振型疾患，通过瞬时受体电位香草酸亚型 1 通道激活增强心肌收缩力。

活血化瘀方（川芎 30 g+ 细辛 15 g+ 花椒 30 g）：改善冠状动脉微循环障碍，临床试验显示可降低内皮素 -1 水平达 28%。

理气消胀方（大黄 6 g+ 厚朴 6 g+ 莱菔子 10 g+ 枳实 6 g）：调节胃肠动力，促进肠功能恢复，缓解腹胀、便秘。

安神定悸方（郁金 10 g+ 石菖蒲 6 g）：调节自主神经功能，改善眩晕质量。

温阳活血方（肉桂 10 g+ 川芎 10 g+ 当归 10 g+ 细辛 10 g+ 干姜 10 g+ 丁香 10 g）：温阳补虚，调和气血。

第三节　腧穴

护心灸法的腧穴选择是其核心技术的重要组成部分。

一、主穴：神阙穴

神阙，为任脉之要穴，在人体经络系统中具有重要地位，是"血脉之蒂"，为精、气、神、血往来之要，是元神出入之阙庭。

（一）定位

位于脐窝正中。

（二）解剖位置

神阙穴所在位置的腹膜后有丰富的血管、神经丛等结构，是人体能量交换和物质转运的重要枢纽。

（三）功效作用

具有回阳救逆、利水固脱、健运脾胃、培元补气等功效，能够调节全身气血运行和脏腑功能。

（四）临床运用

可用于治疗多种虚寒性疾病，如胃脘痛、腹痛、腹泻、脱肛等；在护心灸法中，通过温灸神阙穴可激发人体的阳气，增强心气，改善心脏功能。

根据中医经络学说，任脉为阴脉之海，与心经、脾经等多条经络相互联系，调节着人体的气血运行和脏腑功能。神阙穴作为任脉的重要穴位，能够通过经络的传导作用，将艾灸的温热刺激传递至全身，起到调节气血、温阳扶正的作用。

二、组穴：五脏背俞穴（肺俞、心俞、肝俞、脾俞、肾俞）+ 膈俞穴

五脏背俞穴是脏腑之气输注于背腰部的特定腧穴，分别对应人体的肺、心、肝、脾、肾五个重要脏器；膈俞穴为八会穴之血会，属足太阳膀胱经。

（一）定位

五脏背俞穴位于背部，肺俞在第 3 胸椎棘突下旁开 1.5 寸，心俞在第 5 胸椎棘突下旁开 1.5 寸，肝俞在第 9 胸椎棘突下旁开 1.5 寸，脾俞在第 11 胸椎棘突下旁开 1.5 寸，肾俞在第 2 腰椎棘突下旁开 1.5 寸；膈俞穴在第 7 胸椎棘突下旁开 1.5 寸。

（二）解剖位置

这些穴位所在区域分布着丰富的神经和血管，与相应的脏腑在神经、体液调节等方面存在密切联系。

（三）功效作用

五脏背俞穴能够调节相应脏腑的功能，增强机体的整体机能；膈俞穴具有活血化瘀、调和营血的作用。两者配伍使用，可补气养血，形成"气行则血行，血足则气旺"的良性循环，从而达到保护心脏的目的。

（四）临床运用

在治疗心系疾病方面，通过艾灸五脏背俞穴和膈俞穴，可缓解心悸、心痛、失眠等症状，改善心脏的血液供应和心肌代谢。此外，对于一些因脏腑功能失调引起的其他病症，如咳嗽、气喘、腹胀、腹泻等，也有一定的治疗效果。

《灵枢·背腧》中"五脏之腧出于背者……灸之则可"，说明背俞穴具有补益脏腑、调节气血的作用。同时，中医理论认为气血是人体生命活动的基本物质，气血充足、运行通畅则脏腑功能正常。五脏背俞穴与膈俞穴的配伍，正是基于气血理论和脏腑经络学说，于 1957 年被提出，是针灸学泰斗、金针大师王乐亭穴位经典组方。针对五脏虚弱、气血亏虚以及久治不愈的病症设计，具有益气固肺、补心健脾、滋肾柔肝、养血安神的功能。

三、组穴：脐周四边穴

（一）定位

以脐窝为中心，上下左右各取 1 穴，距离脐窝 1 寸；再在脐窝上下各 1 寸的基础上，分别向左右各旁开 1 寸，形成一个围绕脐窝的方形区域。

（二）解剖位置

脐周区域是腹部的重要部位，周围有丰富的血管、神经分布，与消化系统、循环

系统等密切相关，是人体气血运行的重要枢纽之一。

（三）功效作用

脐周四边穴能够调节腹部气血，促进胃肠蠕动，增强消化吸收功能，进而为心脏提供充足的营养物质；同时，通过经络的传导作用，对全身的气血运行起到调节作用，间接改善心脏功能。

（四）临床运用

在护心灸法中，艾灸脐周四边穴可缓解因气血不足、痰湿阻滞等引起的胸闷、心悸等症状。此外，对于一些脾胃虚弱、消化不良等病症，也有一定的治疗效果，体现了中医"治未病"和整体调节的治疗理念。

中医经络学说认为，腹部是任脉和冲脉等重要经脉循行的区域，与人体的气血生成和运行密切相关。脐周四边穴作为腹部的重要穴位，能够通过刺激经络来调节气血，从而达到养心安神、保护心脏的目的。同时，中医理论还强调脾胃为后天之本，气血生化之源，通过调节脾胃功能，可以增强机体的气血化生能力，为心脏等脏腑提供充足的营养支持。

基于整体观念和辨证论治的原则，在临床实际应用过程中，我们应当合理选择和配伍，使护心灸法能够发挥出强大的治疗效果及独特优势。

第四章　护心灸法的临床应用

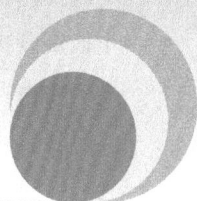

在中医外治法的广袤星空中，护心灸法宛如一颗璀璨的星辰，闪耀着独特的光芒。它以中医传统经络理论为根基，巧妙融合现代医学实践，构建起了一套"理 - 法 - 方 - 穴 - 术"五位一体的规范化诊疗体系。护心灸法理论根基于"心为阳中之阳"的脏腑理论和"神阙为五脏六腑之本"的经络学说，确立了"温阳通脉、燮理阴阳"的核心治则。创新性提出"三焦分治"操作原则：上焦取心俞宣通宗气，中焦取脐周四边穴斡旋中州，下焦取命门、腰阳关温煦元阳，形成"天地人"三才对应的立体治疗网络。在临床应用中，护心灸法具有明确的适应证与禁忌证。适用于经临床辨证归属于虚证或寒证的患者，而实热证、阴虚发热者、邪热内炽者、皮肤破损处等则属于禁忌证。此章声明：凡属实热证、阴虚发热证、邪热内炽证等属护心灸法禁忌证，相关疾病此证型分型病因未描述。护心灸法的操作流程严谨规范，包括核对、评估、告知、准备、实施、观察、灸疗完毕后的整理与记录等环节，确保治疗的安全性和有效性。在治疗穴位与部位方面，神阙穴作为主穴，具有健运脾胃、温阳救逆、利水固脱、培元固本等功效；脐周四边穴同样作为主穴，具有扶元益气的作用。

本章还详细介绍了护心灸法在治疗次数与疗程上的灵活安排，根据不同病情、体质和治疗目的进行调整，涵盖日常保健、慢性病调理和急性症状缓解等多种场景。同时，深入探讨了护心灸法的疗效表现方式，包括美国纽约心脏病学会心功能分级、中医证候积分、生活质量评分、失眠量表、大便量表、焦虑抑郁量表等多个维度，全面评估治疗效果。此外，针对护心灸法在应用过程中可能出现的意外情况，如烫伤、头晕、恶心、皮肤过敏、上火、艾灰掉落烫伤、艾烟刺激、晕厥等，提供了详细的处理方法。最后，强调了应用护心灸时的注意事项，包括操作前的患者评估、操作过程中的细节把控以及治疗后的护理要点，确保临床应用的安全性和科学性。

通过本章的学习，读者将深入了解护心灸法在临床应用中的理论依据、操作规范、治疗策略及效果评估，为临床实践提供有力指导，推动护心灸法在疾病治疗中的广泛应用和规范化发展。

本章系统阐述护心灸法在心血管及相关疾病中的临床应用，深入剖析其在心力衰竭、高血压、冠心病、心律失常等治疗中的独特策略与显著价值。通过典型案例解析，全面展现护心灸法的临床疗效与应用技巧，为临床医师提供翔实、可操作的诊疗指导，助力中医药在疾病治疗中的传承与创新。

第一节 概述

一、适应证与禁忌证

（一）适应证

心力衰竭、高血压、冠心病、心悸、水肿、腹胀、腹泻、便秘、失眠、呕吐等疾病，经临床辨证归属于虚证或寒证患者。

（二）禁忌证

实热证、阴虚发热者、过饥或饱餐后、情绪紧张或大汗淋漓、过度疲劳、不明原因内出血者、对热不敏感者、对药物或者艾烟过敏者。

二、临床应用的步骤

（一）核对

患者姓名、年龄、性别、住院号、医嘱、诊断、药物。

（二）评估

患者当前主要症状、既往史及药物过敏史。

患者体质（舌苔、脉象）、心理状态、有无局部感觉障碍、对热的耐受度、脐部及其周围皮肤情况。

（三）告知

药物的作用、不良反应，操作方法及注意事项。操作中可能出现的不适，教会患者配合方法。

（四）准备

1. 物品

治疗盘、调药杯、药匙、柱状艾绒、75% 乙醇溶液、隔灸器、棉签、透气胶贴、治疗洞巾、除烟罩、手消毒液、必要时备生姜片。

2. 药物

根据医嘱准备药粉适量。

3. 患者

取合适体位，暴露心俞穴、神阙穴、脐周四边穴及其周围部位，注意保暖、遮挡。

（五）实施

1. 皮肤清洁

温水棉签清洁局部。

2. 铺洞巾

选用无纺布料洞巾铺于施术部位。

3. 敷药

调配药物至糊状，敷于脐部，视病情敷脐周其他穴位或部位。

4. 放置生姜片和隔灸器

将直径约 2 ~ 3 cm，厚约 0.2 ~ 0.3 cm 的姜片，放至穴位四周空隙处；无纺布纱块放至姜片上，无纺布纱块规格大于施术部位约 0.5 cm 以上。艾柱放至直径约 6 cm 的圆形网状隔灸器上，距离治疗穴位或部位 5 cm 处，使局部有温热感而无灼痛为宜。点燃艾柱顶端和底端。置除烟罩于施灸穴位，施灸时间为 20 ~ 30 min。

5. 观察

观察患者的反应，并询问患者有无不适，局部皮肤有无烫伤。

6. 灸疗完毕

将糊状药物用透气敷贴密封肚脐及其周围穴位或部位，常规留 30 min 后清理。

7. 整理

协助患者衣着，舒适体位，整理床单位，清理用物，洗手。

8. 观察

随时询问患者感受，如有不适，报告医师并及时处理。

（六）记录

患者局部皮肤、心衰病、高血压、冠心病、心悸、水肿、腹胀、腹泻、便秘、失眠、呕吐等症状改善情况。异常情况、处理措施及效果。

（七）护心灸法的操作流程图（图 4-1）

（八）护心灸法操作关键步骤图（图 4-2 ~ 图 4-11）

主要临床表现， 既往史，施灸部位的皮肤情况，对疼痛耐受程度，心理状况等 ← 评估

评估 → 物品准备

物品准备 → 护心灸粉、生姜片、艾柱、透气胶贴、无纺布料纱块、无纺布料洞巾、隔灸器、除烟罩、打火机、棉签等

核对姓名、诊断、部位、解释，合理体位。松解衣着，暴露施灸部位，用纱布清洁皮肤，注意保暖 ← 患者准备

患者准备 → 定穴

定穴 → 主穴：心腧穴、神阙穴、脐周四边穴；配穴：根据病症选择

调药/敷药：将调药至膏状，敷于脐部或穴位处
放置生姜片和隔灸器：将姜片放在施灸处，倒入柱状艾绒至隔灸器滤网中央，滴入2～3滴75%乙醇溶液至柱状艾绒顶端，点燃艾绒，将隔灸器放置在姜片上，盖除烟罩
待燃尽更换柱状艾绒续灸，灸20～30 min
← 施灸

施灸 → 观察

观察 → 观察局部皮肤及病情变化，询问患者有无不适，防止艾灰脱落造成烧伤或毁坏衣物

使艾柱彻底熄灭，清洁局部皮肤 ← 灸毕

灸毕 → 整理

整理 → 协助患者整理衣着，整理床单位，清理用物，洗手

详细记录护心灸法治疗的客观情况，并签名 ← 记录

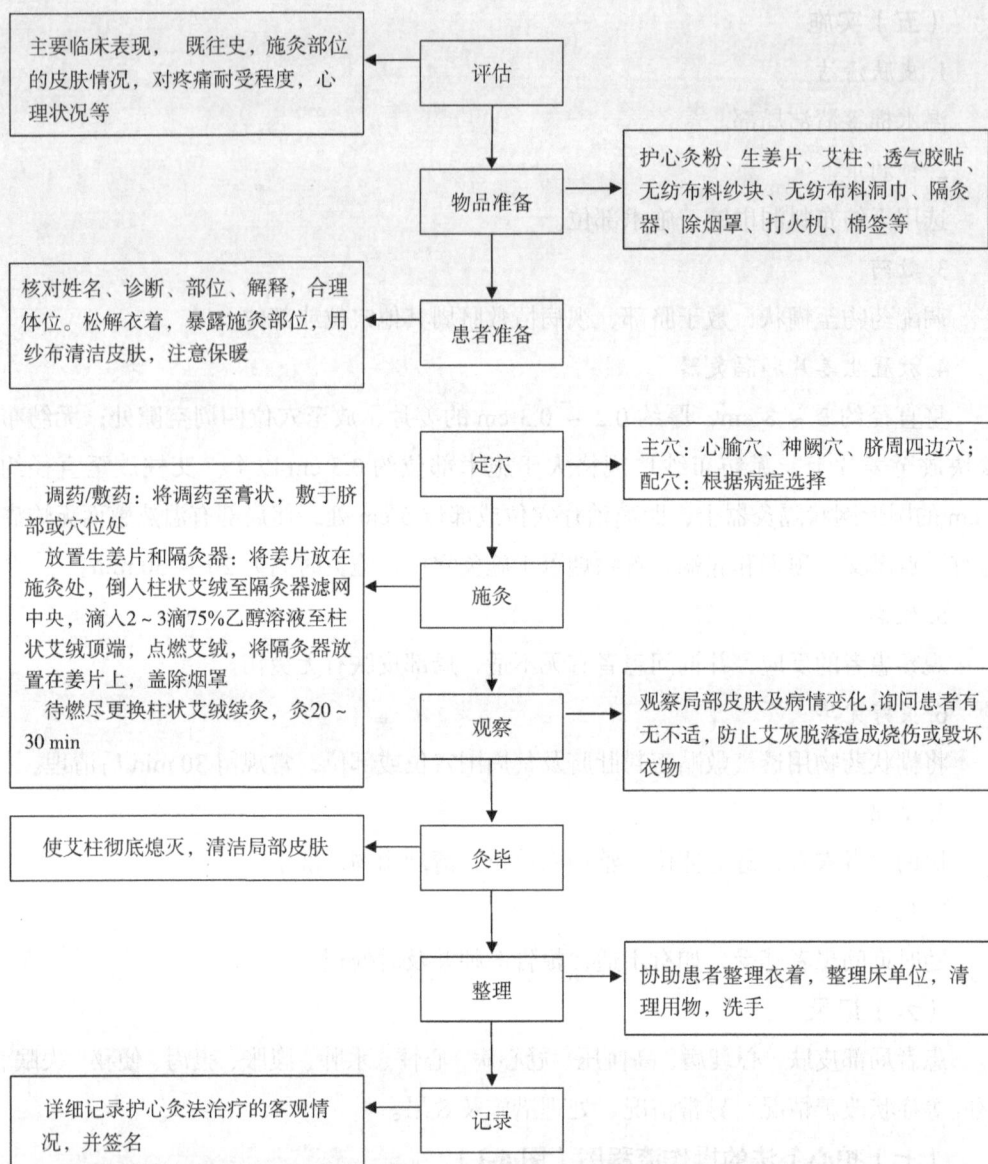

图 4-1　护心灸法的操作流程图

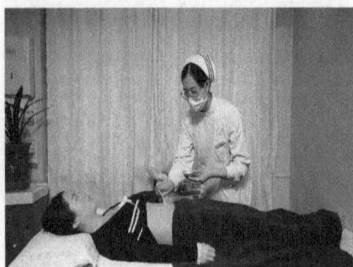

图 4-2　清洁施术部位

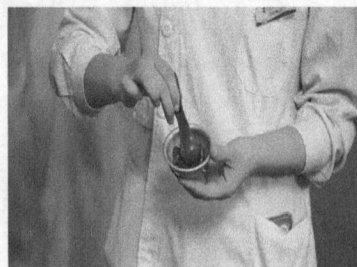

图 4-3　调药

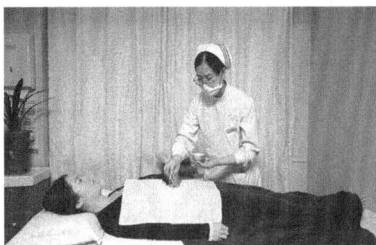

图 4-4　敷药

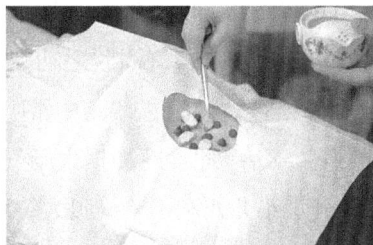

图 4-5　放置生姜片

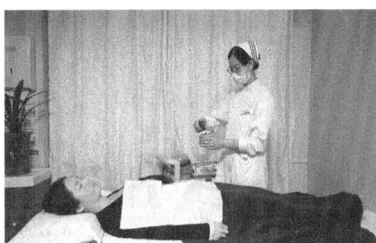

图 4-6　点燃艾柱

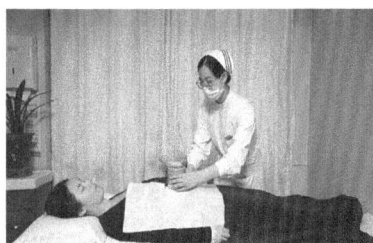

图 4-7　放置隔灸器

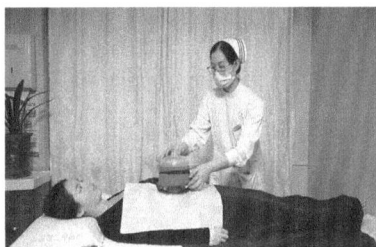

图 4-8　盖上除烟罩

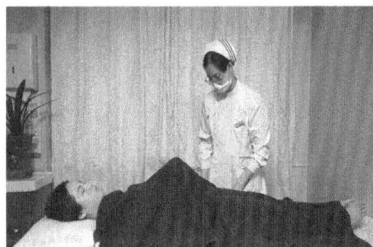

图 4-9　过程观察

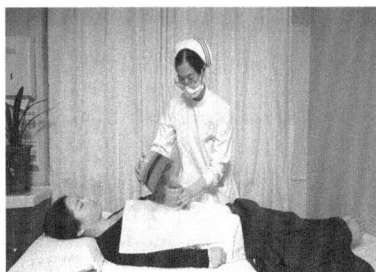

图 4-10　灸毕撤物

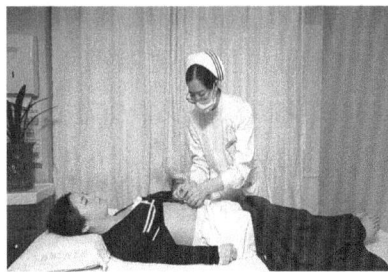

图 4-11　灸毕后贴敷神阙穴

三、治疗穴位与部位

（一）神阙穴（主穴）

神阙穴位于脐部中央，属于任脉的穴位，系"血脉之蒂"，为精、气、神、血往来之要。神，元神；阙，帝王之宫廷。此穴在脐中心，为元神出入之阙庭，故名神阙。

神阙穴在《针灸甲乙经》《扁鹊心书》《针灸资生经》等古籍均有记载，既有回阳救逆、培元固本、益气固脱之功，又有滋肾阴、调冲任、益精血之功。西晋·皇甫谧《针灸甲乙经·卷九》："肠中常鸣，时上冲心，灸脐中。"宋·窦材《扁鹊心书》："肠壁下血久不治，此食冷物损大肠气也，灸神阙三百壮。"唐《铜人针灸经》："神阙，治泄利不止，小儿奶利不绝，腹大绕脐痛，水肿鼓胀，肠中鸣状如流水声，久冷伤惫，可灸百壮。"宋·王执中《针灸资生经》："予尝久患溏利，一夕灸三七壮，则次日不如厕，连数夕灸，则数日不如厕。"明·杨继洲《针灸大成》："主中风不省人事，腹中虚冷，伤败脏腑，泄利不止，水肿鼓胀，肠鸣状如流水声，腹痛绕脐，小儿奶利不绝，脱肛，风痫，角弓反张。"《医宗金鉴》谓神阙穴"主治百病"。

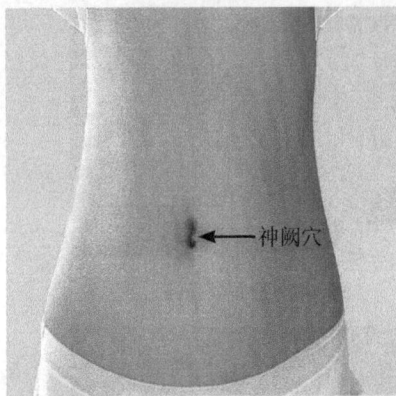

图 4-12　神阙穴

1. 定位

中腹部，脐的中央。该穴位的定位方法主要是采取体表标志法，固定标志为肚脐，找到肚脐后其中央位置即可取穴（图 4-12）。

2. 主治

健运脾胃、回阳救逆、利水固脱、培元固本等。

3. 方法

（1）点按：用拇指或示指指腹轻压脐部，顺时针揉动 3 ~ 5 min，每日 2 ~ 3 次。

（2）揉摩：手掌掌心覆盖肚脐，顺时针按摩 5 ~ 10 min，饭后 1 h 操作最佳。

（3）艾灸：可采用艾条悬灸穴位 5 ~ 10 min，以局部有温热舒服的感觉为度；或隔盐、隔姜或隔附子饼灸 5 ~ 10 壮。

（4）贴敷：将温热膏药或中药粉敷于脐部，每日更换 1 次，用于调理脾胃或妇科问题。

该穴位特殊，不宜进行针刺治疗，孕妇也不能随意按摩或艾灸神阙穴。神阙穴位于脐部，脐部皮肤较薄，故渗透力强，渗透性快，在神阙穴进行艾灸，可充分发挥作用，改善腹泻、腹痛、脱肛、小便不利、虚脱等症，灸法较多，注意腹部有损伤、炎症以及过饱过饥、醉酒者不宜进行艾灸。实热证、阴虚发热者也不宜进行艾灸。

不宜针刺治疗的原因如下：①脐部敏感度高，皮肤松弛，进针比较困难，在针刺时患者疼痛感较明显。而且皮肤皱褶较多，容易藏污纳垢，不易清洁干净彻底，污物亦随之进入，易造成感染。②脐的解剖关系特殊，若直刺进针过深，最易损伤小肠，引起肠液外漏，造成化学性腹膜炎，继而形成细菌性腹膜炎、败血症等并发症。

4. 常用配伍

足三里穴：该穴作为"合穴"具有双向调节作用，既能健脾和胃、促进消化，又可理气止痛、缓解胃痉挛，配合艾灸（每次 10 ~ 15 min）或指压按摩（每日 3 ~ 5 次，每次 5 min）能显著增强胃肠蠕动功能，改善腹胀、泄泻等脾胃虚弱症状，临床广泛应用于慢性胃炎、功能性消化不良等消化系统疾病的防治。

关元穴：素有"先天之气海"之称。本穴可温补肾阳、固本培元，主治阳痿早泄、月经不调、宫寒不孕等生殖系统疾患，兼能改善小便频数、遗尿失禁等下焦虚寒证。

中脘穴：具有和胃健脾、降逆利水之效。缓解胃痛可采用指压法（用拇指垂直按压 3 ~ 5 min），改善腹胀宜用艾灸（距皮肤 2 ~ 3 cm 悬灸 10 ~ 15 min）。配合足三里穴使用可增强疗效。

命门穴：该穴为元气之根本。搭配艾灸时可采用温和灸或回旋灸法，每次施灸 15 ~ 20 min，每周 3 次为宜，能有效地温煦肾阳、驱散寒邪，适用于腰膝酸软、畏寒肢冷、夜尿频多等虚寒体质症状。

（二）脐周四边穴（主穴）

脐周四边穴具有扶元益气的功效，源自著名针灸专家谢永刚针灸验方。谢永刚为四川省名中医，多年来在针灸临床广泛应用脐周四边穴辨证施治，灵活加减，治疗各种缠绵难愈的老年慢性虚证颇有效验，体现了中医学扶元固本、异病同治的辨证理念。脐区为先天禀赋所受之处，为五脏六腑之根，元气归藏之本，是丹田中元气、元阳、元阴所聚之处。冲脉与足少阴肾经在腹部挟脐上行，任脉贯穿脐区，并与督脉、冲脉一源三歧，脉气相通，是经络气机升降出入之枢机所在，为先天之本、后天之根，所以针刺脐周四边穴具有扶元益气的功效，可治疗各种慢性虚证。任脉为阴脉之海，总任阴经，润育全身之阴。任脉从下而上穿脐而行，与位于脐区的丹田元阴、元阳之气相联通，所以用补法针刺脐周既可壮元阳，又可益元阴，实为从阴引阳，水中济火，阴中求阳之法，壮元阳而不燥火，益元气而不伤阴，所以脐周四边穴治疗虚证具有独特的双向调节作用。用"黄金律"测量人体可发现，从脐区到脚的长度，与脐区到头顶长度的比值为 1∶0.618，脐区正位于人体的"黄金分割点"上。所以脐区"黄金分割点"应是调整人体功能的最佳作用点。通过刺激这个作用点，有助于调节人体神经系统、内分泌系统及免疫功能。

1. 定位

脐左右旁开 1 寸；脐上 1 寸（水分），再左右各旁开 1 寸；脐下 1 寸（阴交），再左右各旁开 1 寸，共 8 穴（图 4-13）。

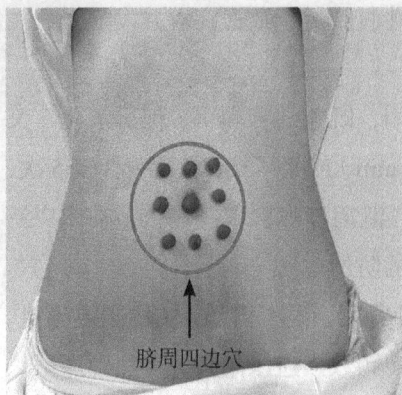

图 4-13　脐周四边穴

2. 主治

治疗各种缠绵难愈的慢性虚证。

3. 方法

（1）毫针直刺：穿过腹壁脂肪，到达腹肌即可，注意切勿透过腹膜伤及肠道。用重插轻提的补法，紧按慢提，轻柔徐缓，徐徐导气，循其针感，耐受为度。

（2）灸法：每次艾条悬灸 60 min，1 次 /d，虚证严重者可 2 次 /d，即早晚各灸 1 次。如能用灸盒以脐为中心罩上脐周施灸，则更为便利。

4. 常用配伍

足三里穴：增强健脾效果的同时兼具和胃降逆、补中益气之效。常用艾条悬灸 10 ～ 15 min 至皮肤潮红，或拇指点揉 3 ～ 5 min 产生酸胀感为佳。注意体质虚弱者初灸时间宜短，施术前后配合热敷效果更显著。

三阴交穴：具有健脾益血、调补肝肾之效，通过调节肝、脾、肾三条阴经气血，可改善月经不调、痛经、带下症及产后气血亏虚等症。操作时需注意孕妇慎用，经期量多者应调整刺激强度。

（三）五脏俞

五脏俞指五脏之气输注于背部的五个（背）俞穴。《灵枢·背腧》"愿闻五脏之腧"，即肺俞、心俞、肝俞、脾俞和肾俞五穴。因这些穴位与五脏之气相通，故名。

五脏之俞为五脏在足太阳膀胱经上的五个背俞穴。背俞穴，是脏腑之气输注于背腰部的腧穴。背俞穴位于背腰部足太阳膀胱经的第一侧线上，大体依脏腑位置而往下排列。背俞穴首见于《灵枢·背腧》，篇中载有五脏背俞穴的名称和位置。《素问·气府论》有"六府之俞各六"的记载，但未列穴名。至《脉经》，才明确了肺俞、肾俞、肝俞、心俞、脾俞、大肠俞、膀胱俞、胆俞、小肠俞、胃俞等十个背俞穴的名称和位置。《素问·长刺节论》："迫藏刺背，背俞也。"《难经·六十七难》："阴病行阳，……俞在阳。"《素问·阴阳应象大论》中"阴病治阳"等均说明背俞穴可治疗五脏病症。背俞穴不但可以治疗与其相应的脏腑病症，也可以治疗与五脏相关的五官九窍、皮肉筋骨等病症。如肝俞既能治疗肝病，又能治疗与肝有关的目疾、筋急等病；肾俞既能治疗肾病，也可治疗与肾有关的耳鸣、耳聋、阳痿及骨病等。

1. 肺俞

经穴名，出《灵枢·背腧》，属足太阳膀胱经。肺俞穴属"背俞穴"之一。"肺"，指肺脏；"俞"通"输"，意为气血输注之处，古人认为背部俞穴是脏腑之气转输于体表的通道，该穴是肺脏之气输注于背部的部位，为肺气转输、输注之处，故而得名。肺俞穴的命名、定位及功能最早系统记载于《黄帝内经》，并在后世针灸典籍中不断完善，成为中医经络学说的核心内容之一。

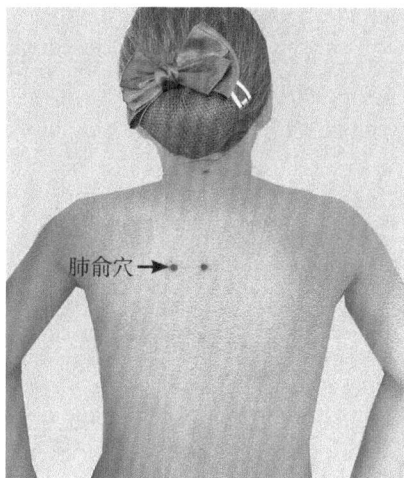

图 4-14　肺俞穴

（1）定位：位于背部，第三胸椎棘突下旁开 1.5 寸处。一说"除脊各寸半"（《针灸资生经》）。

（2）解剖：布有第三、第四胸神经后支的内侧皮支，深层为外侧支。并有第三肋间动、静脉后支的内侧支和颈横动脉降支通过。

（3）简易取穴：双手叉腰，肩胛骨内侧边缘中点即为第三胸椎棘突，向两侧水平移动约两横指，按压有酸胀感的位置（图 4-14）。

（4）主治：咳嗽，气喘，咯血，骨蒸潮热，盗汗，支气管炎，支气管哮喘，肺炎，肺结核，荨麻疹，皮肤瘙痒症，等等。

（5）方法：①点按、揉捏。用拇指或食指指腹按压穴位，力度由轻渐重，持续 1 ~ 3 min，可配合顺时针揉动，以局部发热为佳，每日 1 ~ 2 次，早晨或睡前操作效果更佳。②艾灸。温和灸 5 ~ 10 min，每周 2 ~ 3 次，适合虚寒体质。

（6）常用配伍：与列缺、合谷、外关等穴位配伍使用，可以治疗风寒咳嗽，其中列缺穴主治咳嗽气喘、咽喉肿痛，合谷穴具有疏散风邪、宣通肺气之效，外关穴可解表散寒、通调三焦，需注意体质虚寒者应减少刺激强度，并辅以生姜红糖水驱寒。与尺泽、曲池、大椎等穴位配伍施治时，通常采用毫针浅刺法，配合平补平泻手法。此配伍方案尤其适用于风热犯肺型咳嗽，常见症状包括咽喉肿痛、痰黄黏稠、舌红苔薄黄等。

2. 心俞

经穴名，出《灵枢·背腧》，属足太阳膀胱经。心俞穴属"背俞穴"之一，"心"指心脏，"俞"通"输"，是心气转输于后背体表的部位，故名心俞。古人认为，刺激背部俞穴可直接调节对应脏腑功能，体现"外治内病"的中医智慧。心俞穴的命名、定位及功能体系最早系统记载于《黄帝内经》，经《针灸甲乙经》等后世典籍不断完善，成为中医调理心脏功能、安神定志的核心穴位。

（1）定位：位于背部第五胸椎棘突间旁开 1.5 寸处。

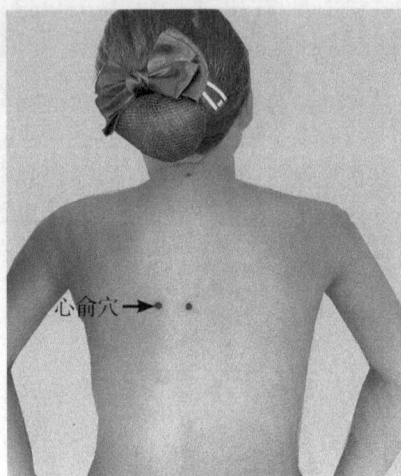

图 4-15　心俞穴

（2）解剖：布有第五、第六胸神经后支的内侧皮支，深层为外侧支；并有肋间动、静脉后支的内侧支和颈横动脉降支通过。

（3）简易取穴：双手自然下垂，肩胛骨下角水平线对应第七胸椎棘突，向上推两个椎骨至第五胸椎，旁开两横指。或用掌根紧贴脊柱，中指指尖所指位置即为第五胸椎棘突，向两侧水平移动两横指（图 4-15）。

（4）主治：惊悸，健忘，心烦，癫痫，癫狂，失眠，咳嗽，吐血，风湿性心脏病，冠心病，心动过速或过缓，心律不齐，心绞痛等。

（5）方法：①按摩。用拇指或中指按揉，每次 3 ～ 5 min。②艾灸。点燃纯净艾条，距皮肤 2 ～ 3 cm 温和灸，保持温热不烫。缓慢回旋艾条，每次 10 ～ 15 min。③拔罐。留罐 5 ～ 10 min。④针刺。需由专业医师操作，斜刺 0.5 ～ 0.8 寸。

（6）常用配伍：①内关穴。具有宁心安神、理气止痛之效。主要缓解心绞痛、胸闷、心悸等心脏不适症状；配合郄门穴使用可增强疗效。日常保健可用拇指指腹垂直按压，力度以产生酸胀感为宜，每次持续 3 ～ 5 min。注意：急性胸痛发作时应配合舌下含服硝酸甘油，并及时就医；孕妇慎用本穴位刺激；按压时可配合腹式呼吸法提升效果。②神门穴。安神助眠，调节心肾不交引起的失眠多梦；改善心悸，缓解心慌气短、胸胁胀满等心脏不适症状。按摩时可配合内关穴、心俞穴加强疗效，每日按压 3 ～ 5 min，建议睡前用拇指指腹顺时针揉按，辅以艾灸可温通心脉。注意力度适中，局部皮肤破损者慎用，适用于长期神经衰弱、更年期综合征及心律失常人群。③膻中穴。为宗气汇聚之所。功能宽胸理气、宣肺降逆，主治胸痹心痛、乳腺增生、产后缺乳等问题。操作时取仰卧位，以拇指指腹顺时针按揉 3 ～ 5 min，或配合艾灸（距皮肤 3 ～ 5 cm 悬灸 10 ～ 15 min）、穴位贴敷等疗法。注意孕妇慎用，经期女性应避免强刺激，局部皮肤破损时禁用拔罐疗法。现代研究表明，刺激该穴可通过调节内分泌、促进血液循环，改善乳腺组织代谢。④足三里。增强气血，改善乏力。可采用指压、艾灸、拍打等手法，每次操作 3 ～ 5 min；适用气血不足引起的面色萎黄、四肢倦怠、消化不良及免疫力低下等症。

3.肝俞

经穴名。出《灵枢·背腧》，属足太阳膀胱经，肝之背俞穴。"肝"，指肝脏；"俞"，有输注之意。该穴是肝脏之气输注于背部的穴位，故名肝俞。肝俞穴的命名、定位及功能体系最早系统记载于《黄帝内经》，经《针灸甲乙经》等后世典籍不断完善，成为中医调理肝脏功能、疏肝解郁的核心穴位。

（1）定位：位于背部，第九胸椎棘突下旁开1.5寸处。一说"除背各寸半"（《针灸资生经》）。

（2）解剖：布有第九、第十胸神经后支的内侧皮支，深层为外侧支；并有第九肋间动、静脉后支的内侧支通过。

（3）简易取穴：双手叉腰，肩胛骨下角水平线对应第7胸椎棘突，向下推2个椎骨至第九胸椎，旁开两横指（图4-16）。

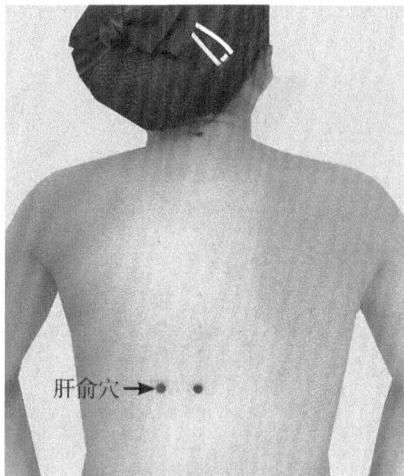

图 4-16　肝俞穴

（4）主治：黄疸，胁痛，胃痛，吐血，衄血，眩晕，夜盲，目赤痛，青光眼，癫狂，痫症，脊背痛，急、慢性肝炎，胆囊炎，神经衰弱，肋间神经痛等。

（5）方法：①点按、按揉：用拇指或食指指腹垂直按压穴位，力度由轻渐重，持续 2 ~ 3 min。顺时针揉动 3 ~ 5 圈，以局部酸胀感为宜；每日 1 ~ 2 次，晨起或睡前操作最佳。②艾灸：温和灸 5 ~ 10 min，每周 2 ~ 3 次，适合虚寒体质（如畏寒、胁痛）。③拔罐：留罐 5 ~ 10 min，隔日 1 次，可疏通肝胆经络。④刮痧：从上向下刮拭肝俞穴至膀胱经背部，改善肝郁气滞。

（6）常用配伍：①太冲穴。具有疏肝理气、平肝熄风、调经通络的功效，主治头痛眩晕、月经不调、胁痛腹胀等肝经病症，黄昏时按压能缓解目赤肿痛。配伍合谷穴构成"四关穴"组合，可增强疏肝解郁之效。②期门穴。具有疏肝理气、解郁散结之效，主治肝郁气滞所致的胸胁胀痛，兼可改善呃逆、腹胀、郁证等症。③阳陵泉。具有疏肝利胆、通络止痛之效。主治胆囊炎、胆石症引起的右胁胀痛，可配伍胆俞、日月穴协同增效；对黄疸、口苦等肝胆湿热症状有显著改善作用。该穴常与胆囊穴（阳陵泉下 2 寸）、太冲组成"胆三针"，增强解痉止痛效果。④三阴交。调和气血，改善月经不调。

4.脾俞

经穴名，出自《灵枢·背腧》，属足太阳膀胱经，脾之背俞穴。"脾"指脾脏，"俞"即输注，本穴为脾之背俞穴，是脾脏气血输注于后背体表的部位，故名脾俞。脾俞穴的命名、定位及功能体系最早系统记载于《黄帝内经》，经《针灸甲乙经》等后世典籍不断完善，成为中医调理脾胃功能、疏肝健脾的核心穴位。

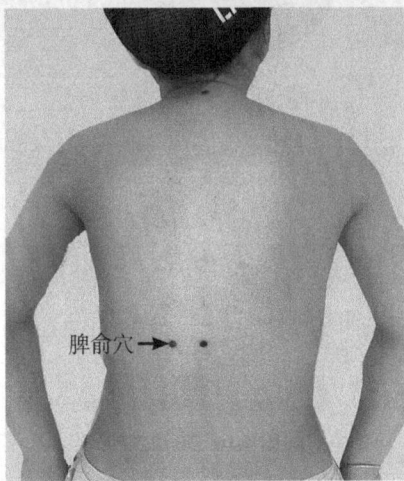

图 4-17　脾俞穴

（1）定位：位于背部，第十一胸椎棘突下旁开1.5寸处。一说"除脊各寸半"（《针灸资生经》）。

（2）解剖：布有第十一、第十二胸神经后支的内侧皮支，深部为外侧支；并有肋间动、静脉后支的内侧支通过。

（3）简易取穴：双手叉腰，肩胛骨下角水平线对应第7胸椎棘突，从第7胸椎棘突向下数4个椎体，即为第11胸椎棘突，旁开两横指（图4-17）。

（4）主治：脘腹胀痛，胸胁支满，呕吐，噎膈，黄疸，泄泻，鼓胀，痢疾，便血，带下及胃炎，消化性溃疡，胃下垂，肝炎，糖尿病，消化不良，贫血等。

（5）方法：①点按。用拇指或食指指腹垂直按压穴位，力度由轻渐重，持续2～3 min。②按揉。顺时针揉动3～5圈，以局部酸胀感为宜，每日1～2次。③艾灸。温和灸5～10 min，每周2～3次，适合虚寒体质（如畏寒、腹泻）。④拔罐。留罐5～10 min，隔日1次，促进气血运行。⑤刮痧。从上向下刮拭脾俞穴至膀胱经背部，清热祛湿。

（6）常用配伍：①足三里。增强健脾和胃效果，改善消化不良。②中脘穴。和胃止痛，缓解胃胀、反酸。③阴陵泉。祛湿利水，改善水肿、白带异常。④三阴交。调和气血，调理月经问题。

5.肾俞

经穴名，出自《灵枢·背腧》，属足太阳膀胱经，肾之背俞穴。"肾"指肾脏，"俞"即输注，此穴是肾脏之气输注于背部的穴位，为肾的背俞穴，故而得名肾俞。肾俞穴的命名、定位及功能体系最早系统记载于《黄帝内经》，经《针灸甲乙经》等后世典籍不断完善，成为中医调理肾脏功能、强筋健骨的核心穴位。

（1）定位：位于腰部，第二腰椎棘突下旁开1.5寸处。一说"除脊各寸半"（《针灸资生经》）。

（2）解剖：布有第一腰神经后支的外侧皮支，深层为外侧支，并有第二腰动、静脉后支通过。

（3）简易取穴：双手叉腰，拇指指尖触碰髂嵴最高点（骨盆两侧最突出的骨头），沿脊柱向上移动至第二腰椎棘突，向两侧水平移动两横指；或用掌根紧贴脊柱，示指指尖所指位置为第二腰椎棘突，向外侧平移两横指（图4-18）。

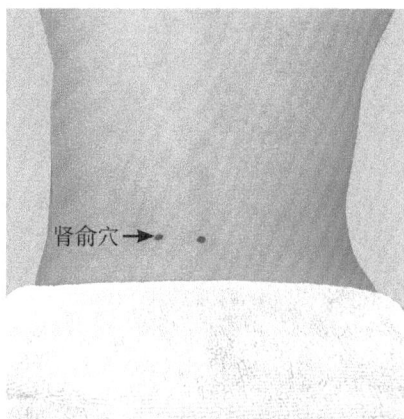

图4-18　肾俞穴

（4）主治：遗精，阳痿，遗尿，溺血，泄泻，头昏，目眩，耳鸣，耳聋，虚喘，月经不调，赤白带下，痛经，水肿，腰痛，肾炎，肾盂肾炎，支气管哮喘，坐骨神经痛，神经衰弱等。

（5）方法：①点按。用拇指指腹垂直按压穴位，力度由轻渐重，持续2～3 min。②按揉。顺时针或逆时针揉动3～5圈，以局部发热或酸胀感为宜，每日1～2次。③艾灸。温和灸5～10 min，每周2～3次，适合虚寒体质（如畏寒、腰痛）。④拔罐。留罐5～10 min，隔日1次，促进气血运行。⑤刮痧。从上向下刮拭肾俞穴至膀胱经背部，清热利湿。

（6）常用配伍：①关元穴。是人体重要的保健要穴，此穴具有温补肾阳、培元固本之效，可每日晨起用艾条悬灸15～20 min，配合掌心顺时针摩腹效果更佳。主治男子阳痿、早泄，女子宫寒不孕等生殖系统疾病，对畏寒肢冷、五更泄泻、尿频、遗尿等阳虚症状有显著改善作用。②三阴交。具有滋阴养血、健脾利湿、调经止带的功效，常用于改善月经不调、痛经、经闭、失眠多梦、心悸、怔忡、脾胃虚弱等症。③太溪穴。具有补肾益精、滋阴降火的功效。主治肾虚引起的腰膝酸软、耳鸣耳聋、遗精早泄，亦可缓解足跟痛及咽喉干痛。④悬钟穴。具有强筋健骨、通络利节之效，通过刺激可促进下肢气血运行，增强骨骼代谢功能，调节钙质吸收平衡，对预防骨质疏松症具有显著作用。临床常用于治疗腰腿酸软、关节僵硬及运动损伤后康复。

（四）膈俞

膈俞，经穴名。出《灵枢·背腧》，属足太阳膀胱经，八会穴之血会。"膈"，心之下、脾之上也，膈膜也。"俞"，输也。膈俞名意指膈膜中的气血物质由本穴外输膀胱经。本穴物质来自心之下、脾之上的膈膜之中，故名膈俞。因本穴物质来自心之下、脾之上的膈膜之中，为血液所化之气，故名血会。膈俞穴的命名、定位及功能体系最早系统记载于《黄帝内经》，经《针灸甲乙经》等后世典籍不断完善，成为中医调理肺系疾病、清热解毒的核心穴位。

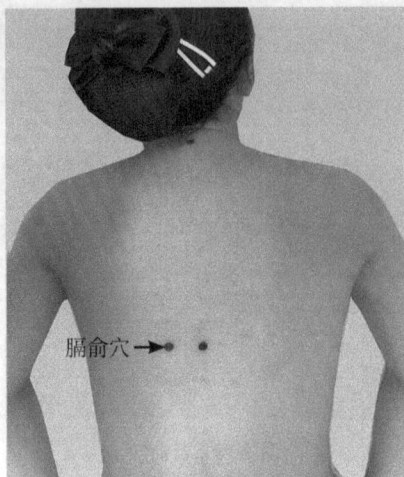

图 4-19　膈俞穴

1. 定位

在背中，第七胸椎棘突下，旁开 1.5 寸。

（1）解剖：布有第七、第八胸神经后支的内侧皮支和外侧支，及肋间动、静脉后支的内侧支。

（2）简易取穴：双手叉腰，肩胛骨下角水平线对应第 7 胸椎棘突，旁开两横指（图 4-19）。

2. 主治

呕吐、呃逆、噎膈、胸满、胁痛、胃痛、癫狂、咯血、吐血、贫血、脊背痛等。

3. 方法

（1）点按：用拇指或食指指腹垂直按压穴位，力度由轻渐重，持续 2 ～ 3 min。

（2）按揉：顺时针或逆时针揉动 3 ～ 5 圈，以局部酸胀感为宜，每日 1 ～ 2 次。

（3）艾灸：温和灸 5 ～ 10 min，每周 2 ～ 3 次，适合虚寒体质（如畏寒、气喘）。

（4）拔罐：留罐 5 ～ 10 min，隔日 1 次，促进气血运行。

（5）刮痧：从上向下刮拭膈俞穴至膀胱经背部，清热活血。

4. 常用配伍

（1）太渊穴：主治咳嗽、气喘、咽喉肿痛、胸痛等呼吸系统疾患，兼治手腕疼痛。

（2）血海穴：调节气血，补血养血，活血化瘀、通络止痛。

（3）内关穴：按压此穴可有效地缓解胸闷、恶心、心悸等症状。

（4）足三里穴：具有健脾和胃、调理中焦之效，主治呃逆、腹胀、食欲不振、消化不良等脾胃疾患。

（五）长强穴

循环无端为长，强有健运不息之意。穴在脊柱骨的尾端，是督阳初始之处。人体脊柱从颈到尾能自由转动弯曲，为荷重的主力，其气健运不息，循环无端，加之督脉阳气盛而强，故将督脉初始之处命名为长强。长强，经穴名，出自《灵枢·经脉》。别名气之阴郄、橛骨、气郄、为之、骨骶。属督脉，督脉之络穴，也是足少阴肾经与足少阳胆经的会穴。长强穴的名称与定位最早见于《针灸甲乙经》，其功能从《黄帝内经》的督脉理论衍生而来，经后世医家补充完善，成为中医调理阳气、治疗腰骶及泌尿生殖系统疾病的关键穴位。其理论与实践体现了中医"督脉统阳，肾为先天"的核心思想，至今仍是针灸临床和养生领域的重要依据。

1. 定位

在会阴区，尾骨下方，尾骨端与肛门连线的中点处。

（1）解剖：长强穴下为皮肤、皮下组织、肛尾韧带。浅层主要布有尾神经的后支。深层有阴部神经的分支，肛神经，阴部内动、静脉的分支或属支，肛动、静脉。

（2）简易取穴：取蹲位或俯卧位，在尾骨尖与肛门连线的中点处即是长强穴（图4-20）。

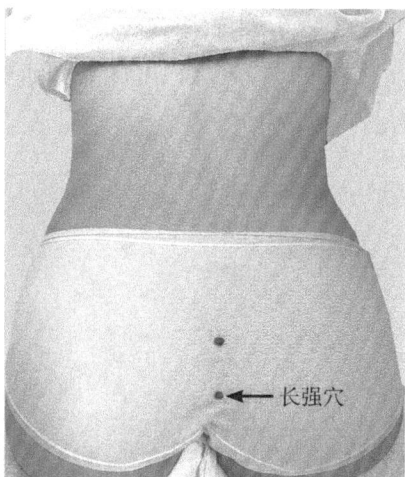

图4-20　长强穴

2. 主治

解痉止痛，调肠止泻，清热利湿。主要用于治疗泄泻、痢疾、便血、便秘、痔、脱肛等肠道及肛门局部病症，还可治疗腰脊和尾骶部疼痛、癫痫等神经系统病症。

3. 方法

（1）点按：用拇指或示指指腹垂直按压穴位，力度由轻渐重，持续 2 ~ 3 min。

（2）揉捏：顺时针或逆时针揉动 3 ~ 5 圈，以局部发热或酸胀感为宜。

（3）艾灸：隔姜片或盐灸 3 ~ 5 min，每周 2 ~ 3 次，适合虚寒体质。

（4）拔罐：留罐 5 ~ 10 min，隔日 1 次，促进气血运行。

（5）针刺：需专业医师操作，直刺 0.3 ~ 0.5 寸。

4. 常用配伍

（1）百会穴（头顶正中）：具有升阳固脱的作用，增强提升阳气、固摄脏器的功效，从而改善脱肛症状，减轻痔的症状。

（2）命门穴：具有温补肾阳、强腰固本的功效，主治腰膝酸软、遗精、阳痿、月经不调、五更泄泻等肾阳虚衰之症。该穴位可采用艾灸、掌根揉按或点压法刺激，每日晨起以拇指指腹顺时针揉按 3 ~ 5 min。

（3）三阴交：可通过调节脾胃和肠道功能来改善便秘症状，使肠道气机通畅，粪便得以顺利排出；具有清热利湿、调气行血的作用，缓解痢疾所致的腹痛、腹泻、里急后重等症状。

（4）太溪穴：具有补肾壮骨、通络止痛的作用，对于肾阴不足、经络不通所致的腰膝酸软、下肢痿痹等病症有一定的调理功效。

（六）腰俞穴

腰俞，经穴名，出自《素问·缪刺论》。别名背鲜、髓空、腰户、腰柱、髓俞。

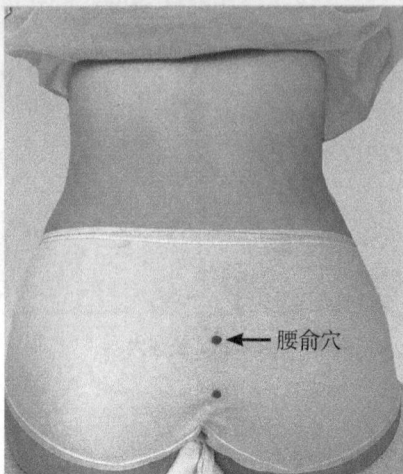

图 4-21 腰俞穴

属督脉。腰俞穴的出处根植于《黄帝内经》的背俞理论，经《针灸甲乙经》系统化定位，历代医家逐步完善其功能与应用。其命名体现了中医"经络-脏腑"整体观，现代研究亦从解剖与临床角度验证了其功效。作为督脉要穴，腰俞穴在强腰固肾、通络止痛等方面具有重要价值，至今仍广泛应用于中医针灸临床。

1. 定位

在骶部，当后正中线上，适对骶管裂孔。

（1）解剖：布有尾骨神经分支和骶中动、静脉分支。

（2）简易取穴：站立或俯卧，找到第四腰椎棘突，在棘突下凹陷处即为腰俞穴（图4-21）。

2. 主治

腰脊疼痛，脱肛，便秘，尿血，月经不调，足清冷麻木，温疟汗不出，下肢痿痹，腰骶神经痛，过敏性结肠炎，痔疾，淋病等。

3. 方法

（1）按摩：用拇指指腹按压，每次 3 ~ 5 min，力度适中。

（2）艾灸：艾条悬灸 10 ~ 15 min，注意距离，避免烫伤。

（3）穴位贴敷：用活血化瘀药膏（如麝香壮骨膏）贴于穴位，每次贴 4 ~ 6 h。

（4）针刺：需由专业医师操作，深度 0.5 ~ 1 寸。

4. 常用配伍

（1）悬钟：具有通经活络、祛风除湿、止痛的作用，对于风湿痹阻、经络不通所致的腰腿痛，尤其是以腰腿部外侧疼痛为主者，有较好的治疗效果。

（2）照海：具有理气通便、滋阴润肠的作用，对于阴虚肠燥或气滞所致的便秘有较好的调理效果；可清热利湿、消肿止痛，改善痔疾的症状，减轻患者的痛苦；具有调理冲任、养血调经的作用，对于月经周期紊乱、月经量少等月经不调症状有一定的治疗作用。

（3）长强、膀胱俞、气冲、上髎、下髎、居髎：具有清热利湿、通淋止痛的作用，对于湿热下注所致的尿频、尿急、尿痛等泌尿系统感染症状有一定的治疗效果；具有调理冲任、活血化瘀、理气止痛的作用，对于月经周期紊乱、月经量少、痛经等妇科疾病有一定的治疗效果；具有清热利湿、凉血止血、消肿止痛的作用，对于痔疾引起的便血、肿痛等症状有较好的缓解效果；具有理气通便、润肠通便的作用，对于气滞或气血不足所致的便秘有一定的治疗作用；具有通经活络、祛风除湿、止痛的作用，对于腰骶部疼痛，如腰椎间盘突出症、腰肌劳损、骶髂关节炎等引起的疼痛有较好的治疗效果；具有益气养血、舒筋活络、强筋健骨的作用，对于下肢痿软无力、麻木不仁、行走困难等下肢痿痹病症有一定的治疗作用，可促进下肢功能的恢复。

（4）环跳：疏通腰骶部经络气血，对于腰骶部因劳损、寒湿阻滞等原因引起的疼痛有较好的缓解作用，如腰椎间盘突出症、骶髂关节炎、腰肌劳损等疾病导致的腰骶部疼痛；能改善下肢的气血供应，缓解下肢因经络不通、气血不足引起的痿软无力、麻木、疼痛等症状，常用于治疗坐骨神经痛、梨状肌综合征、下肢神经损伤等导致的下肢运动和感觉障碍。

（5）承山、长强：可清热止血，凉血止痛，主治痔疾。

（6）委中、膀胱俞、肾俞：可通经活络、散寒止痛，主治腰痛。

（7）阴谷、后溪、百会：可醒神开窍、息风止痉，主治癫痫。

（8）大杼、筋缩、悬钟：有强筋壮骨的作用，主治下肢痿痹。

（七）腰阳关穴

腰阳关，经穴名，出自《素问·骨空论》。别名脊阳关，背阳关。名称释义是穴适当关元俞上方，又相当腹部关元穴之上部，两旁有大肠俞。考关元为元阳交会之处，此穴属督脉，位居腰背，脉气通于大肠俞，为督阳与大肠交会所，因名腰阳关。

1.定位

俯卧，在腰部，于后正中线上，第4腰椎棘突下凹陷中取之，约与髂嵴相平。

（1）解剖：腰阳关穴下为皮肤、皮下组织、棘上韧带、棘间韧带、弓间韧带。浅层主要布有第四腰神经后支的内侧支和伴行的动、静脉。深层有棘间的椎外（后）静脉丛，第四腰神经后支的分支和第四腰动、静脉的背侧支的分支或属支。

（2）简易取穴：两侧髂嵴高点连线与脊柱交点处，可触及一凹陷，此凹陷为腰阳关（图4-22）。

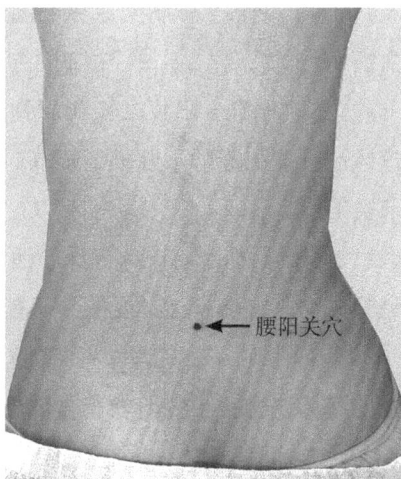

图4-22　腰阳关穴

2. 主治

腰骶疼痛，下肢痿痹，月经不调，赤白带下，遗精，阳痿，便血，腰骶神经痛，坐骨神经痛，类风湿病，小儿麻痹，盆腔炎等。

3. 方法

（1）按摩：用手掌大鱼际着力，揉按腰阳关穴，持续 2 ~ 3 min，每日坚持按摩，可辅助治疗腰骶疼痛、坐骨神经痛等。

（2）艾灸：每日 1 次，用艾条灸腰阳关穴，温和灸 10 ~ 15 min，可辅助治疗遗精、阳痿、月经不调等。

（3）拔罐：每日 1 次，用闪罐法拔腰阳关穴，拔罐 10 ~ 15 min，至皮肤潮红发热为度，可辅助治疗腰痛、带下异常等。

（4）穴位贴敷：用温经散寒药膏（如辣椒风湿膏）贴敷，每次贴 4 ~ 6 h。

（5）针刺：一般采取直刺或向上斜刺 0.5 ~ 1 寸。针刺时要注意掌握好深度和角度，避免刺伤脊髓等重要组织。

4. 常用配伍

（1）肾俞、委中：具有补肾壮腰、通络止痛的作用，主要用于治疗肾虚腰痛，表现为腰部酸软疼痛，喜按喜揉，遇劳则甚、卧则减轻等症状。

（2）大肠俞、腰夹脊：能起到疏调腰部经络气血、止痛的功效，常用于治疗寒湿腰痛，症见腰部冷痛重着，转侧不利，逐渐加重，静卧病痛不减，寒冷和阴雨天则加重等。

（3）命门、志室：有温肾壮阳的作用，可用于治疗肾阳不足所致的阳痿、遗精、早泄等男科病症，以及女性的宫寒不孕、月经不调等妇科病症。

（4）次髎、三阴交：具有温经散寒、调经止痛的功效，主要用于治疗女性寒凝血瘀所致的痛经，症见经前或经期小腹冷痛，得热痛减，经血量少，色暗有块等。

（5）环跳、阳陵泉：能起到疏通经络、祛风除湿、通利关节的作用，可用于治疗风湿痹痛引起的下肢关节疼痛、麻木、屈伸不利等症状，如坐骨神经痛、风湿性关节炎等。

（6）委中、昆仑：有舒筋活络、通络止痛的功效，常用于治疗急性腰扭伤，症见腰部突然疼痛，活动受限，不能俯仰、转侧等。

（7）脾俞、足三里：具有健脾补肾、益气养血的作用，可用于治疗脾肾两虚所致的身体乏力、腰膝酸软、食欲不振、腹胀便溏等症状。

（八）命门穴

命门，经穴名，出自《针灸甲乙经》。属督脉，别称属累、精宫。"命"指生命，"门"

指门户。该穴位在第2腰椎棘突下，两肾俞之间，当肾间动气处，为元气之根本，生命之门户。

1. 定位

在脊柱区，第2腰椎棘突下凹陷中，后正中线上。

（1）解剖：位于腰椎棘突间韧带中，深层为腰动脉后支及第2腰神经后支通过。

（2）简易取穴：可先找到两侧髂嵴最高点连线与脊柱交点，此为第4腰椎棘突，向上数两个椎体，其棘突下凹陷即为命门穴；也可通过肚脐水平线与后正中线交点，按压有凹陷处取穴（图4-23）。

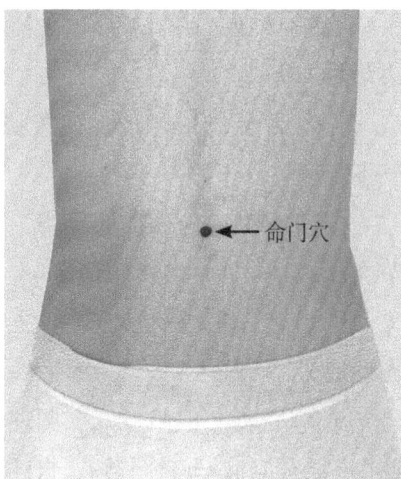

图4-23　命门穴

2. 主治

男科及妇科病症如遗精、阳痿、赤白带下、月经不调等；还可治疗耳鸣、痫证、角弓反折、小便频数、五更泄泻、冷痹、腰腹引痛等其他病症。

3. 方法

（1）按摩：用拇指指腹揉按命门穴，持续 5 ~ 6 min，每日可多次操作，能辅助治疗尿频、遗精、月经不调、阳痿等。

（2）艾灸：用艾条温和灸命门穴，每次 10 ~ 15 min，每日1次，可辅助治疗头晕、腰脊强痛、耳鸣、不孕、小腹冷痛等。

（3）拔罐：将气罐吸附在命门穴上，留罐 10 ~ 15 min，隔日1次，能辅助治疗小便频数、下肢痿痹、小腹冷痛等。

（4）针刺：直刺 0.5 ~ 1 寸，或向腰椎方向斜刺。

4. 常用配伍

（1）关元：双穴均属温补肾阳要穴，协同荡涤肠胃、培元固本，可用于肾阳虚衰（畏寒怕冷、夜尿频多、腰膝酸软），男性阳痿、遗精；女性宫寒不孕、月经不调。

（2）肾俞：督脉与足太阳膀胱经联动，强化肾脏功能，可用于慢性腰痛、腰椎间盘突出症、慢性肾炎、水肿。

（3）归来：温补肾阳兼疏肝理气，调和冲任，可用于妇科炎症（盆腔炎、附件炎）经期腹痛、闭经。

（4）委中：疏通督脉与膀胱经，缓解腰背及下肢疼痛，可用于急慢性腰扭伤、坐骨神经痛、风湿性关节炎。

（5）太溪：阴阳双补，平衡肾水与肾火，可用于肾虚兼阴虚证（潮热盗汗、五心烦热）。

（6）百会：升举阳气，改善脑供血不足，可用于阿尔茨海默病、眩晕、抑郁症（阳气不足型）。

（7）环跳：疏通下肢经络，缓解痹症，可用于下肢麻木、痿痹、膝关节骨性关节炎。

（8）足三里：脾肾双补，增强免疫力，可用于消耗性疾病（如肿瘤放化疗后体虚）、慢性疲劳综合征。

（9）气海：温阳益气、调理气血，可用于治疗气血不足、阳气虚弱引起的面色苍白、头晕目眩、心慌气短、自汗盗汗等症状，以及脾胃虚弱所致的食欲不振、腹胀、腹泻等消化系统问题。气海能益气助阳，与命门相配，可起到温阳益气、调理脾胃、促进气血运行的作用。

（10）腰阳关：强腰健肾、散寒止痛，主要用于治疗寒湿痹阻或肾阳不足所致的腰痛、腰骶疼痛，尤其对腰部冷痛、活动受限等症状有较好的缓解作用。两穴均位于腰部，配伍使用可增强温通经络、散寒止痛、强壮腰膝的功效。

（11）大肠俞：温肾健脾、涩肠止泻，适用于治疗脾肾阳虚所致的五更泄泻、久泻不止、腹痛喜温喜按等症状。命门温肾阳，大肠俞调理大肠气机，两穴相配，可起到温肾暖脾、固肠止泻的作用，改善肠道功能，缓解腹泻症状。

（九）悬枢穴

悬枢，经穴名，出自《针灸甲乙经》，属督脉。"悬"有悬挂、悬空之意，"枢"指枢纽，该穴位在腰部，仰卧时局部悬起，为三焦运上运下的枢纽，是人体腰背部活动的关键部位，故名悬枢。

1. 定位

在脊柱区，第1腰椎棘突下凹陷中，后正中线上。

（1）解剖：悬枢穴下为皮肤、皮下组织、棘上韧带、棘间韧带。浅层主要布有第一腰神经后支的内侧支和伴行的动、静脉。深层有棘间的椎外（后）静脉丛，第一腰神经后支的分支和第一腰动、静脉背侧支的分支或属支。

（2）简易取穴：可先找到命门穴，即肚脐水平线与后正中线交点处的凹陷，从命门穴沿后正中线向上推1个椎体，其上缘凹陷处即为悬枢穴（图4-24）。

2. 主治

可治疗腰脊强痛、增生性脊柱炎、腰背肌肉风湿症等腰部病症，以及腹胀、腹痛、泄泻、痢疾、胃下垂等胃肠病症。

3. 方法

（1）艾灸：艾条灸 10 ~ 15 min，或艾炷灸 3 ~ 5 壮。

（2）按摩：用拇指按揉，每次 3 ~ 5 min，缓解腰部不适。

（3）穴位贴敷：用活血化瘀或温中散寒药膏贴敷，每次贴 4 ~ 6 h。

（4）针刺：直刺 0.5 ~ 1 寸，局部有酸胀感。

4. 常用配伍

（1）内关、足三里：可温胃和中、通经止痛，内关穴宜用捻转补法持续 3 min，足三里穴可配合雀啄灸法施灸 15 min，两者协同可有效地缓解胃寒疼痛、消化不良、呃逆、呕吐等症状，对急慢性胃炎、胃痉挛及胃肠功能紊乱等疾病均有显著疗效。宜每日治疗 1 ~ 2 次，餐后 1 h 实施效果尤佳。

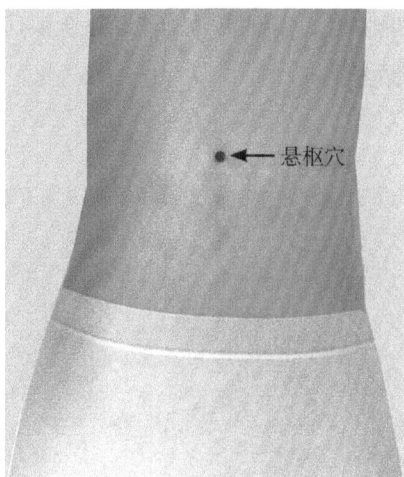

图 4-24　悬枢穴

（2）天枢、中脘：天枢为大肠募穴，中脘乃胃之募穴，两者配伍可协同增强化积导滞、通调腑气之效。针刺天枢宜直刺 0.8 ~ 1.2 寸，配合艾灸可温中消积；中脘直刺 0.5 ~ 1 寸，行平补平泻手法能升降气机。临床常配合足三里、内关等穴，对饮食停滞引起的脘腹胀满、嗳腐吞酸疗效显著，尤适用于暴饮暴食或脾胃虚弱所致的消化不良证候。注意孕妇慎用天枢穴，中脘穴不宜深刺以免伤及内脏。

（3）肾俞、委中：可通经活络、散寒止痛，主治腰痛。可通过艾灸或指压刺激肾俞穴，既能缓解慢性腰肌劳损，又能改善肾阳虚引起的腰膝酸软；采用委中穴刺络放血配合拔罐疗法，对急性腰扭伤和风寒湿邪阻滞经络所致的腰痛尤为见效。宜每日交替刺激两穴各 15 min。

（4）长强、百会：可升阳举陷、益气固脱，主治脱肛。长强穴为督脉起始穴，针刺该穴可调节督脉经气以固摄肛门；百会穴属督脉要穴，居于巅顶之位，施以补法能升提下陷之气。两穴相配形成"下病上取"的经典配穴方案，对久泻久痢、产后体虚等所致直肠脱垂疗效显著，建议隔日治疗 1 次，10 次为一个疗程。

（十）脊中穴

脊中，经穴名，出自《素问·玉机真藏论》。别名神宗、脊俞，属督脉。脊中穴的出处根植于《黄帝内经》的背俞理论，经《针灸甲乙经》系统化定位，历代医家逐步完善其功能与应用。其命名体现了中医"以脊为纲、调脏腑"的整体观，现代研究亦从解剖与临床角度验证了其传统功效。作为督脉贯通胸腹的关键穴位，脊中穴在调理脾胃、强健腰脊及神经系统疾病中具有重要的价值，至今仍广泛应用于中医临床与保健领域。

1. 定位

在第十一胸椎棘突下。

（1）解剖：脊中穴下为皮肤、皮下组织、棘上韧带、棘间韧带。浅层主要布有第 11 胸神经后支的内侧皮支和伴行的动、静脉。深层有棘突间的椎外（后）静脉丛，第 11 胸神经后支的分支和第 11 肋间后动、静脉背侧支的分支或属支。

（2）简易取穴：先找到两侧肩胛下角，其连线与后正中线交点为第 7 胸椎棘突，向下数 4 个椎体，其棘突下凹陷处即为脊中穴（图 4-25）。

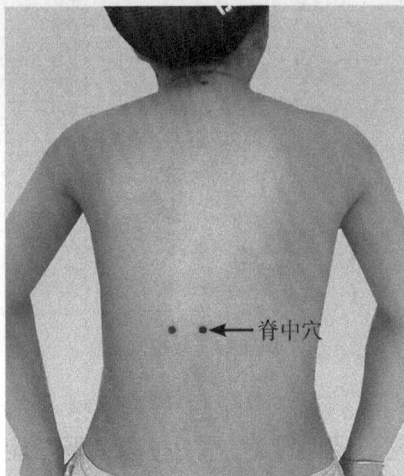

图 4-25 脊中穴

2. 主治

腰脊强痛，腹满，不嗜食，小儿疳积，黄疸，脱肛，癫痫，感冒，增生性脊柱炎，胃肠功能紊乱，肝炎等。

3. 方法

（1）按摩：用拇指或示指指腹按压脊中穴，每次按压 5 ～ 10 min，以局部产生酸胀感为宜，可缓解腰背疼痛和胃肠道不适。

（2）艾灸：用艾条温和灸脊中穴，每次 15 ～ 20 min，以局部皮肤红润为度，可起到温阳散寒、健脾和胃的作用，有助于改善脾胃虚寒等症状。

（3）拔罐：在脊中穴处拔罐，留罐 10 ～ 15 min，可疏通经络、缓解肌肉紧张，对缓解脊背疼痛有一定的效果。

（4）穴位贴敷：用温中散寒药膏（如丁香油膏）贴敷，每次贴 4 ～ 6 h。

（5）针刺：向上斜刺 0.5 ～ 1 寸。

4. 常用配伍

（1）脾俞、阴陵泉：具有健脾利湿、调和中焦之功效。临床主治水湿内停所致的腹泻腹胀、肢体水肿，肝胆湿热引发的黄疸（尤宜阴黄证），兼治食欲不振、带下清稀等脾虚湿困证候。

（2）百会、承山：可升阳举陷、益气固脱，主治脱肛。对久泻久痢、产后体虚所致直肠脱垂具有显著疗效，治疗期间需忌食生冷、避免久蹲用力。

（3）人中、百会：用于治疗脊背部肌肉劳损、脊柱病变等引起的疼痛；具有补中益气、升阳举陷的功效，对于脾虚气陷所致的脱肛有一定的治疗作用。

（4）肾俞、委中：具有疏通经络、调和气血、补肾壮腰、止痛的作用，对多种原因引起的腰脊疼痛，如腰椎间盘突出症、腰肌劳损、强直性脊柱炎等，都有较好的治疗效果。

（十一）中枢穴

中枢，经穴名，出自《素问·气府论》，属督脉。穴当脊中上一关节，为脊中的枢转处，因名中枢。《灵枢·背腧》提出"背俞穴"理论，指出五脏六腑的背俞穴位于足太阳膀胱经上，但未明确提及"中枢穴"，《针灸甲乙经》首次明确定位："中枢，在第十椎节下间，陷者中，主胸中满闷，纳呆，腰脊强急。"

1. 定位

在第 10 胸椎棘突下。

（1）解剖：中枢穴下为皮肤、皮下组织、棘上韧带、棘间韧带。浅层主要布有第 10 胸神经后支的内侧皮支和伴行的动、静脉。深层有棘突间的椎外（后）静脉丛，第 10 胸神经后支的分支和第 10 肋间后动、静脉背侧支的分支或属支。

（2）简易取穴：可先找到两侧肩胛下角，其连线与后正中线交点为第 7 胸椎棘突，向下数 3 个椎体，其棘突下凹陷处即为中枢穴（图4-26）。

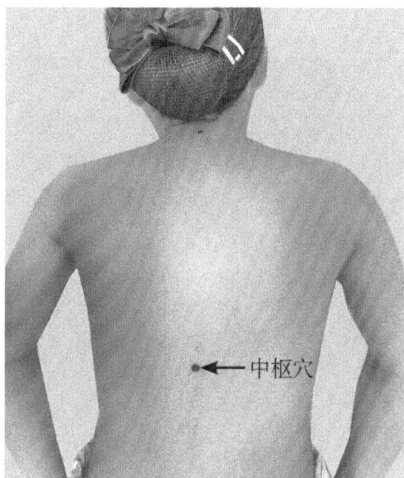

图 4-26　中枢穴

2. 主治

腰背疼痛，胃痛，呕吐，腹满，食欲不振，黄疸，寒热，感冒，腰背神经痛，视神经衰弱。

3. 方法

寒则先泻后补或补之灸之，热则水针或泻针出气。

（1）按摩：用示指指腹按揉穴位，每次 3 ~ 5 min，以局部感到酸胀感为宜。

（2）艾灸法：艾炷灸 3 ~ 5 壮，或艾条灸 5 ~ 10 min，以局部感到温热感为宜。

（3）拔罐：在中枢穴及周围相关穴位进行拔罐，留罐时间一般为 10 ~ 15 min，可起到疏通经络、行气活血的作用，有助于缓解背部肌肉紧张和疼痛。

（4）穴位贴敷：用温中散寒药膏（如丁香油膏）或活血化瘀药膏贴敷，每次贴 4 ~ 6 h。

（5）针刺法：向上斜刺 0.5 ~ 1 寸，局部有酸胀感。

4.常用配伍

（1）中脘、足三里：可理气和中、散寒止痛，主治胃痛、腹满不欲食、胸腹冷痛。

（2）天突：有温阳行气、活血散瘀的作用，主调背与心相控而痛、胸闷气急。

（3）脾俞、胃俞：可健脾和胃，主治腹满、饮食不振。

（4）委中、肾俞：可补肾强腰、通经止痛，主治腰痛、脊强。

（十二）筋缩穴

筋缩穴，出自《针灸甲乙经》，属督脉。《灵枢·背腧》提出"背俞穴"理论，虽未明确提及"筋缩穴"，但提到督脉与膀胱经的关联，为后世穴位定位奠定基础。"筋"指筋脉，"缩"有挛缩之意。此穴能治疗筋脉挛缩等病，又位于筋脉聚集的脊柱部，故名筋缩。

1.定位

在背部，当后正中线上，第9胸椎棘突下凹陷中。

（1）解剖：布有第9胸神经后支的内侧支和第9肋间动脉后支。

（2）简易取穴：先找到两侧肩胛下角，其连线与后正中线交点为第7胸椎棘突，向下数2个椎体，其棘突下凹陷处即为筋缩穴（图4-27）。

2.主治

可治疗癫痫、抽搐、脊强等神经系统病症；治疗胃痛、黄疸等消化系统病症；还能缓解筋挛、背痛等局部病症。

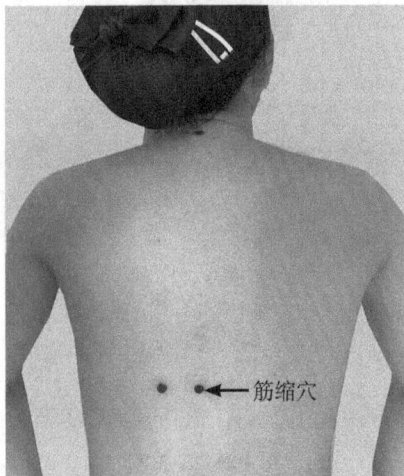

图4-27 筋缩穴

3.方法

（1）按摩：用拇指指腹按揉筋缩穴，力度适中，以局部有酸胀感为度，每次按揉3～5 min，每日可进行2～3次。

（2）艾灸：可采用艾条悬灸，距离穴位皮肤2～3 cm，使局部有温热感而无灼痛为宜，每次灸10～15 min，每周可进行2～3次。

（3）拔罐：在筋缩穴及附近区域拔罐，留罐10～15 min，可疏通督脉气血，缓解肌肉紧张，改善局部血液循环。

（4）穴位贴敷：用活血化瘀药膏（如云南白药膏）贴敷，每次贴4～6 h。

（5）针刺：直刺0.5～1寸，或向腰椎方向斜刺。

4. 常用配伍

（1）曲池、合谷：有清热息风、通络止痉的作用，可用于治疗癫痫、抽搐。

（2）肝俞、肾俞：能滋补肝肾、强筋壮骨，主治腰背疼痛、脊强。

（3）内关、足三里：可和胃降逆、理气止痛，用于缓解胃痛、呕吐。

（十三）至阳穴

"至"有极的含义，该穴属督脉，督脉为阳经，背亦属阳，七乃阳数，三阳为极，阳气至盛，故名至阳，《针灸甲乙经》首次明确定位："至阳，在第七椎节下间，陷者中，主胸中满闷，纳呆，腰脊强急。"

1. 定位

在脊柱区，第 7 胸椎棘突下凹陷中，后正中线上。

（1）解剖：至阳穴下为皮肤、皮下组织、棘上韧带、棘间韧带。浅层主要布有第 7 胸神经后支的内侧皮支和伴行的动、静脉。深层有棘突间的椎外（后）静脉丛，第 7 胸神经后支的分支和第 7 肋间后动、静脉背侧支的分支或属支。

（2）简易取穴：两侧肩胛下角连线与后正中线相交处椎体，下缘凹陷处为至阳穴(图4-28)。

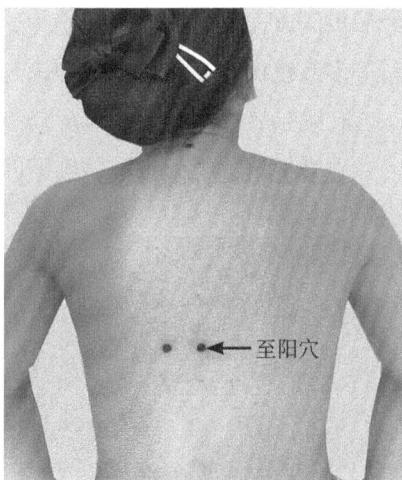

图 4-28　至阳穴

2. 主治

具有利胆退黄、宽胸利膈、疏肝理气、活血通络、振奋阳气等功效。可治疗黄疸、胸胁胀满等肝胆病症，咳嗽、气喘等肺部病症，腰背疼痛、脊强等局部病症；还能缓解胃痛、呕吐等脾胃病症。

3. 方法

（1）按摩：用拇指指腹按揉至阳穴，每次 3 ~ 5 min，每日可进行多次，以局部有酸胀感为宜。

（2）艾灸：将艾条点燃后，对准至阳穴进行艾灸，每次艾灸 10 ~ 15 min，每周可进行 2 ~ 3 次，以皮肤红晕为度。

（3）拔罐：在至阳穴处进行拔罐，每次拔罐 5 ~ 10 min，每周可进行 1 ~ 2 次。

（4）穴位贴敷：用温肺散寒药膏（如白芥子膏）或疏肝利胆药膏贴敷，每次贴 4 ~ 6 h。

（5）针刺：直刺 0.5 ~ 1 寸，或向腰椎方向斜刺。

4. 常用配伍

（1）心俞、内关：可治心律不齐、胸闷。

（2）阳陵泉、日月：能治胁肋痛、黄疸、胆囊疾病、呕吐。

（3）天枢、足三里：可治泄泻、痢疾。

（4）列缺穴：可治咳嗽、胸痛。

（十四）灵台穴

灵台，经穴名，出自《素问·气府论》，别名肺底，属督脉。灵指心神，台指居处。因穴近心脏，为心神之居所，主治心神诸疾，因名灵台。灵台穴源自《黄帝内经》，经后世医家完善，成为调和心神、通阳散寒的关键穴位。其应用涵盖神经、呼吸、骨科等多系统疾病，兼具传统理论与现代研究支持。

1. 定位

在脊柱区，第 6 胸椎棘突下凹陷中，后正中线上。

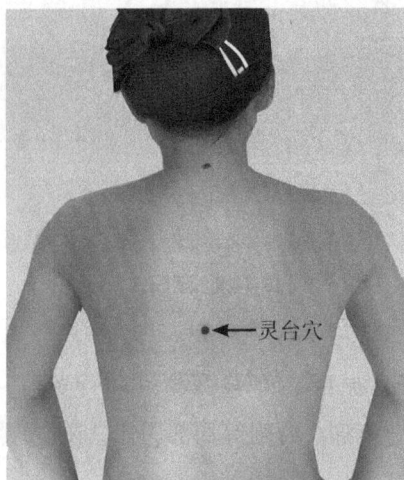

图 4-29　灵台穴

（1）解剖：灵台穴下为皮肤、皮下组织、棘上韧带、棘间韧带。浅层主要布有第 6 胸神经后支的内侧皮支和伴行的动、静脉。深层有棘突间的椎外（后）静脉丛，第 6 胸神经后支的分支和第 6 肋间后动、静脉背侧支的分支或属支。

（2）简易取穴：两侧肩胛下角连线与后正中线相交处向上推 1 个椎体，棘突下缘凹陷处即为灵台穴（图 4-29）。

2. 主治

清热化湿，止咳定喘，宣肺通络，清热解毒。主治：局部病症如脊痛项强；肺系病症如咳嗽、气喘；外科病症如疔疮、蜂窝织炎；其他病症如疟疾、胆道蛔虫病等。

3. 方法

（1）按摩：用拇指按揉灵台穴 200 次，可辅助治疗咳嗽、气喘。

（2）艾灸：用艾条温和灸灵台穴 10 ~ 15 min，可辅助治疗咳嗽。

（3）拔罐：用火罐在灵台穴上拔罐 5 ~ 10 min，可辅助治疗气喘、咳嗽、腰痛等。

（4）针刺：向上斜刺 0.5 ~ 1 寸，局部有酸胀感，可向下背或前胸放散，不宜深刺，以防损伤脊髓。

4.常用配伍

（1）阳陵泉：可治胁肋胀痛。

（2）合谷、委中：可行气通经、散毒止痛，主治疔疮、风疹。

（3）肺俞、丰隆：可清热化痰、益气止咳，主治咳喘、痰多。

（十五）神道穴

神道，经穴名，出自《针灸甲乙经》。别名冲道，属督脉。神指心神，通路为道。神道穴位于脊之五椎下，适当心俞之正中，为心气之通道，主治恍惚、悲愁、心气不畅诸疾，因名神道。

1.定位

在脊柱区，第5胸椎棘突下凹陷中，后正中线上。

（1）解剖：神道穴下为皮肤、皮下组织、棘上韧带、棘间韧带。浅层主要布有第5胸神经后支的内侧皮支和伴行的动、静脉。深层有棘突间的椎外（后）静脉丛，第5胸神经后支的分支和第5肋间后动、静脉背侧支的分支或属支。

（2）简易取穴：两侧肩胛下角连线与后正中线相交处向上推2个椎体，棘突下缘凹陷处为神道穴（图4-30）。

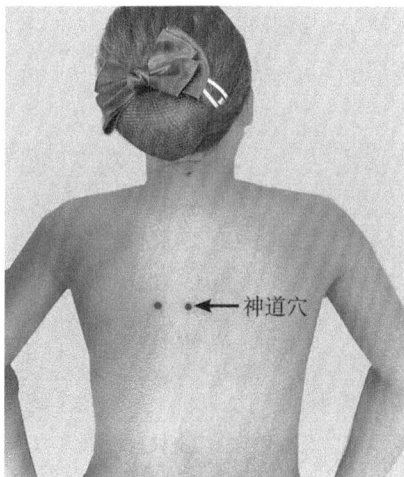

图4-30　神道穴

2.主治

宁心安神，息风止痉，舒筋活络，清热平喘。主治：心痛、心悸等心疾，失眠、健忘等神志病，以及咳嗽、气喘、腰脊强痛、肩背痛等病症。

3.方法

（1）按摩：用拇指指腹垂直点按神道穴，每次1 ~ 3 min，每日可进行多次，能缓解疲劳、改善心脏不适。

（2）艾灸：艾炷灸3 ~ 5壮，或艾条灸5 ~ 10 min，可起到温通经络、补益阳气的作用。

（3）针刺：向上斜刺0.5 ~ 1寸，局部有酸胀感，可向下背或前胸放散，注意不可深刺，以免损伤脊髓。

4.常用配伍

（1）心俞、内关：可宁心安神、行气止痛，主治惊悸、心痛。

（2）照海、复溜：能滋阴清热、行气养心，主治心悸、怔忡、失眠多梦。

（3）肺俞、列缺：有宣肺止咳的功效，可用于治疗咳喘。

（十六）身柱穴

身柱，经穴名，出自《针灸甲乙经》，属督脉。"身"指身体，"柱"即支柱，此穴在第三胸椎下，上连头项，下通背腰，如一身之支柱，故名身柱。

1. 定位

在脊柱区，第3胸椎棘突下凹陷中，后正中线上。

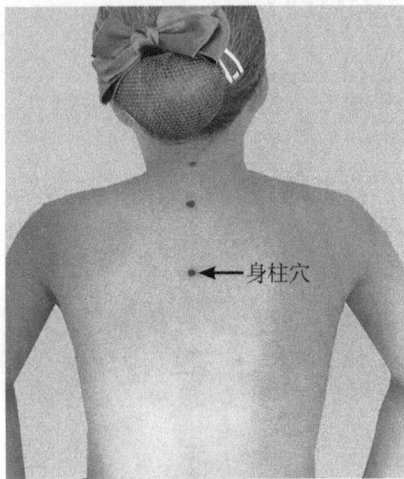

图 4-31 身柱穴

（1）解剖：身柱穴下为皮肤、皮下组织、棘上韧带、棘间韧带。浅层主要布有第3胸神经后支的内侧皮支和伴行的动、静脉。深层有棘突间的椎外（后）静脉丛，第3胸神经后支的分支和第3肋间后动、静脉背侧支的分支或属支。

（2）简易取穴：两侧肩胛下角连线与后正中线相交处向上推4个椎体，棘突下缘凹陷处为身柱；或正坐低头，从大椎穴往后推3个椎体脊突，其下缘凹陷处即为身柱穴（图4-31）。

2. 主治

宣肺清热，宁神镇痉，补气壮阳，益智健脑。

主治：脊背强痛等局部病症；癫狂、小儿风痫等神志病症；咳嗽、气喘、肺炎等肺系病症；以及疔疮等皮肤病症。

3. 方法

（1）按摩：将示指、中指并拢，用两指指腹推按身柱穴，持续 2 ~ 3 min，每日可多次操作，能辅助治疗咳嗽、哮喘等。

（2）艾灸：用艾条温和灸身柱穴，每次 10 min 左右，每日 1 次，可辅助治疗感冒、头痛等。

（3）刮痧：用角刮法刮拭身柱穴，刮 3 ~ 5 min，以出痧为度，隔日刮痧 1 次，可辅助治疗腰脊强痛等。

4. 常用配伍

（1）肺俞、列缺、膻中：可降气平喘止咳，主治咳嗽、气喘。

（2）心俞、神门：可宁心安神、镇惊息风，主治心悸、惊风。

（十七）陶道穴

陶道，经穴名，出自《针灸甲乙经》，属督脉，督脉、足太阳之会。古时以两丘相重累曰陶，第7颈椎、第1胸椎的棘突较大，是督脉脉气通往神明之府的通道，故名陶道。也有说法认为，陶指金玉之属，此指穴内物质为天部肺金之性的温热之气，道即通行的道路，督脉阳气散热后在此化为温热之气，循督脉道路向上而行，故名。

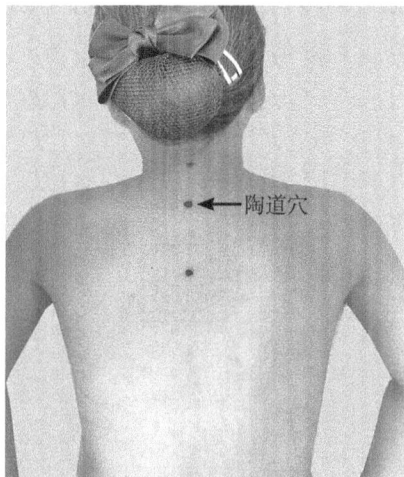

图4-32　陶道穴

1. 定位

在背部，当后正中线上，第1胸椎棘突下凹陷中。

（1）解剖：布有第1胸神经后支的内侧支和第1肋间动脉后支。

（2）简易取穴：低头时，在颈部后方可摸到一个明显的骨性突起，即第7颈椎棘突，其下方的第一个椎体即为第1胸椎，该椎体棘突下凹陷处就是陶道穴（图4-32）。

2. 主治

具有解表清热、截疟宁神、清热散风、安神定志等作用。可治疗多种病症，如头项强痛、恶寒发热等外感病证，以及骨蒸潮热、疟疾、癫狂、脊强、咳嗽、气喘等。

3. 方法

（1）按摩：可用示指指腹部先点按陶道穴，每次3～5 min，然后改顺时针方向揉按穴位，每次3～5 min，以局部感到酸胀感为宜，可缓解脊背僵硬、热病等症状。

（2）艾灸：艾炷灸3～7壮，或艾条灸10～15 min，可起到温通经络、散寒祛湿的作用。

（3）拔罐：可在陶道穴处进行拔罐，或连续走罐5 min，有助于缓解颈项痛等症状。

4. 常用配伍

（1）大椎穴、曲池穴：有疏风清热的作用，可增强治疗外感发热的效果。

（2）心俞穴、神门穴：能宁心安神，可用于治疗失眠、心悸等神志病症。

（3）后溪穴、委中穴：有强脊通督、通络止痛的功效，主治脊背疼痛、项强等。

（4）间使穴、足三里穴：可用于治疗疟疾，有截疟的作用。

（十八）大椎穴

大椎穴是人体穴位之一，别名百劳穴、上杼穴，属督脉，是手、足三阳与督脉的交会处。大椎，大，多也；椎，锤击之器也，此指穴内的气血物质为实而非虚也。大椎名意指手足三阳的阳热之气由此汇入本穴并与督脉的阳气上行头颈。本穴物质一为督脉陶道穴传来的充足阳气，二是手足三阳经外散于背部阳面的阳气，穴内的阳气充足满盛如椎般坚实，故名大椎。

大椎穴是督脉和手足三阳经的交会点，能够调节人体的阳气。阳气不足时，可以通过刺激大椎穴来振奋阳气，增强人体的抵抗力。

1. 定位

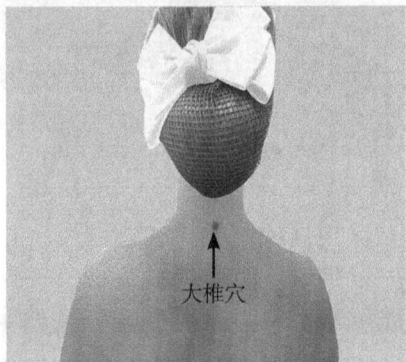

图 4-33　大椎穴

大椎穴位于脊柱区颈椎段，具体在后背正中线上，第 7 颈椎棘突下凹陷中。

（1）解剖：在腰背筋膜、棘上韧带及棘间韧带中；有颈横动脉分支，棘间皮下静脉丛；布有第 8 颈神经后支内侧支。

（2）简易取穴：体表标志定位法为低头时，在颈背交界部可以触摸到一块隆起的骨性标志，即第 7 颈椎棘突。其下方的凹陷处即为大椎穴。中指指尖置于患者的后颈部最高的骨性突起（即第 7 颈椎棘突）下方，中指指尖所在的位置就是大椎穴（图 4-33）。

2. 主治

大椎穴的主治病症广泛。

（1）骨伤科病症：落枕、颈椎病、肩背腰脊强痛。

（2）热性病症：感冒、恶寒发热、疟疾、中暑。

（3）五官病症：急慢性结膜炎、睑腺炎、角膜炎、青光眼。

（4）呼吸系统病症：咳嗽、喘逆、咽喉肿痛、支气管炎、哮喘、肺结核等。

（5）神经系统病症：小儿惊风、癫狂、癫痫、癔症、神经衰弱等。

（6）其他病症：五劳虚损、乏力、盗汗、高血压、霍乱、呕吐、黄疸、风疹、面部痤疮等。

3. 方法

（1）针刺：患者取坐位、微低头，局部皮肤消毒后，用三棱针对准穴位直刺，进针深度为 0.5 ~ 1 cm。注意操作要由专业医师进行，避免伤及脊髓。

（2）艾灸：患者俯卧或取坐位，在后正中线上，第 7 颈椎棘突下凹陷中进行艾灸。艾灸时间可根据个人体质和病情调整，一般建议每次 20 min 左右。体虚易感冒或哮喘者，可每年夏天隔姜灸或艾条温和灸，共灸 10 ~ 20 次。

（3）推拿：用拇指和食、中指相对，夹提大椎穴，双手交替捻动，向前推进。重复操作 100 次左右，力度由轻至重。坚持推拿可有效缓解落枕、感冒、咳嗽等疾病。

（4）按摩：使用示指或中指指腹按压穴位，一边呼气一边缓慢地向身体内部用力按压，方向稍向下。每日坚持按摩可以改善过敏体质、促进新陈代谢、美容养颜。

4. 常用配伍

（1）肺俞穴：疏风解表、宣肺止咳，缓解感冒引起的发热、咳嗽、头痛、鼻塞等症状，无论是风寒感冒还是风热感冒，都有较好的治疗效果；可增强止咳化痰的功效，缓解咳嗽症状；具有宣肺平喘、化痰止咳的作用，对于哮喘发作期的喘息、气促、胸闷等症状有缓解作用，也可用于哮喘缓解期的预防和调理，增强肺功能，减少哮喘发作的频率和程度。

（2）间使穴、乳根穴：具有理气活血、通络止痛的作用，可用于治疗多种原因引起的胸痛，如气滞血瘀、寒凝经脉等导致的胸部疼痛；具有清热解毒、消肿散结、通乳止痛的功效，有助于缓解症状，促进炎症消散；具有宁心安神、交通心肾的作用，对于心阳不振、心血不足等引起的心悸、失眠有一定的调理功效。

（3）四花穴：具有扶正补虚、调理气血的作用，对于虚劳引起的身体消瘦、乏力、盗汗、咳嗽等症状有一定的改善作用；用于治疗咳嗽、气喘等病症，尤其对于肺气不宣、气滞血瘀所致的咳嗽气喘，有较好的疗效，能起到止咳平喘、理气化痰的作用；用于治疗各种血证，如咯血、吐血、便血等，有止血、养血、调血的功效；具有清热解毒、消肿散结的作用，对于疮疡肿毒初起、红肿热痛等症状，有一定的治疗作用，能促使疮疡消散，减轻症状。

（4）足三里穴、命门穴：具有培元固本、扶正祛邪的作用，增强人体的抵抗力和免疫力，起到预防疾病、保健强身的效果，适用于体质虚弱、容易感冒、疲劳乏力等人群；起到温阳散寒的作用，主治肾阳虚所致的畏寒怕冷、四肢不温、腰膝酸软、阳痿、早泄、宫寒不孕、夜尿频多等症状，以及脾肾阳虚引起的久泻不止、完谷不化等病症；可增强疏通经络、散寒止痛的作用，适用于颈肩腰腿痛等病症，尤其对于寒湿痹阻、阳虚血瘀所致的疼痛效果更佳；用于治疗脾胃虚寒所致的胃脘冷痛、食欲不振、消化不良、腹胀腹泻等消化系统病症，起到温中健脾、和胃止痛的作用。

（5）定喘穴、孔最穴：具有宣肺平喘、化痰止咳的作用，对于各种类型的哮喘发作，如寒性哮喘、热性哮喘等，都有较好的缓解效果；可在一定程度上控制炎症，缓解支气管平滑肌痉挛，促进痰液排出，从而改善支气管炎症状。

（6）曲池穴、合谷穴：具有疏风清热、解表退热的功效，对于外感发热，无论是风热感冒还是风寒感冒入里化热等引起的发热，都有较好的退热效果；能有效改善感冒症状，缩短病程，尤其适用于风热感冒，症见发热、咽痛、咳嗽、舌尖红、苔薄黄等；具有祛风止痒、清热利湿、凉血解毒的功效，有助于缓解皮肤瘙痒、红斑、丘疹等症状，促进皮肤疾病的康复；具有疏风清热、通络止痛的功效，对于风热头痛、阳明经头痛，表现为头部胀痛、发热、面红目赤等症状有较好的治疗效果。

（7）腰奇穴、间使穴：具有调节人体气血、脏腑功能，起到息风止痫、化痰开窍的作用，对于癫痫的发作有一定的控制和缓解效果，可减少发作频率和减轻发作症状；具有镇惊安神、醒脑定志的功效，帮助改善癫狂患者的精神状态。

（十九）天突穴

天突，别称玉户、天瞿，出《灵枢·本输》，属任脉。天指上言，突指结喉突起。穴在结喉下宛宛中，主治咽喉疾病，针此能通利肺气，使之爽利通畅，因名天突。天突穴的学术体系以《黄帝内经》为源流，经后世医家反复验证与拓展，形成了从经典定位到现代临床应用的完整脉络。其名称与功能的设定，既体现了中医"天人相应"的整体观，也反映了古代解剖学的观察智慧。

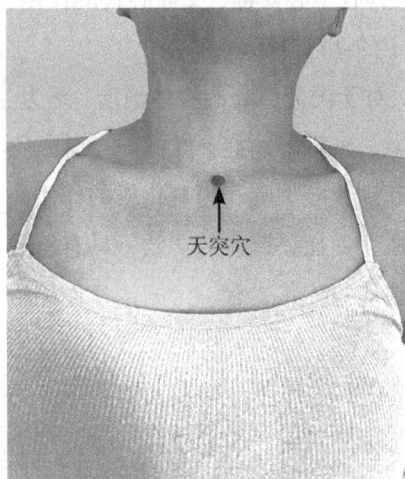

图 4-34　天突穴

1. 定位

位于颈部，当前正中线上，胸骨上窝中央，在左右胸锁乳突肌之间，深层左右为胸骨舌骨甲状肌。

（1）解剖：布有皮下颈静脉弓，甲状腺下动脉分支，深层为气管，再向下，在胸骨柄后方为无名静脉及主动脉弓；布有锁骨上神经前支。

（2）简易取穴：用手指往喉结下面移动，移动到锁骨中间位置会有一个凹陷的地方，这个凹陷处的中央就是天突穴（图4-34）。

2. 主治

主要用于胸、肺及颈部疾患的治疗，具有宽胸理气、通利气道、降痰宣肺等功效。主要治疗咳嗽、哮喘、胸中气逆、肺痈、咳吐脓血、喉痹、咽干、失音、暴瘖、呕吐、呃逆、喉鸣、梅核气、瘿瘤、膈肌痉挛、神经性呕吐等病症。

现代研究还表明，天突穴常用于治疗支气管哮喘、支气管炎、咽喉炎、甲状腺肿大、食管炎、癔病等疾病。

3. 方法

（1）按摩：用指腹轻轻按揉天突穴，可以帮助缓解嗓子不适，调节气息。对于梅核气的治疗，可以每日不定时用一手示指向胸骨上窝处（天突穴）反复按压，力量适中，每次按压 10 余下，以自觉局部有酸、胀、微痛感为度。

（2）艾灸：艾炷灸 3 ～ 5 壮，或艾条灸 5 ～ 10 min，可以散寒行气、止咳化痰。但艾灸的刺激有时可能过于强烈，需根据个人耐受情况选择。

（3）针刺：先直刺 0.2 ～ 0.3 寸，然后沿胸骨柄后缘、气管前缘缓慢向下刺入 0.5 ～ 1 寸。但需注意，针刺天突穴时不能过深，也不宜向左右刺，以防刺伤锁骨下动脉及肺尖。

（4）热敷：对于天突穴的刺激，热敷也是一个有效的方法。热敷可以帮助缓解局部肌肉紧张，促进血液循环，从而起到治疗作用。

4. 常用配伍

（1）定喘、膻中、丰隆：具有宣肺止咳、理气化痰的作用，适用于外感咳嗽、内伤咳嗽等多种咳嗽病症；具有降气平喘、化痰止咳之功，对于哮喘发作时的喘息、气促、胸闷等症状有较好的缓解作用；能缓解支气管炎引起的咳嗽、咳痰、气喘等症状，促进炎症的消退，改善呼吸道的通气功能；具有理气化痰、解郁散结的作用，缓解咽喉部的不适。

（2）涌泉、内关：具有降逆止呃、调理气机的作用，主治各种原因引起的呃逆，如脾胃虚寒、胃中积热、气滞痰阻等导致的呃逆；具有调理气机、宽胸平喘的作用，缓解胸部不适和呼吸困难。

（3）内关、中脘：具有和胃降逆、理气止呕的作用，适用于多种原因引起的呕吐，如脾胃虚弱、饮食停滞、痰饮内阻等；具有理气和胃、通络止痛的功效，主治胃脘疼痛、胀满、嗳气等症状；具有理气化痰、解郁散结的作用，对于梅核气，即咽中如有物阻、咳之不出、咽之不下的症状，有较好的调理作用，可减轻咽喉部的梗阻感和不适感；具有宣肺止咳、理气平喘、健脾化痰的作用，对于咳嗽、气喘伴有痰多、胸闷等症状有一定的治疗效果，尤其适用于因痰湿蕴肺所致的咳嗽气喘。

（二十）璇玑穴

璇玑穴，属任脉。"璇"同"旋"，"玑"同"机"，璇玑，有旋转枢机之意，此穴对气管，为气管与肺气转运之枢机，故名璇玑。璇玑又是星名，北斗第二星为璇，第三星为玑，璇玑是北斗七星中天璇天玑之合称。北斗自转，而璇玑随之，观察天文之仪器，称为璇玑，又名浑天仪，仪上枢轴，也称为璇玑。璇玑又指北斗前四星，也叫魁。泛指北斗或北极星等，比喻权柄地位，《史记·天官书》："北斗七星，所谓璇玑玉衡，以齐七正。"

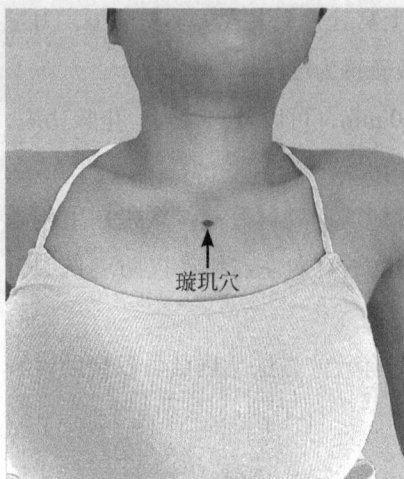

图 4-35 璇玑穴

1. 定位

位于胸部，前正中线上，天突穴下 1 寸。

（1）解剖：穴下为皮肤、皮下组织、胸大肌起始腱、胸骨柄。主要布有锁骨上内侧神经和胸廓内动、静脉的穿支。

（2）简易取穴：仰卧或正坐，在前正中线上，胸骨上窝中央下 1 寸处（图 4-35）。

2. 主治

璇玑穴具有宽胸利肺、止咳平喘的功效。它主要用于治疗咳嗽、气喘、胸闷、咽喉肿痛等病症。此外，璇玑穴的刺激还可以调节人体的免疫系统，增强身体的抵抗力。现代医学研究表明，璇玑穴也常用于治疗扁桃体炎、喉炎、气管炎、胸膜炎、胃痉挛等疾病。

3. 方法

（1）按摩：用食指和中指的指腹，对璇玑穴进行环状按揉，每天 1 次，每次 5 ~ 10 min，辅助治疗咳嗽、气喘等症状。

（2）针刺：采用仰卧位，毫针平刺或直刺 0.3 ~ 0.5 寸。

（3）艾灸：用艾条距离皮肤 3 ~ 5 cm，悬灸 10 ~ 15 min，辅助治疗咳嗽、气喘等症状。

（4）刮痧：采用角刮法刮拭 1 ~ 2 min，用于治疗扁桃体炎等病症。

4. 常用配伍

（1）华盖穴、紫宫穴：有降气化痰的作用，主治咳嗽、气喘、咳痰。

（2）天突穴、廉泉穴：有清利咽喉的作用，主治咽喉肿痛、吞咽困难。

（3）内关穴、足三里穴：有和胃降逆的作用，主治恶心、呕吐、呃逆。

（二十一）华盖穴

华盖穴，出《针灸甲乙经》中，属任脉。华有营养之意，盖指伞，又有覆护之意，考肺为五脏之华盖，主治肺病诸疾，针刺此穴有宣肺平喘之力，实有保护肺脏之功效，而肺叶覆盖于心上，形似华丽之伞，因名其穴为华盖。

1. 定位

位于胸部，当前正中线上，胸骨角的中点，平第 1 肋间隙。

（1）解剖：在胸骨角上，有胸廓（乳房）内动、静脉的前穿支，布有第 1 肋间神经前皮支的内侧支。

（2）简易取穴：患者可取仰卧位或坐位，在胸部前正中线上，找到胸骨角（即胸骨柄与胸骨体相接处形成微向前突的角），胸骨角的中点处即为华盖穴，此处按压时会有酸胀感。另一种快速取穴方法是，在膻中穴上 4.8 寸，胸骨中线上，平第 3 肋间隙处取穴（图 4-36）。

2. 主治

呼吸系统疾病：如咳嗽、气喘、胸闷、支气管炎、哮喘、胸膜炎等；胸痛、胁肋痛；喉痹、咽肿等咽喉疾病；情绪问题：如焦虑、烦躁、失眠等。

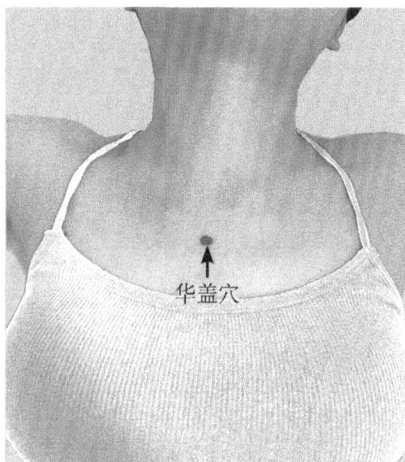

图 4-36 华盖穴

3. 方法

（1）按摩：以双手中指或示指、中指的指腹同时用力揉按穴位，力度适中，每次 2 ~ 3 min，每日 1 次。也可采用环状按揉的方式，力度稍轻，每次按摩 5 ~ 10 min，辅助治疗咳嗽、气喘等症状，长期按摩可预防肺部疾病。

（2）针刺：由专业医生进行针灸操作，直刺 0.3 ~ 0.5 寸。

（3）艾灸：将艾条点燃，置于华盖穴穴位上，距离穴位皮肤 2 ~ 3 cm 处进行悬灸，每次灸 10 ~ 15 min（也有说法为 10 ~ 20 min），以穴位皮肤温热但无明显灼痛感为度，每日 1 次，辅助治疗咳嗽、气喘等症状。

（4）拔罐：将气罐吸拔在华盖穴上，留罐 10 min 即可起罐，隔日 1 次，治疗哮喘、胸膜炎等病症。

（5）刮痧：用角刮法刮拭华盖穴 2 min，以穴位皮肤潮红或出痧为度，隔日 1 次，治疗咽喉肿痛、咳嗽等病症。

4. 常用配伍

（1）气户穴：治疗胁肋疼痛。

（2）天突：有降气平喘作用，主治气喘，痰饮停胸、胸痛。

（3）肺俞、膻中、列缺：有宣肺化痰、止咳平喘的作用，主治咳嗽、气喘。

（4）支沟穴、阳陵泉穴：主治胸胁满痛。

（5）尺泽穴、肺俞穴：主治咳嗽气喘。

（6）内关穴、太冲穴：有疏肝理气、宽胸解郁的作用，主治胸闷、胸痛、抑郁。

（二十二）紫宫穴

紫宫穴，经穴名，出自《针灸甲乙经》，属任脉，紫指赤色，与绛同义，中央为

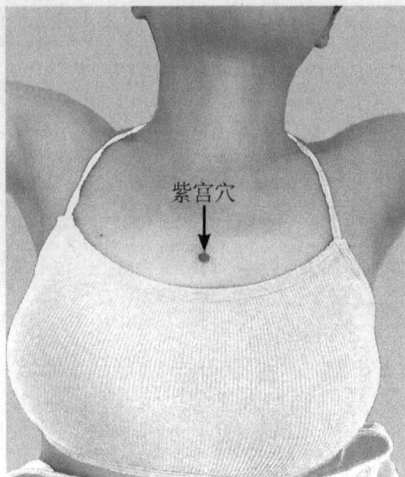

图 4-37　紫宫穴

宫。昔称心脏为"绛宫"，可见紫宫实指心主，考任脉至此，正内合于心，心为血之主宰，穴当其处，因为紫宫。

1. 定位

在胸骨正中线上，平第 2 肋间隙。

（1）解剖：在胸骨体上，布有胸廓（乳房）内动、静脉的前穿支；布有第 2 肋间神经前皮支的内侧支。

（2）简易取穴：仰卧或坐直，找到胸骨角（两乳头连线与胸骨中线的交点），沿正中线向上量一横指（约 1 寸），按压有明显凹陷处即为紫宫穴（图 4-37）。

2. 主治

咳嗽，气喘，胸胁支满，胸痛，喉痹，吐血，呕吐，饮食不下。

3. 方法

（1）针刺：直刺 0.3 ～ 0.5 寸，注意避免过深以防伤及内脏。

（2）艾灸：可用艾条温和灸 10 ～ 15 min。

（3）按摩：用拇指或中指指腹按揉，每次 3 ～ 5 min。

（4）拔罐：在紫宫穴及其周围区域进行拔罐，留罐 10 ～ 15 min。

4. 常用配伍

（1）膻中穴：增强宽胸理气效果，缓解胸闷、胸痛。

（2）内关穴：缓解心悸、失眠。

（3）肺俞穴：用于咳嗽、气喘等呼吸系统疾病。

（二十三）玉堂穴

玉堂，别称玉英，出自《针灸甲乙经》："胸中满，不得息，胁痛，骨疼，喘逆上气，呕吐烦心，玉堂主之。"属于任脉。居处为堂，玉指肺言，穴居心位，为心主之居处，加之该穴主治胸中满、不得卧、喘逆上气、呕吐，烦心，此皆属肺疾，因名玉堂。

1. 定位

在胸部，当前正中线上，平第 3 肋间隙。

（1）解剖：在胸骨体中点，有胸廓（乳房）内动、静脉的前穿支；布有第 3 肋间神经前皮支的内侧支。

（2）简易取穴：仰卧位，前正中线上，将膻中与胸骨角相连 3 等分，膻中上 1/3

与下 2/3 的交点处，平第 3 肋间，按压有酸胀感
（图 4-38）。

2. 主治

呼吸系统疾病：咳嗽、气喘、胸痛等；心
血管疾病：心悸、心绞痛等；其他：失眠、焦
虑等。

3. 方法

（1）针刺：直刺 0.3 ~ 0.5 寸，注意避免
过深以防伤及内脏。

（2）艾灸：可用艾条温和灸 5 ~ 10 min。

（3）按摩：用拇指或中指指腹按揉，每次

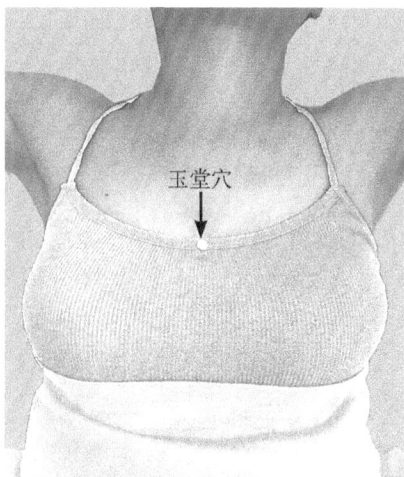

图 4-38　玉堂穴

3 ~ 5 min。

（4）拔罐：在玉堂穴及其周围区域拔罐，留罐 10 ~ 15 min。

4. 常用配伍

（1）膻中穴：增强宽胸理气效果，缓解胸闷、胸痛。

（2）内关穴：缓解心悸、失眠。

（3）肺俞穴：用于咳嗽、气喘等呼吸系统疾病。

（4）幽门穴：主治烦心，呕吐，胸脘满胀。有宽中利气、降逆止呕的作用。

（5）紫宫穴：主治胸膺疼痛、咳嗽，有行气通经的作用。

（6）巨阙、郄门：宽胸理气，治胸痛。

（7）天突、廉泉：降气通络，治喉痹、喉塞。

（二十四）膻中穴

膻中，别称元儿、胸堂、元见、上气海，出自《灵枢·经脉》，属任脉。膻指空
腔，中指中央。因穴在玉堂之下的胸腔中部，适当两乳中间，且因膻中为心之外周，
代心布令，居于胸膜之中，因名膻中。

1. 定位

前正中线，平第 4 肋间，两乳头连线的中点。

（1）解剖：在胸骨体上，有胸部（乳房）内动、静脉的前穿支；布有第 4 肋
间神经前皮支的内侧支。

（2）简易取穴：男性可直接取两乳头连线的中点；女性可参考胸骨中线与第 4
肋间隙的交点（图 4-39）。

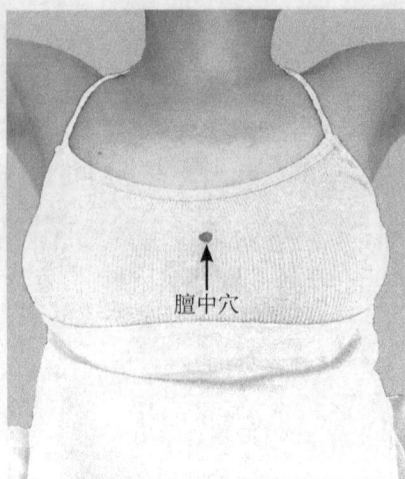

图 4-39　膻中穴

2. 主治

呼吸系统疾病：如咳嗽、气喘、胸痛；心血管疾病：如心悸、心绞痛；消化系统疾病：如呃逆、呕吐；其他：如失眠、焦虑、乳腺疾病等。

3. 方法

（1）针刺：直刺 0.3 ~ 0.5 寸，注意避免过深以防伤及内脏。

（2）艾灸：可用艾条温和灸 5 ~ 10 min。

（3）按摩：用拇指或中指指腹按揉，每次 3 ~ 5 min。

（4）拔罐：在膻中穴及其周围区域进行拔罐，留罐 10 ~ 15 min。

4. 常用配伍

（1）内关穴：缓解心悸、失眠。

（2）肺俞穴：用于咳嗽、气喘等呼吸系统疾病。

（3）足三里穴：用于消化系统疾病，如呃逆、呕吐。

（二十五）中庭穴

中庭，别称龙颌，出自《针灸甲乙经》，属任脉。中指中央，居处为庭，庭又有前的含义，穴在膻中之下，内有心脏，心为居主，位居中央，胸廓犹如庭院，其中间为正室，故在膻中之下，设一穴名中庭。

1. 定位

胸部，当前正中线上，平第 5 肋间，即胸剑结合部。

（1）解剖：在胸骨体和剑突连接处；胸廓（乳房）内动、静脉的前穿支；布有第 5 肋间神经前皮支的内侧支。

（2）简易取穴：仰卧位，先取两乳头连线的中点膻中穴，再向下量 1.6 寸，即为本穴（图 4-40）。

2. 主治

呼吸系统疾病：咳嗽、气喘、胸痛等；心

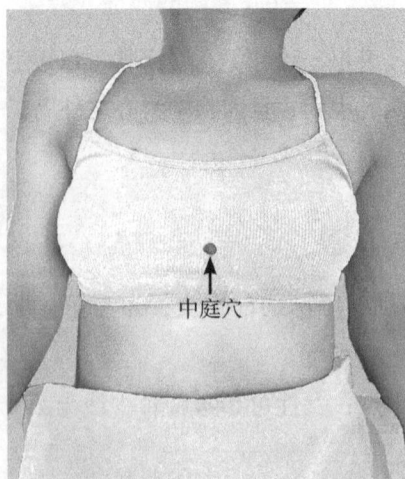

图 4-40　中庭穴

血管疾病：如心悸、心绞痛等；其他：失眠、焦虑等。

3. 方法

（1）针刺：直刺 0.3 ～ 0.5 寸，注意避免过深以防伤及内脏。

（2）艾灸：可用艾条温和灸 5 ～ 10 min。

（3）按摩：用拇指或中指指腹按揉，每次 3 ～ 5 min。

4. 常用配伍

（1）膻中穴：增强宽胸理气效果，缓解胸闷、胸痛。

（2）内关穴：缓解心悸、失眠。

（3）肺俞穴：用于咳嗽、气喘等呼吸系统疾病。

（二十六）鸠尾穴

鸠尾穴，别名有尾翳穴、神府穴、骬尾穴、骬鹘穴、骬骭穴、臆前穴。属任脉，系任脉之络穴。鸠者，鸟之一种，其习性特征与鹃相近，鸠与鹃最大的不同之处是鹃鸟不自营巢，而是在其他同类鸟巢内下蛋并由他鸟代为孵化。尾者，余也，指鸠鸟余下之物。鸠尾名意指任脉热散的天部之气在此会合。本穴物质为任脉热散于天部的浮游之气，至本穴后为聚集之状，此气如同鸠鸟之余物一般，故名鸠尾。

尾翳穴，尾，余也；翳，羽毛做的华盖穴也。尾翳名意指本穴气血为天部的浮游之气。理同鸠尾名解。

1. 定位

位于脐上 7 寸，剑突下半寸。

（1）解剖：在腹白线上，腹直肌起始部，深部为肝脏；有腹壁上动、静脉分支；布有第六肋间神经前皮支的内侧支。

（2）简易取穴：从胸剑结合部沿前正中线直下 1 横指处即是鸠尾穴（图 4-41）。

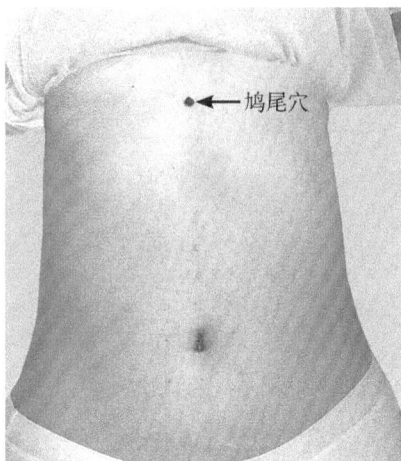

图 4-41　鸠尾穴

2. 主治

呼吸系统疾病：咳嗽、气喘、胸痛等；心血管疾病：心悸、心绞痛等；消化系统疾病：胃痛、呕吐、呃逆等；其他：失眠、焦虑等。

3. 方法

（1）针刺：直刺 0.3 ～ 0.5 寸，注意避免过深以防伤及内脏。

（2）艾灸：可用艾条温和灸 5 ～ 10 min。

（3）按摩：用拇指或中指指腹按揉，每次 3 ~ 5 min。

4. 常用配伍

（1）膻中穴：增强宽胸理气效果，缓解胸闷、胸痛。

（2）内关穴：缓解心悸、失眠。

（3）足三里穴：用于消化系统疾病，如胃痛、呕吐。

（二十七）巨阙穴

巨阙穴，别称巨缺、巨送，出自《脉经》，属任脉，心之募穴。巨阙，巨，大也；阙，通缺，亏缺也。巨阙名意指胸腹上部的湿热水气在此聚集。本穴位处胸腹交接处的凹陷部位，任脉上、下二部皆无气血传至本穴，穴内气血为来自胸腹上部的天部湿热水气，此气因其热，既不能升又不能降，在本穴为聚集之状，本穴如同巨大的空缺一般将外部的水气聚集，故名巨阙。巨缺名意与巨阙同；巨送。巨，大也。送，送出也。巨送名意指本穴聚集的天部之气全部输向心经所在的天部层次。本穴物质为来自胸腹

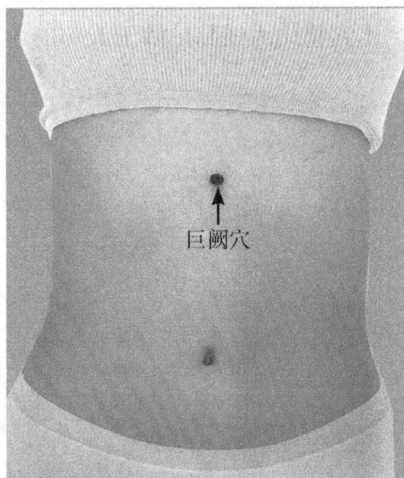

图 4-42　巨阙穴

上部的湿热水气，因其性湿热，既不能循任脉上行又不能循任脉下行，唯有输向与此气血同性的心经天部层次，本穴气血的变化特点是来多少送多少，故名巨送。

1. 定位

在上腹部前正中线上，当脐中上 6 寸处。

（1）解剖：在腹白线上，深部为肝脏；有腹壁上动、静脉分支；布有第七肋间神经前皮支的内侧支。

（2）简易取穴：一般仰卧位取穴，巨阙穴位于人体的腹部中部，左右肋骨相交之处，再向下二指宽即为此穴（图 4-42）。

2. 主治

呼吸系统疾病：咳嗽、气喘、胸痛等；心血管疾病：心悸、心绞痛等；消化系统疾病：胃痛、呕吐、呃逆等；其他：失眠、焦虑等。

3. 方法

（1）针刺：直刺 0.5 ~ 1 寸，注意避免过深以防伤及内脏。

（2）艾灸：可用艾条温和灸 5 ~ 10 min。

（3）按摩：用拇指或中指指腹按揉，每次 3 ~ 5 min。

4.常用配伍

（1）膻中穴：增强宽胸理气效果，缓解胸闷、胸痛。

（2）内关穴：缓解心悸、失眠。

（3）足三里穴：用于消化系统疾病，如胃痛、呕吐。

（二十八）上脘穴

上脘穴，别称上管（《千金方》），出自《灵枢·四时气》，属于任脉，上与下相对，脘同管。位居心蔽骨下3寸，适当胃的上口贲门处，主治胃疾，因名上脘。

1.定位

上腹部，前正中线上，脐上5寸处。

（1）解剖：在腹白线上，深部为肝下缘及胃幽门部；有腹壁上动、静脉分支；布有第7肋间神经前皮支的内侧支。

（2）简易取穴：人体保持仰卧位，在上腹部应该先找到胸骨下端与肚脐连线的中点，再向上量1寸处，该部位则为上脘穴（图4-43）。

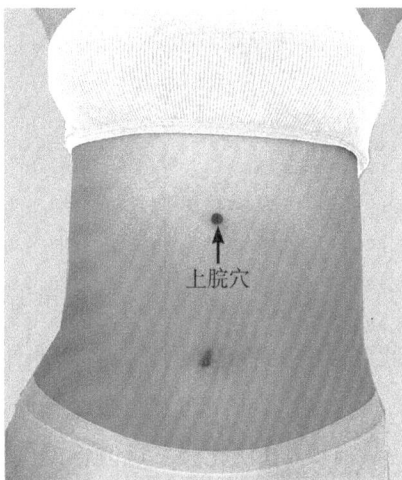

图4-43　上脘穴

2.主治

消化系统疾病：胃痛、呕吐、呃逆、腹胀、腹泻等；心血管疾病：心悸、心绞痛等；其他：失眠、焦虑等。

3.方法

（1）针刺：直刺0.5～1寸，注意避免过深以防伤及内脏。

（2）艾灸：可用艾条温和灸5～10 min。

（3）按摩：用拇指或中指指腹按揉，每次3～5 min。

4.常用配伍

（1）中脘穴：增强和胃降逆效果，缓解胃痛、呕吐。

（2）足三里穴：用于消化系统疾病，如腹胀、腹泻。

（3）内关穴：缓解心悸、失眠。

（4）百会穴、风池穴：改善脑部供血。

（5）神门穴、三阴交穴：宁心安神。

（二十九）中脘穴

中脘穴是人体任脉上的重要穴位，同时也是手太阳小肠经、手少阳三焦经、足阳

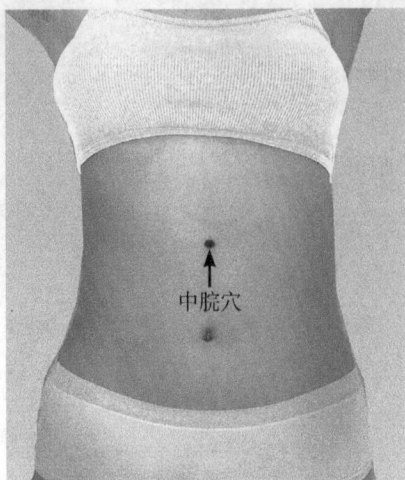

图4-44 中脘穴

明胃经与任脉的交会穴，八会穴之腑会，胃之募穴。

1. 定位

在上腹部，脐中上4寸，前正中线上。

（1）解剖：布有第7肋间神经的前皮支和腹壁上动、静脉。

（2）简易取穴：可找到胸骨下端和肚脐，二者连线的中点即为中脘穴（图4-44）。

2. 主治

（1）调理脾胃：可用于治疗胃痛、胃胀、呕吐、食欲不振、消化不良、泄泻、痢疾等脾胃疾病。

（2）温中散寒：对于脾胃虚寒引起的腹痛、腹泻、畏寒等症状，刺激中脘穴能起到温中散寒的作用，改善虚寒体质。

（3）安神定志：与心经相通，能缓解焦虑、失眠等精神症状。

（4）祛湿化痰：可改善湿气重、痰多的问题。

（5）全身调整：对久治不愈的慢性疾病、大病之后、中气不足等病后体弱之疾有良好的调治作用。

3. 方法

（1）按摩：用手指轻轻按压中脘穴，每次按摩3～5 min，每日可进行多次，也可以顺时针方向按摩，以出现酸胀感为宜。

（2）艾灸：点燃艾条一端，距离中脘穴皮肤2～3 cm处熏烤，每次灸15～20 min，以皮肤微微红晕为度，也可将艾条插入艾灸盒固定在中脘穴位置艾灸。

（3）刮痧：用角刮法刮拭中脘穴，刮3～5 min，以出痧为度，隔日刮痧1次。

4. 常用配伍

（1）天枢：治霍乱吐泻。

（2）气海：治便血、呕血、脘腹胀痛。

（3）足三里：治胃痛、泄泻、黄疸、四肢无力。

（4）天枢、内关、气海：治急性肠梗阻。

（5）内关、梁丘：治胃痛。

（三十）建里穴

建里，经穴名，出自《针灸甲乙经》，属任脉。《针灸甲乙经》："心痛上抢心，不欲食,支痛引鬲,建里主之。"《铜人针灸经》:"建里、治心下痛不欲食。呕逆上气,腹胀身肿,针入五分,可灸五壮止。"

1. 定位

在上腹部,前正中线上,在脐中上 3 寸。

（1）解剖:建里穴下为皮肤、皮下组织、腹白线、腹横筋膜、腹膜外脂肪、壁腹膜。浅层主要布有第 8 胸神经前支的前皮支和腹壁浅静脉的属支。深层主要有第 8 胸神经前支的分支。

（2）简易取穴:在上腹部,正中线上,肚脐中央向上 4 横指处即是建里穴（图 4-45）。

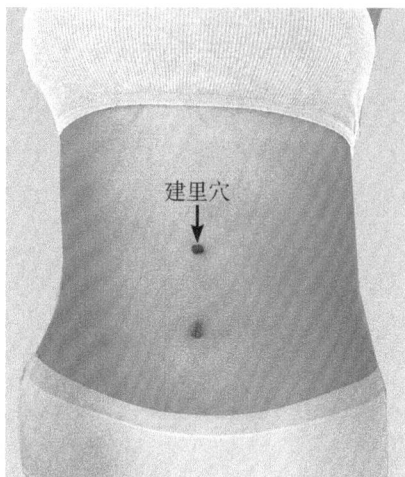

图 4-45 建里穴

2. 主治

（1）和胃健脾:可增强脾胃功能,促进消化吸收,缓解胃脘疼痛、腹胀、食欲不振等症状,常用于治疗急慢性胃炎、胃下垂、胃溃疡等疾病。

（2）降逆利水:能调节胃气,使上逆的胃气下降,还可促进水液代谢,用于治疗水肿、腹水等病症。

（3）安神定志:有助于调节腹部气机,缓解情绪紧张、焦虑等,改善睡眠质量。

3. 方法

（1）按摩:用示指、中指、环指并拢,用指腹按揉建里穴 1 ~ 3 min,以局部有酸胀感为度,每日坚持推拿,可缓解食欲不振、腹胀等病症。

（2）艾灸:艾炷灸 5 ~ 7 壮,或艾条灸 10 ~ 20 min,可起到温通经络、调和气血的作用,适用于脾胃虚寒等人群。

（3）针刺:直刺 0.5 ~ 1 寸,局部酸胀,但针刺操作需由专业医师进行,孕妇慎用。

4. 常用配伍

（1）内关穴、公孙穴:可治疗胃痛。

（2）上脘穴、足三里穴、天枢穴:能治疗腹胀、消化不良。

（3）水分穴、太溪穴、照海穴:可用于治疗水肿。

（4）水分穴:可治肚腹肿胀、呕哕。

（5）内关穴:可治胸中苦闷、呃逆。

（6）中脘穴:主治霍乱肠鸣,腹痛胀满,弦急上气。

（三十一）下脘穴

下脘,经穴名,出自《黄帝内经灵枢·四时气》。《脉经》名下管,别名幽门,

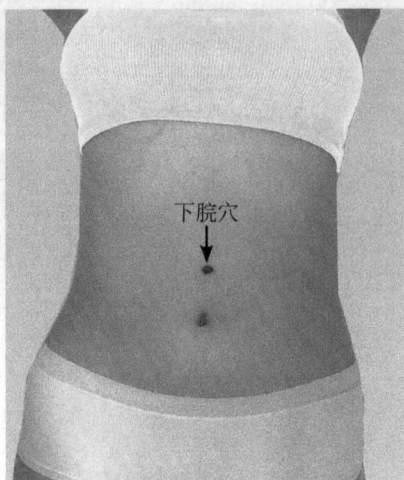

图 4-46　下脘穴

属任脉。下脘是足太阴脾经、任脉的交会穴。下即下方，脘即胃脘，此穴当胃脘之下部，故名下脘。

1. 定位

位于上腹部，脐中上 2 寸，前正中线上。

（1）解剖：在腹白线上，深部为横结肠；有腹壁上、下动、静脉交界处的分支；布有第八肋间神经前皮支的内侧支。

（2）简易取穴：仰卧位，胸剑联合至脐中连线的下 1/4 与上 3/4 的交点处取穴，在上腹部，正中线上，肚脐中央向上 3 横指处即是下脘穴（图 4-46）。

2. 主治

（1）健脾和胃：可增强脾胃功能，用于治疗脾胃虚弱引起的食欲不振、消化不良、食谷不化等病症。

（2）降逆止呕：能调节胃气，使上逆的胃气下降，缓解呕吐、呃逆等症状。

（3）消积化滞：有助于促进胃肠蠕动，消除胃肠积滞，对腹胀、腹痛、痞块等有一定的调理作用。

（4）行气除满：能够疏理气机，缓解胃脘部气机阻滞导致的胀满感。

3. 方法

（1）按摩：用手掌或手指按摩下脘穴，每次 50 ～ 100 次，以局部有酸胀感为度，可辅助治疗消化不良、呕吐、腹痛等。

（2）艾灸：用艾条温和灸下脘穴 3 ～ 5 min，灸至局部皮肤轻微泛红，可辅助治疗腹胀、呕吐、胃痛等。

（3）针刺：直刺 0.5 ～ 1 寸，可用于治疗相关病症，但需由专业医师操作。

4. 常用配伍

（1）陷谷：可治肠鸣、食谷不化。

（2）中脘：可治腹坚硬胀、痞块。

（3）中脘、内关、足三里：可治胃炎、消化不良。

（4）梁门：可治消化道溃疡。

（5）关元：可治大便带血。

（三十二）水分穴

水分，出自《针灸甲乙经》。水分别名分水、中守、中管，属任脉。"分水"指任脉的冷降水液在此分流；"中守"表示本穴的地部经水循腹正中线的任脉下行；"中管"指本穴为任脉气血由气向液的转化之地，转化后的液态物循任脉道路向下而流。

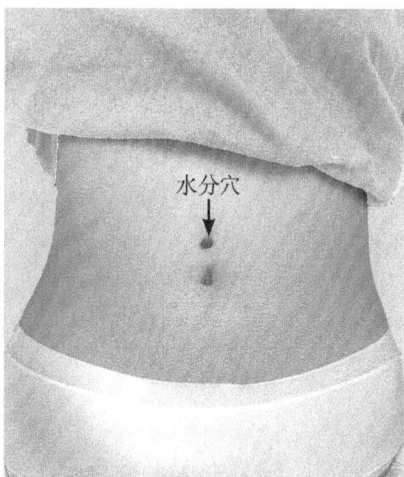

图 4-47 水分穴

1. 定位

在上腹部，前正中线上，当脐中上 1 寸。

（1）解剖：布有第 8、第 9 肋间神经前皮支和腹壁下动、静脉。

（2）简易取穴：先找到肚脐中央与剑胸结合部，将二者连线分成 2 等份，再将下 1/2 分成 4 等份，取其下 1/4 与上 3/4 的交点，即为水分穴（图 4-47）。

2. 主治

通调水道，理气止痛，健脾化湿，分利水湿。包括绕脐痛冲心、腹坚肿如鼓等局部病症；水肿、泌尿系统炎症等水液输布失常病症；肠鸣、肠胃虚胀、反胃、泄泻等肠胃病症；还有小儿囟门凹陷、腰脊强急等其他病症。

3. 方法

孕妇慎用。

（1）按摩：用拇指或示指指腹按压水分穴，每次按压 3 ~ 5 min，力度适中，以穴位处有酸胀感为宜。每日可进行 2 ~ 3 次，能起到促进消化、调节肠胃功能的作用。

（2）艾灸：采用温和灸，将艾条点燃后，距水分穴皮肤 2 ~ 3 cm 处熏烤，每次艾灸 10 ~ 15 min，至局部皮肤微红。每周可艾灸 2 ~ 3 次，有助于温阳健脾、利水消肿。

（3）拔罐：在水分穴及其周围区域拔罐，留罐 10 ~ 15 min。拔罐可改善局部血液循环，促进气血运行，但皮肤过敏、有破损或体质虚弱者应慎用。

4. 常用配伍

（1）天枢、三阴交、足三里：有调和气血、健运脾胃的作用，主治绕脐痛、腹泻、纳呆。

（2）气海：有行气利水的作用，主治气滞水肿。

（3）三阴交、脾俞：有健脾利水的作用，主治脾虚水肿。

（4）阴交、足三里：有健脾和胃、活血祛瘀、益气行水的作用，主治鼓胀。

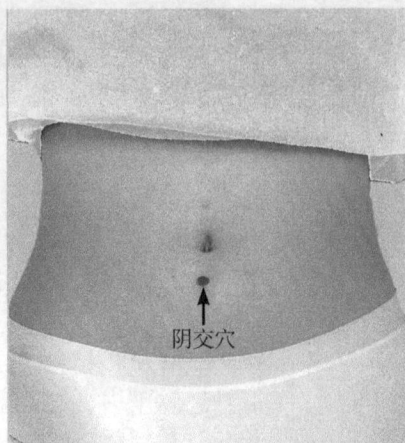

图 4-48　阴交穴

（三十三）阴交穴

阴交，经穴名，出自《针灸甲乙经》，别名少关、横户，属任脉，任脉、冲脉、足少阴之会。"阴"指穴内气血为湿冷水气，"交"即交会，本穴为任脉、冲脉、足少阴肾经交会之处，故名阴交。

1. 定位

在下腹部，前正中线上，当脐中下 1 寸。

（1）解剖：布有第 10 肋间神经前皮支，腹壁浅动、静脉分支和腹壁下动、静脉分支。

（2）简易取穴：仰卧位，在肚脐中央与耻骨联合上缘连线的中点处向上一横指（拇指），即为本穴（图 4-48）。

2. 主治

调经止带、利水消肿、理气止痛等。主治月经不调、崩漏、带下等妇科病症；小便不利、水肿等泌尿系统病症；脐周疼痛、绕脐冷疝等腹部病症；还可用于治疗遗精、阳痿等男科病症。

3. 方法

孕妇一般不宜艾灸此穴，禁针。

4. 常用配伍

（1）足三里穴、中脘穴：有健脾和胃的作用，主治脾胃虚弱、消化不良。

（2）关元穴、气海穴：有温肾助阳、调经止带的作用，主治月经不调、宫寒不孕。

（3）神门穴、内关穴：有安神定志的作用，主治失眠、心悸。

（三十四）气海穴

气海，经穴名，出自《针灸甲乙经》，气海别名脖胦、下肓、下气海。属任脉，肓之原穴。"气"指人体之气，"海"有汇聚之意，本穴为人体先天元气汇聚之处，犹如气之海洋，故而得名。

1. 定位

在下腹部前正中线上，当脐中下 1.5 寸。

（1）解剖：布有第十一肋间神经前皮支，腹壁浅动、静脉分支和腹壁下动、静脉分支。

（2）简易取穴：仰卧位，在肚脐中央与耻骨联合上缘连线的中点处向上量取 1 横指（食指），即为气海穴（图 4-49）。

2. **主治**

培补元气、益肾固精、补益回阳、调经固经等。主治虚脱，厥逆，腹痛，泄泻，月经不调，痛经，崩漏，带下，遗精，阳痿，遗尿，疝气及尿潴留，尿路感染，肠梗阻等。

3. **方法**

（1）按摩：可以用手掌或手指按压、揉动气海穴，力度适中，以感到酸胀为宜，有助于温阳益气、扶正固本，对腹痛、腹胀、腹泻、便秘等消化系统疾病有一定的缓解作用。

（2）艾灸：点燃艾条，悬于气海穴上方进行温和灸或雀啄灸，使局部产生温热感，能够

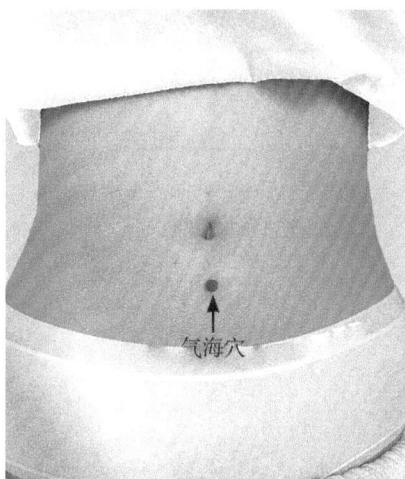

图 4-49　气海穴

温阳散寒、行气通络，适用于虚劳冷惫、真气不足、阳脱虚陷、下焦痼冷、脐腹疼痛、尿急、尿频、尿痛、痛经、带下、产后恶露不尽、胞衣不下等症状。

（3）拔罐：在气海穴部位进行拔罐治疗，通过负压作用促进局部血液循环，有助于舒筋活络、散寒止痛，对腹痛、腹胀等症状有一定的缓解作用。

（4）针刺：由专业医师使用毫针在气海穴进行针刺治疗，以得气为度，具有调理气机、补益气血的作用，适用于治疗虚脱、形体羸瘦、脏气衰惫、乏力等气虚证，以及遗精、阳痿、早泄等男科疾病。

4. **常用配伍**

（1）天枢、足三里、大迎：通络理肠，治疗阑尾炎。

（2）曲池、太冲：潜阳降逆，治疗高血压。

（3）中极、三阴交：理血调经，治疗痛经。

（4）阴包、三阴交：益气举陷，治疗子宫脱垂。

（5）足三里、关元（灸）：益气升阳，治疗中气下陷。

（三十五）石门穴

石门穴，三焦的募穴，别名利机穴、精露穴、丹田穴、命门穴、端田穴。石门，石，肾主之水也；门，出入的门户也。该穴名意指任脉气血中的水湿在此再一次冷缩。本穴物质为关元穴传来的水湿云气，至本穴后再一次散热冷缩为天之下部的水湿云气，只有少部分水湿吸热后循任脉上行，本穴如同任脉水湿之关卡，故名。利机，利，便利之意；机，古指弩箭的发动机关，为至巧之物。利机名意指本穴承传的阴柔水湿之气有通利、濡润人体全身关节的作用。

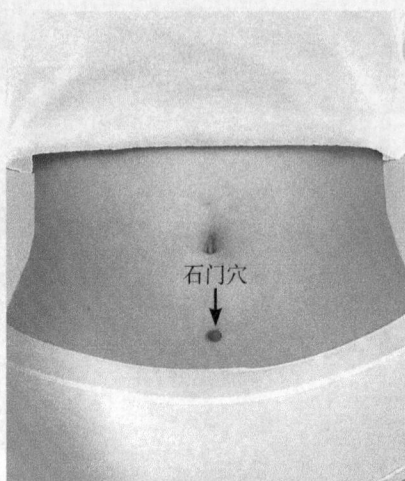

图 4-50　石门穴

1. 定位

位于人体的下腹部，前正中线上，当脐中下 2 寸。

（1）解剖：在腹白线上，深部为小肠；有腹壁浅动、静脉分支，腹壁下动、静脉分支；布有第 11 肋间神经前皮支的内侧支。

（2）简易取穴：仰卧位，将耻骨联合上缘的中点和肚脐连线 5 等分，由上向下 2/5 处，按压有酸胀感（图 4-50）。

2. 主治

妇科病症，如月经不调、痛经、带下、崩漏、闭经等；男科病症，如遗精、阳痿、早泄等；泌尿系统病症，如尿频、尿急、尿痛、癃闭等；消化系统病症，如腹痛、腹胀、泄泻、便秘等；其他病症，如水肿、疝气等。

3. 方法

（1）针刺：直刺 1 ~ 1.5 寸（避开膀胱，孕妇禁刺）。

（2）艾灸：温和灸，10 ~ 15 min，每日 1 次；隔姜灸，灸 5 ~ 7 壮。

（3）按摩：指腹揉法，顺时针揉按 2 ~ 3 min，力度轻柔；点按法，拇指垂直按压，配合深呼吸，重复 10 次。

（4）拔罐：5 ~ 10 min，隔日 1 次。

（5）穴位贴敷：中药贴剂（配方：干姜、吴茱萸、丁香研末，用醋调敷）持续 4 ~ 6 h。

4. 常用配伍

（1）阴陵泉穴、关元穴、阴交穴：治四肢水肿、小便不利（肾气不化）。

（2）肾俞穴、三阴交穴：治遗尿。

（3）关元穴、天枢穴、气海穴、足三里穴：治腹胀泄泻、绕脐痛。

（4）大敦穴、归来穴：治疝气。

（5）三阴交穴、带脉穴：治崩漏、带下。

（三十六）关元穴

关元，经穴名，出自《灵枢·寒热病》，别名三结交、下纪、次门、丹田、大中极，属任脉，足三阴、任脉之会，小肠募穴。

1. 定位

在下腹部，前正中线上，当脐中下 3 寸。

（1）解剖：布有第 12 肋间神经的前皮支的内侧支，腹壁浅动、静脉分支和腹壁下动、静脉分支。

（2）简易取穴：仰卧，从肚脐（神阙穴）沿正中线向下量 3 寸，即耻骨联合上缘中点处（图 4-51）。

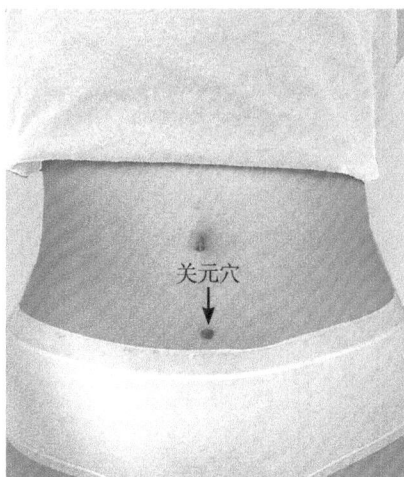

图 4-51　关元穴

2. 主治

少腹疼痛，霍乱吐泻，疝气，遗精，阳痿，早泄，白浊，尿闭，尿频，黄白带下，痛经，中风脱症，虚痨冷惫，羸瘦无力，眩晕，下消，尿道炎，盆腔炎，肠炎，肠粘连，神经衰弱，小儿单纯性消化不良。

3. 方法

（1）针刺：直刺 1 ~ 1.5 寸，针前排尿，孕妇慎用。

（2）艾灸：温和灸，10 ~ 15 min/ 次，每日 1 次，冬季可增至每日 2 次；隔姜灸（姜片厚 0.3 cm，灸 5 ~ 7 壮）。

（3）按摩：指腹揉按，顺时针揉按 2 ~ 3 min，力度适中；掌根推法，从关元穴向神阙穴方向推搓 50 次，可配合精油；热振法，用掌心搓热后快速振颤关元穴，持续 1 min。

（4）拔罐：留罐法，5 ~ 10 min，隔日 1 次。

（5）穴位贴敷：中药贴剂（配方：肉桂、附子、干姜研末，用黄酒调敷）贴 4 ~ 6 h。

4. 常用配伍

（1）归来、百会：升阳举陷，治疗子宫脱垂。

（2）足三里、三阴交、天枢：调理肠胃，治疗腹痛、腹泻。

（3）肾俞、飞扬：益肾气、利膀胱，治尿频、遗尿、尿闭。

（4）丰隆、带脉：利湿止带，治赤白带下。

（三十七）中极穴

中极，经穴名，出自《素问·骨空论》，别名玉泉、气原，属任脉，足三阴、任脉之会，膀胱之募穴。中指中央，尽端为极。中极行腹部中线，至此极点，再向下有曲骨横其间，故在曲骨之上，设一中极，以示经尽极端，因名中极。《针灸穴名解》："本穴内应胞宫、精室。胞宫、精室为人体极内之处，犹房室之堂奥也。乃人体至中至极，

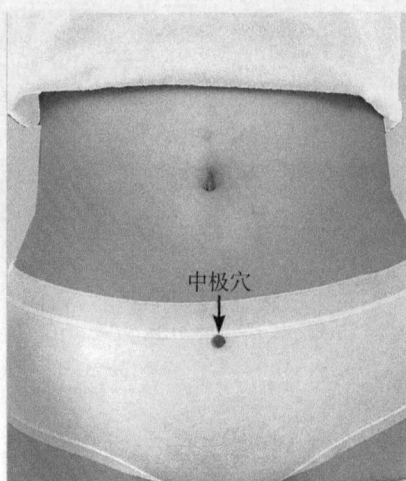

图 4-52　中极穴

故名中极。"

1. 定位

在下腹部，前正中线上，当脐下 4 寸。

（1）解剖：在腹白线上；布有腹壁浅动、静脉，腹壁下动、静脉分支；布有髂腹下神经前皮支。

（2）简易取穴：①体表标志法。脐下 4 寸（五横指）：将手指并拢，示指第二关节宽度约为 1 寸，4 寸即五个手指宽度。②骨度分寸法。神阙穴（肚脐）至耻骨联合上缘为 5 寸，中点即为中极穴（脐下 2.5 寸）。③触诊法。按压下腹部正中线，寻找明显酸胀感或敏感点（图 4-52）。

2. 主治

癃闭，带下，阳痿，痛经，产后恶露不下，阴挺，疝气偏坠，积聚疼痛，冷气时上冲心，水肿，尸厥恍惚，肾炎，膀胱炎，产后子宫神经痛。

3. 方法

（1）针刺：直刺 0.5 ~ 1 寸，需在排尿后进行针刺，孕妇禁针。

（2）艾灸：温和灸，每次 10 ~ 15 min，每日 1 次，冬季可隔姜灸 5 ~ 7 壮。

（3）按摩：指腹揉按，顺时针揉按 2 ~ 3 min，力度适中，每日 2 次；掌根推法，从关元穴向中极穴方向推搓，促进盆腔血液循环。

（4）穴位贴敷：配方（吴茱萸粉＋醋调敷），贴 4 ~ 6 h，隔日 1 次。

4. 常用配伍

（1）肾俞、合谷、三阴交：理血调经、治疗闭经。

（2）膀胱俞：可调理膀胱功能，治疗膀胱病。

（3）关元：益肾调精，治疗恶露不止。

（4）子宫、三阴交：益气举陷，治疗子宫下垂。

（三十八）曲骨穴

曲骨穴，出自《针灸甲乙经》，是任脉的重要腧穴，为足厥阴肝经与任脉之会，兼具通利二便、调理冲任、温经散寒的功效。"曲"指弯曲、隐秘之处，"骨"指骨骼、耻骨，合起来表示该穴位于人体隐蔽的耻骨联合处，形似弯曲的骨骼结构，故名。

1. 定位

曲骨穴位于下腹部，当前正中线上，耻骨联合上缘的中点处。

（1）解剖：穴下为皮肤、皮下组织、腹白线、腹横筋膜、腹膜外脂肪、壁腹膜。浅层主要布有髂腹下神经前皮支和腹壁浅静脉的属支。深层主要有髂腹下神经的分支。

（2）简易取穴：患者可采用仰卧位，于腹部中线，耻骨联合上缘凹陷处取穴（图4-53）。

2.主治

泌尿生殖系统疾病：遗精、阳痿、早泄、尿频、尿急、尿痛等；妇科疾病：月经不调、痛经等；其他：腹痛、腹泻等。

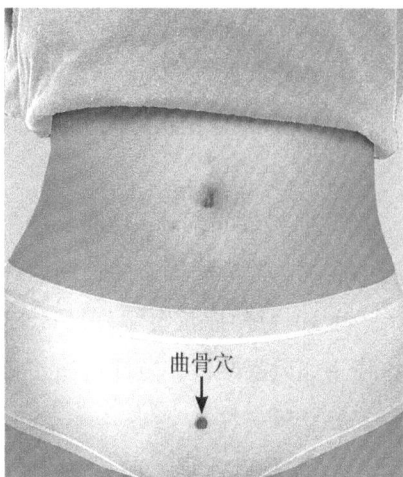

图 4-53　曲骨穴

3.方法

（1）针刺：直刺 0.5 ~ 1 寸，注意避免过深以防伤及内脏，孕妇禁用针刺法，以免对胎儿造成不良影响。

（2）艾灸：可用艾条温和灸 5 ~ 10 min。

（3）按摩：用拇指或中指指腹按揉，每次 3 ~ 5 min。

4.常用配伍

（1）关元穴：增强补肾固精效果，缓解遗精、阳痿。

（2）三阴交穴：用于妇科疾病，如月经不调、痛经。

（3）中极穴：用于泌尿系统疾病，如尿频、尿急。

四、治疗次数与疗程

根据中医理论，护心灸法的治疗次数和疗程通常基于患者的体质、病情严重程度、所选穴位以及治疗目的。

（一）核心原则

1.辨证施治

根据患者体质（寒热虚实）、病情轻重及所患疾病选择灸法类型与疗程。

2.循序渐进

初次治疗宜少量、短时间，逐渐增加强度，以避免过度刺激。

3.顺应天时

冬季宜温补（如关元、命门），夏季可清热（如大椎、曲池）。

4.个体差异

年龄、性别、生活习惯（如体力劳动强度）均影响疗程设计。

（二）具体依据

1. 治疗次数

（1）日常保健：每周 1 ~ 2 次，每次 15 ~ 30 min。适用于健康人群的养生保健，增强免疫力。

（2）慢性病调理：每周 3 ~ 5 次，每次 20 ~ 30 min。适用于慢性疾病（如高血压、心力衰竭、冠心病等）的长期调理。

（3）急性症状缓解：每日 1 次，每次 20 ~ 30 min，连续 3 ~ 5 d。适用于急性疼痛（如风寒感冒、急性胃痛、腰扭伤等）的短期治疗。

2. 疗程安排

（1）保健疗程：10 次为 1 个疗程，疗程结束后休息 1 ~ 2 周，再根据需要进行下一个疗程。

（2）慢性病疗程：15 ~ 20 次为 1 个疗程，疗程结束后休息 1 周，再根据病情决定是否继续。

（3）急性病疗程：3 ~ 5 次为 1 个疗程，症状缓解后即可停止。

3. 注意事项

（1）个体差异：不同体质和病情对护心灸的反应不同，需根据个人情况调整次数和疗程。

（2）循序渐进：初次使用护心灸时，时间宜短（10 ~ 15 min），逐渐增加至 20 ~ 30 min。

（3）避免过度：使用护心灸过度可能导致上火、口干、疲劳等不适，需注意休息和补水。

（4）禁忌人群：孕妇（尤其是腹部和腰骶部）、高热患者、皮肤破损或感染者不宜使用护心灸。

4. 现代医学研究支持

（1）免疫调节：灸法治疗每日 1 次，连续 10 日为 1 疗程，疗程间休息 3 日，共 2 个疗程可显著提高血清 IgG 水平。

（2）疼痛缓解：隔姜灸配合膝三针治疗膝骨关节炎，每隔天 1 次，10 天为 1 个疗程，连续 2 个疗程可以有效缓解患者的疼痛。

（3）代谢改善：艾灸结合生活方式干预治疗腹型肥胖，每次 20 min，每周 6 次，持续干预 8 周，能显著降低腹型肥胖患者体格指标。

五、疗效表现方式

（一）美国纽约心脏病学会（New York Heart Associatiion，NYHA）心功能分级

NYHA 心功能分级是由 NYHA 于 1928 年提出的，主要是根据患者自觉的活动能力将心功能分为四级，具体如下。

Ⅰ级：患者患有心脏病，但日常活动量不受限制，一般体力活动不引起过度疲劳、心悸、气喘或心绞痛。

Ⅱ级：心脏病患者的体力活动受到轻度限制，休息时无自觉症状，但一般体力活动下可出现疲劳、心悸、气喘或心绞痛。

Ⅲ级：心脏病患者体力活动明显受限，小于平时一般活动即引起上述症状。

Ⅳ级：心脏病患者不能从事任何体力活动，休息状态下也出现心力衰竭症状，体力活动后加重。

这种分级方法简单易行，临床上应用广泛，但其主要依赖患者的主观感受，可能存在一定的主观性和局限性。

（二）中医证候积分

中医证候积分是用于量化中医证候的一种方法，在中医临床研究和诊疗中应用广泛，以下是具体介绍。

1. 含义

将中医证候的各种症状、体征等，根据其轻重程度进行赋值量化，通过计算积分来反映疾病的证候状态、病情严重程度及变化情况，为中医临床诊断、治疗方案制订、疗效评估等提供客观依据。

2. 积分方法

（1）症状分级赋值：对每个症状按无、轻、中、重分别赋予 0、2、4、6 分等不同分值。如咳嗽，无咳嗽为 0 分，偶尔咳嗽不影响生活为 2 分，咳嗽较频繁但不剧烈、对生活有一定影响为 4 分，咳嗽剧烈、严重影响生活为 6 分。

（2）体征及舌脉等赋值：舌象、脉象等也可根据特征分级赋分。如舌淡红、苔薄白为正常可计 0 分，若舌红苔黄腻等异常情况，根据程度不同赋 2 ～ 6 分等。

（3）计算总分：将各个症状、体征等的分值相加得到证候积分。

（4）应用：①病情评估。积分越高，通常表示病情越重，可据此判断患者疾病所处阶段和严重程度。②疗效评价。治疗前后对比证候积分，若积分下降，说明治疗有效，下降幅度越大，疗效可能越好。③研究应用。在中医临床研究中，通过比较不

同治疗组的证候积分变化，评估不同疗法的有效性和安全性。

（三）生活质量评分

生活质量评分是用于评估个体生活质量的量化工具，在医学、社会学等领域广泛应用，以下是常见的生活质量评分相关内容。

1. 健康调查量表36（short form 36，SF-36）

（1）内容：涵盖生理功能、生理职能、躯体疼痛、一般健康状况、精力、社会功能、情感职能、精神健康8个维度，共36个条目。

（2）评分方法：每个维度得分经过标准化转换为0～100分，得分越高生活质量越好。

（3）应用：可用于评估不同人群健康相关生活质量，如慢性病患者、健康人群等，应用广泛，信度和效度较高。

2. 世界卫生组织生存质量测定量表（World Health Organization quality of life scale，WHOQOL-100）

（1）内容：涉及生理、心理、社会关系、环境4个领域及1个综合生活质量领域，共100个问题。

（2）评分方法：各领域得分转化为0～100分，分数越高生活质量越高。

（3）应用：适用于不同文化背景和人群，能全面评估生活质量，常用于跨文化研究和对生活质量要求较高的场景。

3. 欧洲五维健康量表（EuroQol-5 dimensions，EQ-5D）

（1）内容：包括行动能力、自我照顾能力、日常活动能力、疼痛/不适、焦虑/抑郁5个维度，每个维度有3个水平。

（2）评分方法：根据不同维度组合形成健康状态，可换算成0～1的效用值，1表示完全健康，0表示死亡，还可通过欧洲五维健康量表视觉模拟评分法让患者自评0～100分。

（3）应用：常用于卫生经济学评价，能快速评估健康相关生活质量，便于不同疾病和干预措施比较。

此外，针对特定疾病或人群还有一些专用生活质量评分量表，如用于评估心脏疾病患者的明尼苏达心力衰竭生活质量问卷（Minnesota living with heart failure questionnaire，MLHFQ）、评估癌症患者的癌症治疗功能评价（functional assessment of caruer therapy，FACT）系列量表等。

（四）失眠量表

失眠量表是用于评估失眠状况的工具，以下介绍几种常见的失眠量表：

1. 阿森斯失眠量表（Athens insomnia scale，AIS）

（1）评估内容：涉及入睡时间、夜间醒来次数、总睡眠时间、睡眠质量、对睡眠的满意度、白天情绪状态、白天身体功能及白天思睡情况 8 个项目。

（2）评分标准：每个项目按 0 ~ 3 分计分，总分 0 ~ 24 分。0 ~ 4 分为无失眠；5 ~ 8 分为可疑失眠；9 ~ 14 分为轻度失眠；15 ~ 21 分为中度失眠；22 ~ 24 分为重度失眠。

（3）特点及用途：简单易行，可快速评估近期睡眠状况，常用于临床筛查和初步评估。

2. 匹兹堡睡眠质量指数（Pittsburgh sleep quality index，PSQI）

（1）评估内容：包含主观睡眠质量、入睡时间、睡眠时间、睡眠效率、睡眠障碍、催眠药物使用和日间功能障碍 7 个维度。

（2）评分标准：每个维度 0 ~ 3 分，总分 0 ~ 21 分。得分越高，睡眠质量越差。0 ~ 5 分为睡眠质量良好，6 ~ 10 分为轻度睡眠问题，11 ~ 15 分为中度睡眠问题，16 ~ 21 分为重度睡眠问题。

（3）特点及用途：能全面评估睡眠质量，区分失眠与其他睡眠问题，广泛应用于睡眠研究和临床实践。

3. 失眠严重程度指数（insomnia severity index，ISI）

（1）评估内容：从入睡困难、睡眠维持困难、早醒、对睡眠质量的满意度、对睡眠问题的担忧和睡眠问题对白天功能的影响 6 个方面进行评估。

（2）评分标准：每个项目 0 ~ 4 分，总分 0 ~ 28 分。0 ~ 7 分为无失眠问题；8 ~ 14 分为亚临床失眠；15 ~ 21 分为中度失眠；22 ~ 28 分为重度失眠。

（3）特点及用途：聚焦失眠严重程度，能有效反映失眠症状的变化，适用于评估治疗效果和病情监测。

（五）大便量表

大便量表是用于评估大便相关情况的工具，以下是几种常见的大便量表。

1. 布里斯托大便分类法

（1）评估内容：将大便分为 7 种类型。第 1 种类型为分离的硬球，像坚果，很难排出；第 2 种类型为香肠状，但有硬块；第 3 种类型为表面有裂痕的香肠状；第 4 种类型为表面光滑的香肠状或蛇状，是理想的大便形态；第 5 种类型为柔软的块状，边缘清晰；第 6 种类型为软绵绵的碎片，边缘模糊，呈糊状便；第 7 种类型为水样便，无固体成分。

（2）特点及用途：简单直观，可帮助人们初步了解自身肠道功能和大便状态，常用于肠道疾病的初步筛查和自我健康监测，也有助于医师快速了解患者的大便性状。

2. 小儿粪便性状评分量表

（1）评估内容：主要针对儿童粪便进行评估，通常从粪便的颜色、质地、形状、是否有黏液或血液等方面进行评分。如粪便颜色可分为黄色、绿色、黑色等不同等级；质地可分为干结、正常、糊状、水样等；形状可分为成形、不成形等；还会考虑是否有黏液、血液等异常情况，每个指标赋予相应分值。

（2）特点及用途：专门用于小儿大便评估，有助于儿科医生判断儿童消化系统健康状况，辅助诊断腹泻、便秘等儿科常见肠道疾病，也方便家长了解孩子的肠道功能情况。

3. 便秘症状评分量表

（1）评估内容：一般包括排便频率、排便困难程度、粪便性状、排便时是否有腹痛或腹胀等症状。排便频率可根据每周排便次数计分；排便困难程度可通过患者主观感受，如是否需要用力、用力程度等进行评分；粪便性状参考布里斯托大便分类法等进行赋值；腹痛、腹胀等症状根据出现的频率和程度打分。

（2）特点及用途：主要用于评估便秘患者的症状严重程度，帮助医师制订治疗方案和监测治疗效果，也可用于研究便秘的发病机制和评价新的治疗方法。

（六）焦虑抑郁量表

焦虑抑郁量表是用于评估个体焦虑和抑郁情绪状态的工具，以下是几种常见的量表：

1. 汉密尔顿焦虑量表（Hamilton anxiety scale，HAMA）

（1）评估内容：主要评估焦虑情绪的 14 个项目，包括焦虑心境、紧张、害怕、失眠等。

（2）评分标准：采用 0 ~ 4 分的 5 级评分法，将各项目得分相加得到总分。总分≤ 7 分无焦虑症状，8 ~ 14 分可能有焦虑，15 ~ 21 分肯定有焦虑，22 ~ 29 分明显焦虑，＞ 29 分严重焦虑。

（3）特点及用途：是经典的焦虑评估量表，具有较高的信度和效度，常用于临床诊断、病情评估和治疗效果监测。

2. 汉密尔顿抑郁量表（Hamilthon depression scale，HAMD）

（1）评估内容：有 17 项、21 项和 24 项等版本，以 24 项版本为例，涵盖抑郁情绪、有罪感、自杀、入睡困难等方面。

（2）评分标准：大部分项目采用 0 ~ 4 分的 5 级评分法。总分超过 35 分可能为严重抑郁；超过 20 分可能是轻或中度抑郁；小于 8 分无抑郁症状。

（3）特点及用途：是使用最广泛的抑郁评定量表之一，能较好地反映抑郁症状的严重程度，为抑郁障碍的诊断和治疗提供重要依据。

3. 焦虑自评量表（self-rating anxiety scale，SAS）

（1）评估内容：包含 20 个反映焦虑主观感受的项目，如感到紧张或着急、无缘无故地感到害怕等。

（2）评分标准：采用 4 级评分，将 20 个项目的得分相加，乘以 1.25 后取整数部分得到标准分。标准分 50 ~ 59 分为轻度焦虑，60 ~ 69 分为中度焦虑，70 分及以上为重度焦虑。

（3）特点及用途：操作简便，能快速有效地评估个体的焦虑程度，可用于自我评估或临床筛查。

4. 抑郁自评量表（self-ration depression scale，SDS）

（1）评估内容：有 20 个项目，涉及情感、认知、躯体症状等多个维度，如我觉得闷闷不乐，情绪低沉等。

（2）评分标准：同样采用 4 级评分，计算标准分。53 ~ 62 分为轻度抑郁，63 ~ 72 分为中度抑郁，73 分及以上为重度抑郁。

（3）特点及用途：广泛应用于门诊、住院患者的抑郁筛查和病情评估，也适用于人群中抑郁情绪的初步调查。

六、意外情况处理

护心灸是一种安全有效的中医疗法，但在操作过程中可能会因操作不当或个体差异出现一些意外情况。以下是常见使用护心灸时意外情况的处理方法。

（一）烫伤

1. 原因

艾绒距离皮肤过近或使用护心灸时间过长。

2. 处理：

（1）轻度烫伤（皮肤发红）：立即停止使用护心灸，用冷水冲洗或冷敷烫伤部位，涂抹烫伤膏（如芦荟胶或京万红软膏）。

（2）重度烫伤（起水疱或皮肤破损）：避免刺破水疱，保持伤口清洁，涂抹抗菌药膏，用无菌纱布包扎，如情况严重，及时就医。

（二）头晕、恶心

1. 原因

使用护心灸时间过长、火力过猛，或体质虚弱。

2. 处理

立即停止使用护心灸平躺休息，保持空气流通，喝温水或红糖水补充能量如症状持续，及时就医。

（三）皮肤过敏

1. 原因

对艾烟或艾绒过敏。

2. 处理

停止使用护心灸，远离艾烟，用温水清洗皮肤，避免搔抓，涂抹抗过敏药膏（如氢化可的松软膏），如症状严重（如呼吸困难），立即就医。

（四）上火

1. 原因

使用护心灸过量或体质偏热。

2. 处理

减少使用护心灸的次数和时间，多喝水，食用清热食物（如绿豆汤、梨），如症状明显（如口干、便秘），可服用清热中药（如菊花、金银花）。

（五）艾灰掉落烫伤

1. 原因

艾条燃烧后，灰烬未及时清理。

2. 处理

立即清理艾灰，避免进一步烫伤，按烫伤处理方法处理皮肤。

（六）艾烟刺激

1. 原因

艾烟浓度过高或对烟敏感。

2. 处理

保持室内通风，使用排烟设备，如出现咳嗽、流泪等不适，离开艾烟环境；可使用无烟艾条或艾灸盒减少烟雾。

（七）晕灸（晕厥）

1. 原因

体质虚弱、空腹或紧张。

2. 处理

立即停止使用护心灸，让患者平躺，按压人中穴（鼻下正中沟）或内关穴（手腕横纹上2寸），喝温水或糖水，保持温暖，如症状不缓解，及时就医。

七、应用护心灸时的注意事项

（一）施灸环境需适宜

施灸环境应保持安静、温暖且通风良好。安静的环境有助于患者放松身心，更好地接受治疗；温暖的环境可防止患者在施灸过程中受寒，因寒冷可能导致气血凝滞，影响艾灸效果，甚至引发不适。例如在冬季施灸时，室内温度宜保持在 25℃ 左右。同时，良好的通风能及时排出艾灸产生的烟雾，避免患者因吸入过多烟雾而引起呼吸道不适。但需注意通风口不可直接对着患者施灸部位，以免寒邪乘虚而入。

（二）穴位定位要精准

准确选取穴位是护心灸发挥疗效的关键。在施灸前，施灸者务必依据人体经络穴位图谱，精准定位穴位。如心俞穴位于背部第 5、第 6 胸椎棘突间旁开 1.5 寸处；水分穴在上腹部，前正中线上，当脐中上 1 寸；内关穴在前臂前区，腕掌侧远端横纹上 2 寸，掌长肌腱与桡侧腕屈肌腱之间。穴位定位偏差可能导致艾灸无法有效刺激经络，影响治疗效果。若施灸者对穴位定位把握不准，建议寻求专业中医师指导，或在初次施灸时由专业人员进行示范。

（三）施灸操作应规范

施灸时，施灸者需严格遵循操作规范。以隔物灸为例，点燃艾柱后，应保持其与穴位皮肤距离约 5 cm，采用温和灸的方式，使患者局部感受到温热但不灼痛。若距离过近，易灼伤皮肤，引发水疱等意外；距离过远，则达不到艾灸所需的温热刺激强度。在施灸过程中，施灸者还需时刻观察艾燃烧情况，及时弹落艾灰，防止艾灰掉落烫伤患者。要确保艾灸器放置稳固，避免其倾倒，且注意控制艾灸时间，按照规定时长进行施灸，不可随意延长或缩短时间。

（四）密切关注患者反应

在护心灸过程中，施灸者需密切关注患者的反应。若患者出现头晕、心慌、恶心等不适症状，可能是发生了晕灸，此时应立即停止施灸，让患者平卧，松开衣领，保持呼吸通畅，并给予适量温水饮用，一般短时间内症状可缓解。若患者施灸部位皮肤出现发红、轻微瘙痒，多为正常现象，是艾灸激发人体气血运行的表现。但如果皮肤出现水疱，应根据水疱大小采取不同处理方式。小水疱可让其自行吸收，注意保持局部清洁，避免摩擦；大水疱则需由专业人员用消毒针具刺破，排出疱液，并进行消毒处理，防止感染。

（五）禁忌人群需留意

并非所有人群都适宜进行护心灸。孕妇应绝对禁止使用护心灸，因为艾灸的温热刺激可能影响胎儿发育，甚至导致流产。处于经期的女性，若月经量较多，也不建议进行护心灸，以免引起月经量进一步增多。此外，皮肤破溃、感染部位，不宜进行艾灸，以免加重病情。对于阴虚火旺体质者，表现为潮热盗汗、口干咽燥、五心烦热等症状，一般也不适合使用护心灸，因其可能会加重体内火热之象。若患者无法判断自身是否适合护心灸，应咨询专业中医师，在其指导下决定是否采用该疗法。

第二节　中医内科病症

心　衰

一、中医认识

　　心力衰竭，通常简称为心衰，是一种以喘息、心悸、不能平卧、咳吐痰涎以及水肿和少尿为主要临床表现的脱病类疾病。这种病症反映了心脏泵血功能的严重不足，导致身体组织和器官的血液供应不足。

　　在中医领域，心衰的理论和实践有着悠久的历史。早在《黄帝内经》这部中医经典著作中，就已经有关于心衰的病因、病机、临床证候以及治疗原则的记载。尽管在那个时期，并没有直接使用"心衰"这一病名，但其中的描述与心衰的症状和病理有着密切的联系。随后，在西晋时期，王叔和在其著作《脉经·脾胃病》中首次明确提出了"心衰"这一术语，描述了心衰时脉象的伏沉特点。到了宋代，《圣济总录·心脏门》对心衰的描述更为详尽，不仅提到了心衰导致的健忘和多汗症状，还首次正式提出了"心衰"这一病名。清代的《医参》也记载了心衰的相关症状，指出心主血脉，若爪甲颜色不正常，则可能心衰。

　　尽管古代医籍中对"心衰"的描述与现代医学中充血性心力衰竭的症状有所差异，但随着医学知识的不断积累和发展，中医对心衰的认识也在逐步深化。1997年10月，国家技术监督局发布的国家标准《中医临床诊疗术语》中，对"心衰"给出了明确的定义，指出心衰是心病日久导致阳气虚衰，心脏运行无力，或因气滞血瘀导致心脉不畅、血瘀水停，从而表现为喘息心悸、不能平卧、咳吐痰涎、水肿少尿等症状的脱病类疾病。这一定义与现代医学对心衰的理解更为接近，体现了中医学在心衰认识上的进步和与现代医学的接轨。

　　心衰在中医中属于"心悸""喘证""水肿"等范畴，主要与心、肺、脾、肾等脏腑功能失调有关。中医认为心衰多由气虚、阳虚、血瘀、水饮等病理因素引起，治疗上注重扶正祛邪，调理脏腑功能。

（一）病因

1. 情志失调

长期的情志不畅，如忧思、恼怒等情绪，可导致气机郁滞，影响心脏的正常功能。中医认为，情志与脏腑功能密切相关，不良的情绪状态会损伤心脏，进而引发心衰。

2. 劳欲过度

过度的劳累，包括体力劳动和脑力劳动的过度，以及房劳过度等，均可损伤心气、心阳。心脏功能依赖于心气和心阳的推动，劳欲过度导致心气、心阳受损，从而使心脏功能减退，最终可能引发心衰。

3. 外邪侵袭

六淫之邪，如风寒、风热、暑湿等，侵袭人体后，可能内舍于心，损伤心脏。这些外邪会导致心气不足、心阳不振，从而引发心衰。

4. 饮食不节

过食肥甘厚味、辛辣炙煿之物，或饮酒无度，均可损伤脾胃。脾胃功能受损后，会滋生痰浊，痰浊上犯于心，阻碍心脉，进而引起心衰。

5. 久病体虚

各种慢性疾病，如咳喘、消渴、痹证等，迁延不愈会损伤正气，导致心气、心阳亏虚，或阴血不足，心脉失养。这些病理变化均可能引发心衰。

（二）病机

心衰是一种复杂的临床综合征，其基本病机主要与心、脾、肾、肺等脏腑功能失调，以及气血阴阳失衡密切相关。心脏作为血液循环的泵，其功能的正常发挥依赖于心气的充足，心气是推动血液循环的基本动力。当心气不足时，血液循环就会变得无力，导致心脉瘀滞，进而引起心衰。长期的劳累、情绪波动、年老体弱等因素均可导致心气虚衰，从而引发心衰。心阳是心气的温煦功能，心阳不足则不能温煦血脉，导致血行迟缓，水液代谢失常，水湿内停，形成心衰。寒邪侵袭、久病体虚等均可导致心阳不振。长期情志不畅、气滞血瘀，或外伤导致血脉受损，均可引起心血瘀阻。瘀血内停，阻碍心脉，影响心脏功能，进而导致心衰。心阴是心的滋养物质，心阴不足则心火亢盛，耗伤心气，导致心力不足。长期熬夜、情绪激动、热病伤阴等均可导致心阴亏虚。肾为先天之本，主水液代谢，与心脏关系密切。肾阳不足则不能蒸化水液，导致水湿内停、上凌于心，引发心衰。久病及肾或年老肾虚均可导致肾阳不足。脾主运化水湿，脾虚则水湿内生，湿邪上犯于心，导致心脏功能受损，引发心衰。饮食不节、劳倦过度等均可损伤脾胃，导致脾虚湿盛。风寒湿热等外邪侵袭人体，可直接或间接影响心脏功能，导致心衰。例如，外感风寒，寒凝血脉，影响心脏气血运行，诱发心衰。

在中医治疗心衰的过程中，通常会采用多种方法，如益气养心、活血化瘀、利水消肿等，以达到治疗目的。这些治疗方法需要根据患者的具体病情和体质进行个性化调整，以确保治疗方案的适宜性和有效性。此外，中医治疗还非常注重调理脏腑功能，通过改善患者的整体健康状况，从而提高患者的生活质量。中医认为，心衰的治疗不仅仅是对症状的缓解，更重要的是通过调和脏腑，恢复气血阴阳的平衡，从根本上改善心脏功能，预防心衰的进一步发展。

（三）分型

1. 气阴两虚，心血瘀阻证

通常与气滞血瘀，或外伤导致血脉受损，瘀血内停，阻碍心脉因素有关，导致胸闷、心悸等。

2. 阳气亏虚，血瘀水停证

通常与心阳不足、寒邪侵袭、久病体虚因素有关，导致胸闷、气喘、畏寒等。

二、护心灸治疗心衰

（一）气阴两虚、心血瘀阻证

胸闷气喘，心悸，动则加重，乏力自汗，两颧泛红，口燥咽干，五心烦热，失眠多梦，或有发绀。舌红少苔，或紫暗，有瘀点、瘀斑，脉沉细、虚数或涩、结代。

1. 证候分析

气阴两虚，心气不足，心阴亏虚，心失所养，导致心悸；气虚则推动无力，气血运行不畅，心血瘀阻，心脉痹阻，故而胸闷气喘，活动后耗气更甚，所以症状加重。气虚不能固摄津液，腠理不密，故自汗出；气虚则机体功能活动减退，因而乏力。阴虚则生内热，虚火上炎，故两颧泛红，五心烦热；阴液亏虚，不能上承滋润咽喉，所以口燥咽干；心阴不足，虚火扰心，心神不宁，导致失眠多梦。心血瘀阻，血液运行不畅，脉络瘀滞，故可见发绀。舌红少苔为阴虚之象；舌紫暗，有瘀点、瘀斑是瘀血内阻的表现；脉沉细、虚数为气阴两虚之脉象，脉涩、结代多主瘀血阻滞或气血虚衰，不能充盈脉道，鼓动无力。

2. 护治法则

益气养阴，活血化瘀。

3. 治疗穴位

主穴为神阙、脐周四边穴，配穴选心俞、厥阴。

4. 护心灸粉

药物选川芎、丹参。兼见心悸甚者，可加牡蛎粉；胸闷痛较剧者，可加瓜蒌皮；失眠多梦者，加酸枣仁；五心烦热明显者，加知母；自汗较多者，加黄芪；兼有痰浊者，加法半夏。

（二）阳气亏虚、血瘀水停证

心悸胸闷，动则气短喘息，咳喘不能平卧，畏寒、肢冷，汗出，咳嗽、咳白稀痰，脘痞纳呆，渴不欲饮，身肿尿少，乏力气短，纳差，便溏。舌淡暗，或有瘀点，苔白水滑，脉沉细、结代。

1. 证候分析

心阳不足，鼓动无力，不能温养心神，故见心悸；胸阳不振，气机不畅，则胸闷。肾阳亏虚，不能温煦肢体，故畏寒、肢冷；阳气虚衰，卫外不固，腠理疏松，故汗出。心阳不足，推动血液运行无力，血行瘀滞，故舌淡暗或有瘀点；阳气亏虚，气化失司，水液代谢障碍，水湿内停，泛溢肌肤则身肿；水饮凌心射肺，故咳喘不能平卧、咳嗽、咳白稀痰；水湿困脾，脾失健运，故脘痞纳呆、渴不欲饮、纳差便溏；阳气虚衰，气血生化不足，肢体失养，故乏力气短；水液代谢失常，膀胱气化不利，故尿少；脉沉细、结代是阳气亏虚、气血瘀滞、水湿内停之象。

2. 护治法则

温阳利水，活血化瘀。

3. 治疗穴位

主穴为神阙、脐周四边穴，配穴为心俞、肾俞。

4. 护心灸粉

制附子、川芎。心悸明显者，可加龙骨粉；气短、喘息严重者，加沉香；咳嗽、咳痰较多者，加法半夏；脘痞纳呆明显者，加白蔻仁；水肿严重者，加猪苓；若水肿从下肢开始，可加防己；便溏较甚者，加补骨脂；血瘀较重，唇甲青紫明显者，加丹参。

三、病案举例

黄某，女，62 岁，因"反复胸闷气促 2 年余，加重半天"于 2021 年 4 月 12 日入院。入院症见：患者神清，精神疲倦，气促，活动后加重，夜间呼吸困难，无端坐呼吸，胸闷，偶有咽痛咽痒，咳嗽，伴咳黄白色黏稠痰，量多，可自行咳出，晨起明显，双下肢轻度浮肿，双下肢乏力，纳一般，眠差，小便尚调，大便干结。遵医嘱予护心灸，厚朴粉填脐，选取神阙穴、脐周四边穴，每日 1 次，每次 20 min，以补心健脾、利水消肿、温阳补虚。治疗 4 次后患者无胸闷、气促、双下肢浮肿，但仍诉大便干结，予调整护心灸处方，护心灸取穴（神阙、气海、建里、天枢）等穴，大黄粉填脐，每日1次，每次20 min，治疗5次之后，患者大便调。

胸 痹

一、中医认识

胸痹是一种由于邪气阻塞心络、气血运行不畅而引起的疾病。其主要临床表现为膻中和左胸部出现发作性的憋闷和疼痛感，严重时甚至会感到心痛彻背、呼吸短促，以及喘息到无法平卧等症状。在病情较轻的情况下，患者可能仅感到胸闷，呼吸不畅；而在病情较重的情况下，患者会经历胸痛；在最严重的情况下，心痛会扩散到背部，背部的疼痛也会扩散到心脏，有时甚至会发展成为所谓的"真心痛"。这种疾病通常在中年以后开始出现，且男性患者多于女性患者。如果治疗及时且得当，病情可以得到缓解；但如果反复发作，或者治疗不当，病情可能会变得更为严重和复杂。

早在《内经》中就对胸痹的病名、病位和症状进行了描述，并将心痛严重且迅速导致死亡的情况称为"真心痛"。例如，《素问·缪刺论》中提到了"卒心痛"和"厥心痛"的说法。《灵枢·五邪》中记载："邪在心，则病心痛。"《灵枢·厥病》则有"心痛间，动作痛益甚""痛如以锥针刺其心""真心痛，手足青至节、心痛甚，旦发夕死，夕发旦死"等详细描述。到了汉代，张仲景在《金匮要略·胸痹心痛短气病脉证治》中正式提出了"胸痹"的名称，并将病因病机归纳为"阳微阴弦"，即上焦阳气不足、下焦阴寒气盛的本虚标实证，并提出了"温通散寒，宣痹化湿"的治疗原则，提出了代表方剂如瓜蒌薤白半夏汤、瓜蒌薤白白酒汤及人参汤等。元代的危亦林在《世医得效方》中采用芳香温通的方法，使用苏合香丸治疗"暴卒心痛"。明代的王肯堂在《证治准绳》中明确区分了心痛、胸痛、胃脘痛的不同，并使用失笑散及大剂量红花、桃仁、降香进行治疗。秦景明在《症因脉治》中提出胸痹的发生与七情六欲、过食辛热有关。清代的王清任在《医林改错》中则使用血府逐瘀汤来活血化瘀通络，治疗胸痹心痛。

中医治疗胸痹时，通常采用活血化瘀、通阳宣痹、祛痰宽胸、疏肝理气等方法。具体治疗方案需根据患者的具体病情和体质进行个性化调整。常用的中药方剂包括丹参饮、瓜蒌薤白半夏汤、血府逐瘀汤等。此外，中医还强调预防胸痹的重要性。通过调整饮食、保持良好的生活习惯、避免情志失调等措施，可以降低胸痹的发病率。对于胸痹患者，中医治疗也有助于缓解症状、提高生活质量。

（一）病因

1. 寒邪内侵

中医认为，寒邪能够凝滞血脉，导致气血运行不畅。当人体感受寒邪时，寒邪可能内侵心脉，引起血脉收缩，血流不畅，从而引发胸痛、心痛等症状。

2. 饮食失调

长期饮食过饱、过食肥甘厚腻之品，可导致脾胃运化失常，痰湿内生。痰湿阻滞心脉，影响气血运行，也是冠心病发病的重要原因之一。

3. 情志失调

情志不遂、忧郁恼怒等因素，可导致肝气郁结，气机不畅。气机不畅可进一步影响心脉的气血运行，引发胸痛、胸闷等症状。

4. 年老体虚

中医认为，随着年龄的增长，人体正气逐渐衰弱，脏腑功能减退。心脉得不到足够的滋养和推动，容易出现气血运行不畅，从而引发胸痹。

（二）病机

胸痹的基本病机在于心脉痹阻，其病位主要在心，同时与肝、脾、肾等脏腑关系密切。心主血脉，心气与心阳充足，则气血运行通畅。若心气无法推动血脉运行，则会导致血行瘀滞；肝失疏泄，气机郁结，血行不畅；脾失健运，水湿内停，痰浊内生，气血生化乏源；肾阴亏损，心血失于濡养，肾阳虚衰，心火失于温煦，心肾不交，这些因素均可导致心脉痹阻、胸阳不振，从而引发胸痹。其临床表现以本虚标实、虚实夹杂为特点。标实包括血瘀、寒凝、痰浊、气滞；本虚则表现为气阴两虚及心肾阴阳两虚；这些因素常常相互兼夹，形成气滞血瘀、寒凝气滞、痰瘀交阻等证候。

胸痹有"缓急"之分，其发展趋势通常由标症逐渐深入至本症，病情由轻转重。轻症患者多表现为胸阳不振，阴寒之邪上乘，阻滞气机，临床可见胸中气塞、气短等症状；重症患者则表现为痰瘀交阻，壅塞胸中，气机严重痹阻，临床可能出现不同程度的急危证候，甚至出现无法平卧、心痛彻背的症状。同时，胸痹还有缓作与急发之别。缓作者，病情逐渐加重，日积月累，起初可能仅感心胸不适，随后发展为心痹痛作，发作频率逐渐增加，严重时心胸后背会出现牵引性疼痛；急作者，平时可能无明显不适，或长期未发作，但因感受寒邪、劳累过度或情志刺激等诱因，可能突然出现心痛欲窒的症状。本病多在中年以后发生，若治疗及时得当，可获得较长时间的稳定缓解；如反复发作，则病情较为顽固。若失治或调理不当，病情可能进一步发展，出现心胸猝然大痛，甚至出现"真心痛"等危重证候，严重时可能"旦发夕死，夕发旦死"。

胸痹的病机转化既可因实致虚，也可因虚致实。痰浊阻滞心胸，胸阳痹阻，病情迁延日久，常可耗气伤阳，向心气不足或阴阳两虚证转化；阴寒凝结，气机失于温煦，不仅暴寒可折伤阳气，长期寒邪侵袭亦可损伤阳气，导致心阳虚衰；瘀血阻滞脉络，血行滞涩，瘀血不去，新血不生，瘀血长期滞留，心气痹阻，心阳不振。这三种情况均属于因实致虚的范畴。心气不足，鼓动无力，易致气滞血瘀；心肾阴虚，水亏火炎，煎熬津液成痰；心阳虚衰，阳虚生外寒，寒痰凝滞脉络。这三种情况则属于由虚致实的范畴。

本病病程较长，易反复发作。如病情进一步发展，可能出现以下变证：若瘀血闭阻心脉，则表现为心胸猝然大痛（"真心痛"）；若心阳受阻，心气不足，鼓动无力，则出现心悸、脉结代等症状；若心肾阳衰，水邪泛滥，上凌于心，射肺为咳，则可见咳喘、肢肿（水肿）等证。

（三）分型

1. 心血瘀阻证

情志不畅、劳累过度等因素导致心气郁滞，瘀血凝涩，心脉不畅。

2. 气滞心脉证

主要由于心胸气机不畅所致。临床症状包括心胸闷胀、隐痛阵发等，疼痛部位相对固定，常因忧思郁怒诱发或加重。

3. 痰阻心脉证

痰浊闭阻，胸阳不振，导致心胸痞闷疼痛，闷重而痛轻。

4. 寒滞心脉证

由于阴寒凝滞，气机闭阻所引起。常因气候骤冷或骤遇风寒而发病或加重。

5. 气阴两虚证

由心阴、心气不足所引起。

6. 心肾阴虚证

久病导致气血亏损，运行不畅，痹阻心脉。

7. 心肾阳虚证

常遇寒或劳累时诱发或加重。

二、护心灸治疗胸痹

（一）心血瘀阻

胸部刺痛，固定不移，入夜为甚，甚则心痛彻背，背痛彻心，或痛引肩背，伴有胸闷、心悸，时作时止，日久不愈，可因暴怒、劳累而加重，舌紫暗，或有瘀斑，苔薄，脉弦涩或结、代。

1. 证候分析

胸部刺痛、固定不移为血阻于心脉，络脉不通，不通则痛所致；入夜加重则因血属阴，夜亦属阴之故；胸闷、心悸，时作时止，日久不愈为心脉瘀阻，心失所养所致；恼怒而致心胸痛加剧为肝气郁结，气滞加重血瘀所致；舌紫暗，或有瘀斑，脉弦涩，或结、代为瘀血内停，气机阻滞之征。

2. 护治法则

活血化瘀，通脉止痛。

3. 治疗穴位

主穴为神阙、脐周四边穴，配穴选膈俞。

4. 护心灸粉

选用川芎。如瘀血痹阻重证，胸痛剧烈者，可加乳香、没药、丹参等，加强活血理气之功；若血瘀气滞并重，胸闷痛甚者，可加沉香、檀香等辛香理气止痛之药；若寒凝血瘀或阳虚血瘀者，伴畏寒肢冷，脉沉细或沉迟，可加肉桂或细辛等温通散寒之品研磨成粉填脐。

（二）气滞心脉

心胸满闷，隐痛阵发，痛有定处，时欲太息，遇情志不遂时容易诱发或加重，兼有脘腹胀闷，得嗳气或矢气则舒，苔薄或薄腻，脉细弦。

1. 证候分析

心胸满闷疼痛，隐痛阵作，善太息为肝失疏泄，经气不利所致；脘腹胀闷，得气或矢气则舒为情志不遂，肝气横逆，木郁克土；痛有定处为血行不畅；苔薄或薄腻，脉弦为气滞心脉之征。

2. 护治法则

疏肝理气，活血通络。

3. 治疗穴位

主穴为神阙、脐周四边穴，配穴为肝俞、膻中。

4. 护心灸粉

药物选川芎。若胸闷心痛明显，为气滞血瘀之象，可合用失笑散，以增强活血行瘀、散结止痛之作用。

（三）痰阻心脉

胸闷痛如窒，痛引肩背，倦怠，气短，肢体沉重，痰多，形体肥胖，遇阴雨天而易发作或加重，伴有纳呆，便溏，咳吐痰涎，舌体胖大且边有齿痕，苔浊腻或白滑，脉滑。

1. 证候分析

胸闷痛如窒为痰阻心脉，胸阳失展，气机不畅所致；痛引肩背为痰浊盘踞，心之络脉阻滞；疲乏，气短，肢体沉重，痰多，纳呆，便溏，形体肥胖为脾气亏虚而痰浊内阻；阴雨天湿邪重，故发作加重；舌体胖大且边有齿痕，苔浊腻或白滑，脉滑，为脾虚痰浊之征。

2. 护治法则

通阳泄浊，豁痰宣痹。

3. 治疗穴位

主穴为神阙、脐周四边穴，配穴为巨阙、中脘。

4. 护心灸粉

药物选石菖蒲。如大便干结加大黄研磨成粉填脐；若痰浊较重，胸闷如窒明显，可加用苍术、厚朴等以增强燥湿化痰之力。

（四）寒滞心脉

心痛如绞，感寒痛甚，心痛彻背，喘不得卧，伴形寒，甚则四肢不温，冷汗自出，胸闷气短心悸，面色苍白，苔薄白，脉沉紧或沉细。

1. 证候分析

心痛如绞，感寒痛甚，心痛彻背，喘不得卧为阴寒凝滞，胸阳阻遏，气机不畅，阳气不能通达，络脉拘急；胸闷，气短，心悸为素体阳虚，寒从中生，胸阳痹阻，胸阳不展；面色苍白，四肢不温，冷汗自出为阳虚生寒，不达四末；舌苔薄白，脉沉紧或沉细为阴寒凝滞、阳气不运之征。

2. 护治法则

辛温散寒，宣通心阳。

3. 治疗穴位

主穴为神阙、脐周四边穴，配穴为至阳、命门。

4. 护心灸粉

药物选桂枝、细辛。如寒邪较重，可加制附子、干姜以增强温阳散寒之力；疼痛较剧，可加延胡索、檀香、降香等理气活血止痛之品。

（五）气阴两虚

胸闷隐痛，时作时休，心悸气短，动则尤甚，伴倦怠乏力，声息低微，心烦，头晕，口干，手足心热，舌嫩红或苔少，脉细数或结、代。

1. 证候分析

胸闷隐痛，时作时止因气虚无以运血，阴虚络脉不利，血行不畅，气血瘀滞所致；

心悸气短，动则尤甚，倦怠乏力，声息低微为心气亏虚；心烦，头晕，口干，手足心热为心阴不足；舌嫩红或苔少，脉细数或结、代为心气不足，阴血亏耗，营络痹阻之征。

2. 护治法则

益气养阴，活血通脉。

3. 治疗穴位

主穴为神阙、脐周四边穴，配穴为关元、气海。

4. 护心灸粉

药物选肉桂、丹参。兼有气滞血瘀者，可加川芎、郁金以行气活血；兼见痰浊之象者可加茯苓、白术以健脾化痰；兼见纳呆、失眠等心脾两虚者，可并用远志研磨成粉填脐以收敛心气、养心安神。

（六）心肾阴虚

心痛憋闷或灼痛，时作时止，心悸，盗汗，虚烦不寐，腰膝酸软，头晕，耳鸣，面部烘热，出汗，口干便秘，舌红少津，苔薄或剥，脉细数或促、代。

1. 证候分析

心痛憋闷或灼痛，时作时止为阴虚血滞，瘀滞痹阻所致；心悸心烦，不寐，盗汗，腰膝酸软，耳鸣为肾阴虚，五脏失养，虚热内生；头晕为水不涵木，阴虚阳亢；面部烘热，汗多为肝肾阴虚，虚火偏旺；舌红少津，苔薄或剥，脉细数或促、代为阴虚内热，瘀血阻络之征。

2. 护治法则

滋阴清火，养心和络。

3. 治疗穴位

主穴为神阙、脐周四边穴，配穴为心俞、肾俞。

4. 护心灸粉

药物选用生地、当归。阴不敛阳，虚火内扰心神，虚烦不寐，舌尖红少津者，可加知母、茯苓清热除烦以养血安神；若兼见风阳上扰，加石决明等重镇潜阳之品。若心肾阴虚，兼见头晕目眩，腰酸膝软，遗精，盗汗，心悸不宁，口燥咽干，加用山茱萸、菟丝子以滋阴补肾，填精益髓。

（七）心肾阳虚

胸闷痛，气短，遇寒加重，心悸、自汗，腰酸，乏力，畏寒肢冷，动则气喘，不能平卧，面浮足肿，舌淡胖，边有齿痕，苔白或腻，脉沉细迟。

1. 证候分析

胸闷痛，气短，遇寒加重为心肾阳虚，胸阳不运，气机不畅，血行瘀滞所致；心悸、汗出，腰酸，乏力，畏寒肢冷，唇甲淡白为心肾阳虚，阴寒凝聚；动则气喘，不能平卧，面浮足肿为心肾阳虚，开阖失常，水饮凌心射肺；舌淡胖，边有齿痕，苔白或腻，脉沉细迟为心肾阳虚、瘀血阻络之征。

2. 护治法则

温补阳气，振奋心阳。

3. 治疗穴位

主穴为神阙、脐周四边穴，配穴为关元、气海、命门。

4. 护心灸粉

药物选肉桂。伴有寒凝血瘀标实症状者适当兼顾。若肾阳虚衰，不能制水，水饮上凌心肺，症见水肿、气喘心悸，加茯苓、白术温肾阳而化水饮；若阳虚欲脱厥逆者，加附子温阳益气、回阳救逆。

三、病案举例

黄某，女，56岁，因"反复胸闷痛3月余"于2024年5月5日入院，神清，精神一般，胸前区闷痛，以胸骨后及剑突下为主，夜间多发，形体肥胖，遇阴雨天而易发作或加重，眠差，二便正常。舌体胖大且边有齿痕，苔白腻，脉滑。遵医嘱予护心灸，药物选石菖蒲磨粉填脐，主穴选神阙穴、脐周四边穴，配穴为巨阙穴、中脘穴，每日1次，每次30 min，治疗1周后，患者无胸闷痛。

心　悸

一、中医认识

心悸是指因心之气血阴阳亏虚，或痰饮瘀血阻滞，导致心失所养或邪扰心神而引起，以患者自觉心中悸动，惊惕不安，不能自主为主要临床表现的病证。每因情志波动或劳累过度而发作，发作时常伴有胸闷不适、气短乏力、心烦失眠、健忘、头晕、耳鸣等症，甚则喘促、汗出肢冷，或见晕厥。常见数、促、结、代、缓、迟等脉象变化。心悸一般多呈阵发性，根据病情轻重的不同，可分为惊悸和怔忡。惊悸是因惊恐而诱发的自觉心跳不安的病证，怔忡是不因惊恐而自发的病证。惊悸病情较轻，怔忡病情较重，可呈持续性。

追溯《说文解字》释"悸"为"心动也"。在《内经》虽没有心悸之病名，但已认识到心悸与宗气外泄、心脉不通、突受惊恐、负感外邪等因素有关。如"其动应衣"，系指心脏跳动剧烈，其动应手。《素问·至真要大论》："心澹澹大动……病本于心。"《灵枢·经脉》："气不足则善恐，心惕惕如人将捕之。"此外，还有大量的脉象描述，如《素问·三部九候论》中"参伍不调者病"，最早记载了脉律不齐是本病的表现。《素问·平人气象论》中"脉绝不至曰死，乍疏乍数曰死"，认为脉律失常严重程度与疾病预后密切相关。汉代张仲景在《伤寒论》及《金匮要略》两部著作中首次将其命名为"惊悸""心下悸""心动悸""心中悸"等病名。唐代孙思邈在《千金要方·心藏脉论》提出因虚致悸的认识："阳气外击，阴气内伤，伤则寒，寒则虚，虚则惊，掣心悸，定心汤主之。"宋代严用和《济生方·惊悸怔忡健忘门》中首次提出了怔忡之名："夫怔忡者，此心血不足也。"至此惊悸、怔忡之名正式确立。元代朱丹溪又提出了血虚致病的理论，认为惊悸与怔忡均由血虚所致，并强调了痰的致病作用。《丹溪心法·惊悸怔忡》说"惊悸者血虚，惊悸有时，以朱砂安神丸"；"怔忡者血虚。怔忡无时，血少者多；有思虑便动，属虚；时作时止者，痰因火动"；"肥人属痰，寻常者多是痰"。明代虞抟《医学正传·怔忡惊悸健忘证》对惊悸、怔忡两者的区别作了具体叙述："怔忡者，心中惕惕然动摇而不得安静，无时而作者是也；惊悸者，蓦然而跳跃惊动而有欲厥之状，有时而作者是也。"明代张景岳《景岳全书·怔忡惊恐》认为怔忡由劳损所致，描述怔忡为"在上则浮撼于胸臆，在下则振动于脐旁。虚微动亦微，虚甚动亦甚"，在治疗上则提出："凡患此者速宜节欲节劳，切戒酒色。凡治此者速宜养气养精，滋培根本。"清代王清任对瘀血导致的心悸作了补充，并在《医林改错·血府逐瘀汤所治症目》曰："心跳心忙，用归脾安神等方不效，用此方百发百中。"清代唐容川《血证论·怔忡》亦说："凡思虑过度及失血家去血过多者，乃有此虚证，否则多挟痰瘀，宜细辨之。"

（一）病因

1. 体虚劳倦

禀赋不足，素体亏虚，或劳欲过度致脾胃虚弱，化源不足，或久病伤正，耗损心之气阴，或气血阴阳亏虚，脏腑功能失调，以致心失所养，发为心悸；或心阳虚衰，血行无力，血脉瘀滞，亦可致心悸；或虚及脾肾之阳，水湿不得运化，成痰成饮，上逆于心，亦成心悸；或肺气亏虚，不能助心以治节，则心脉运行不畅，均可引发心悸。如《丹溪心法·惊悸怔忡》所言："人之所主者心，心之所养者血，心血一虚，神气不守，此惊悸之所肇端也。"

2. 七情所伤

平素心虚胆怯之人，如遇惊恐，惊则气乱，恐则气下，忤犯心神，心神动摇，不能自主而心悸；或因悲哀过极等七情扰动，劳伤心脾，阴血暗耗，心神失养而发心悸；或因长期抑郁而致肝气郁结，气滞血瘀，心脉不畅发为心悸；或因大怒伤肝，怒则气逆，大恐伤肾，恐则伤精，阴虚于下，火逆于上，动撼心神亦可发为心悸。《济生方·惊悸论治》指出："惊悸者，心虚胆怯之所致也。"或忧思不解，心气郁结，生痰动火，痰火扰心，心神失宁而发心悸。

3.感受外邪

风、寒、湿三气杂至，合而为痹。痹证日久，复感外邪，内舍于心，邪阻心脉，心血瘀阻，发为心悸；或风、寒、湿、热等外邪，由血脉内侵于心，耗伤心之气血阴阳，引起心悸怔忡之证。此外，温病、疫证日久，邪毒灼伤营阴，心神失养，或邪毒传心扰神，亦可引起心悸之症，如春温、风湿、暑湿、白喉、梅毒等病，往往伴发心悸。《素问·痹论》所云："脉痹不已，复感于邪，内舍于心。"

4.药食不当

药物过量或毒性较剧，可耗伤心气，甚则损伤心神，引起心悸。常见药物如中药附子、乌头、雄黄、蟾蜍、麻黄等，近代使用洋地黄、奎尼丁、肾上腺素、阿托品等药过量，或用药失当如补液过快、过多，耗伤心气，损伤心阴，造成气血阴阳紊乱，引起心悸，脉结代；或饮食不节，嗜食膏粱厚味，煎炸炙煿之品，损伤脾胃，脾失健运，痰浊内生，蕴热化火，痰火上扰心神诱发心悸；或因过食生冷，伤脾滋生痰浊，痰阻心脉，而致心悸。正如《不居集·怔忡惊悸健忘善怒善恐不眠》所谓："心者，身之主，神之舍也。心血不足，多为痰火扰动。"

（二）病机

心悸的基本病机是气血阴阳亏虚，心失所养，或邪扰心神，心神不宁。本病病位在心，涉及脾、肾、肺，可并见全身多个脏腑功能紊乱。其病理变化主要有虚实两方面，虚者为气、血、阴、阳亏损，使心失所养，而致心悸；实者为邪热、痰火、瘀血、水饮等病邪，扰乱心神，而致心悸。心悸的病机转化取决于邪热、痰火、瘀血、水饮等病邪与人体正气相争的消长变化，虚实之间可以互相夹杂或转化。实证日久，正气亏耗，可兼见气、血、阴、阳之亏损，而虚证则又往往兼见实象。如阴虚可致火旺，阳虚易夹水饮、痰湿，气虚亦易伴血瘀，痰火互结易伤阴，瘀血可兼痰浊。

心悸变证早期为气滞血瘀、血脉瘀阻或痰湿阻络，痰饮渍心常伴有胸闷、心痛憋气、头昏欲呕等症状。若心肾阳虚则可见心悸，喘促水肿，起卧不安，甚者迫坐，脉疾数而微之危证。若心悸加重，正气虚衰，元气败脱则见颜面苍白，大汗淋漓，四肢厥冷，喘促欲脱，甚则遗溺，脉微细欲绝，神志淡漠、厥脱之危候。若阴阳离决可兼见脉搏过数、过迟、频发结代，面色苍白，口唇发绀，意识突然丧失，或时清时昧等，或并发抽搐、昏厥等症。心悸的病机较为复杂，可因外邪、气滞、痰饮、瘀血、脏器虚衰等致病，在病机转化中又可因宿疾变化使病情加重，故辨清虚实兼夹、所在脏腑，才能作出相应的有效处理。

（三）分型

1. 心虚胆怯

多由七情所伤，惊恐忧思过度，渐损心气，以致心气不足，心失所养，神不守舍，发为心悸。或因胆虚气怯，决断无权，遇事易惊，心神动摇，不能自主而心悸。

2. 心脾两虚

此乃因过度劳累，伤及心脾，导致阴血暗耗，心神得不到充足的滋养，进而引发心悸。此外，脾气虚弱，生化之源不足，也可导致心血亏虚，进一步加重心悸症状。

3. 心阳亏虚

多因久病体弱，或过用寒凉药物损伤心阳，致心阳不振，无以温运气血，导致心悸。

4. 心血瘀阻

多由情志不遂，气机郁滞，或久病入络，导致心脉痹阻，血行不畅，进而引发心悸。

5. 水气凌心

此型心悸多因脾肾阳虚，气化无权，水液内停，上凌于心所致。水气凌心，心阳受阻，气血运行不畅，心神失养，故见心悸。

二、护心灸治疗心悸

（一）心虚胆怯

心悸不宁，善惊易恐，坐卧不安，失眠多梦或易醒，恶闻声响，食少纳呆，舌淡红，苔白薄，脉细数或细弦。

1. 证候分析

心为神舍，心气不足易致神浮不敛，心神动摇，善惊易恐，坐卧不安，多梦而易醒因心不藏神，心中惕惕所致；恶闻声响因胆虚则易惊而气乱所致；脉象动数或虚弦为心神不安，气血逆乱之象。本型病情较轻者，时发时止；重者怔忡不宁、心慌神乱、不能自主。

2. 护治法则

镇惊定志，养心安神。

3. 治疗穴位

主穴为神阙、脐周四边穴，配穴选膻中、心俞。

4. 护心灸粉

药物选石菖蒲。若心气虚者加黄芪；气虚夹湿重加用白术研磨成粉填脐。

（二）心脾两虚

心悸，气短，头晕目眩，少寐多梦，健忘，面色无华，倦怠无力，舌淡红，苔薄白，脉象细弱。

1. 证候分析

心悸、气短，少寐多梦为思虑过度，暗耗心血，或脾气不足，生化乏源，心血不足，心失所养所致，头晕目眩、健忘为血虚不能濡养脑髓所致；心主血脉，其华在面，面色无华因血虚所致；纳呆食少，神疲乏力均为脾气虚弱之表现；舌为心之苗窍，舌淡红，脉象细弱为心主血脉，心血不足之征。

2. 护治法则

补血养心，益气安神。

3. 治疗穴位

主穴为神阙、脐周四边穴，配穴选心俞、脾俞。

4. 护心灸粉

药物选当归、远志。若心动悸，脉结代明显者，可加桂枝研磨成粉填脐。

（三）心阳亏虚

心悸不安，胸闷气短，动则尤甚，面色苍白，形寒肢冷，舌淡，苔白，脉象虚弱或沉细而数。

1. 证候分析

心悸不安为久病体虚，损伤心阳，心失温养所致；胸闷气短为胸中阳气不足，宗气运转无力所致；形寒肢冷，面色苍白为心阳虚衰，血液运行迟缓，肢体失于温煦所致，舌淡，苔白，脉象虚弱或沉细而数，均为心阳不足，鼓动无力之征。

2. 护治法则

温补心阳，安神定悸。

3. 治疗穴位

主穴为神阙、脐周四边穴，配穴选至阳、命门。

4. 护心灸粉

药物选桂枝。若心中空虚而悸，脉沉迟，形寒肢冷尤甚，此为心肾阳气皆虚，阴寒内盛，可加细辛研磨成粉填脐。

（四）心血瘀阻

心悸，怔忡，短气喘息，胸闷不舒，心痛时作，或形寒肢冷，舌暗红或有瘀点、瘀斑，脉涩或结代。

1. 证候分析

心悸不安为心主血脉，心血瘀阻，心脉不畅，心失所养所致；胸闷不舒为气机不畅，血瘀气滞，心阳被遏所致；心痛时作为心络挛急所致；唇甲青紫为脉络瘀阻所致；

舌紫暗或有瘀斑,脉涩或结代,均为瘀血蓄积,心阳阻遏之征。

2. 护治法则

活血化瘀,理气通络。

3. 治疗穴位

主穴为神阙、脐周四边穴,配穴选膈俞、气海。

4. 护心灸粉

药物选用川芎。若胸闷不舒,善太息,每遇情志诱发者,加柴胡、枳壳;若乏力气短,动则尤甚者,加黄芪、党参;若心悸、头晕、乏力,面色不华,兼血虚者,加熟地黄;若胸满闷痛,苔浊腻者,加瓜蒌;若胸痛甚者,加乳香;若阳虚寒凝致瘀者,可加桂枝;若夹有痰浊,胸闷痛,苔浊腻,加薤白;若胸痛较甚者,加三七粉等活血止痛药。

(五)水气凌心

心悸,气急,眩晕,胸脘痞满,形寒肢冷,小便短少,或下肢水肿,渴不欲饮,伴恶心、吐涎,舌苔白滑,脉象弦滑。

1. 证候分析

心悸为阳虚不能化水,水邪内停,上凌于心所致;形寒肢冷为阳气不能达于四肢,不能充于肌表所致;眩晕为饮阻于中,清阳不升所致,胸脘痞满为气机不利所致;渴不欲饮,小便短少或下肢浮肿为气化不利,水饮内停所致;恶心吐涎为饮邪上逆所致;舌苔白滑,脉象弦滑,亦为水饮内停之象。

2. 护治法则

振奋心阳,化气行水,宁心安神。

3. 治疗穴位

主穴为神阙、脐周四边穴,配穴选关元、膻中。

4. 护心灸粉

药物选用桂枝。若兼见纳呆食少,可加神曲;若水饮上逆,恶心呕吐,加半夏;若尿少肢肿,加车前子;兼见瘀血者,加当归;若肾阳虚衰,不能制水,水气凌心,症见心悸,咳喘,不能平卧,尿少,水肿,可加白术。

三、病案举例

陈某,男,56岁,因"反复心悸2年余,再发伴加重2日"于2022年6月5日入院。入院症见:心悸、胸闷、气短,头晕,头痛,形寒肢冷,纳、眠一般,舌淡,苔白,脉象虚弱。遵医嘱予护心灸治疗,选桂枝粉填脐,主穴选神阙穴、脐周四边穴,配穴选至阳穴、命门穴,每日1次,每次30 min,治疗1周后,患者心悸、胸闷、气短等症状减轻，眠稍差，予调整护心灸治疗，选远志粉填脐，配穴选脾俞、心俞穴，每日 1 次，每次 30 min，治疗 5 日后，患者眠可。

眩　晕

一、中医认识

眩晕是由风阳上扰、痰瘀内阻等导致清窍失养，脑髓不充，以头晕、目眩、视物旋转为主要临床表现的病证。眩指目眩，即眼花或眼前发黑，视物模糊；晕为头晕，即感觉自身或外界景物旋转不定，站立不稳。两者常同时并见，一般统称为"眩晕"。轻者闭目即止；重者如坐舟车，旋转不定，不能站立，或伴恶心、呕吐、面色苍白、汗出，甚则仆倒等症状。本病可反复发作，妨碍正常的工作和生活，严重者可发展为中风、厥证、脱证而危及生命。

眩晕的病名最早出现在《内经》，称为"眩""眩冒"，《素问·至真要大论》提出"诸风掉眩，皆属于肝"，认为与肝风、虚及外邪有关。《灵枢·口问》曰："上气不足，脑为之不满，耳为之苦鸣，头为之苦倾，目为之眩。"指出了眩晕的病因、病机、病位，还描述了眩晕的典型症状。汉代张仲景在《金匮要略·痰饮咳嗽病脉证并治》中"心下有支饮，其人苦冒眩，泽泻汤主之"和"卒呕吐，心下痞，隔间有水，眩悸者，小半夏加茯苓汤主之"认为痰饮乃眩晕的重要致病因素，并主张以泽泻汤治疗痰饮眩晕，这些关于痰饮致眩的理论和治疗方法，为后世"无痰不作眩"的论述提供了理论依据。至金元时期，朱丹溪力倡痰火致眩论，元代朱丹溪在《丹溪心法·头眩》中则强调"无痰则不作眩"。明清时期对于眩晕发病又有了新的认识。明代张景岳在《景岳全书·眩运》中指出"眩运一证，虚者居其八九，而兼火兼痰者，不过十中一二耳"；"无虚不能作眩"。明代虞抟在《医学正传·眩运》中记载"眩晕乃中风之渐"；"大抵人肥白而作眩者，治宜清痰降火为先，而兼补气之药；人黑瘦而作眩者，治宜滋阴降火为要，而带抑肝之剂"。指出眩晕的发病有痰湿及真水亏久之分，治疗眩晕亦当分别针对不同体质及证候，辨证治之。此外，虞抟《医学正传·眩运》还记载了"眩运者，中风之渐也"，认识到眩晕与中风之间有一定的内在联系，这些理论至今值得临床借鉴。

（一）病因

1. 情志不遂

素体阳盛，忧郁恼怒太过，肝失条达，肝气郁结，气郁化火，肝阴耗伤，风阳易动，上扰头目，发为眩晕。正如《类证治裁·眩晕》所言："良由肝胆乃风木之脏，相火内寄，其性主动主升；或由身心过动，或由情志郁勃，或由地气上腾，或由冬藏不密，或由高年肾液已衰，水不涵木，以致目昏耳鸣，震眩不定。"

2. 饮食不节

饮食不节，嗜酒肥甘，损伤脾胃，以致健运失司，水湿内停，积聚生痰，痰阻中焦，清阳不升，或脾胃日虚，气血生化乏源，清窍失养，故发为眩晕。

3. 年迈体虚

肾为先天之本，主藏精生髓，脑为髓之海。年高肾精亏虚，髓海不足，无以充盈于脑；或体虚多病，损伤肾精肾气；或房劳过度，阴精亏虚，均可导致髓海空虚，发为眩晕。正如《灵枢·海论》所言："髓海不足，则脑转耳鸣，胫酸眩冒，目无所见，懈怠安卧。"若肾阴素亏，水不涵木，肝阳上亢，肝风内动，亦可发为眩晕。或因长期抑郁恼怒，情志不畅，气郁化火，或肝病、温热病后期，耗伤肝阴，肝阴不足，头目不得滋养，亦可发为眩晕。

4. 久病失血

久病不愈，耗伤气血；或失血之后，气随血耗，气虚则清阳不振，清气不升；血虚则肝失所养，而虚风内动；皆能发生眩晕。如《景岳全书·眩晕》所说："原病之由有气虚者，乃清气不能上升，或汗多亡阳而致，当升阳补气；有血虚者，乃因亡血过多，阳无所附而然，当益阴补血，此皆不足之证也。"

5. 跌仆坠损

跌仆坠损，头脑外伤，瘀血停留，阻滞经脉，或气滞血瘀，气虚血瘀，或痰瘀交阻而致气血不能上荣于头目，故眩晕时作。

6. 外感六淫

寒则收引，热则弛张，颠顶之上唯风可到，湿性黏滞，燥性干涩，均可致经脉运行失度，挛急异常，而致脑失所养，发为眩晕。

眩晕之治法，以滋肾养肝、益气补血、健脾和胃为主。由于本病多属本虚标实之证，所以一般须标本兼顾，或在标证缓解之时即考虑治本。如平肝潜阳合滋养肝肾、化痰降逆合健脾益气、活血化瘀合益气养阴等，都是常用的标本兼顾之法。治疗眩晕，还要注意治疗原发病，如因跌仆外伤、妇女崩中、漏下等失血而致眩晕，应重点治疗失血；脾胃不健，中气虚弱者，应重在治疗脾胃，一般原发病得愈，本病亦随之而愈。

（二）病机

眩晕的基本病机在于清窍失养或清窍受扰。其病位主要在脑窍，与肝、脾、肾三脏密切相关。眩晕的性质以虚证居多，气虚血亏、髓海空虚、肝肾不足所引起的眩晕多属于虚证；而因痰浊中阻、瘀血阻络、肝阳上亢所致的眩晕则属于实证或本虚标实证。风、火、痰、瘀是眩晕常见的病理因素。在眩晕的病变过程中，各种病因相互影响，病机之间常兼夹或转化。例如，脾胃虚弱可导致气血亏虚，从而引发眩晕，而脾虚又容易聚湿生痰，两者相互影响，临床上常表现为气血亏虚兼有痰湿中阻的证候。又如，痰湿中阻若郁久化热，则可形成痰火为患，甚至火盛伤阴，导致阴亏于下、痰火上蒙的复杂局面。再者，肾精不足本属阴虚，若阴损及阳，或精不化气，则可能转变为肾阳不足或阴阳两虚之证。此外，风阳常夹有痰火，肾虚可导致肝旺，久病入络则形成瘀血，因此临床上眩晕常表现为虚实夹杂的证候。

（三）分型

1. 痰浊中阻

痰浊中阻型眩晕多因脾胃虚弱，运化失职，水湿内停，聚而生痰，痰浊中阻，清阳不升，浊阴不降所致。痰浊中阻往往与饮食不节、过食肥甘厚腻有关，长期的不良饮食习惯可损伤脾胃，导致痰湿内生，上蒙清窍，从而引发眩晕。此外，情志不畅、劳累过度等因素也可影响脾胃功能，进而加重痰浊中阻的证候。

2. 瘀血阻窍

瘀血阻窍型眩晕多因久病入络，血脉瘀阻，脑失所养所致。瘀血阻窍往往与气血不畅、外伤、久病等因素有关，这些因素可导致血脉瘀滞，血液运行不畅，进而引发眩晕。此外，情志不遂、气机郁滞等因素也可影响气血运行，加重瘀血阻窍的证候。

3. 气血两虚

气血两虚型眩晕多因久病不愈、气血两伤，或脾胃虚弱，气血生化不足所致。气血两虚往往与长期劳累、饮食不节、失血过多等因素有关，这些因素可导致气血不足，清窍失养，从而引发眩晕。

4. 肾精亏虚

肾精亏虚型眩晕多因先天禀赋不足，或后天失养，房劳过度，久病伤肾，或年老肾亏，导致肾精不足，髓海空虚，脑失所养所致。肾精亏虚往往与长期劳累、营养不良、性生活过度等因素有关，这些因素可导致肾精耗损，不能滋养脑髓，进而引发眩晕。

二、护心灸治疗眩晕

（一）痰浊中阻

头晕目眩，头重如蒙，视物旋转，胸闷恶心，呕吐痰涎，脘腹痞闷，食少多寐，舌体胖大边有齿痕，苔白腻，脉弦滑。

1. 证候分析

头晕目眩为痰浊中阻，清阳不升，上蒙清窍；头重如蒙为痰浊阻遏清阳；胸闷、恶心为痰浊中阻，气机不利；呕吐痰涎为胃气上逆；食少多寐为脾阳为痰浊阻遏而不振；苔白腻，脉弦滑皆是痰浊内蕴之征。

2. 护治法则

燥湿祛痰，健脾和胃。

3. 治疗穴位

主穴为神阙、脐周四边穴，配穴选脾俞、胃俞、中脘。

4. 护心灸粉

药物选白术。若眩晕较甚，呕吐频繁，可加赭石，和胃降逆止呕；若脘闷、纳呆，腹胀较甚者，加白蔻仁，理气化湿健脾；若耳鸣重听者，加石菖蒲，通阳开窍；若头目胀痛，心烦口苦，渴不欲饮，舌红苔黄腻，脉弦滑者，可加黄连。

（二）瘀血阻窍

眩晕，头痛如刺，兼见健忘，失眠，心悸，精神不振，耳聋，耳鸣，面唇紫暗，舌暗有瘀斑、瘀点，脉弦涩或细涩。

1. 证候分析

眩晕，健忘，耳鸣，耳聋为瘀血阻络，气血不畅，脑失所养；头痛为瘀血内阻，脑络不通；心悸，失眠，精神不振为瘀血不去，新血不生，心神失养；面唇紫暗为气血不畅，肌肤失养；舌暗有瘀点或瘀斑，脉弦涩或细涩皆是瘀血内阻之征。

2. 护治法则

祛瘀生新，通窍活络。

3. 治疗穴位

主穴为神阙、脐周四边穴，配穴选膈俞、肝俞。

4. 护心灸粉

药物选川芎。若兼见神疲乏力，少气自汗等症，加入黄芪、党参益气行血；若兼畏寒肢冷，感寒加重，可加附子、桂枝温经活血；若天气变化加重，或当风而发，可加防风、白芷等理气祛风之品。

（三）气血两虚

头晕目眩，动则加剧，遇劳则发，面色苍白，神疲乏力，唇甲不华，心悸少寐，舌淡，苔薄白，脉细弱。

1. 证候分析

头晕目眩为气血亏虚，脑失所养；动则加剧为劳则耗气；神疲乏力为气虚之象；心悸少寐为气血不足，心神失养；唇甲不华，面色苍白为血虚失濡；舌淡，苔薄白，脉细弱皆是气血两虚之征。

2. 护治法则

补益气血，调养心脾。

3. 治疗穴位

主穴为神阙、脐周四边穴，配穴选心俞、脾俞、关元。

4. 护心灸粉

药物选黄芪。若气虚卫阳不固，自汗时出，易于感冒，可加防风、浮小麦益气固表敛汗；若脾虚湿盛，腹泻或便溏者，可酌加薏苡仁等；若中气不足，清阳不升，兼见气短乏力，纳少神疲，便溏下坠，脉象无力者，可合用升麻；若气损及阳兼见形寒肢冷，腹中隐痛，脉沉者，可酌加桂枝以温中助阳；若血虚较甚，面色㿠白，唇舌色淡者，可加熟地。

（四）肾精亏虚

眩晕日久不愈，精神萎靡，腰酸膝软，少寐多梦健忘，耳鸣。偏于阴虚者，五心烦热，盗汗，舌红少苔，脉细数；偏于阳虚者，四肢不温，形寒肢冷，舌淡，苔白，脉沉细无力。

1. 证候分析

眩晕，精神萎靡为肾精不足，无以生髓，脑髓失充；腰膝酸软为精虚骨骼失养；少寐、多梦、健忘为心肾不交；耳鸣为肾精虚少；五心烦热，盗汗为肾精不足，阴不维阳，虚热内生；舌红少苔，脉细数皆是阴虚之象。四肢不温，形寒肢冷为精虚无以化气，肾气不足，日久真阳亦衰；舌淡，苔白，脉沉细无力皆是阳虚之征。

2. 护治法则

滋养肝肾，益精填髓。

3. 治疗穴位

主穴为神阙、脐周四边穴，配穴选肾俞、肝俞、命门。

4. 护心灸粉

药物选山萸肉。若阴虚火旺，症见五心烦热，潮热颧红，舌红少苔，脉细数者，可加知母、黄柏等；若肾失封藏固摄，遗精滑泄者，可酌加芡实、桑螵蛸等；若兼失眠，多梦，健忘诸症，加酸枣仁、柏子仁等交通心肾，养心安神。若阴损及阳，肾阳虚明显，表现为四肢不温，形寒怕冷，精神萎靡，舌淡脉沉者，或予巴戟天、肉桂。若兼见下肢水肿，尿少等症，可加桂枝、茯苓等温肾利水；若兼见便溏，腹胀少食，可加白术、茯苓以健脾止泻。

三、病案举例

　　周某，女，76岁，因"反复头晕头痛2年，加重2日"于2024年8月20日入院。入院症见：头晕，头痛，腰部不适，双下肢麻木乏力，左下肢尤甚，大便时溏，小便可，胃纳一般，时有嗳气，口干，无口苦，夜间睡眠欠佳，难入睡，易醒。遵医嘱予护心灸治疗，选白术粉填脐，选神阙穴、脐周四边穴，每日1次，每次30 min，经6日治疗后，患者无头晕、头痛，但睡眠改善不明显，予调整护心灸，选肉桂、丁香粉末调敷神阙穴，主穴选神阙、脐周四边穴，配穴选中脘、关元，每次1次，每次30 min，治疗7日后，患者睡眠明显改善，顺利出院。

头　痛

一、中医认识

　　头痛是一种常见的临床症状，表现为患者自觉头部疼痛。其主要由外感六淫或内伤杂病引起，导致脑脉不通或失养，清窍不利。头痛既可单独出现，也常伴随多种急慢性疾病发生。

　　头痛在中医中又被称为"首风"或"脑风"。《素问·风论》首次提出头痛的病名，并对其病因病机及发病特点进行了论述，为后世头痛的辨证奠定了理论基础。书中提到"新沐中风则为首风，……首风之状，头面多汗，恶风""风气循风府而上，则为脑风"。汉代张仲景在《伤寒论》中详细论述了太阳、阳明、少阳、厥阴经头痛的治法和方药。例如，治疗太阳经风寒头痛应辛温发汗；治疗风热头痛则需辛凉解表，调和营卫；治疗厥阴经"干呕，吐涎沫，头痛"的症状，应温散寒邪以降浊阴。隋代巢元方在《诸病源候论·膈痰风厥头痛候》中提出"膈痰者，谓痰水在于胸膈之上，又犯大寒使阳气不行，令痰水结聚不散，而阴气逆上，上与风痰相结，上冲于头，即令头痛。或数岁不已，久连脑痛，故云膈痰风厥头痛"，指出风痰搏结上冲于脑可导致头痛，并指出头痛可能持续数年不愈。金代李东垣在《兰室秘藏》中首次将头痛分为外感和内伤两类，并补充了太阴头痛和少阴头痛，创制了分经用药的方法。元代朱丹溪在此基础上强调了"痰与火"在头痛发病中的作用。明代李中梓进一步阐述了运用风药治疗头痛的机理。清代王清任则大力提倡瘀血之说，并创立了通窍活血汤、血府逐瘀汤来治疗头痛顽症。至此，中医对头痛的证治体系日臻完善，并有效地指导着临床实践。

（一）病因

头痛多因六淫外邪上犯清空或情志失调、饮食不节、劳倦体虚及跌仆损伤等，导致肝阳上扰，痰瘀痹阻脑络；或精气亏虚，经脉失养。其基本病机为"不通则痛"和"不荣则痛"。外感头痛为外邪上扰清空，壅滞经络，络脉不通；内伤头痛与肝、脾、肾三脏的功能失调有关。

1. 外感六淫

头痛多由起居不慎，感受六淫外邪，侵袭经络，上犯巅顶，清阳之气受阻，气血不畅，而致头痛。正如《医碥·头痛》曰："六淫外邪，唯风寒湿三者最能郁遏阳气。暑火燥三者皆属热，受其热则汗泄，非有风寒湿袭之，不为患也。"

2. 情志失调

忧郁恼怒太过，肝失条达，肝气郁结，气郁化火，上扰清窍，若郁火日久，耗伤阴血，肝肾亏虚，肝阳上亢，上扰清窍而致头痛。

3. 饮食不节

饮食不节，脾失健运，痰湿内生，阻遏清阳，上蒙清窍发为痰浊头痛。脾胃虚弱，气血生化不足，清窍失养而致头痛。

4. 正气不足

先天禀赋不足、房劳过度等致肾精久亏，肾主骨生髓，脑为髓海，肾虚则脑髓空虚而发为头痛。久病体虚、气血不足不能荣脑也可发为头痛。

5. 头部外伤

跌仆损伤致脑脉受损，瘀血阻于脑络，不通则痛。或各种头痛迁延不愈，久病入络，也可变为瘀血头痛。

（二）病机

头痛的基本病机主要分为"不通则痛"和"不荣则痛"两类。其病位在头部，头部被称为"诸阳之会""清阳之府"，五脏六腑的精气皆上注于头部。若六淫邪气侵犯清窍，阻碍清阳之气；或肝气郁结化火，肝阳上亢，上扰清窍；或痰瘀阻滞，阻碍经络气血运行；或气血亏虚，肾精不足，导致头部经脉失养，均可引发头痛。

头痛可分为外感和内伤两大类。外感头痛多由外邪侵袭、经脉阻滞引起，主要以风邪为主，兼夹寒、热、湿等邪气侵袭三阳经脉，导致气血不畅。正如古语所言"伤于风者，上先受之""巅高之上，唯风可到"。因风寒所致者，血脉凝滞，脉道不通，不通则痛；因风热所致者，风热炎上，上扰清窍，清窍受扰而发为头痛；若风邪夹湿，阻遏阳气，蒙蔽清窍，亦可导致头痛。内伤头痛则多与肝、脾、肾三脏功能失调有关。脑为髓海，其功能依赖于肝肾精血和脾胃运化的精微物质滋养。肝为风木之脏，以血为本，以气为用，若肝气郁结化火，可引发头痛；久而久之，阴血耗伤，肝肾亏虚，风阳内动，上扰清窍，亦可导致头痛。脾主运化，若脾失健运，则聚湿生痰，痰浊上蒙清窍；或气血不足，清阳之气不能上升，血虚不能上荣，均可引起头痛。肾藏精，主骨生髓，脑为髓海，若精气耗伤，髓海空虚，亦可引发头痛。

外感头痛的病理性质以实证为主，起病急骤，病程较短；而内伤头痛的病理性质多为虚实夹杂，病程较长，且容易反复发作，病情较为复杂。部分患者可能因外感或情绪不畅等原因急性发作，疼痛剧烈，病情危重。气血亏虚、肾精不足者多属虚证，而肝阳上亢、痰浊、瘀血所致之头痛多属实证。两者在一定条件下可以相互转化。例如，肝阳、肝火日久，耗损阴精，可转化为肾精亏虚的头痛，或出现阴虚阳亢、虚实夹杂的头痛；痰浊中阻日久，脾胃受损，气血生化乏源，脑窍失养，可发展为气血亏虚的头痛；各种头痛若长期不愈，久病入络，则可能转变为瘀血头痛。

本病的发生是因脑脉不通或失养，清窍不利而成。因此，治疗时以疏通经络，缓急止痛为基本原则。外感头痛属实，宜以祛邪活络为主，视邪气性质不同，采用祛风、散寒、化湿、清热等法，内伤头痛多为虚证或虚实夹杂证，治以滋阴养血补虚为要。虚实夹杂者，酌情兼顾并治。此外，根据头痛部位不同，可参照经络循行路线适当选取引经药治疗。

（三）分型

1. 外感头痛

（1）风寒犯头：多因外感风寒邪气，侵袭头部经络，导致经络阻滞，气血不畅，清窍不利而引发头痛。

（2）风湿犯头：多因外感风湿邪气，风湿相搏，侵袭头部经络，导致经络阻滞，气血痹阻，清窍不利而引发头痛。

2. 内伤头痛

（1）痰浊犯头：多因饮食不节，脾胃受伤，脾失健运，聚湿生痰，痰浊上蒙清窍，阻滞经络，气血运行不畅，清窍失养而引发头痛。

（2）气血两虚：多因久病体虚，气血生化不足，或失血过多，气血两虚，不能上荣于脑，清窍失养而引发头痛。

（3）肾虚髓亏：多因先天禀赋不足，或房劳过度，肾精亏损，脑髓空虚，不能上荣于脑，清窍失养而引发头痛。

（4）瘀血犯头：多因头部外伤，或久病入络，瘀血阻于脑络，气血运行不畅，清窍失养而引发头痛。

二、护心灸治疗头痛

（一）风寒犯头

头痛连及项背，常伴拘急收紧感，或有跳动感，痛势较剧，恶风畏寒，遇风受寒则疼痛加剧，口不渴，苔薄白，脉浮紧。

1. 证候分析

头痛连及项背为风寒外袭，凝滞经脉；拘急收紧感为寒性收引凝滞；恶风畏寒，遇寒加剧为风寒束表，卫阳被遏；口不渴，苔薄白，脉浮紧，均为风寒在表之征。

2. 护治法则

疏风散寒，通经止痛。

3. 治疗穴位

主穴神阙、脐周四边穴，配穴风门。

4. 护心灸粉

药物选川芎、白芷。若寒邪侵犯厥阴经脉，引发巅顶痛、干呕、吐涎沫，可用吴茱萸；若寒邪客于少阴经脉，症见头痛、足寒、气逆、脉沉细，可加细辛。

（二）风湿犯头

头痛如裹，肢体困重，纳呆胸闷，大便或溏，小便不利，苔白腻，脉濡滑。

1. 证候分析

头痛如裹为风湿上蒙头窍，困遏清阳；四肢沉重，纳呆胸闷为湿浊中阻，脾阳被困；小便不利、大便或溏为湿邪流注下焦；苔白腻，脉濡滑均为湿浊内蕴之象。

2. 护治法则

祛风胜湿，通窍止痛。

3. 治疗穴位

主穴神阙、脐周四边穴，配穴巨阙、中脘。

4. 护心灸粉

药物选羌活、防风。若胸闷、脘痞、腹胀、便溏，可加苍术、厚朴；恶心欲呕者加半夏。

（三）痰浊犯头

头痛头昏，头重如裹，时有目眩，胸脘痞闷，纳呆，呕恶，倦怠乏力，苔白腻，脉滑或弦滑。

1. 证候分析

头痛头昏，头重如裹为痰浊上蒙清窍，清阳不展；胸脘痞闷为痰浊阻滞中焦；恶心为痰浊上逆，胃失和降；纳呆为脾失健运之象；苔白腻，脉滑，为痰浊内停之征。

2. 护治法则

健脾燥湿，化痰降逆。

3. 治疗穴位

主穴神阙穴、脐周四边穴，配穴中脘穴、脾俞穴、章门穴。

4. 护心灸粉

药物选半夏、白术。若痰湿郁久化热，症见口苦，大便不畅，苔黄腻，脉滑数，加黄芩、枳实；若纳差食少，胸闷、脘痞者，加砂仁、白蔻仁。

（四）气血两虚

头痛绵绵，双目畏光，午后更甚，神疲乏力，面色㿠白，心悸少寐，舌淡，苔薄脉弱。

1. 证候分析

头痛绵绵，双目畏光，午后更甚，神疲乏力，面色㿠白为气血亏虚，清阳不升，清窍失养；心悸、失眠为血虚心失所养所致。

2. 护治法则

益气养血，活络止痛。

3. 治疗穴位

主穴神阙、脐周四边穴，配穴关元、气海。

4. 护心灸粉

药物选党参、川芎。若气虚较重，神疲乏力，重用党参、白术。

（五）肾虚髓亏

头痛且空，眩晕耳鸣，腰膝酸软，神疲乏力，遗精，带下，舌淡苔白，脉细无力。

1. 证候分析

头痛且空，眩晕耳鸣为脑髓失养；腰膝酸软为肾虚失养；遗精为男子肾虚精关不固，带下为女子肾虚带脉不束。

2. 护治法则

养阴补肾，填精生髓。

3. 治疗穴位

主穴神阙、脐周四边穴，配穴肾俞、命门。

4. 护心灸粉

药物选山茱萸、杜仲。若头痛畏寒，面色㿠白，四肢不温，腰膝无力，证属肾阳不足者，当温补肾阳，可用桂枝；若头痛而晕，面颊红赤，心烦不寐，舌红少苔，证属心肾不交，加知母、黄柏。

（六）瘀血犯头

头痛屡发，痛处固定，痛如锥刺，日轻夜重，舌紫暗，或有瘀斑，苔薄白，脉细或细涩。

1. 证候分析

头痛经久不愈，且痛有定处，痛如锥刺为瘀血阻滞脑脉，不通则痛；头痛日轻夜重为阴气盛，血行不畅之故；舌紫暗，或有瘀斑，脉细涩，均为瘀血内阻之征。

2. 护治法则

活血化瘀，通窍止痛。

3. 治疗穴位

主穴神阙、脐周四边穴，配穴膈俞。

4. 护心灸粉

药物选麝香、红花。若头痛甚者可加土鳖虫；若久病气血不足，可加黄芪、当归。

三、病案举例

陈某，女，52岁，因"头晕头痛1周"于2022年12月3日入院。入院症见：头晕头痛，头痛连及项背，痛势较剧，恶风畏寒，口不渴，苔薄白，脉浮紧。遵医嘱予护心灸治疗，药物选川芎、白芷粉填脐，主穴神阙穴、脐周四边穴，配穴风门穴，每日1次，每次30 min，治疗5日后，患者无头晕头痛。

感 冒

一、中医认识

感冒是一种由感受风邪或时行疫毒侵袭人体，导致卫表受邪所引起的疾病。其主要临床表现为鼻塞、流涕、喷嚏、咳嗽、头痛、恶寒、发热及全身不适等症状。本病可发生于一年四季，但以春季和冬季更为多见。病情较轻者通常是由于感受当季之气所致，俗称伤风、冒风或冒寒；而病情较重者则多因感受非时之邪引起，称之为重伤风。若在某一时期内广泛流行且症状相似的病例，则被称为时行感冒。

早在《黄帝内经》中已有详细论述，认为其主要病因与外感风邪有关，而外感风邪导致肺卫功能失调是核心病机。《素问·骨空论》提到："风者，百病之始也。风从外入，令人振寒，汗出头痛，身重恶寒。"汉代张仲景在《伤寒论·辨太阳病脉证并治》中论述太阳病时，提出以桂枝汤治疗表虚证，以麻黄汤治疗表实证，这表明感冒风寒有虚实之分，为感冒的辨证施治奠定了基础。感冒这一病名首次出现在宋代赵倡所著的《太平惠民和剂局方》中，书中提道："大抵感冒，古人不敢轻发汗者，只有麻黄能开腠理。"元代朱丹溪在《丹溪心法·中寒二》中指出，感冒的病位主要在肺，治疗应遵循辛温与辛凉两大法则。到了明清时期，感冒常与伤风互称，并且对体虚者患感冒有了更深入的认识，提出了扶正祛邪的治疗原则。隋代巢元方在《诸病源候论·时气病诸候》中描述："时行病者，是春时应暖而反寒，夏时应热而反冷，秋时应凉而反热，冬季应寒而反温，此非其时而有其气，是以一岁之中，病无长沙，率相似者，此则时行之气也。"这表明人们已经认识到某些感冒具有较强的流行性和传染性。到了清代，随着温热病学说的兴起和发展，许多医家认识到感冒的发生与感受时行之气有关，清代林佩琴在《类证治裁·伤风》中明确提出了"时行感冒"这一名称。而清代徐灵胎在《医学源流论·伤风难治论》中指出，感冒是由于触冒时气所致。

现代中医对感冒的认识更加全面，不仅考虑外邪因素，还结合了人体的体质、季节变化、环境因素等。感冒通常分为风寒感冒和风热感冒两大类。风寒感冒的主要症状包括恶寒发热、无汗、头痛、鼻塞、流清涕、咳嗽、痰白而稀；风热感冒则表现为发热较重、微恶风寒、头痛、鼻塞、流黄涕、咳嗽、痰黄而稠。此外，还有暑湿感冒、气虚感冒等其他类型。

中医认为，感冒的发生与人体正气的强弱密切相关。正气充足则外邪不易侵入，正气虚弱则外邪容易乘虚而入。因此，增强体质、调和气血、平衡阴阳是预防感冒的关键。

（一）病因

1. 外感风邪

风为六淫之首，流动于四时之中，故外感为病，常以风为先导。正如《临证指南医案·风》所说："盖六气之中，惟风能全兼五气。如兼寒则曰风寒，兼暑则曰暑风，兼湿曰风湿，兼燥曰风燥，兼火曰风火。盖因风能鼓荡此五气而伤人，故曰百病之长也。"因四时六气各有偏盛，故风邪常与当令之气相合伤人，而表现为不同证型。如深秋冬令季节，风与寒合，多为风寒证。春夏温暖之时，风与热合，多见风热证。夏秋之交，暑多夹湿，每又表现为风暑夹湿证候。但一般以风寒、风热证为多见，暑湿证次之。至于梅雨季节之夹湿、秋季兼燥等，亦每可见之。

2. 感受时行疫毒

四时六气失常，非其时而有其气，伤人致病者，一般较感受当令之气为重。而非时之气夹时行疫毒伤人，则病情重而多变，往往相互传染，造成广泛流行，且不限于季节性。正如《诸病源候论·时气病诸候》所说："夫时气病者，此皆因岁时不和，温凉失节，人感乖戾之气而生病者，多相染易。"

（二）病机

感冒的基本病机是外邪侵袭，肺卫不和。外邪侵袭人体是否发病，关键在于卫气之强弱，同时与感邪的轻重有关。《灵枢·百病始生》中"风雨寒热不得虚，邪不能独伤人"，若正不胜邪，邪犯卫表，即可致病。如气候突变，冷热失常，六淫病邪猖獗，卫外之气失于调节应变，则每见本病发病率升高。或因生活起居不当，寒温失调，以及劳累过度，以致腠理不密，营卫失和，外邪侵袭为病。

感冒的病位主要在上焦肺卫。外邪侵犯肺卫的途径有二，或从口鼻而入，或从皮毛内侵。风性轻扬，为病多犯上焦，故《素问·太阴阳明论》篇说："伤于风者，上先受之。"肺处胸中，位于上焦，主呼吸，气道为出入升降的通路，喉为其系，开窍于鼻，外合皮毛，职司卫外，为人身之藩篱，故外邪从口鼻，皮毛入侵，肺卫首当其冲，感邪之后，随即出现卫表不和及上焦肺系症状。因病邪在外、在表，故尤以卫表不和为主。

由于感受四时之气的不同和禀赋素质的差异，感冒临床证候表现有风寒、风热及夹湿、夹暑、夹燥、夹虚的不同。

感冒，邪在肺卫，治疗上应因势利导，从表而解，遵《素问·阴阳应象大论》"其在皮者，汗而发之"之义，采用解表达邪的治疗原则。风寒治以辛温发汗，风热治以辛凉清解，暑湿夹杂者又当清暑祛湿解表。虚体感邪应扶正与解表并施，不可专行发散，重伤肺气，在疏散药物中酌加补正之品。

（三）分型

1. 风寒束表

通常与受凉、免疫力低下等因素有关，导致咳嗽、流涕等症状。

2. 暑湿袭表

主要为夏季暑湿交蒸，人体若因贪凉露宿、冒雨涉水等感受外界暑湿之邪，同时过食生冷油腻损伤脾胃，导致内湿素盛，内外湿邪相互搏结，加之素体脾虚或正气不足，抗邪能力较弱，暑湿之邪便易乘虚侵袭肌表，阻滞气机，从而引发感冒。

3. 气虚证

由于反复感冒、乏力、自汗、气短引起。

二、护心灸治疗感冒

（一）风寒束表

恶寒重，发热轻，无汗，头痛，肢节酸疼，鼻塞声重，时流清涕，喉痒，咳嗽，咳痰稀薄色白，口不渴或渴喜热饮，舌苔薄白而润，脉浮或浮紧。

1. 证候分析

恶寒发热，无汗为风寒之邪外束肌表，卫阳被郁；头痛，肢节酸痛为清阳不展，络脉失和；鼻塞流涕，咽痒咳嗽为风寒上受，肺气不宣所致；口不渴或喜热饮是寒为阴邪之故；苔薄白而润，脉浮紧，俱为表寒之象。

2. 护治法则

辛温解表。

3. 治疗穴位

主穴神阙、脐周四边穴，配穴风门、肺俞。

4. 护心灸粉

药物选荆芥、防风。若表寒加重，头身疼痛，憎寒发热，无汗者，酌加麻黄、桂枝；便溏、苔白腻者，加苍术、厚朴；头痛甚者，配白芷、藁本；身热较甚者，加柴胡、薄荷。

（二）暑湿袭表

身热，微恶风，汗少，肢体酸重或疼痛，头昏重胀痛，咳嗽痰黏，鼻流浊涕，心烦，口渴，或口中黏腻，渴不多饮，胸闷，泛恶，腹胀，大便或溏，小便短赤，舌苔薄黄而腻，脉濡数。

1. 证候分析

夏季感冒，感受当令之暑邪，暑多夹湿。身热，微恶风，汗少，肢体酸痛为暑湿伤表，表卫不和；头昏重胀痛为风暑夹湿上犯清窍；咳嗽痰黏，鼻流浊涕为暑湿犯肺，肺气不清，窍道不利；心烦口渴，小便短赤为暑热内扰，热灼津伤；胸闷泛恶腹胀，大便或溏，口中黏腻，渴不多饮为湿热中阻，气机不展；舌苔黄腻，脉濡数为暑热夹湿之象。

2. 护治法则

清暑祛湿解表。

3. 治疗穴位

主穴神阙、脐周四边穴，配穴大椎。

4. 护心灸粉

药物选香薷、厚朴。若暑热偏盛者，加黄连、青蒿；湿困卫表者，加豆蔻、藿香；里湿偏盛，口中黏腻，胸闷脘痞，泛恶，腹胀，便溏者，加苍术、白蔻仁；小便短赤者，加赤茯苓。

（三）气虚证

恶寒较甚，发热，无汗，身楚倦怠，咳嗽，咳痰无力，气短懒言，舌淡苔白，脉浮而无力。

1. 证候分析

恶寒发热，无汗为老年人或体虚久病者，气虚卫表不固，风寒之邪外束肌表，卫阳被郁所致；身楚酸痛为清阳不展，络脉失和；倦怠乏力，气短懒言，咳痰无力为素体气虚体弱；舌淡，脉浮无力为气虚，邪在卫表之象。

2. 护治法则

益气解表。

3. 治疗穴位

主穴神阙、脐周四边穴，配穴风门、气海。

4. 护心灸粉

方药选党参、前胡。若气虚较甚，可加黄芪；若表虚自汗，易伤风邪者，可用黄芪、防风；若见恶寒重，发热轻，四肢欠温，语音低微，舌淡胖，脉沉细无力，为阳虚外感，当温阳解表，可用麻黄、细辛。

三、病案举例

蔡某，女，41岁，因"咳嗽2日"于2021年1月5日入院。入院症见：恶寒重，鼻塞声重，流涕，咳嗽，痰吐稀薄色白，发热不高，身痛不适，舌淡红，苔薄白，脉浮。遵医嘱予护心灸治疗，药物选荆芥、防风粉填脐，主穴神阙穴、脐周四边穴，配穴风门穴、肺俞穴，每日1次，每次30 min，治疗3日后，患者无恶寒、鼻塞身重、流涕等症状。

咳 嗽

一、中医认识

咳嗽是一种由肺失宣降、肺气上逆所引发的病证，其主要临床表现为咳声或咳吐痰液。在传统医学中，有声无痰被称为"咳"，有痰无声则称为"嗽"。然而，临床中痰声并见的情况较为常见，难以明确区分，因此通常以"咳嗽"并称。

咳嗽这一病名最早见于《内经》。该书对咳嗽的成因、症状、证候分类、病理转归及治疗方法进行了较为系统的论述。例如，《素问·宣明五气论》中提到"五气所病……肺为咳"，指出咳嗽的病位主要在肺。《素问·咳论》进一步指出，咳嗽不仅可由外邪侵犯肺脏引起，脏腑功能失调并波及肺也会导致咳嗽，即"五脏六腑皆令人咳，非独肺也"。该篇根据咳嗽的不同表现，将其细分为肺、肝、心、脾、肾、胃、大肠、小肠、胆、膀胱、三焦诸咳，从而确立了以脏腑分类的方法，为后世医家研究咳嗽病证奠定了理论基础。隋代巢元方的《诸病源候论·咳嗽候》提出了"十咳"之说，虽然体现了辨证思想，但名目繁多，临床应用较为困难。明代张景岳则化繁为简，将咳嗽分为外感、内伤两大类，并在《景岳全书·咳嗽》中指出："咳嗽一证，窥见诸家立论太繁，皆不得其要，多致后人临证莫知所从，所以治难得效，以余观之，则咳嗽之要，止惟二证。何为二证？一曰外感，一曰内伤，而尽之矣。……但于二者之中，当辨阴阳，当分虚实耳。"至此，咳嗽的辨证分类逐渐成熟，更贴合临床实际需求。关于咳嗽的治疗方法，历代医家均有论述。例如，汉代张仲景用于治疗虚火咳逆的麦门冬汤，至今仍在临床中广泛应用。后世医家在张仲景的基础上，对咳嗽的治疗提出了许多新的见解。例如，《景岳全书·咳嗽》提出外感咳嗽应以辛温发散为主，内伤咳嗽则以甘平养阴为主的原则，丰富了辨证论治的内容。清代喻昌在《医门法律》中论述了燥邪致病及其伤肺导致咳嗽的证治，创立了温润、凉润治咳之法；针对新久咳嗽治疗中常见的问题，提出了六条治咳禁忌，对后世启发颇多，至今对临床仍有重要的参考价值。

（一）病因

1. 外感

六淫外邪，侵袭肺系。多因肺的卫外功能减退或失调，以致在天气冷热失常、气候突变的情况下，六淫外邪从口鼻或皮毛侵入，侵袭肺系，或因吸入烟尘、异味气体，肺气被郁，肺失宣降，导致咳嗽。《河间六书·咳嗽论》谓："寒、暑、燥、湿、风、火六气，皆令人咳。"由于四时主气不同，因而人体所感受的致病外邪亦有区别。风为六淫之首，其他外邪多随风邪侵袭人体，所以外感咳嗽常以风为先导，夹有寒、热、燥等邪，表现为风寒、风热、风燥相合为病，张景岳曾倡"六气皆令人咳，风寒为主"之说，认为风邪夹寒者居多。

2. 内伤

由脏腑功能失调，内邪干肺所致。可分其他脏腑病变涉及于肺和肺脏自病两端。正如《医学三字经·咳嗽》所说："是咳嗽不止于肺而亦不离乎肺也。"它脏及肺的咳嗽，可因情志刺激，肝失调达，气郁化火，气火循经上逆犯肺所致；或由饮食不当，嗜烟好酒，熏灼肺胃；过食肥厚辛辣，或脾失健运，痰浊内生，上干于肺致咳。因肺脏自病者常由肺系多种疾病迁延不愈，肺脏虚弱，阴伤气耗，肺的主气功能失常，肃降无权，而致气逆为咳。

（二）病机

咳嗽的基本病机为肺失宣降，肺气上逆。因肺主气，司呼吸，上连气道、喉咙，开窍于鼻，外合皮毛，内为五脏华盖，其气贯百脉而通他脏，不耐寒热，称为"娇脏"，易受内外之邪侵袭而为病。肺脏为了祛邪外达，以致肺气上逆，冲激声门而发为咳嗽。诚如《医学心悟·卷三》所说："肺体属金，譬若钟然，钟非叩不鸣，风寒暑湿燥火六淫之邪，自外击之则鸣，劳欲情志，饮食炙煿之火，自内攻之则亦鸣。"《医学三字经·咳嗽》亦说："肺为脏腑之华盖，呼之则虚，吸之则满，只受得本脏之正气，受不得外来之客气，客气干之则呛而咳矣；只受得脏腑之清气，受不得脏腑之病气，病气干之，亦呛而咳矣。"提示咳嗽是内外病邪犯肺，肺脏祛邪外达的一种病理反应。

虽然五脏六腑皆令人咳，但主要病位在肺，与肝、脾、肾关系最为密切。他脏及肺者，多因实致虚。如肝火犯肺者，每见气火灼伤肺津，炼液为痰。痰湿犯肺者，多因湿困中焦，脾失健运，水谷不能化为精微上输以养肺，反而聚生痰浊，上干于肺，久延则肺脾气虚，气不化津，痰浊更易滋生，此即"脾为生痰之源，肺为贮痰之器"的道理。甚则病及于肾，以致肺虚不能主气，肾虚不能纳气，由咳致喘。如痰湿蕴肺，遇外感引触，痰从热化，则易耗伤肺阴。肺脏自病者，多因虚致实。如肺阴不足每致阴虚火炎，灼津为痰；肺气亏虚，气不化津，津聚成痰，甚则痰从寒化为饮。

外感咳嗽属于邪实，为外邪犯肺，肺气壅遏不畅所致。因于风寒者，肺气失宣，津液凝滞；因于风热者，肺气不清，热蒸液聚为痰；因于风燥者，燥邪灼津生痰，肺气失于润降，则发为咳嗽。若外邪未能及时解散，还可发生演变转化，如风寒久郁化热，风热灼津化燥，肺热蒸液成痰等。内伤咳嗽多属邪实与正虚并见。

外感咳嗽与内伤咳嗽可相互影响为病。外感咳嗽如迁延失治，邪伤肺气，更易反复感邪，而致咳嗽屡作，肺脏益伤，逐渐转为内伤咳嗽。肺脏有病，卫外不强，易受外邪引发或加重，在气候转冷时尤为明显。久则肺脏虚弱，阴伤气耗，由实转虚。内伤咳嗽反复发作，积年累月，可使肺、脾、肾俱虚，影响气血之运行、津液之输布而变生他证。

咳嗽的治疗应分清邪正虚实。外感咳嗽，多为实证，应祛邪利肺，按病邪性质分风寒、风热、风燥论治。内伤咳嗽，多属邪实正虚。标实为主者，治以祛邪止咳；本虚为主者，治以扶正补虚，并按本虚标实的主次酌情兼顾。同时，除直接治肺外，还应从整体出发，注意治脾、治肝、治肾等。

（三）分型

1. 外感咳嗽

外感风寒邪气，当人体正气不足或卫外功能减弱时，风寒邪气容易侵袭肺卫，导致肺的宣发肃降功能失常，肺气上逆，从而引发咳嗽等症状。此外，气候骤变、冷热失常、起居不当等因素也是风寒袭肺的诱因。在秋冬季节，气候寒冷，人体易受寒邪侵袭，因此风寒袭肺的发病率相对较高。

2. 内伤咳嗽

（1）痰湿蕴肺：多由饮食不节、脾胃虚弱、运化失职所致。脾为生痰之源，肺为贮痰之器，当脾虚不能运化水湿时，水湿停聚，化为痰湿，上渍于肺，影响肺气的宣降功能，从而导致咳嗽、咳痰等症状的出现。此外，长期居住在潮湿环境中，或外感湿邪，亦可影响脾的运化功能，导致痰湿蕴肺。

（2）肺阴亏虚：多由内伤久咳，或久病伤阴，或热病后期阴津损伤所致。

二、护心灸治疗咳嗽

（一）风寒袭肺

咳嗽声重，气急，咽痒，咳痰稀薄色白，常伴鼻塞，流清涕，头痛，肢体酸楚，恶寒，发热，无汗等表证，舌苔薄白，脉浮或浮紧。

1. 证候分析

咳嗽声重，气急为风寒袭肺，肺气壅塞，不得宣通；鼻塞流涕，咽喉作痒为风寒上受，肺窍不利；咳痰稀薄色白为寒邪郁肺，气不布津，凝聚为痰；头痛身楚，恶寒发热，无汗为风寒外束肌腠；苔薄白，脉浮或浮紧为风寒在表之征。

2. 护治法则

疏风散寒，宣肺止咳。

3. 治疗穴位

主穴神阙、脐周四边穴，配穴肺俞、膻中。

4. 护心灸粉

药物选麻黄、百部。若夹痰浊，咳而痰黏，胸闷，苔腻，加半夏、厚朴、茯苓；表寒未解，里有郁热，热为寒遏，咳嗽音哑，气急似喘，痰黏稠，口渴，心烦，或有身热，加生石膏、桑白皮、黄芩。

（二）痰湿蕴肺

咳嗽反复发作，咳声重浊，痰多，因痰而嗽，痰出咳平，痰黏腻或稠厚成块，色白或带灰色，每于早晨或食后则咳甚痰多，进甘甜油腻食物后加重，胸闷，脘痞，呕恶，食少，体倦，大便时溏，舌苔白腻，脉濡滑。

1. 证候分析

咳嗽痰多，咳声重浊，痰白黏腻或稠厚为脾湿生痰，上渍于肺，壅遏肺气；胸闷脘痞，呕恶为脾运不健，食甘甜肥腻物品而助湿生痰，痰湿中阻；食少，神倦，大便时溏为脾气虚弱；舌苔白腻，脉濡滑，为痰湿内盛之征。

2. 护治法则

健脾燥湿，化痰止咳。

3. 治疗穴位

主穴神阙、脐周四边穴，配穴脾俞、中脘、肺俞。

4. 护心灸粉

药物选半夏、茯苓，适用于咳而痰多稠厚，胸闷，脘痞，苔腻之证；苏子、白芥子、莱菔子适用于痰浊壅肺，咳逆痰涌，胸满气急，苔浊腻之证。若寒痰较重，痰黏白如沫，怕冷，可用细辛；久病脾虚，神倦，可用党参、白术。

（三）肺阴亏虚

干咳，咳声短促，痰少黏白，或痰中带血丝，或声音逐渐嘶哑，口干咽燥，或午后潮热颧红，手足心热，夜寐盗汗，起病缓慢，日渐消瘦，神疲，舌红少苔，脉细数。

1. 证候分析

干咳、咳声短促为肺阴亏虚，虚热内灼，肺失润降；痰少黏白或见夹血为虚火灼津为痰，肺损络伤；咳声逐渐嘶哑，口干咽燥为阴虚肺燥，津液不能濡润上承；午后潮热，手足心热，颧红，夜寐盗汗为阴虚火旺；形瘦神疲为阴精不能充养而致；舌红少苔，脉细数，为阴虚内热之征。

2. 护治法则

滋阴润肺，化痰止咳。

3. 治疗穴位

主穴神阙穴、脐周四边穴，配穴肺俞穴、天突穴。

4. 护心灸粉

药物选沙参、地骨皮。如咳而气促，加五味子、诃子；阴虚潮热，酌加功劳叶、胡黄连；阴虚盗汗，加浮小麦；肺热灼津，咳吐黄痰，加海蛤粉；热伤血络，痰中带血，加牡丹皮、栀子。

三、病案举例

徐某，男，70岁，因"咳嗽咳痰4日"于2023年10月23日入院。入院症见：咳嗽痰多，黄白相兼，咽红微感不适，每于早晨或食后则咳甚痰多，脘痞，呕恶，食少，体倦，大便时溏，舌苔白腻，脉濡滑。遵医嘱予护心灸治疗，药物选半夏、茯苓粉填脐，主穴选神阙穴、脐周四边穴，配穴脾俞穴、中脘穴、肺俞穴，每日1次，每次30 min，经治疗6日后，患者咳嗽咳痰较前减轻。

喘 病

一、中医认识

喘病是由于肺气上逆、宣降功能失调，或气机紊乱、肾失摄纳所引发的一种病证，其主要临床表现为呼吸困难，甚至张口抬肩、鼻翼翕动、无法平卧。轻症患者仅表现为呼吸困难和无法平卧；重症患者稍作活动便喘息不止，严重者则张口抬肩、鼻翼翕动；极重者喘促持续难解，烦躁不安，面青唇紫，四肢发冷，汗出如珠，脉浮大无根，最终可发展为喘脱。

喘病的名称最早见于《黄帝内经》。例如，《灵枢·五阅五使》中提及："肺病者，喘息鼻张。"《黄帝内经》还指出喘病的病因不仅包括外感，还涉及内伤，其病机有虚实之分。《素问·举痛论》"劳则喘息汗出"，强调内伤也可导致喘病；《素问·调经论》"气有余而喘咳上气"，指出实邪可致喘；《灵枢·胀论》"肺胀者，虚满而喘咳"，强调虚证也可致喘。《灵枢·五邪》曰："邪在肺，则病皮肤痛，寒热，上气喘，汗出，喘动肩背。"《素问·痹论》云："心痹者，脉不通，烦则心下鼓，暴上气而喘。"《素问·经脉别论》云："有所坠恐，喘出于肝。"这些论述表明，肺是喘病的主要病变脏腑，但也可涉及肾、心、肝、脾等脏，并描述了喘病的各种症状表现。汉代张仲景在《金匮要略·肺痿肺痈咳嗽上气病脉证治》中提到的"上气"，指的是气喘、肩息、不能平卧的证候，并将其辨证分为虚实两大类，同时列出了相应的治疗方法。金元时期的医家在前人理论的基础上，对喘病病因的认识更加深入。例如，金代刘河间认为喘病因于火热，提出"病寒则气衰而息微，病热则气甚而息粗……故寒则息迟气微，热则息数气粗而为喘也"。元代朱丹溪则认识到七情、饱食、体虚等因素均可成为内伤致喘的原因，他在《丹溪心法·喘病》中说："七情之所感伤，饱食动作，脏气不和，呼吸之息，不得宣畅而为喘急。亦有脾肾俱虚，体弱之人，皆能发喘。"明代张景岳也认为喘病应归纳为虚实两大类，他在《景岳全书·喘促》中说："实喘者有邪，邪气实也；虚喘者无邪，元气虚也。"这理清了喘病的辨证纲领。清代叶天士在《临证指南医案·喘》中提出"在肺为实，在肾为虚"，林佩琴在《类证治裁·喘证》中说："喘由外感者治肺，由内伤者治肾。"他们都认为肺肾两脏主司呼吸的功能失常是喘病病机的重点，这对指导临床实践具有重要的意义。

喘病涉及多种急慢性疾病，不仅是肺系疾病的主要症候之一，还可能因其他脏腑病变影响及肺而引发。因此，在诊断和治疗时，必要时需结合辨病，与相关病篇互参，以便全面分析疾病的特点，并掌握其不同的预后转归。西医学中的肺炎、喘息性支气管炎、肺气肿、肺源性心脏病、心源性哮喘等疾病，在出现呼吸困难时，其临床表现与喘病相似，均可参照本节进行辨证施治。

（一）病因

1. 外邪侵袭

常因重感风寒，邪袭于肺，外闭皮毛，内遏肺气，肺卫为邪所伤，肺气不得宣畅，气机壅阻，上逆作喘。若表邪未解，内已化热，或肺热素盛，寒邪外束，热不得泄，则热为寒郁，肺失宣降，亦气逆作喘。若因风热犯肺，失于疏散，邪热壅肺；或热蒸液聚成痰，痰热壅阻肺气，升降失常，发为喘逆。如《景岳全书·喘促》说："实喘之证，以邪实在肺也，非风寒则火邪耳。"

2. 饮食不当

恣食肥甘厚味，饮食生冷，或因嗜酒伤中，脾运失健，水谷不归正化，反而聚湿生痰；痰浊上干，壅阻肺气，升降不利，发为喘促。若痰湿久郁化热，或肺火素盛，痰受热蒸，则痰火交阻于肺，痰壅火迫，肺气不降，上逆为喘。若湿痰转从寒化，可见寒饮伏肺，常因外邪袭表犯肺，引动伏饮，壅阻气道，发为喘促。《仁斋直指方》说："惟夫邪气伏藏，痰涎浮涌，呼不得呼，吸不得吸，于是上气喘促。"即是指痰涎壅盛的喘病而言。痰浊内蕴，常因外感诱发，可致痰浊与风寒、邪热等内外合邪为患。

3. 情志失调

情志不遂，忧思气结，肺气痹阻，气机不利，或郁怒伤肝，肝气上逆于肺，肺气不得肃降，升多降少，气逆而喘。正如《医学入门·喘》所说："惊忧气郁，惕惕闷闷，引息鼻张气喘，呼吸急促而无痰声者。"即属此类。

4. 劳欲久病

慢性咳嗽、肺痨等肺系病证，久病肺弱，气失所主，气阴亏耗，不能下荫于肾，肾元亏虚，肾不纳气而短气喘促，故《证治准绳·喘》说："肺虚则少气而喘。"或劳欲伤肾，精气内夺，肾之真元伤损，根本不固，不能助肺纳气。气失摄纳，上出于肺，出多入少，逆气上奔为喘。正如《医贯·喘》所言："真元损耗，喘出于肺气之上奔……乃气不归元也。"若肾阳衰弱，肾不主水，水邪泛滥，干肺凌心，肺气上逆，心阳不振，亦可致喘，表现虚中夹实之候。此外，如中气虚弱，肺气失于充养，亦可因气虚而喘。

（二）病机

喘病的基本病机是肺气上逆，宣降失职，或气无所主，肾失摄纳。其发病部位主要在肺和肾，涉及肝脾。《素问·五藏生成》说："诸气者，皆属于肺。"因肺为气之主，司呼吸，外合皮毛，内为五脏华盖，为气机出入升降之枢纽。肺的宣肃功能正常，则吐浊吸清，呼吸调匀。肾主摄纳，有助于肺气肃降，故有"肺为气之主，肾为气之根"

之说。若外邪侵袭，或他脏病气上犯，皆可使肺失宣降，肺气胀满，呼吸不利而致喘；若肺虚，气失所主，亦可少气不足以息，而为喘。肾为气之根，与肺同司气体之出纳，故肾元不固，摄纳失常则气不归元，阴阳不相接续，亦可气逆于肺而为喘。若脾经痰浊上干及中气虚弱，土不生金，肺气不足；或肝气上逆乘肺，升多降少，均可致肺气上逆而为喘。

　　喘病的病理性质有虚实之分。实喘在肺，为外邪、痰浊、肝郁气逆，邪壅肺气，宣降不利所致；虚喘责之肺、肾两脏，因阳气不足、阴精亏耗，而致肺肾出纳失常，且尤以气虚为主。故清·叶天士在《临证指南医案·喘》中有"在肺为实，在肾为虚"之说。实喘病久伤正，由肺及肾；或虚喘复感外邪，或夹痰浊，则病情虚实错杂，每多表现为邪气壅阻于上，肾气亏虚于下的上盛下虚证候。

　　若实喘邪气闭肺，喘息上气，胸闷如窒，呼吸窘迫，身热不得卧，脉急数者；虚喘见足冷头汗，如油如珠，喘息鼻煽，摇身撷肚，张口抬肩，胸前高起，面赤躁扰，直视便溏，脉浮大急促无根者，为下虚上盛，阴阳离决，孤阳浮越，冲气上逆之危脱证候。喘病的严重阶段，不但肺肾俱虚，在孤阳欲脱之时，每多影响到心。心脉上通于肺，肺气治理调节心血的运行，宗气贯心肺而行呼吸；肾脉上络于心，心肾相互既济，心阳根于命门之火，故心脏阳气的盛衰，与先天肾气及后天呼吸之气皆有密切关系。肺肾俱虚之时，心气、心阳衰惫，鼓动血脉无力，血行瘀滞，面色、唇舌、指甲青紫，甚至出现喘汗致脱，亡阴、亡阳的危重局面，必须及时救治，慎加处理。

　　（三）分型

　1. 实喘

　（1）风寒闭肺：多因外感风寒，邪气闭阻于肺，肺气失宣，肃降无权，气逆而喘。

　（2）痰浊阻肺：多因中阳不运，聚湿生痰，痰浊壅阻于肺，使肺气不得宣降，而发为喘促。

　（3）肝气犯肺：多因情志不遂，郁怒伤肝，肝气上逆犯肺，肺气失宣，升降失司，发为喘促。

　（4）水凌心肺：多因脾肾阳虚，水饮内停，上凌心肺，肺气失宣，心阳不振，血脉瘀阻，发为喘促。

　2. 虚喘

　（1）肺气虚：多因肺气不足，卫外不固，复感外邪，或因脾肺两虚，生化无源，肺气虚弱，肃降无权，发为喘促。

　（2）肾气虚：多因肾气不足，摄纳无权，气不归元，阴阳失交而发为喘促。肾为气之根，肾气虚弱，则不能纳气于肾，气失摄纳，上出于肺，发为喘促。

二、护心灸治疗喘病

（一）风寒闭肺

喘息，呼吸气促，胸部胀闷，伴见咳嗽，痰多稀薄色白质黏，头痛，鼻塞，流清涕，恶寒，或有发热，口不渴，无汗，舌苔薄白而滑，脉浮紧。

1. 证候分析

喘息，呼吸气促，胸部胀闷为风寒客肺，邪实气壅，肺气不利；痰多质稀色白为寒邪伤肺，津聚成痰；恶寒，鼻塞、流清涕，头痛，发热，无汗等表寒证为风寒束表，皮毛闭塞。舌苔薄白而滑，脉浮紧为风寒在表之象。

2. 护治法则

宣肺散寒，止咳平喘。

3. 治疗穴位

主穴神阙、脐周四边穴，配穴肺俞、天突。

4. 护心灸粉

药物选麻黄、杏仁。若寒饮内伏，复感外寒引发者，可用小青龙汤解表蠲饮，止咳平喘；表寒里热证明显者，可用麻杏石甘汤宣肺泄热，止咳平喘。

（二）痰浊阻肺

喘息胸闷，咳嗽痰多，质黏腻色黄，咯吐不利，或脘闷，呕恶，纳呆，口黏不渴，舌淡，苔厚腻色白，脉滑。

1. 证候分析

喘息胸闷，咳嗽痰多，质黏腻色黄，咯吐不利为中阳不运，积湿成痰，痰浊壅肺，肺气失降；脘闷，呕恶，纳呆，口黏不渴为痰湿蕴中，肺胃不和。舌淡，苔厚腻色白，脉滑亦为痰湿之象。

2. 护治法则

祛痰降逆，宣肺平喘。

3. 治疗穴位

主穴神阙、脐周四边穴，配穴肺俞、天突。

4. 护心灸粉

药物选半夏、紫苏子。若痰浊夹瘀，喘促气逆，喉间痰鸣，面唇青紫，舌紫暗，可用桃仁、红花；若痰色转黄，舌苔亦黄者，加石膏、黄芩。

（三）肝气犯肺

遇情志刺激而诱发，突然呼吸短促，胸闷发憋，咽中如窒，但喉中痰鸣不著，平素多忧思抑郁，或失眠、心悸，或不思饮食，大便不爽，或心烦易怒，面红目赤，舌淡或红，苔薄白或薄黄，脉弦或弦而数。

1. 证候分析

呼吸短促，咽中如室为郁怒伤肝，肝气冲逆犯肺，肺气不降；胸闷发憋为肝肺络气不和；失眠、心悸，不思饮食，大便不爽，心烦易怒，面红目赤等症为心肝气郁，肝郁化火的表现；脉弦为肝郁之象。

2. 护治法则

开郁降气平喘。

3. 治疗穴位

主穴神阙、脐周四边穴，配穴肺俞、定喘。

4. 护心灸粉

药物沉香、枳壳。若肝郁化火，烦躁易怒，面红目赤，舌红，脉数者，加龙胆、黄芩；若气滞腹胀，大便秘结者，可加大黄；伴舌暗，有瘀斑或瘀点者，可加赤芍、郁金。

（四）水凌心肺

喘咳气逆，倚息难以平卧，伴咳痰稀白，心悸，面目肢体水肿，小便量少，怯寒肢冷，或面色晦暗，唇甲青紫，舌淡胖或胖暗或有瘀斑、瘀点，舌下青筋显露，苔白滑，脉沉细。

1. 证候分析

喘咳气逆，倚息难以平卧，伴咳痰稀白，心悸为肾阳衰弱，阳虚气化失职，水气上逆，射肺凌心，肺失宣降，心失所养；面目、肢体水肿，小便量少为心肾阳虚，气不化水，水湿泛滥，膀胱气化不利，舌淡胖，苔白滑为水湿停聚之象；面色晦暗，唇甲青紫，舌有瘀斑、瘀点，舌下青筋显露，脉沉细或涩等为水阻气滞，血脉瘀滞的表现。

2. 护治法则

温肾利水，泻肺平喘。

3. 治疗穴位

主穴神阙、脐周四边穴，配穴肺俞、肾俞。

4. 护心灸粉

药物选附子、葶苈子。若因痰饮凌心，心阳不振，血脉瘀阻而见面唇、爪甲青紫及舌胖暗青紫者，酌加泽兰、益母草。

（五）肺气虚

喘促短气，气怯声低，咳声低弱，咳痰稀薄，自汗畏风，或呛咳少痰质黏，烦热口干，咽喉不利，舌淡红或有苔剥，脉细数。

1. 证候分析

喘促短气，气怯声低为肺虚气失所主；咳声低弱为肺气不足；咳痰稀薄为气不化津；自汗畏风为肺虚卫外不固；舌淡红，脉软弱为肺气虚弱之象；咳呛痰少质黏，烦热而渴，咽喉不利为肺阴不足，虚火上炎。舌有苔剥，脉细数为阴虚火旺之象。

2. 护治法则

补肺益气养阴。

3. 治疗穴位

主穴神阙、脐周四边穴，配穴肺俞、膻中。

4. 护心灸粉

药物选党参、熟地。若咳痰稀薄，时觉形寒，为肺虚有寒，可加紫苏叶、款冬花；若食少便溏，腹中气坠者，为中气虚弱，肺脾同病，可用黄芪、柴胡。

（六）肾气虚

喘促日久，动则喘甚，呼多吸少，气不得续，形瘦神惫，跗肿，面青唇紫，肢冷汗出，舌淡苔白，脉微细或沉弱；或见喘咳，面红烦躁，口咽干燥，足冷，汗出如油，舌红少津，脉细数。

1. 证候分析

动则气喘，呼多吸少，气不得续为久病肺虚及肾，气失摄纳；形瘦神惫为肾虚精气耗损；汗出为肾阳既衰，卫外之阳不固；肢冷，面青唇紫为阳气不能温养于外；跗肿为阳虚气不化水；舌淡苔白，脉微细或沉弱为肾阳衰弱之象；喘咳，面红烦躁，口咽干燥，足冷，汗出如油，舌红少津，脉细数等戴阳之象是真阴衰竭、孤阳上越、气失摄纳的表现。

2. 护治法则

补肾纳气。

3. 治疗穴位

主穴神阙、脐周四边穴，配穴肾俞、命门。

4. 护心灸粉

药物选山萸肉、附子。若肾阴虚者，不宜辛燥，宜用五味子、泽泻；若喘咳痰多胸闷，动则尤甚，腰膝酸软，此为痰气壅实于上，肾气亏虚于下，为"上实下虚"之候，用厚朴、肉桂；若面唇爪甲青紫，舌暗，舌下青筋显露者，可酌加桃仁、红花。

三、病案举例

苏某，女，67 岁，因"气喘 3 日"于 2022 年 3 月 1 日入院。入院症见：气喘气短、咳嗽痰多，痰白，不易咳出，胸闷，胃纳一般，腹胀，大便干，舌淡，苔厚腻色白，脉滑。遵医嘱予护心灸治疗，主穴选神阙穴、脐周四边穴，配穴肺俞穴、天突穴，每日 1 次，每次 30 min，治疗后第 3 日，患者大便通畅，自觉咳喘减轻，症状好转，继续按原方案治疗，7 日后患者咳喘基本缓解。

肺　胀

一、中医认识

肺胀是一种因多种慢性咳喘气逆疾病反复发作、迁延不愈，导致肺气胀满、不能敛降而引起的病证。其主要临床表现包括胸部膨满、憋闷如塞、喘息上气、咳嗽痰多、烦躁、心悸等，严重时甚至可能出现面色晦暗、唇甲发绀、脘腹胀满、肢体浮肿等症状。肺胀的病程通常缠绵难愈，时轻时重，严重者可出现神昏、痉厥、出血、喘脱等危重证候。

关于肺胀的记载最早可追溯至《内经》，其中详细描述了其病因病机及证候表现。《灵枢·胀论》提到："肺胀者，虚满而喘咳。"而《灵枢·经脉》则指出："肺手太阴之脉，……是动则病肺胀满，膨膨而喘咳。"汉代张仲景在《金匮要略·肺痿肺痈咳嗽上气病脉证治》中指出，肺胀的主要症状为"咳而上气，此为肺胀，其人喘，目如脱状"。他所记载的治疗肺胀的越婢加半夏汤、小青龙加石膏汤等方剂，至今仍被临床广泛采用。在《金匮要略·痰饮咳嗽病脉证并治》中提到的支饮，其症状表现为"咳逆倚息，短气不得卧，其形如肿"，也被认为是肺胀的一种表现。隋代巢元方在《诸病源候论·咳逆短气候》中记载，肺胀的发病机制是"肺虚为微寒所伤则咳嗽，嗽则气还于肺间则肺胀，肺胀则气逆，而肺本虚，气为不足，复为邪所乘，壅痞不能宣畅，故咳逆，短乏气也"。由此可见，肺胀的主要病因是久病肺虚。后世医籍多将本病附载于肺痿、肺痈之后，有时也散见于痰饮、喘促、咳嗽等门类中，其认识不断得到充实和发展。例如，元代朱丹溪在《丹溪心法·咳嗽》中说："肺胀而咳，或左或右不得眠，此痰夹瘀血碍气而病。"这表明肺胀的发生与痰瘀互结、阻碍肺气有关。清代张璐在《张氏医通·肺痿》中说"盖肺胀实证居多"，而清代李用粹在《证治汇补·咳嗽》中则认为肺胀的辨证施治应分虚实两端："又有气散而胀者，宜补肺，气逆而胀者，宜降气，当参虚实而施治。"这些观点对肺胀的临床辨治具有重要的参考价值。

肺胀的发生通常与久病肺虚密切相关，这会导致痰瘀潴留，肺气壅滞，肺不敛降，气还肺间，胸膺胀满，从而形成肺胀。这种病证常因复感外邪而诱发或加剧。肺部首先发病，随后可能累及脾肾，后期甚至可能影响到心脏。

（一）病因

1. 久病肺虚

如内伤久咳、支饮、喘哮、肺痨等慢性咳喘气逆疾患，迁延失治，痰浊潴留，壅阻肺气，气之出纳失常，还于肺间，日久导致肺虚，成为发病的基础。

2. 感受外邪

肺虚久病，卫外不固，六淫外邪每易乘袭，诱使本病发作，病情日益加重。

（二）病机

肺胀的基本病机为多种慢性咳喘气逆疾患反复发作迁延不愈，日久肺虚，痰阻气壅，还于肺间，而致肺气胀满，不能敛降，日久引起五脏功能失调，气血津液运行敷布障碍，痰浊、水饮、瘀血互为影响，每因感受外邪诱发，发为肺胀。总属本虚标实，以肺气亏虚为本，痰浊、水饮、血瘀互结为标，病位在肺，可累及他脏。

因肺主气，开窍于鼻，外合皮毛，主表，故外邪从口鼻、皮毛入侵，每多首先犯肺，导致肺气宣降不利，上逆而为咳，升降失常则为喘。久则肺虚，肺之主气功能失常。若肺病及脾，子盗母气，脾失健运，则可导致肺脾两虚。肺为气之主，肾为气之根，肺伤及肾，肾气衰惫，摄纳无权则气短不续，动则益甚。心脉上通于肺，肺气辅佐心脏运行血脉，心阳根于命门真火，故肺虚治节失职，或肾阳不振，均可病及于心，导致心之阳气虚衰，甚则可以出现喘脱等危候。

病理因素主要为痰浊、水饮与血瘀互为影响，兼见同病。痰的产生，病初由肺气郁滞，脾失健运，津液不归正化而成，渐因肺虚不能化津，脾虚不能转输，肾虚不能蒸化，痰浊愈益潴留，喘咳持续难已。瘀血的产生，主要由痰浊内阻，气滞血瘀；或心之阳气虚损，血失推动、脉失温煦所致。痰浊、水饮、血瘀三者之间又互相影响和转化。如痰从寒化则成饮；饮溢肌表则为水；痰浊久留，肺气郁滞，心脉失畅则血郁为瘀；瘀阻血脉，"血不利则为水"。但一般早期以痰浊为主，渐而痰瘀并见，终至痰浊、血瘀、水饮错杂为患。由于痰浊、水饮、瘀血内阻，肺、脾、肾虚弱，五脏功能失调，机体防御机能低下，故最易复感外邪，诱使病情发作和加剧。若复感风寒，则可成为寒饮停肺之证。感受风热或痰郁化热，可表现为痰热郁肺证。如痰浊壅盛，或痰热内扰，闭阻气道，蒙蔽清窍，则可发生烦躁、嗜睡、昏迷等变证。若痰热内郁，热动肝风，可见肉瞤、震颤，甚则抽搐，或因动血而致出血。病情进一步发展可阴损及阳，出现肢冷、汗出、脉微弱等元阳欲脱现象。

病理性质多属标实本虚，但有偏实、偏虚的不同，且多以标实为急。外感诱发时则偏于邪实，平时偏于本虚。早期由肺而及脾、肾，多属气虚；晚期以肺、肾、心为主，气虚及阳，或阴阳两虚。正虚与邪实每多互为因果。如阳虚卫外不固，易感外邪，痰饮难蠲；阴虚则外邪、痰浊易从热化，故虚实诸候常夹杂出现，每致愈发愈频，甚则持续不已。

（三）分型

1. 寒饮停肺

此型多见于肺胀病程较长，反复发作的患者，由于阳气虚衰，气不化津，津液凝聚而为寒饮，寒饮伏肺，肺失宣降，发为肺胀。

2. 痰浊阻肺

此型多见于肺胀久病患者，由于肺脾两虚，痰浊内生，上逆阻肺，肺气郁闭，升降失司，发为肺胀。

3. 痰蒙清窍

此型多见于肺胀病情危重阶段，痰浊内蕴，郁而化热，上蒙清窍导致神志不清，甚则昏迷。

4. 阳虚水泛

此型多见于肺胀病程日久，阳气虚衰，气化不利，水液内停的患者。

5. 肺肾气虚

此型多见于肺胀病程缠绵，久咳不愈，肺脾肾俱虚的患者。肺气虚则宣降失司，肾气虚则摄纳无权，肺气上逆而为咳，肾气不纳而为喘。咳喘日久，肺肾气虚进一步加重，形成恶性循环。

二、护心灸治疗肺胀

（一）寒饮停肺

恶寒发热，身痛无汗，咳逆喘促，膨膨胀满，气逆不得平卧，痰稀，白色泡沫量多，口干不欲饮，苔白滑，脉浮紧。

1. 证候分析

恶寒发热，身痛无汗，咳逆喘促为素有脾肾阳虚，水饮内停，复感风寒，寒饮相搏，上射于肺；痰稀而有白色泡沫，膨膨胀满，气逆不得平卧为寒饮射肺，气滞于胸，肺气上逆；口干而不欲饮为脾失转输，饮留胃中，津失上承；苔白滑，脉浮紧皆为寒饮停肺之征。

2. 护治法则

温肺散寒，涤痰降逆。

3. 治疗穴位

主穴神阙、脐周四边穴，配穴肺俞、膻中、中府。

4. 护心灸粉

药物选桂枝、芍药。若兼肺肾气虚者，呼吸浅短难续，甚则张口抬肩，动则尤甚，倚息不能平卧，可加黄芪、沉香；面色青暗，唇甲青紫，舌紫暗者，加桃仁、当归。

（二）痰浊阻肺

胸膺满闷，短气喘息，憋闷如塞，咳嗽痰多，色白黏腻或呈泡沫，畏风，自汗，脘痞纳少，易倦怠乏力，舌淡，苔薄腻或浊腻，脉滑。

1. 证候分析

胸满，短气而喘息，憋闷如塞为肺虚脾弱，痰浊内生，上逆干肺，肺失肃降；畏风、自汗为肺气虚弱，卫表不固；脘痞纳少，倦怠乏力为肺病及脾，脾气虚弱，健运失常；舌淡，苔腻，脉滑为痰浊阻肺之征。

2. 护治法则

化痰降气，健脾益肺。

3. 治疗穴位

主穴神阙、脐周四边穴，配穴肺俞、膻中、中府。

4. 护心灸粉

药物选苏子、半夏、茯苓。若痰多，胸满不能平卧，加葶苈子；肺脾气虚，易出汗，短气乏力，痰量不多，酌加黄芪、防风。

（三）痰蒙清窍

神志恍惚，表情淡漠，谵妄，烦躁不安，撮空理线，嗜睡，甚则昏迷，或伴肢体瞤动，抽搐，咳逆喘促，咳痰不爽，苔白腻或黄腻，舌暗红或淡紫，脉细滑数。

1. 证候分析

神志恍惚，表情淡漠，谵妄，烦躁不安为痰浊壅盛，阻塞气道，上蒙清窍；肢体瞤动、抽搐为痰浊内壅，气机不利，引动肝风；咳逆喘促为肺虚痰蕴，肺气上逆；舌暗红或淡紫，脉细滑数为痰蒙清窍之征。

2. 护治法则

涤痰，开窍，息风。

3. 治疗穴位

主穴神阙、脐周四边穴，配穴中脘、肝俞。

4. 护心灸粉

药物选半夏、橘红、郁金。若痰热内盛，身热，烦躁，谵语，神昏，舌红苔黄者，加葶苈子、天竺黄、竹沥；肝风内动，抽搐，加钩藤；血瘀明显，唇甲紫绀，加丹参、红花；如皮肤黏膜出血，咯血，便血色鲜者，加水牛角等。

（四）阳虚水泛

心悸，喘咳，面浮，下肢水肿。甚则一身悉肿，腹部胀满有水，脘痞，纳差，尿少，怕冷，面唇青紫，苔白滑，舌胖暗，脉沉细。

1. 证候分析

心悸，喘咳，咳痰清稀为肺脾肾阳气衰微，气不化水，水饮上凌心肺；面浮，肢体水肿，尿少为肺脾肾阳虚，不能化气行水，水饮泛滥，膀胱气化失职；脘痞，纳差为脾阳虚衰，健运失职，怕冷，面唇青紫为肺脾肾阳虚，寒水内盛，温煦失职；舌胖暗，苔白滑，脉沉细为阳虚水泛之征。

2. 护治法则

温肾健脾，化饮利水。

3. 治疗穴位

主穴神阙、脐周四边穴，配穴命门、膀胱穴、水分。

4. 护心灸粉

药物选桂枝、泽泻。若水肿势剧，上凌心肺，心悸喘满，倚息不得卧者，加沉香、葶苈子；血瘀甚，发绀明显，加泽兰、红花。

（五）肺肾气虚

呼吸浅短难续，声低气怯，甚则张口抬肩，倚息不能平卧，咳嗽，痰白如沫，咳吐不利，胸闷，心慌，形寒汗出，或腰膝酸软，小便清长，或尿有余沥，舌淡或暗紫，脉沉细数无力，或有结代。

1. 证候分析

呼吸浅短难续，声低气怯，甚则张口抬肩，倚息不能平卧，咳嗽，痰白如沫，咳吐不利为肺虚则清肃失司，肾虚则纳气无能，清气难入，浊气难出；腰膝酸软为肾气不足，不能濡养；小便清长，尿有余沥为肾气不足，膀胱气化失司；舌淡，苔白润，脉沉细数无力为肺肾气虚之征。

2. 护治法则

补肺纳肾，降气平喘。

3. 治疗穴位

主穴神阙穴、脐周四边穴，配穴肾俞穴、肺俞穴、膻中穴。

4. 护心灸粉

药物选白术、蛤蚧。肾不纳气者,加五味子、补骨脂;肺肾气虚者,加黄芪、五味子。

三、病案举例

覃某,男,55 岁,因"气促 5 日"于 2024 年 12 月 7 日入院。入院症见:气促,恶寒发热,身痛无汗,气逆不得平卧,痰稀,泡沫量多,口干不欲饮,苔白滑,脉浮紧。遵医嘱选桂枝、芍药粉填脐,主穴选神阙穴、脐周四边穴,配穴肺俞穴、膻中穴、中府穴,每日 1 次,每次 30 min,治疗 7 日后,患者症状改善。

痰 饮

一、中医认识

痰饮是由体内三焦气化失宣所引起,以肠鸣、呕吐、咳喘、咳痰、身肿、胸腹积水所形成的病理产物,所谓"积水成饮,饮凝成痰",其次痰饮又可能成为新的致病因素。一般以较稠浊的称为痰,清稀的称为饮。先秦《神农本草经》巴豆条已有"留饮痰癖,大腹水胀"论述。《素问·经脉别论》中"饮入于胃,游溢精气,上输于脾。脾气散精,上归于肺,通调水道,下输膀胱。水精四布,五经并行,合于四时五脏阴阳,揆度以为常也"。论述了水液代谢生理。汉·张仲景在《金匮要略·痰饮咳嗽病脉证并治第十二》中设立专篇论述"痰饮",并分痰饮(狭义)、悬饮、溢饮和支饮四类,提出"病痰饮者,当以温药和之"的治疗原则,至今仍为临床所遵循。

该篇所列举的治疗痰饮的苓桂术甘汤、小青龙汤等近二十一首方仍有指导意义。而《金匮要略·水气病脉证并治》中提出的"血不利则为水"为后世血滞生饮理论奠定基础。隋唐至金元时期逐渐发展了痰的病理学说,提出"百病兼痰"的论点。隋·巢元方《诸病源候论·痰饮病诸候》系统论述了痰病病因、痰饮证候、所生诸病及治疗原则等。唐·孙思邈《备急千金要方·痰饮》中五饮之说本于仲景而治法方药有所发明,如治胸中痰澼以吐法,治"澼饮停结,满闷目暗"用中军侯黑丸(芫花、巴豆、杏仁、桂心、桔梗)温下。宋代严用和提出气滞生痰思想,认为"人之气道贵乎顺,顺则津液流通,决无痰饮之患。调摄失宜,气道闭塞,水饮停于胸膈"。宋·杨仁斋在《仁斋直指方·喘嗽方论》中首次将痰与饮进行区别,认为清稀为饮,稠浊为痰。金·张子和在《儒门事亲·饮当去水温补转剧论》中指出饮之成因有五,同时提出:"夫治病有先后,不可妄投,邪未去时,慎不可补也。大邪新去,恐反增其气,转甚于未治之时也。"告诫后人治疗饮证不可一味用补法。清代叶天士提出了"外饮治脾,内饮治肾"的大法。清代喻嘉言则指出对痰饮之体虚、积劳、失血等虚证患者不可妄用吐法或峻攻，对治疗痰饮有参考价值。本节论述以《金匮要略》痰饮病为主。

（一）病因

1. 外感寒湿

由于环境潮湿寒冷，或因冒雨涉水、久坐卧于潮湿之地，寒湿之邪容易侵袭肺卫，阻碍卫阳运行，水液无法正常散发；或者使肺脏失去调节水液代谢的功能。此外，若大寒之气深入肾脏损伤阳气，肾脏无法正常主水，则会导致水液停滞形成痰饮，湿气转化为痰。正如《素问·至真要大论》所言："太阴之胜……独胜则湿气内郁……饮发于中。"

2. 饮食不当

若饮食无度，暴饮暴食，或过量饮用冷水、进食生冷食物；或在炎热的夏季感受暑热后饮酒，又贪图凉爽而受寒，导致冷热交结，中焦阳气被遏，脾脏运化功能失常，水湿内停，最终积聚成痰饮。正如《金匮要略·痰饮咳嗽病脉证并治》中所述："夫病人饮水多，必暴喘满。凡食少饮多，水停心下。甚者则悸，微者短气。"

3. 劳倦所伤

过度劳累、纵欲无度，或久病体虚，均可耗损气精，损伤脾肾之阳，导致水液输化失常，停滞成饮。此外，体虚气弱、劳累过度之人，一旦感受水湿之邪，亦可形成痰饮。正如《儒门事亲·饮当去水温补转剧论》所言："人因劳役远行，困倦之际饮水，脾胃功能已衰。"

（二）病机

痰饮基本病机为三焦气化失宣。病位方面，痰饮病变部位主要在于肺、脾、肾。而痰饮的发生，主要与三焦功能失调有关。三焦为水液运行之通道，若水道出现障碍，水液代谢必然异常，停聚某处则为痰饮。标本虚实方面，痰饮为本虚标实，阳虚饮停。

痰饮的病理性质，则总属阳虚阴盛，输化失调，因虚致实，阳衰饮聚为患。中阳素虚，脏气不足，实为发病的内在病理基础。水饮总归阴类，遇寒而聚，得温则化。痰饮既为水液代谢异常所致的病理产物，同时也可成为致病因素，其特性为阴邪，轻则阻遏阳气，重则伤人阳气。

病机演变方面，当外感寒湿之邪或气郁等，均可引起肺气失宣，通调失司，津液聚而为痰；若因湿邪困脾，或寒邪伤脾阳，或脾阳素亏，外加饮食伤脾等，均可使脾虚失运，痰饮停聚；若劳倦、纵欲太过，或久病体虚，耗气伤精，致使肾气肾阳不足，则水湿泛滥，痰饮停聚。三脏之中，又以脾运失司最为紧要。盖脾为升降之枢，脾运不健，或中阳亏虚，上不能输精微以养肺，下不能助肾以化水，由此使水液内停，流溢四处，波及五脏六腑。大多在中阳素虚情况下，外受风寒，或寒湿浸渍，或饮食不当，或劳倦所伤，使三焦气化失常，肺失通调，脾失健运，肾蒸化无权，津液停聚，痰饮内生。饮邪流动，停于胃肠为狭义之痰饮，饮流胁下则为悬饮，饮流肢体则为溢饮，饮聚胸肺则为支饮。而饮邪为患，症状甚多。饮留胸膈，影响肺气宣降可有咳嗽、吐痰白沫、喘满、短气，水寒射肺甚则喘不能卧，饮阻中焦，清阳不升而头眩，饮邪上冲于心则悸动不宁，饮邪留滞胁下，常出现咳嗽吐痰时牵引胁肋部作痛，严重者痛引缺盆，饮邪影响津液输布，津不上承，故虽口干不欲饮，水走肠间，与气相击则肠鸣辘辘作响，水饮外溢肢体而见面浮肢肿，身体沉重疼痛，饮邪留恋，日久化热则见口舌干燥、苔黄，饮阻气郁，化热伤阴，阴虚肺燥，可见咳呛时作，痰黏量少。口干咽燥，若阴虚火旺则午后潮热，颧红，心烦，手足心热，盗汗。

总之，痰饮为肺、脾、肾功能失调，三焦气化失职，水液代谢失常所致，停聚于局部某处，总属本虚标实。

（三）分型

1. 痰饮

（1）脾阳虚弱：此乃因脾阳不足，运化失职，水饮内停，上凌心肺所致。

（2）饮留胃肠：此乃因脾胃阳虚，饮邪内停，水谷不化，气机阻滞所致；或多因饮食不节，或劳倦伤脾，或久病脾虚，运化失职，水湿内停，聚而成饮，饮邪下注胃肠而成。

2. 悬饮

（1）邪犯胸肺：此乃因外邪侵袭，郁遏肺气，肺失宣降，水道通调失职，饮停胸胁所致。

（2）饮停胸胁：此乃因饮邪停聚胸胁，阻碍气机，脉络阻滞所致。

（3）络气不和：此乃因饮邪久居胸胁，气机不利，血行不畅，络脉瘀阻所致。

3. 溢饮

表寒里饮：此乃因外感风寒，内伏痰饮，风寒引动内饮，水寒相搏，饮溢肌肤，肺失宣降所致。

4. 支饮

（1）寒饮伏肺：此乃因外感寒邪，内伏痰饮，寒邪引动内饮，上逆犯肺，肺失宣降，水道不通，饮邪内伏所致。

（2）脾肾阳虚：此乃因久病脾肾两虚，脾阳虚弱，则运化失职，水湿内停；肾阳衰微，则气化无权，水湿泛滥。脾肾阳虚，水湿不化，聚而成饮，饮邪上逆犯肺，肺失宣降，水道不通，饮邪内伏，外溢肌肤，故见支饮之证。

二、护心灸治疗痰饮

（一）脾阳虚弱

胸胁支满，心下痞闷，胃中有振水音，脘腹喜温畏冷，泛吐清水痰涎，饮入易吐，口渴不欲饮，伴头晕目眩，心悸，气短，纳少，大便或溏，形体逐渐消瘦，舌苔白滑，脉弦细而滑。

1. 证候分析

胸胁支满，心下痞闷为胃中停饮，阻碍气机升降；胃中有振水音则为水饮与气相击；脘腹喜温畏冷为寒饮内聚，阳气不达；泛吐清水痰涎，饮入易吐为水饮上逆，口渴不欲饮为水停中焦，津不上承；心悸、气短甚则气喘为水饮凌心射肺；头晕目眩为水饮中阻，清阳不升；食少便溏为脾阳虚弱，健运失常；日渐消瘦实乃水谷不能化生精微充养形体之故；舌苔白滑，脉弦细而滑，均为脾阳虚弱，寒饮停聚之征。

2. 护治法则

温脾化饮。

3. 治疗穴位

主穴神阙、脐周四边穴，配穴中脘、脾俞。

4. 护心灸粉

药物选茯苓、桂枝。水饮内阻，清气不升而见眩冒、小便不利者，加泽泻、猪苓；脘部冷痛，吐涎沫，为寒凝气滞，饮邪上逆，可用吴茱萸、肉桂；心下胀满者，加枳实。

（二）饮留胃肠

心下坚满或痛，自利，利后反快，虽利心下续坚满；或水走肠间，沥沥有声，腹满，便秘，口舌干燥。舌苔腻、色白或黄，脉沉弦或伏。

1. 证候分析

心下坚满或痛为水饮留胃，阳气不通所致；利后反快乃正气驱邪外出，水饮下行之象；下利后心下续坚满则因虽有自利，但留饮病根未除，新饮仍旧日积之故；肠间沥沥有声为饮邪从胃下流于肠，气水相搏；口舌干燥乃水饮不化，津液不能上承；腹满因水邪留滞肠间；口舌干燥、苔黄乃水饮日久郁而化热；舌苔腻、色白或黄，脉沉弦或伏为水饮壅盛，阳气郁遏之象。

2. 护治法则

攻下逐饮。

3. 治疗穴位

主穴神阙、脐周四边穴，配穴水分、大肠俞。

4. 护心灸粉

药物选半夏、白芍。饮邪上逆，胸满者加枳实、厚朴。

（三）邪犯胸肺

寒热往来，身热起伏，汗少，或发热不恶寒，有汗而热不解，咳嗽，痰少，气急，胸胁刺痛，呼吸转侧疼痛加重，心下痞硬，干呕，口苦，咽干，舌苔薄白或黄，脉弦数。

1. 证候分析

寒热往来，胸胁疼痛，干呕，口苦，咽干等少阳证，盖肺居胸中，两胁为少阳经脉分布循行处，外邪侵袭，与宿饮相合，热郁胸肺，结于少阳，少阳病未解，枢机不利；身热有汗，咳嗽，痰少，气急等为邪郁化热内蕴，肺气失宣；心下痞硬为邪结于里，气机升降失常，甚至有演化为结胸趋势；舌苔薄白或黄，脉弦数乃邪犯胸肺之候。

2. 护治法则

和解宣利。

3. 治疗穴位

主穴神阙、脐周四边穴，配穴水分、大肠俞。

4. 护心灸粉

药物选柴胡、黄芩。痰饮内结，肺气失肃，见咳逆气急，加白芥子、桑白皮；胁痛甚者，加郁金、桃仁；心下痞硬，口苦，干呕，加黄连，瓜蒌；热盛汗出，咳嗽气粗，加杏仁、石膏。

（四）饮停胸胁

胸胁疼痛，咳唾引痛，痛势较初期减轻，而呼吸困难加重，咳逆气喘息促不能平卧，或仅能偏卧于停饮的一侧，病侧肋间胀满，甚则可见偏侧胸廓隆起。舌苔薄白腻，脉沉弦或弦滑。

1. 证候分析

胸胁牵引作痛，乃饮邪积聚胸胁之间，阻碍气机升降，气与饮相搏击之故，反见痛减轻而喘息加重，盖因水饮已成，气机升降痹窒；咳逆不能平卧为饮邪上迫于肺；肋间胀满隆起为饮在胸胁之象；舌苔薄白腻，脉沉弦或弦滑，为水结于内之候。

2. 护治法则

逐水祛饮。

3. 治疗穴位

主穴神阙、脐周四边穴，配穴水分、膀胱俞。

4. 护心灸粉

药物选大戟、芫花。痰浊偏盛，胸部满闷，舌苔浊腻者，加薤白、杏仁；如水饮久停难去，胸胁支满，体弱，食少者，加桂枝、白术。

（五）络气不和

胸胁疼痛，如灼如刺，胸闷不舒，呼吸不畅，或有闷咳，甚则迁延经久不已，阴雨天更甚。舌苔薄，质暗脉弦。

1. 证候分析

胸胁疼痛，憋闷不舒乃饮邪久郁之后，气机不利，络脉痹阻之故；痛势如灼为气郁化火；刺痛不已乃脉络瘀滞；舌苔薄，质暗，脉弦，乃气滞络痹之候。

2. 护治法则

理气和络。

3. 治疗穴位

主穴神阙、脐周四边穴，配穴膻中、期门。

4. 护心灸粉

药物选旋覆花、香附。痰气郁阻，胸闷苔腻者，加瓜蒌、枳壳；久痛入络，痛势如刺者，加桃仁、没药；饮留不净者，胁痛迁延，经久不已，可加通草、路路通。

（六）表寒里饮

体沉身重而疼痛，甚则肢体水肿，恶寒，无汗，或有咳喘，痰多白沫，胸闷，干呕，口不渴。苔白、脉弦紧。

1. 证候分析

身体重痛、水肿乃水饮流溢四肢体表；恶寒，无汗为风寒束表；喘咳，痰多白沫，胸闷干呕为水饮内停，上逆迫肺所致，口不渴为水饮内停，津液不能正常上承；苔白，脉弦紧为表寒里饮之候。

2. 护治法则

发表化饮。

3. 治疗穴位

主穴神阙、脐周四边穴，配穴中脘、肺俞。

4. 护心灸粉

药物选桂枝、细辛。表寒外束，内有郁热，伴有发热，烦躁，苔白而兼黄，加石膏；水饮内聚而见肢体浮肿明显，尿少者，可配茯苓、猪苓；饮邪犯肺，喘息痰鸣不得卧者，加杏仁、射干。

（七）寒饮伏肺

咳逆喘满不得卧，痰吐白沫量多，经久不愈，天冷受寒加重，甚至引起面浮跗肿，或平素伏而不作，遇寒即发，发则寒热、背痛、腰疼、目泣自出、身体振振欲动，舌苔白滑或白腻，脉弦紧。

1. 证候分析

咳喘不能卧乃饮邪上逆犯肺，肺气不降；吐痰白沫量多皆为津液遇寒而凝聚为痰，壅滞于肺；经久不愈盖因饮邪恋肺，留而不去；受寒易于诱发实为阳虚内寒，饮本阴邪之故；面浮跗肿为水饮泛溢；发热恶寒盖因新寒触发，外寒束表；喘剧，目泣自出、身体振振欲动等为饮邪迫肺，痰阻气壅；背痛、腰疼为外感风寒，肺卫宣发不利之象；舌苔白滑或白腻，脉弦紧，为寒饮内盛之征。

2. 护治法则

宣肺化饮。

3. 治疗穴位

主穴神阙、脐周四边穴，配穴中府、膻中、肺俞。

4. 护心灸粉

药物选细辛、厚朴。寒热、身痛等表证，见动则喘甚，易汗，为肺气已虚，可改用茯苓、五味子；若饮多寒少，外无表证，喘咳痰稀或不得息，胸满气逆，白芥子、莱菔子；饮邪壅实，咳逆喘息，胸痛烦闷，加甘遂、大戟。邪实正虚，饮郁化热，喘满胸闷，心下痞坚，烦渴，面色黧黑，苔黄而腻，脉沉紧，或经吐下而不愈者，当行水散结，补虚清热，用木防己、石膏；水邪结实者，可用茯苓、芒硝；若痰饮久郁为痰热，伤及阴津，咳喘咳痰稠厚，口干咽燥，舌红少津，脉细滑数，用瓜蒌、川贝母。

（八）脾肾阳虚

喘促动则为甚，心悸，气短，或咳而气怯，痰多，食少，胸闷，怯寒肢冷，神疲，少腹拘急不仁，脐下动悸，小便不利，足跗水肿，或吐涎沫而头目昏眩，舌体胖大，质淡，苔白润或腻；脉沉细而滑。

1. 证候分析

喘促气短，动则为甚乃痰饮久病，穷及于肾，肾不纳气；咳而气怯、痰多、胸闷、食少皆为肺脾气虚，痰饮内蕴；形寒肢冷为肾阳虚弱，不能温煦形体之故；小便不利为肾虚气化无权，水饮停于下焦；少腹拘急不仁乃饮停之征；脐下动悸之症亦为肾阳虚弱，不能镇摄水饮，水气上冲所致；足跗水肿乃水饮溢于外；吐涎沫而头目昏眩乃水饮逆于上，胃失和降，清阳不升，脑窍不利所致。舌体胖大，质淡，苔白润或腻，脉沉细而滑，均为阳虚饮聚之候。

2. 护治法则

温脾补肾，以化水饮。

3.治疗穴位

主穴神阙、脐周四边穴，配穴脾俞、肾俞。

4.护心灸粉

药物选桂枝、淮山药。痰饮壅盛，食少痰多，可加半夏、陈皮；水湿偏盛，足肿，小便不利，四肢沉重疼痛，可加茯苓、泽泻；脐下悸，吐涎沫，头目昏眩，是饮邪上逆，虚中夹实之候，可用泽泻、白术化气行水。

三、病案举例

钱某，女，50岁，因"胁肋胀痛40余日"于2021年12月2日入院。入院症见：胁肋胀痛，形体肥胖，胸背闷痛，胃脘胀痛，气短乏力，肢体沉重，口干欲饮，失眠，舌红，苔白腻，脉沉弦。遵医嘱予护心灸治疗，药物选旋覆花、香附粉填脐，主穴神阙穴、脐周四边穴，配穴膻中穴、期门穴，每日1次，每次30 min，治疗7日后，患者诸症均减轻，但腹胀症状较突出，予调整护心灸治疗，改用厚朴、知母粉填脐，配穴选上脘、中脘，每日1次，每次30 min，治疗5日后，患者诸症消失。

胃　痛

一、中医认识

胃痛是一种由寒邪侵袭、饮食不当、情志失调，以及脏腑功能紊乱引起的病证，其主要表现为胃气郁滞、胃失濡养，临床症状以上腹胃脘部近心窝处疼痛为主，又称胃脘痛。

《内经》是最早记载"胃脘痛"这一名称的医学典籍，并初步阐述了胃脘痛的病因病机、临床表现及治疗方法。《灵枢·邪气脏腑病形》篇中提到："胃病者，腹䐜胀，胃脘当心而痛，上支两胁，膈咽不通，饮食不下，取之三里也。"这段描述清晰地阐明了胃痛的主要病变部位、临床表现及治疗方法。此外，《素问·六元正纪大论》指出："木郁之发……民病胃脘当心而痛。"这进一步说明了胃痛的发生与肝郁（木郁）有关，肝气横逆犯胃是导致胃痛的重要因素。然而，《内经》中多处提到"胃脘当心而痛"，导致许多古代文献将心痛、心下痛等概念与胃痛混淆，难以区分。宋代以后，医家们开始对胃痛与心痛混为一谈的现象提出疑问。例如，宋代陈言在《三因极一病证方论·九痛叙论》中指出："夫心痛者，在方论则曰九痛，《内经》则曰举痛，一曰卒痛，种种不同，以其痛在中脘，故总而言曰心痛，其实非心痛也。"直到金元时期，元代李杲在《兰室秘藏》中首次将"胃脘痛"单独列为一门，使其成为独立的病证。

此后，明清时期进一步明确了心痛与胃痛的区别，对胃痛病因病机的认识不断深入，治疗方法也更加丰富。例如，明代王肯堂在《证治准绳·心痛胃脘痛》中提出："或问丹溪言心痛即胃脘痛，然乎？曰：心与胃各一脏，其病形不同，因胃脘痛处在心下，故有当心而痛之名，岂胃脘痛即心痛者哉！"清代高世栻在《医学真传·心腹痛》中则指出，应辨证地理解和运用"通则不痛"的治疗原则。书中说："夫通者不痛，理也。但通之之法，各有不同。调气以和血，调血以和气，通也；下逆者使之上行，中结者使之旁达，亦通也；虚者助之使通，寒者温之使通，无非通之之法也。若必以下泻为通，则妄矣！"这一观点为后世对胃痛的辨证施治提供了新的思路。

（一）病因

1. 寒邪客胃

外感寒邪侵袭人体，客居于胃部，因寒性具有凝滞的特性，导致胃气郁结不畅，从而引发胃痛骤然发作。《素问·举痛论》有云："寒气容于肠胃之间，膜原之下，血不得散，小络急引故痛。按之则血气散，故按之痛止。"对于平素中阳不足、脾胃虚寒之人，在冬春季节若感受外寒，则容易触动体内潜伏的寒邪，进而发病。

2. 饮食伤胃

饮食不节是引发胃痛的最常见原因。胃作为水谷之海，其主要功能是受纳和消化食物。当饮食过量时，胃的容纳功能超负荷，而脾的运化能力不足，长此以往，食物积滞于内，气机受阻，最终导致胃痛。《素问·痹论》曾指出："饮食自倍，肠胃乃伤。"如果过度食用肥甘厚味或辛辣食物，或无节制地饮酒，体内就会积聚湿热，湿热阻滞中焦，致使胃气郁结不畅，从而引发胃部灼热疼痛。此外，食用过多生冷食物，寒气积聚于胃脘，也会导致胃寒疼痛。《医学正传·胃脘痛》曰："致病之由，多因纵恣口腹，喜好辛酸，恣饮热酒煎煿，复食寒凉生冷，朝伤暮损，日积月深，自郁成积，自积成痰，痰水煎熬，血亦妄行，痰血相杂，妨碍升降，故胃脘疼痛。"

3. 情志失调

肝脏为刚强之脏，其特性是喜条达而主疏泄，具有疏通脾胃、促进消化的功能。恼怒容易伤肝，导致肝气疏泄失常，肝气郁结，进而横逆侵犯胃腑，使胃气郁滞，不通则痛。《杂病源流犀烛·胃痛》中提到："胃痛，邪干胃脘病也。……惟肝气相乘为尤甚，以木性暴，且正克也。"肝郁日久容易化火，郁火乘犯胃腑，导致肝胃郁热，胃气郁滞，从而引发胃脘灼热疼痛。气滞时间一长，血行不畅，血脉凝涩，最终形成瘀血内结，因此胃脘部位会出现刺痛，且病情缠绵难愈。正如《增评柳选四家医案·脘腹痛门》所言"肝胃气痛，痛久则气血瘀凝"。脾主运化，与胃相表里，忧思过度会伤脾，思虑则气机郁结，导致胃气无法宣通，因而郁滞作痛。脾弱则肝气相对亢盛，木克土虚，胃腑受克，胃气郁滞，最终引发疼痛。

4.体虚久病

素体脾胃虚弱，或因过度劳累，或因饮食不规律，或因久病导致脾胃受损，均可引发脾阳不足、中焦虚寒，使胃失去温煦而引发疼痛；或因胃阴不足，胃失于濡养而疼痛。此外，服用过量寒凉或温燥药物，损伤脾胃，同样可导致疼痛。

（二）病机

胃痛的基本病机在于胃气郁滞，即所谓"不通则痛"。胃的主要功能是受纳和腐熟水谷，其正常状态以和降为顺，不应出现郁滞。任何原因导致胃气失于和降，例如宿食停滞、气滞血瘀等，都会引发胃气郁滞，从而导致胃痛。

本病的病变部位主要在胃，但与肝、脾的关系十分密切。肝属木，为刚脏，喜条达而主疏泄，具有疏土助消化的作用。肝与胃之间存在木土乘克的关系，因此肝气郁结容易横逆犯胃，导致胃失和降，胃气郁滞而引发疼痛。此外，肝气久郁还会化火伤阴，或导致瘀血内结，使病情加重，胃痛反复发作且难以痊愈。脾与胃同处中焦，互为表里。脾为太阴湿土，以升为顺；胃为阳明燥土，以降为和。两者燥湿相济，升降相因，在生理上相辅相成，在病理上互相影响。因此，脾病常影响及胃，胃病也可波及于脾。

本病的病性可从寒热、虚实、气血等方面进行区分，但总体上均可归纳为虚实两个方面。其中，寒邪犯胃、肝气犯胃、饮食停滞、肝胃郁热、湿热中阻及瘀血内阻等属于实证范畴。胃痛初期多表现为实证，若长期不愈或反复发作，脾胃受损，则可由实转虚。例如，因寒而痛，寒邪伤阳，导致脾阳不足，胃失温养，形成虚寒胃痛；因热而痛，热邪伤阴，导致胃阴不足，胃失濡养，形成阴虚胃痛。虚证胃痛若迁延日久，临床上常表现为虚实夹杂，如脾胃虚弱，运化无力，常夹有湿邪、食积，且易受寒邪侵袭。从寒热角度看，因寒而痛者，若久治不愈，可能化热；因热而痛者，若过食生冷，也可能形成寒热错杂之证。从气血角度看，气滞日久，必然导致血瘀；瘀血内结，必然阻遏气机，两者互为因果。

本病的病理因素主要包括气滞、寒凝、热郁、湿阻、血瘀等，其中尤以气滞最为常见。

胃痛若长期不愈，可能衍生出多种变证。例如，胃热炽盛，迫血妄行，或瘀血阻滞，血不循经，可能出现呕血；脾胃虚寒，脾不统血，可能出现便血。若出血量较大，可能导致气随血脱，危及生命。若中阳不振，水饮不归正化，可能形成饮停于胃之证。若胃痛日久，痰瘀互结，壅塞胃脘，形成癥积，触之有块，形体迅速消瘦，脘痛难忍，甚至呕吐物如赤豆汁，其预后极差，也属于危重证候。

（三）分型

1. 寒邪犯胃

此型胃痛多因外感寒邪，侵袭胃腑，寒凝气滞，胃失和降所致。

2. 食滞胃肠

此型胃痛多因饮食不节，暴饮暴食，或恣食生冷、肥甘、煎炸之品，损伤脾胃，食积中焦，胃失和降所致。

3. 肝气犯胃

此型胃痛多因情志不畅，肝气郁结，横逆犯胃，胃失和降所致。

4. 瘀血内阻

此型胃痛多因久病入络，瘀血内结，胃络阻滞所致。

5. 脾胃虚寒

此型胃痛多因脾胃阳气不足，虚寒内生，运化失职，胃失和降所致。

6. 胃阴亏虚

此型胃痛多因胃阴耗伤，胃失濡养，胃气不和所致。

二、护心灸治疗胃痛

（一）寒邪犯胃

胃痛暴作，病势较剧，恶寒喜暖，得温痛减，遇寒加重，口不渴，或喜热饮，苔薄白，脉弦紧。

1. 证候分析

胃痛暴作为寒邪客胃，胃阳被遏，气机阻滞所致；寒性凝滞收引，故病势较剧；寒邪得温则散，遇阴则凝，故恶寒喜暖，得温痛减，遇寒加重；口不渴为胃无热邪；热能胜寒，故喜热饮；苔薄白属寒，脉弦主痛、紧主寒。

2. 护治法则

散寒止痛，温胃护阳。

3. 治疗穴位

主穴为神阙穴、脐周四边穴，配穴选胃俞穴、脾俞穴、梁门穴。

4. 护心灸粉

药物选香附。若轻者局部温熨，或服生姜汤即可；若寒甚者可加吴茱萸、荜茇等加强散寒理气之力；若兼见形寒身热等风寒表证者，可加紫苏叶以疏散风寒；若痛而脘闷不食，嗳气或呕吐者，兼夹积滞可加枳实、神曲等以消食导滞。

148

（二）食滞胃肠

胃脘胀痛拒按，嗳腐吞酸，或呕吐不消化食物，吐后痛减，不思饮食，大便不爽，得矢气及便后稍舒，舌苔厚腻，脉滑。

1. 证候分析

胃脘胀痛拒按为食积于胃，气机阻滞所致；嗳腐吞酸，或呕吐不消化食物为食滞胃肠，胃失和降，胃气上逆所致；吐则宿食上越，矢气及得便则腐浊下排，故吐后痛减，得矢气及便后稍舒；不思饮食为食滞于中，受纳失常所致；大便不爽为胃中饮食停滞，大肠传导失常所致；舌苔厚腻，脉滑均为食滞胃肠之象。

2. 护治法则

消食导滞，和胃止痛。

3. 治疗穴位

主穴为神阙、脐周四边穴，配穴选中脘、下脘、梁门、天枢。

4. 护心灸粉

药物选神曲。若脘腹胀甚者，可加枳实、厚朴行气消滞；若胃脘痛胀而便闭者，可合用大黄以通腑行气；若胃痛急剧而拒按，大便秘结，舌苔黄燥者，为食积化热成燥，可用芒硝、厚朴以泄热解燥、通腑荡积。

（三）肝气犯胃

胃脘胀痛，攻撑作痛，痛连两胁，胸闷，嗳气，大便不畅，得嗳气、矢气则舒，遇烦恼郁怒则痛作或痛甚，舌苔薄白，脉弦。

1. 证候分析

胃脘胀痛，攻撑作痛，痛连两胁，为肝气郁结，横逆犯胃；胸闷嗳气为气机不利，胃气上逆；大便不畅为气滞肠道，大肠传导失司；嗳气、矢气则上下气机暂得畅达，故嗳气、矢气则舒；如情志不和，则肝郁更甚，故每因烦恼郁怒而痛作或痛甚；舌苔薄白，脉弦为肝气郁滞之象。

2. 护治法则

疏肝理气，和胃止痛。

3. 治疗穴位

主穴为神阙、脐周四边穴，配穴选期门、肝俞、中脘。

4. 护心灸粉

药物选香附。如胃痛较甚者，可加川楝子、延胡索以理气止痛；若嗳气频繁者，可加沉香、旋覆花以顺气降逆；泛吐酸水者，加煅瓦楞子、海螵蛸制酸止痛。

（四）瘀血内阻

胃脘疼痛，痛有定处而拒按，多为刺痛，食后痛甚，入夜尤甚，或见吐血、黑便，舌紫暗或有瘀斑，脉涩。

1. 证候分析

胃脘疼痛，痛有定处而拒按，刺痛，入夜尤甚为瘀血阻胃；食与瘀并，故食后痛甚；吐血、黑便为瘀血内停，血不循经所致。舌紫暗或有瘀斑，脉涩均为瘀血内阻之象。

2. 护治法则

活血化瘀，和胃止痛。

3. 治疗穴位

主穴为神阙、脐周四边穴，配穴选中脘、膈俞。

4. 护心灸粉

药物选丹参。若痛甚，加理气活血药而无效时，脉络壅滞，营阴不和者，可加白芍以和营缓急止痛；若见呕血、黑便者，可参考"血证"论治，酌情选用三七粉、白及等。

（五）脾胃虚寒

胃痛隐隐，喜温喜按，空腹痛甚，得食痛减，劳累或受凉后发作或加重，泛吐清水，神疲乏力，手足不温，大便溏薄，舌淡苔白，脉虚弱或迟缓。

1. 证候分析

胃痛隐隐，喜温喜按为脾胃虚寒，胃失温养；胃虚得食，借饮食之暖以温通血脉，故得食痛减，空腹痛甚；劳则气耗，寒则伤阳，故劳累或受凉后发作或加重；泛吐清水为脾虚中寒，水不运化而上逆；神疲乏力，手足不温，大便溏薄为脾胃虚寒；舌淡苔白，脉虚弱或迟缓均为脾胃虚寒之象。

2. 护治法则

温中健脾，和胃止痛。

3. 治疗穴位

主穴为神阙、脐周四边穴，配穴选中脘、脾俞、胃俞。

4. 护心灸粉

药物选桂枝。若泛吐酸水者，加吴茱萸、煅瓦楞子制酸止痛；若泛吐清水较多者，宜加半夏、茯苓以温胃化饮。

（六）胃阴亏虚

胃脘隐隐灼痛，心烦嘈杂，似饥而不欲食，口燥咽干，大便干结，舌红少津，苔少或光剥无苔，脉细数。

1. 证候分析

胃脘隐隐灼痛为胃痛日久，郁热伤阴，胃失濡养所致；心烦嘈杂为虚热上扰；似饥而不欲食为胃阴亏虚，不能消谷；口燥咽干为阴虚津少，无以上承；大便干结为胃阴亏虚，无以下溉，肠道失润所致；舌红少津，苔少或光剥无苔，脉细数均为阴虚内热之象。

2. 护治法则

养阴益胃，和中止痛。

3. 治疗穴位

主穴为神阙、脐周四边穴，配穴选中脘、胃俞。

4. 护心灸粉

药物选生地。若痛甚者，可加香橼等理气而不伤阴；若嘈杂反酸者，可吴茱萸以制酸和胃；若便秘者，可加麻子仁、瓜蒌仁以润肠通便。

三、病案举例

陈某，男，26岁，因"胃脘胀痛1个月余"于2022年3月24日入院。入院症见：胃脘胀痛，痛连两胁，胸闷，嗳气，大便不畅，得嗳气、矢气则舒，遇烦恼郁怒则痛作或痛甚，舌苔薄白，脉弦。遵医嘱予护心灸治疗，选香附粉填脐，主穴为神阙穴、脐周四边穴，配穴选期门穴、肝俞穴、中脘穴，每日1次，每次30 min，治疗10日后，患者胃脘胀痛减轻，纳较前好转。

痞 满

一、中医认识

痞满是一种由中焦气机阻滞、脾胃升降功能失常所引起的病证，其主要临床表现为自觉脘腹部痞塞、满闷不适，按之柔软，压之无痛，触之无形。

痞满在《黄帝内经》中被称为"痞""痞塞""痞隔"，其病因被认为与饮食不节、生活起居失调及寒邪侵袭等因素有关。汉代张仲景在《伤寒论》中首次明确提出"痞"的病名，指出其病机为正气虚弱、邪气内陷、升降失调，并确立了寒热并用、辛开苦降的治疗原则。他所创制的半夏泻心汤、生姜泻心汤、甘草泻心汤和大黄黄连泻心汤等方剂，至今仍被后世医家广泛使用。此外，在《金匮要略·痰饮咳嗽病脉证并治第十二》中，张仲景还创制了小半夏加茯苓汤，用于治疗因"膈间有水"所致的心下痞，这一方法至今仍对临床实践具有指导意义。

隋代巢元方在《诸病源候论·诸痞候》中提出了"诸痞"的概念，指出痞满的病位在"腹内"，其病机为营卫不和、阴阳隔绝、脏腑痞塞不通。金代李东垣倡导脾胃内伤学说，在《兰室秘藏·心腹痞门》中记载的消痞丸、枳实消痞丸等方剂，以辛开苦降、消补兼施为特点，沿用至今。明代张景岳在《景岳全书·痞满》中将痞满分为虚实两类，认为有邪气阻滞者为实证，无物无滞者为虚证，并提出实证可采用消导或发散的方法，而虚证则应注重温补。这种虚实辨证方法对后世痞满的诊治具有重要的指导意义。

（一）病因

1. 感受外邪

表邪入里，或因治疗不当，误用泻下之法损伤脾脏，导致邪气内陷并结聚于胃脘部位，致使中焦气机升降失调，胃气郁结不畅，最终形成痞满。正如《诸病源候论·痞噎病》中所言："夫八痞者，荣卫不和，阴阳隔绝，而风邪外入，与卫气相搏，血气壅塞不通，而成痞也。"

2. 饮食不节

暴饮暴食，或恣意食用生冷辛辣食物，或偏好肥甘厚味，或沉溺于浓茶烈酒，都会损伤脾胃，导致消化功能失常，食物积滞于胃脘，痰湿阻滞中焦，气机升降失调，胃气壅塞，从而引发痞满症状。

3. 情志失调

抑郁恼怒，情志不畅，导致气机郁结，肝失疏泄，进而横逆犯胃，脾胃功能失调，升降失常，最终引发胃气阻滞，形成痞满。正如《景岳全书·痞满》所言："怒气暴伤，肝气未平而痞。"

4. 体虚久病

素体脾胃虚弱，中气不足，或因久病耗伤脾胃，或过用苦寒泻下药物损伤脾胃，导致脾胃虚弱，纳运功能失常，升降失调，胃气壅滞，从而引发痞满。正如《类证治裁·痞满论治》所言"脾虚失运，食少虚痞"。

（二）病机

痞满的基本病机在于中焦气机受阻，脾胃的升降功能失调。脾胃同处中焦，脾主升清，胃主降浊，在肝主疏泄的调节下，清气上升，浊气下降，脾胃气机得以顺畅运行。若外邪入侵、饮食不节或情志内伤等因素导致脾胃运化失常，清阳不升，浊阴不降，中焦气机便会阻滞，升降失序，从而引发痞满；或因中焦运化与升降功能不足而出现痞满。

痞满的病位主要在胃，与肝、脾关系密切。脾主运化，负责饮食水谷的消化、吸收与输布。脾主升清，胃主降浊，清升浊降则气机调畅。若病邪阻滞，或脾胃虚弱，均可导致气机升降失常，进而引发痞满。肝主疏泄，调节脾胃气机，肝气条达，则脾升胃降，气机顺畅。若肝气郁结，克制脾土，侵犯胃腑，升降失常，中焦气机不畅，便会引发痞满。

痞满的病理性质可分为虚证与实证。痞满初期多为实证，例如因饮食、药物等实邪阻滞胃腑，导致脾胃运化失职，痰湿内生，中焦气机阻滞，升降失序，从而出现痞满；或因情志失调，肝气郁滞，逆犯脾胃，导致气机郁滞而成痞；又或因食滞、气郁、痰湿日久化热，湿热内蕴，困阻脾胃而成痞。其病理因素以气滞、痰湿为主。实证痞满若迁延日久，正气耗伤，损伤脾胃，或素体脾胃虚弱者，均可导致中焦运化无力，形成气虚之痞；湿热、郁热等邪气日久伤阴，胃失濡养，升降失司，则形成阴虚之痞。痞满的虚实常常互为因果，脾胃虚弱，易受实邪侵扰；实邪内阻，也可进一步损伤脾胃，导致虚实并见。各种病邪及病机之间亦可相互转化、影响，从而形成虚实夹杂、寒热错杂的复杂证候。此外，若痞满长期不愈，气血运行不畅，脉络瘀滞，血络损伤，可出现吐血、黑便，并引发胃痛、积聚、噎膈等变证。

（三）分型

1. 实痞

（1）饮食停滞：此证型多由饮食过量，停滞胃脘，胃失和降所致。

（2）痰湿阻滞：此证型多因痰湿中阻，脾胃升降失职所致。

2. 虚痞

（1）脾胃气虚：此证型多因脾胃虚弱，运化无力，升降失职所致。脾胃为后天之本，气血生化之源，脾胃虚弱则气血生化乏源，气机升降失常，从而出现痞满症状。

（2）胃阴亏虚：此证型多因胃阴不足，胃失濡润，胃气失和所致。胃阴亏虚，则胃的受纳和腐熟功能减退，胃气失和，气机不畅，从而出现痞满症状。

二、护心灸治疗痞满

（一）饮食停滞

脘腹满闷而胀，食后尤甚，拒按，嗳腐吞酸，呕吐厌食，或大便不调，矢气频作，便下味臭如败卵，苔厚腻，脉滑。

1. 证候分析

痞胀厌食是饮食停滞，胃腑失和；嗳腐吞酸，呕吐是纳运失常，水谷不腐，胃气上逆；胀满拒按，大便不调，矢气频作是食积内停，阻滞气机；苔厚腻，脉滑多为食积邪实内阻之象。

2. 护治法则

消食和胃，行气消痞。

3. 治疗穴位

主穴为神阙、脐周四边穴，配穴选脾俞、胃俞、中脘。

4. 护心灸粉

药物选莱菔子。若食积较重，可加谷芽；胀满明显可加厚朴以理气除满；若食积化热，大便秘结者，可加大黄以清热导滞通便；若脾虚食积，大便溏薄者，可加白术以健脾助运，和胃除满。

（二）痰湿阻滞

脘腹痞满，闷塞不舒，胸膈满闷，身重困倦，头晕，目眩，呕恶，纳呆，口淡不渴，小便不利，舌体胖大，苔白厚腻，脉沉滑。

1. 证候分析

脘腹胸膈痞闷为痰湿困阻，脾失健运，气机不畅；呕恶、纳呆是湿邪困脾，胃失和降；口淡不渴，小便不利为痰湿困脾，津液失布；身重困倦，头晕、目眩为湿邪困脾，上蒙清窍；舌胖大，苔厚腻，脉沉滑多为痰湿阻滞之象。

2. 护治法则

燥湿化痰，理气宽中。

3. 治疗穴位

主穴为神阙、脐周四边穴，配穴选中脘、膻中。

4. 护心灸粉

药物选苍术、厚朴。若气逆不降，噫气不止者，可加旋覆花以化痰降逆；若胸膈满闷较甚者，可加薤白、石菖蒲以理气宽中；若咳痰黄稠，心烦、口干者，可加黄芩、栀子以清热化痰；兼脾胃虚弱者加用党参、白术以健脾和胃。

（三）脾胃气虚

脘腹痞闷，时轻时重，喜温喜按，食少不饥，身倦乏力，少气懒言，大便溏薄，舌淡，苔薄白，脉细弱。

1. 证候分析

脘腹痞闷，喜温喜按为脾胃气虚，运化无力，升降失常；食少不饥、便溏是脾气虚弱，脾失健运；少气乏力为气虚；舌淡，脉细弱多为脾胃虚弱之象。

2. 护治法则

健脾益气，升清降浊。

3. 治疗穴位

主穴为神阙、脐周四边穴，配穴选脾俞、胃俞、关元、气海。

4. 护心灸粉

药物选白术。若胀满较甚，可加木香、砂仁、枳实以理气消痞，若脾阳虚弱畏寒怕冷者，加制附子以温中健脾；若湿浊内盛，苔厚腻者，加茯苓。

（四）胃阴亏虚

脘腹痞闷，嘈杂不适，饥不欲食，恶心嗳气，口燥咽干，大便干结，舌红苔少，脉细数。

1. 证候分析

痞闷嘈杂、饥不欲食为胃阴亏虚，失于濡润，和降失司；恶心嗳气为胃气上逆；口燥咽干，大便干结为胃阴亏虚，津不上承，肠道液亏；舌红苔少，脉细数多为胃阴亏虚之象。

2. 护治法则

养阴益胃，调中消痞。

3. 治疗穴位

主穴为神阙、脐周四边穴，配穴选中脘、胃俞。

4. 护心灸粉

药物选生地。若阴伤重者，加石斛、天花粉生津；若腹胀较著者，加枳壳、厚朴花理气消胀；若食积者加谷芽、麦芽消食导滞；若便秘者加火麻仁、芒硝润肠通便。

三、病案举例

金某，女，30岁，因"胃脘痞闷半月余"于2024年6月7日入院。入院症见：胃脘胀气痞闷，晨起恶心，嗳气，喜温喜按，纳差，身倦乏力，少气懒言，大便溏薄，舌淡，苔薄白，脉细弱。遵医嘱予护心灸治疗，选白术粉填脐，主穴为神阙穴、脐周四边穴，配穴选脾俞穴、胃俞穴、关元穴、气海穴，每日1次，每次30 min，治疗5日后，患者苔厚腻，改用茯苓粉填脐，治疗7日后，患者诸症明显减轻。

呕　吐

一、中医认识

呕吐是由于胃失和降、气机上逆所引起的一种病证，其主要临床表现是胃中的内容物经口吐出。古代医家认为呕与吐有所区别，通常将有声有物称为呕，有物无声称为吐，无物有声则称为干呕。在临床实践中，呕与吐常同时发生，因此合称为呕吐。尽管呕吐与干呕存在差异，但在辨证施护方面大致相同。呕吐是内科常见病证，常伴有脘腹不适、恶心、食欲不振、泛酸嘈杂等症状，一年四季均可发生。

呕吐这一病名最早见于《内经》。《素问·举痛论》中提到："寒气客于肠胃，厥逆上出，故痛而呕也。"《素问·至真要大论》指出："诸呕吐酸，……皆属于热。""少阳之胜，热客于胃，呕酸善饥。""燥湿所胜，民病喜呕，呕有苦。""太阴之复，湿变乃举，体重中满，食饮不化……呕而密默，唾吐清液。"这些论述表明，外感六淫之邪均可引发呕吐，并且由于感受的邪气不同，还会出现呕酸、呕苦等不同症状。《素问·脉解》提出："所谓食则呕者，物满而溢，故酸也。"这说明饮食停滞导致胃气上逆，从而引发呕吐。《灵枢·四时气》指出："邪在胆，逆在胃，胆液泄，则口苦，胃气逆，则呕苦。"这表明呕吐也可由肝胆之气犯胃引起。汉代张仲景在《金匮要略》中专设"呕吐哕"一篇，对呕吐的病因、脉象及治疗方法进行了详细阐述，并创制了许多至今仍广泛应用的方剂，如小半夏汤、吴茱萸汤、小柴胡汤等。他还认识到呕吐有时是人体排出胃中有害物质的保护性反应，治疗时不应单纯止呕，而应因势利导，驱邪外出。例如，《金匮要略·呕吐哕下利病脉证治》中提到："夫呕家有痈脓，不可治呕，脓尽自愈。"隋代巢元方在《诸病源候论·呕吐候》中指出："呕吐之病者，由脾胃有邪，谷气不治所为也，胃受邪，气逆则呕。"这说明呕吐的发生是由于胃气上逆所致。唐代孙思邈在《备急千金要方·呕吐哕逆》中推崇生姜的止呕作用，指出："凡呕者，多食生姜，此是呕家圣药。"宋代严用和在《济生方·呕吐》中提出："若脾胃无所伤，则无呕吐之患。"这阐述了脾胃之气的虚实与升降和呕吐的关系。金代刘元素在《素问玄机原病式·喘呕》中指出："凡呕吐者，火性上炎也，无问表里，通宜凉膈散。"元代朱丹溪在《丹溪心法·呕吐》中提到："大抵呕吐以半夏、橘皮、生姜为主。"明代张景岳将呕吐分为虚实两大类，在《景岳全书·呕吐》中提到："呕吐一证，当详辨虚实，实者有邪，去其邪则愈；虚者无邪，则全由胃气之虚也，补其虚则呕吐可止。"这一分类方法提纲挈领，对后世影响深远。此外，清代吴瑭在《温病条辨·中焦篇》中针对呕吐病机也提出了"胃阳不伤不吐"。

（一）病因

1. 外邪犯胃

人体若感受风、寒、暑、湿、燥、火这六淫邪气，或秽浊之气，邪气侵犯胃腑，导致胃的正常和降功能失常，食物和水液随逆气上涌，从而引发呕吐。正如《古今医统大全·呕吐哕》中所述："无病之人卒然而呕吐，定是邪客胃府，在长夏暑邪所干，在秋冬风寒所犯。"由于季节变化，感受的病邪也会有所不同，但总体而言，以寒邪致病的情况较为多见。

2. 饮食不节

饮食无度、暴饮暴食、饮食温度失调，以及过量食用辛辣刺激、油腻甘甜或卫生状况不佳的食物，都会损伤脾胃，导致消化不良、胃失和降，从而引发呕吐。正如《重订严氏济生方·呕吐论治》中所言："饮食失节，温凉失调，或喜餐腥脍乳酪，或贪食生冷肥腻，露卧湿外，当风取凉，动扰于胃，胃即病矣，则脾气停滞，清浊不分，中焦为之痞塞，遂成呕吐之患焉。"

3. 情志失调

恼怒会损伤肝脏，导致肝气不畅，进而横逆犯胃，使胃气上逆；或者因忧思过度损伤脾脏，致使脾失健运，饮食停滞难以消化，胃气无法正常下降，这些情况均可引发呕吐。此外，若脾胃素来虚弱，运化无力，水谷容易滞留体内，偶尔因恼怒引发肝气上逆，食物随气逆行，也会导致呕吐。《景岳全书·呕吐》中提出："气逆作呕者，多因郁怒致动肝气，胃受肝邪，所以作呕。"

4. 久病劳伤

脾胃素来虚弱，或因病后体虚，以及过度劳累耗伤中气，导致胃虚无法正常受纳水谷，食物停积于胃中，进而上逆引发呕吐；若脾阳不振，脾虚无法运化生成精微物质，食物滞留于胃中，胃的通降功能失常，亦会导致呕吐；此外，热病耗伤阴液，或长期呕吐不止，致使胃阴不足，胃失于濡养，无法正常通降，亦会引发呕吐。正如《古今医统大全·呕吐哕》中所言："久病吐者，胃气虚不纳谷也。"

（二）病机

呕吐的发病机制主要在于胃失和降、胃气上逆。其病理表现可分为虚证与实证两类：实证多由外邪侵袭、食滞、痰饮或肝气郁结等邪气侵犯胃腑，导致胃失和降、胃气上逆而引发呕吐；虚证则因脾胃虚弱、运化功能失常，无法维持胃气正常和降所致。其中，虚证又可分为气虚、阳虚、阴虚等不同类型。通常情况下，呕吐初期多为实证，若病情迁延日久，损伤脾胃，导致脾胃虚弱，则可能由实证转为虚证。此外，脾胃素来虚弱者若再因饮食不当而受损，则可能出现虚实夹杂的复杂证候。

呕吐的病变脏腑主要在胃，但与肝、脾也密切相关。若患者脾阳素虚，水谷无法正常运化，痰饮内生，阻碍气机，导致升降失常、胃气上逆，则会形成痰饮内阻证；肝气郁结，横逆犯胃，致使胃气上逆，则会形成肝气犯胃证；患病时间较长，脾脏受损、运化失职，导致脾气亏虚、纳运无力，胃虚气逆，则会发展为脾胃气虚证；久而久之，气虚及阳，导致脾胃阳虚，则会形成脾胃阳虚证；若胃阴不足，胃失濡养、不能正常通降，则会发展为胃阴耗伤证。

突发性呕吐通常多属邪气实盛，预后较好。然而，痰饮与肝气犯胃引起的呕吐往往容易反复发作。长期反复呕吐多属正气亏虚，因此，虚证或虚实夹杂的病例通常病程较长，且容易反复发作，治疗难度较大。若呕吐持续不止，饮食难进，容易引发其他变证，预后较差。例如，在长期或严重的疾病过程中出现呕吐，食物无法摄入，面色苍白、四肢厥冷、脉象微细欲绝，这表明阴液亏损已累及阳气，脾胃之气衰败，真阳欲脱，属于危重证候。

（三）分型

1. 实证

（1）寒邪犯胃：寒邪侵袭胃部，导致胃脘气机不畅，胃气上逆，从而引发呕吐。

（2）饮食停滞：饮食过量，或食用过多油腻、不易消化的食物，导致食物停滞在胃肠道内，无法及时消化和排泄。这种情况会使得胃脘气机受阻，胃气上逆，从而引发呕吐。

（3）痰饮内阻：是指胃中痰饮积聚，阻滞气机，导致胃气上逆而引发呕吐。

（4）肝气犯胃：情绪波动，如愤怒、抑郁等，导致肝气郁结不畅，横逆犯胃，使得胃气上逆而引发呕吐。

2. 虚证

（1）脾胃气虚：多因脾胃气虚，运化无力，胃气失和，胃气上逆所致。

（2）脾胃阳虚：多由长期饮食失调、劳累过度或久病伤阳所致。脾胃阳气不足，温煦失职，虚寒内生，胃失和降，从而引发呕吐。

（3）胃阴亏虚：多因热病后期，胃阴耗伤，或情志不遂，气郁化火，灼伤胃阴，或吐泻太过，伤津耗液，或过食辛辣、香燥之品，耗伤胃阴，导致胃失濡润，胃气上逆而引发呕吐。

二、护心灸治疗呕吐

（一）寒邪犯胃

突然呕吐，胸脘满闷，发热恶寒，头身疼痛，舌苔白腻，脉濡缓。

1. 证候分析

突然呕吐为外感风寒之邪，或夏令暑湿秽浊之气，使得胃失和降，浊气上逆；胸脘满闷为湿阻中焦，气机不利；发热恶寒，头身疼痛为邪束肌表，营卫失和；舌苔白腻，脉濡缓为寒湿犯胃之征。

2. 护治法则

疏邪解表，化浊和中。

3.治疗穴位

主穴神阙、脐周四边穴，配穴中脘。

4.护心灸粉

药物选藿香、白芷。伴见脘痞嗳腐，饮食停滞者，可加鸡内金；如风寒偏重，症见寒热无汗，头痛身楚，加荆芥、防风；兼气机阻滞，脘闷腹胀者，可加枳壳。

（二）饮食停滞

呕吐酸腐，脘腹胀满，嗳气，厌食，大便或溏或结，舌苔厚腻，脉滑实。

1.证候分析

呕吐酸腐为饮食停滞中焦，气机不利，浊气上逆所致；脘腹胀满，嗳气厌食为脾失健运，气机受阻，大便或溏或结为食滞于中，升降失常，传导失司，内停之食，滞而化热；舌苔厚腻，脉象滑实为湿热内蕴之征。

2.护治法则

消食化滞，和胃降逆。

3.治疗穴位

主穴神阙、脐周四边穴，配穴中脘、梁门。

4.护心灸粉

药物选莱菔子、半夏。若因肉食而吐者，重用山楂；因米食而吐者，加谷芽；因面食而吐者，重用莱菔子，加麦芽，因酒食而吐者，重用神曲，加白豆蔻；因食鱼、蟹而吐者，加苏叶。

（三）痰饮内阻

呕吐清水痰涎，胸脘痞闷，不思饮食，头眩，心悸，苔白腻，脉滑。

1.证候分析

呕吐清水痰涎，胸脘痞闷为脾失健运，痰饮内停，胃气不降，饮邪上犯所致；头眩为水饮上犯清阳之气不展；心悸为水气凌心所致；舌苔白腻，脉滑为痰饮停留之征。

2.护治法则

温中化饮，和胃降逆。

3.治疗穴位

主穴神阙、脐周四边穴，配穴膻中、中脘。

4.护心灸粉

药物选半夏、白术。舌苔厚腻者，可用苍术，厚朴；脘闷不食者可用白豆蔻；胸膈烦闷，口苦，失眠，恶心，呕吐者，可用黄连。

（四）肝气犯胃

呕吐吞酸，嗳气频繁，胸胁胀痛，舌红，苔薄腻，脉弦。

1. 证候分析

呕吐吞酸，嗳气频繁为肝郁气滞，横逆犯胃，胃失和降所致；胸胁满痛为气机郁滞肝脉不舒所致；舌边红，苔薄腻，脉弦为气滞肝旺之征。

2. 护治法则

疏肝理气，和胃降逆。

3. 治疗穴位

主穴神阙、脐周四边穴，配穴期门、肝俞、中脘。

4. 护心灸粉

药物选厚朴、茯苓。若胸胁胀满疼痛较甚，可用川楝子、郁金；如呕吐酸水，心烦口渴，可用栀子、黄芩等；若兼见胸胁刺痛，或呕吐不止，诸药无效，舌有瘀斑者，可酌加桃仁、红花。

（五）脾胃气虚

食欲不振，食入难化，恶心呕吐，常吐涎沫，脘腹痞闷，大便不畅，舌苔白滑，脉虚弦。

1. 证候分析

食欲不振，食入难化为脾胃气虚，纳运无力所致；恶心、呕吐为胃虚气逆所致；脘腹痞闷为食滞胃脘；常吐涎沫为气滞痰饮内停；大便不畅为肠腑通降失和，传导失职；舌苔白滑、虚弦为胃虚痰盛之征。

2. 护治法则

健脾益气，和胃降逆。

3. 治疗穴位

主穴神阙、脐周四边穴，配穴脾俞、胃俞、膻中。

4. 护心灸粉

药物选党参、木香。若呕吐频作，噫气脘痞，可用旋覆花、赭石；若呕吐清水较多，脘冷肢凉者，可加附子、吴茱萸。

（六）脾胃阳虚

饮食稍多即吐，时作时止，面色㿠白，倦怠乏力，喜暖恶寒，四肢不温，口干而不欲饮，大便溏薄，舌淡，脉濡弱。

1. 证候分析

饮食稍多即吐，时作时止为脾不主运化，胃不主受纳，脾胃阳虚，无力腐熟和运化水谷所致。面色㿠白，倦怠乏力为水谷精微化生不足，气血亏虚；喜暖恶寒，四肢不温为中焦虚寒，阳虚失于温煦；口干而不欲饮为脾胃阳虚，气不化津；大便溏薄为脾阳亏虚，运化失常；舌淡，脉濡弱为脾阳不足之征。

2. 护治法则

温中健脾，和胃降逆。

3. 治疗穴位

主穴神阙、脐周四边穴，配穴脾俞、胃俞、天枢。

4. 护心灸粉

药物选白术。若呕吐甚者，加砂仁、半夏；若呕吐清水不止，可加吴茱萸；若久呕不止，呕吐之物完谷不化，汗出肢冷，腰膝酸软，舌淡胖，脉沉细，可加制附子、肉桂。

（七）胃阴亏虚

呕吐反复发作，或时作干呕，似饥而不欲食，口燥咽干，舌红少津，脉细数。

1. 证候分析

呕吐反复发作，时作干呕为胃热不清，耗伤胃阴，以致胃失和降所致；似饥而不欲食为胃阴亏虚，胃失濡润，受纳无权；口燥咽干为津液耗伤，不能上承；舌红少津，脉象细数乃胃阴不足之征。

2. 护治法则

滋养胃阴，降逆止呕。

3. 治疗穴位

主穴神阙、脐周四边穴，配穴胃俞、中脘。

4. 护心灸粉

药物选麦冬、半夏。若呕吐较剧者，可加竹茹；若口干，舌红，热甚者，加黄连；大便干结者，加火麻仁；伴倦怠乏力，纳差，舌淡，加太子参、山药。

三、病案举例

肖某，男，20 岁，因"反复呕吐 1 年余"于 2024 年 9 月 20 日就诊。入院症见：纳食后易吐，伴反酸、嗳气，食欲不振，形体瘦小，面色㿠白，乏力，四肢不温，口干而不欲饮，大便溏薄，舌淡，脉濡弱。遵医嘱予护心灸治疗，药物选白术粉填脐，主穴神阙穴、脐周四边穴，配穴脾俞穴、胃俞穴、天枢穴，每日 1 次，每次 30 min，治疗 7 日后，患者大便可，纳改善，呕吐明显减少，予办理出院。

呃 逆

一、中医认识

呃逆是一种由胃气上逆、膈肌受扰引起的病证，其主要临床表现为气逆上冲喉间，发出短促而频繁的呃声，令人难以自制。

《内经》中虽无"呃逆"之名，但记载的"哕"即为该病。元代朱丹溪在《格致余论·呃逆论》中首次使用"呃逆"这一名称，而明代张景岳在《景岳全书·呃逆》中对呃逆的定义作了更为清晰的阐述，并沿用至今。在病因病机方面，《内经》已认识到本病的主要病机是胃气上逆，并指出其发病与寒气及胃、肺有关。汉代张仲景在《金匮要略·呕吐哕下利病脉证治》中进一步认识到虚热也是发病的病因之一，而明代秦景明在《症因脉治·呃逆论》中将本病分为外感和内伤两类，进一步丰富了对呃逆病因病机的认识。

在治疗方面，《内经》提出了三种非药物的简易疗法，例如《灵枢·杂病》中曰："哕，以草刺鼻，嚏，嚏而已；无息，而疾迎引之，立已；大惊之，亦可已。"汉代张仲景在《金匮要略·呕吐哕下利病脉证治》中将呃逆分为三种类型，即实证采用利法，寒证采用橘皮汤，虚热采用橘皮竹茹汤进行治疗。这为后世寒热虚实的辨证分类奠定了基础。清代李用粹在《证治汇补·呃逆》中对本病提出了更为系统的治疗法则："治当降气化痰和胃为主，随其所感而用药。气逆者，疏导之；食停者，消化之；痰滞者，涌吐之；热郁者，清下之；血瘀者，破导之；若汗吐下后，服凉药过多者，当温补；阴火上冲者，当平补；虚而夹热者，当凉补。"这些治疗措施至今对临床仍有重要的指导意义。

（一）病因

1.饮食不节

进食过快、贪食生冷食物或过量服用寒凉药物，会导致寒气积聚于胃部，并沿着手太阴经脉上行扰动膈肌；或者因过度食用辛辣煎炒食物、醇酒厚味，或过量使用温补药物，导致燥热内生，腑气不畅，胃气上逆扰动膈肌，从而引发呃逆。正如《景岳全书·呃逆》中所言："皆因胃中有火，故上冲而发为呃逆。"

2.情志不遂

恼怒易伤肝，导致肝气不畅，进而横逆犯胃，使胃气上逆并扰动膈肌；或因抑郁伤肝，肝气郁结而克伐脾土，或因忧思过度损伤脾脏，导致脾失健运，水湿凝聚成痰。若痰饮内伏，复因恼怒引发气机逆乱，胃气夹痰上逆而扰动膈肌；或肝气郁久化火，耗伤阴液，日久则转化为胃阴亏虚，这些因素均可引发呃逆。《证治准绳·呃逆》中记载了因"暴怒气逆痰厥"而致呃逆的情况，明确指出了其与情志因素的相关性。

3. 年高久病

年迈体弱，或久病不愈，正气尚未恢复；或因频繁呕吐、泻下过度，导致虚损误用攻伐之法，这些情况都会耗伤中气，甚至损伤胃阴，使胃失和降，从而引发呃逆。病情严重时，甚至会累及肾脏，导致肾气失于摄纳，冲气上逆，扰动膈肌，同样可能引发呃逆。

（二）病机

呃逆的基本病机在于胃失和降、胃气上逆并扰动膈肌。其病因可分为标实与本虚两类。在疾病初期或急性发作时，多表现为标实证，常见证型包括寒凝、火郁、气滞、痰阻等，导致胃失和降；而在大病久病之后或呃逆持续时间较长时，则多由本虚引起，如脾肾虚弱或胃阴耗损等正气不足、气机逆乱所致。此外，也有虚实夹杂的情况。病机的转化取决于病邪的性质和正气的强弱。

本病的病位主要在膈肌，关键病变脏腑为胃，同时与肝、脾、肾、肺等脏腑密切相关。胃中寒邪蕴结或燥热损伤胃阴，甚至导致阳明腑实，腑气不畅，均可引起胃失和降，气机上逆扰动膈肌。属寒者，呃声沉缓有力，得热则减轻，遇寒加重；属热者，胃火上逆，呃声洪亮有力，常伴有口臭、烦渴、多喜冷饮；胃阴不足者，呃声短促，伴有口干、便秘。而肝失疏泄或脾气虚弱，脾失健运，湿聚痰生，甚至气滞血瘀，也会影响胃的和降功能。气郁者，呃逆连声，常因情绪不畅而诱发或加重；脾虚者，呃声低长无力，常伴有便溏；肾气不足，肾失摄纳，同样会影响胃的和降，导致浊气上冲，呃声难以持续。此外，肺气失于宣通在发病过程中也起到一定的作用。手太阴肺经循胃口，上膈，属肺。肺胃之气均以通降为顺，肺位于膈上，主肃降，胃位于膈下，以通降为顺，肺的宣发和肃降功能会影响胃的和降。当各种病因影响肺胃时，可导致胃失和降，膈间气机不畅，逆气上冲于喉间而致呃逆。《内经》中提到的取嚏法，就是通过疏通肺及膈间之气，以帮助胃气恢复通降的治疗方法。

（三）分型

1. 胃中寒冷

主要是寒气侵袭胃部，导致胃气凝滞，升降失职。此类患者呃声沉缓有力，常在进食冷饮或受寒后发作，得热则减轻。

2. 气机郁滞

主要是情志不畅，肝气郁结，横逆犯胃，导致胃气阻滞，升降失职。此类患者呃逆连声，常因情志刺激而诱发或加重，伴有胸胁胀满、脘腹痞闷、嗳气纳减等症状。

情绪波动时，呃逆症状尤为明显。

3. 脾胃阳虚

主要是脾胃阳气不足，虚寒内生，导致胃失和降，胃气上逆。此类患者呃声低弱无力，常在饥饿、劳累或受凉后发作，得温则缓解。饮食生冷或过度劳累后，症状易加重。

4. 胃阴不足

主要是胃阴亏虚，导致胃失濡润，胃气上逆。此类患者呃声短促而频繁，声音低微。在熬夜、情绪波动或饮食辛辣后，症状易加重。

二、护心灸治疗呃逆

（一）胃中寒冷

呃声沉缓有力，胸膈及胃脘不舒，得热则减，遇寒更甚，进食减少，恶食冷凉，喜热饮，口淡不渴，舌淡，苔白润，脉迟缓。

1. 证候分析

呃声沉缓有力为胃气上冲喉间所致；胸膈及胃脘不舒为寒阻中焦，肺胃之气失降，气机不利，胃气上逆动膈引起；得热则减，遇寒更甚，食少，口淡不渴为寒气遇热则散，遇寒则凝益甚之征；舌淡，苔白润，脉象迟缓，均属胃中有寒之象。

2. 护治法则

温中散寒，降逆止呃。

3. 治疗穴位

主穴为神阙、脐周四边穴，配穴中脘、膻中。

4. 护心灸粉

药物选丁香。若寒气较重，胸脘胀痛者，加吴茱萸、肉桂；若寒凝食滞，脘闷嗳腐者，可加厚朴、枳实；脘腹痞满者，加枳壳、陈皮；若呃逆频作，气逆甚者，加刀豆子、赭石；若外寒致呃者，可加紫苏。

（二）气机郁滞

呃逆连声，常因情志不畅而诱发或加重，伴有胸胁满闷，脘腹胀满，嗳气纳减，肠鸣矢气，舌苔薄白，脉弦。

1. 证候分析

呃逆胸闷为情志抑郁，肝失调达，肝气上乘肺胃，胃气上冲引起，并常因情志不畅而诱发或加重；脘腹部胁肋胀满是由于脘为胃所属，胁为肝分野，肝胃不和，气机不畅所致；胃纳减少是为土郁克木，脾运失司；肠鸣矢气为气多流窜，下趋肠道之征；舌苔薄白，脉弦皆为气滞之象。

2.护治法则

顺气解郁，和胃降逆。

3.治疗穴位

主穴为神阙、脐周四边穴，配穴肝俞、中脘。

4.护心灸粉

药物选木香、沉香。呃逆明显，可加丁香、赭石；肝郁明显者，加川楝子、郁金；若心烦口苦，气郁化热者，加栀子、黄连；若气逆痰阻，昏眩恶心者，可用旋覆花、赭石；若久呃不止，气滞日久成瘀，胸胁刺痛，可桃仁、红花。

（三）脾胃阳虚

呃声低长无力，气不得续，泛吐清水，脘腹不舒，喜温喜按，食少乏力，大便溏薄，面色㿠白，手足不温，舌淡苔薄白，脉细弱。

1.证候分析

呃声低长无力，气不得续，食少乏力，大便溏薄，面色㿠白为脾胃虚弱，升降失常，化生不足所致，手足不温为脾胃阳虚，阳气不布引起，若病久肾阳亏虚，肾不纳气，则腰膝酸软，呃声断续而病转严重；舌淡苔薄白，脉细弱，为阳衰气弱之象。

2.护治法则

温补脾胃，和中降逆。

3.治疗穴位

主穴为神阙、脐周四边穴，配穴脾俞、胃俞。

4.护心灸粉

药物选白术、丁香。内寒重者，可加附子、肉桂；若呃声难续，气短乏力，中气大亏者，可用黄芪、柴胡；若脾虚失运，食少便溏者，可加茯苓、山药；若病久及肾，肾失摄纳，腰膝酸软，呃声难续者，可分肾阴虚、肾阳虚而用熟地黄、山茱萸、五味子、泽泻。

（四）胃阴不足

呃声短促而不连续，口干舌燥，烦躁不安，大便干结，舌红而干或有裂纹，脉象细数。

1.证候分析

呃声短促为胃阴不足，胃失濡养，胃气上逆导致；口干咽燥，大便干结为胃失濡养引起烦躁不安是为阴虚内热之征；舌红干或有裂纹，脉细数，为津液亏耗之象。

2.护治法则

养胃生津，降逆止呃。

3. 治疗穴位

主穴为神阙、脐周四边穴，配穴中脘、膈俞。

4. 护心灸粉

药物选生地、竹茹。呃逆较甚，加枇杷叶、柿蒂；若口干咽燥，阴虚火旺者，可加石斛、芦荟。

三、病案举例

董某，女，60岁，患者因"反复呃逆半年余"于2019年9月9日入院。入院症见：呃逆连声，昼夜不止，两胁胀满，脘腹不舒，常因情志不畅而诱发或加重，嗳气，纳减，肠鸣矢气。舌淡红，苔薄白，脉弦。遵医嘱予护心灸治疗，选木香、沉香粉填脐，主穴为神阙穴、脐周四边穴，配穴肝俞穴、中脘穴，每日1次，每次30 min，治疗7日后，患者呃逆大减，能安然入睡，纳较前改善，再治疗5日后，患者诸症明显改善，予出院。

腹 痛

一、中医认识

腹痛是一种由脏腑气机郁滞、经脉痹阻或经脉失养所致的病证，其主要临床表现为胃脘以下、耻骨毛际以上的部位发生疼痛。

《内经》是最早提出"腹痛"这一病名的著作。《素问·气交变大论》中提出："岁土太过，雨湿流行，肾水受邪，民病腹痛。"书中指出，腹痛是由寒热之邪引起。《素问·举痛论》进一步阐述："寒气客于肠胃之间，膜原之下，血不得散，小络急引故痛。"同时还指出："热气留于小肠，肠中痛，瘅热焦渴，则坚干不得出，故痛而闭不通矣。"汉代张仲景在《金匮要略·腹满寒疝宿食病脉证治》中对腹痛的辨证论治作了较为全面的论述。他指出："病者腹满，按之不痛为虚，痛者为实，可下之。舌黄未下者，下之黄自去。"并针对"腹中寒气，雷鸣切痛，胸胁逆满、呕吐"的脾胃虚寒、水湿内停证，以及"心胸中大寒痛，呕不能饮食，腹中寒，上冲皮起，出见有头足，上下痛而不可触近"的寒邪攻冲证，分别提出了以附子粳米汤及大建中汤进行治疗的方法，开创了腹痛证治的先河。隋代巢元方在《诸病源候论·腹痛病诸候（凡四论）》中首次将腹痛作为独立的病证进行辨证，并对其病因、证候进行了详细表述。例如："凡腹急痛，此里之有病。"及"由腑脏虚，寒冷之气客于肠胃膜原之间，结聚不散，正气与邪气交争，相击故痛。"宋代杨士瀛在《仁斋直指方论·脾胃》中对不同类型的腹痛提出了鉴别方法："气、血、痰、水、食积、风冷诸证之痛，每每停聚而不散，惟虫痛则乍作乍止，来去无定，又有呕吐清沫之可验焉。"元代李东垣在《医学发明·泄可去闭葶苈大黄之属》中强调了"痛则不通"的病理学说，并在治疗原则上提出"痛随利减，当通其经络，则疼痛去矣"这一观点对后世产生了深远影响。明代龚信在《古今医鉴·心痛》中指出："是寒则温之，是热则清之，是痰则化之，是血则散之，是虫则杀之，临证不可惑也。"这为腹痛的治疗提出了不同的原则。清代王清任和唐容川对腹痛的认识进一步深化。唐容川在《血证论·腹痛》中提到："血家腹痛，多是瘀血。"王清任则指出，瘀血在中焦可用血府逐瘀汤治疗，而瘀血在下焦则应以膈下逐瘀汤治疗。

（一）病因

1. 外感时邪

外感风、寒、暑、湿、热等邪气，均可导致邪气滞留于腹中，致使气机阻滞，不通则痛，从而引发腹痛。例如，感受风寒之邪，寒邪凝滞气机，经脉运行受阻；或寒邪未能及时解除，郁积而化热；又或暑热、湿热之邪壅滞于中焦，导致肠道传导功能失常，腑气不通，最终表现为腹痛。

2. 饮食不节

暴饮暴食会导致食滞内停；误食变质或不洁的食物，或过量摄入油腻、甜腻、辛辣的食物，会滋生湿热，积聚于肠胃；或者食用过多生冷食物，导致寒湿内停，损伤脾阳。这些情况都会损伤脾胃，影响其运化功能，致使气机不畅，腑气通降不利，从而引发腹痛。正如《素问·痹论》所言："饮食自倍，肠胃必受损伤。"这表明饮食不节制是导致腹痛的重要因素。此外，饮食不规律，饥饱失常，也会损伤脾胃，导致气血生化不足，脏腑经脉失去濡养，同样可能引发腹痛。

3. 情志失调

情志不畅，恼怒伤肝，致使肝气失于条达，气机阻滞，从而引发腹痛；或因忧思过度损伤脾脏，肝气郁结而克制脾土，导致肝脾不和，气机运行不畅而致腹痛；又或气滞日久，血行受阻，瘀血内生，气血瘀滞，不通则痛，最终引发腹痛。《证治汇补·腹痛》中提出："暴触怒气，则两胁先痛而后入腹。"这充分说明肝气侵犯脾胃是导致腹痛的重要原因之一。

4. 阳气素虚

素体脾阳亏虚，或过食寒凉之物，损伤脾阳，导致虚寒内生，气血不足，无法温养脏腑，从而引发腹痛；或因病程迁延，肾阳不足，相火失去温煦，脏腑虚寒，经脉失养，亦可导致腹痛。《诸病源候论·腹病诸候》有云："久腹痛者，脏腑虚而有寒，客于腹内，连滞不歇，发作有时。"这表明阳气素虚、脏腑虚寒的病机下，腹痛往往迁延难愈。

此外，跌仆外伤或腹部手术后，可能因脉络瘀阻、气滞血瘀而引发腹痛。

（二）病机

腹痛的基本病机在于脏腑气机受阻，气血运行不畅，经脉痹阻，从而导致"不通则痛"；或因脏腑经脉失于濡养，呈现"不荣则痛"的状态。

腹部包含肝、胆、脾、肾、大小肠、膀胱、胞宫等脏腑，同时也是足三阴、足少阳、手足阳明、冲脉、任脉、带脉等经脉循行经过的区域。上述病因均可引发腹中脏腑气机郁滞、经脉痹阻，导致"不通则痛"，或脏腑经脉失于濡养，出现"不荣则痛"，从而引发腹痛。

腹痛的病理因素主要包括寒凝、火郁、食积、气滞、血瘀五个方面。其病理性质主要涵盖寒、热、虚、实四个方面，并且这些性质可以相互转化。寒证是寒邪凝滞于腹中脏腑经脉，导致气机郁滞所致；热证则是由六淫之邪化热入里，湿热交阻，致使肠道气机传导受阻，腑气不通而引发疼痛；实证表现为邪气阻滞，导致"不通则痛"；虚证则因阳气素虚，脏腑虚寒，气血不足，无法温养脏腑而致痛。这四种性质往往相互交错，或寒热夹杂，或虚实互见，或表现为虚寒，或呈现为实热，亦可互为因果，相互转化。例如，寒痛若长期反复发作，可能寒郁化热；热痛若久治不愈或误治，复感寒邪，则可能形成寒热夹杂之证；素体脾虚失运，加之饮食不节，食滞内停，可演变为虚中夹实之证；气滞影响血脉运行可导致血瘀，而血瘀则可能影响气机通畅，进而加重气滞。

若急性腹痛未能及时治疗或治疗不当，导致气血逆乱，可能引发厥脱之证；若湿热蕴结于肠胃，蛔虫内扰，或术后气滞血瘀，可能造成腑气不通，出现腹痛拒按的阳明腑实证；气滞血瘀若长期存在，还可能转化为积聚等病变。

（三）分型

1. 寒邪内阻

多因外感寒邪，或过食生冷，寒邪凝滞于腹中，使脏腑气机不畅，血脉凝涩不通所致。

2. 饮食积滞

多因饮食不节，暴饮暴食，或脾胃素虚，运化失职，食积内停，气机不畅，腑气不通所致。

3. 气机郁滞

多因情志不畅，恼怒抑郁，肝气不舒，气机郁滞，横逆犯胃，胃失和降，或忧思伤脾，脾气不运，食滞中焦，气机不利所致。

4. 瘀血内停

多因腹部外伤，或跌仆损伤，或腹部手术，致使血络破损，瘀血留滞腹中，气血运行不畅所致。

5. 中虚脏寒

多因脾胃虚弱，或过食生冷，或劳倦过度，损伤脾阳，或久病不愈，伤及脾肾之阳，致阳气虚衰，寒自内生，脏腑失于温养，虚寒内生，气机不畅，血脉凝涩不通所致。

二、护心灸治疗腹痛

（一）寒邪内阻

腹痛拘急，急迫剧烈，得温痛减，遇寒痛甚，恶寒身冷，手足不温，口淡不渴，形寒肢冷，大便清稀或秘结，小便清长，舌苔白，脉沉紧。

1. 证候分析

腹痛拘急，急迫剧烈，得温痛减，遇冷痛甚，恶寒身冷，手足不温为寒邪入侵，阳气不运，气血被阻；口淡不渴，是无里热的表现；大便清稀为中阳不足，运化不健；大便秘结为寒邪内阻，凝滞于肠；小便清利，舌苔白，脉沉紧，皆为里寒之象。

2. 护治法则

温里散寒，理气止痛。

3. 治疗穴位

主穴为神阙、脐周四边穴，配穴选中脘、天枢、关元。

4. 护心灸粉

药物选香附。若夏日感受寒湿，见恶心、呕吐、胸闷、纳呆，身重倦怠，舌苔白腻者，可加苍术、厚朴以温中散寒，运脾化湿；若腹中雷鸣切痛，胸胁逆满呕吐者，属寒气上逆，用附子温中降逆；若腹中冷痛，手足逆冷，而且身体疼痛，为内外皆寒者，宜桂枝以散内外之寒；若少腹拘急冷痛，苔白，脉沉紧，为下焦受寒，厥阴之气失于疏泄者，宜肉桂、沉香以温肝散寒；若寒实积聚，腹痛拘急，大便不通者，用大黄、附子温散寒积。

（二）饮食积滞

脘腹胀满，疼痛拒按，嗳腐吞酸，厌食呕恶，痛则欲泻，泻后痛减，或大便秘结，舌苔厚腻，脉滑。

1. 证候分析

脘腹胀满，疼痛拒按为宿食之有形之邪停滞肠，气机不通；嗳腐吞酸，厌食呕恶为宿食不化，浊气上逆；痛则欲泻为食滞中阻，升降失司，运化无权；泻后痛减为泻后宿食减；大便秘结为宿食燥结，郁而化热，腑气不行；舌苔厚腻，脉滑，为食积之象。

2. 护治法则

消食导滞，理气止痛。

3. 治疗穴位

主穴为神阙、脐周四边穴，配穴选中脘、梁门、脾俞、胃俞。

4. 护心灸粉

药物选枳实、神曲。若腹痛胀满甚者，加厚朴、木香行气消胀；兼大便自利，恶心呕吐者，加半夏、苍术理气燥湿，降逆止呕；若食滞不重，腹痛较轻者，可用莱菔子、山楂消食导滞。

（三）气机郁滞

脘腹胀痛，痛无定处，或痛引少腹，或痛窜两胁，得嗳气或矢气则舒，遇忧思恼怒则剧，苔薄白，脉弦。

1. 证候分析

脘腹胀痛，痛无定处为肝气郁结，气机不畅，因气属无形，走窜游移；痛引少腹，或痛窜两胁乃胁腹、两侧少腹部属肝经循行部位；嗳气或矢气后则舒为气机稍得通畅；遇忧思恼怒则剧为气郁更甚；苔薄白，脉弦乃气滞之象。

2. 护治法则

疏肝解郁，理气止痛。

3. 治疗穴位

主穴为神阙、脐周四边穴，配穴选肝俞、期门、膻中。

4. 护心灸粉

药物选枳壳、香附疏肝理气。若气滞较重，胸胁胀痛者，加郁金、川楝子；若痛引少腹睾丸者，加橘核、荔枝核；若肝郁日久化热者，加牡丹皮、栀子清肝泄热。

（四）瘀血内停

腹痛较剧，痛如针刺，痛处固定，甚至腹部包块，经久不愈，或见大便色黑，舌紫暗，脉细涩。

1. 证候分析

腹痛较剧，痛如针刺为瘀血内停，气机阻滞，脉络壅滞不通；痛处固定因血属有形；腹部见包块为日久积聚不散而成；大便色黑为瘀停于肠；舌紫暗，脉细涩，均为瘀血之象。

2. 护治法则

活血化瘀，和络止痛。

3. 治疗穴位

主穴为神阙、脐周四边穴，配穴选膈俞。

4. 护心灸粉

药物选当归、川芎，若腹部术后疼痛，或外伤致痛者，可加泽兰、红花；若瘀血日久发热者，可加丹参、丹皮。

（五）中虚脏寒

腹痛绵绵，时作时止，喜温喜按，饥饿劳累后加重，得食休息后减轻，形寒肢冷，神疲乏力，面色无华，气短懒言，胃纳不佳，大便溏薄，舌淡，苔薄白，脉沉细。

1. 证候分析

腹痛绵绵为中阳虚衰，气血不足，失于温养；腹痛时作时止因病属正虚，而非邪实；喜温喜按为中虚脏寒，而寒得温而散，气得按则行；饥饿劳累后伤正助邪则痛加重，得食休息后正气恢复则痛减轻；形寒肢冷为脾阳虚健运无权，肌肉筋脉失其温养；神疲乏力，面色无华为气血不足；气短懒言为中气不足；胃纳不佳为脾胃虚寒，受纳运化失常；大便溏薄为脾虚生湿下渗肠间，舌淡，苔薄白，脉沉细，皆为虚寒之象。

2. 护治法则

温中补虚，缓急止痛。

3. 治疗穴位

主穴为神阙、脐周四边穴，配穴选中脘、关元。

4. 护心灸粉

药物选桂枝、芍药。若血气虚弱，腹中拘急冷痛，困倦，短气，纳少，自汗者，酌加当归、黄芪调补气血；若脐中冷痛，连及少腹者，加川椒、荜澄茄温肾散寒止痛；若腹中大寒，呕吐肢冷者，可用大建中汤温中散寒；若腹痛下痢，脉微肢冷，脾肾阳虚者，可用附子理中汤；若大肠虚寒，积冷便秘者，可用温脾汤；若中气大虚，少气懒言者，可用补中益气汤，还可辨证选用当归四逆汤、黄芪建中汤等。

三、病案举例

陈某，女，55岁，因"腹部疼痛2个月余"于2018年11月23日入院。入院症见：左侧腹部胀痛，时作时止，喜温喜按，得食休息后减轻，形寒肢冷，神疲乏力，面色无华，气短懒言，胃纳不佳，大便溏薄，舌淡，苔薄白，脉沉细。遵医嘱予护心灸治疗，药物选桂枝、芍药粉填脐，主穴为神阙穴、脐周四边穴，配穴选中脘穴、关元穴，每日 1 次，每次 30 min，治疗 12 日后，患者腹痛消失，纳食改善。

泄 泻

一、中医认识

泄泻是一种由于脾胃运化功能失调、湿邪内盛而引发的病证，其主要临床表现为排便次数增多、粪便质地稀薄，甚至呈水样。这种病证最早记载于古代医学经典《内经》，并有"濡泄""洞泄""飧泄""注下""鹜溏"及"溏糜"等多种称谓，同时对病因病机进行了较为详尽的阐述。在古代医学中，"泄"有泄漏之意，表现为粪便稀薄，病势相对较缓；而"泻"则有倾泻之意，表现为粪便清稀如水，病势较为急迫。因此，古代医家将大便溏薄且病势缓和者称为"泄"，将大便清稀如水且直下者称为"泻"。由于两者在临床上难以明确区分，故统称为"泄泻"。本病可发生于一年四季，但以夏秋季节较为多见。

在宋代，医学家陈无择在其著作《三因极一病证方论》中提出，泄泻不仅可由外邪引起，情志失调也是其重要诱因。到了明代，张景岳在《景岳全书·泄泻》中指出："凡泄泻之病，多由水谷不分，故以利水为上策。"他强调了泄泻的根本原因无不与脾胃相关，并提出了以分利之法治疗泄泻的原则，明确了病位主要在脾胃。明代的李中梓在《医宗必读》中，总结前人经验，对泄泻的治疗方法进行了进一步概括，提出了著名的"治泻九法"，即淡渗、升提、清凉、疏利、甘缓、酸收、燥脾、温肾、固涩，这使得泄泻的治疗有了显著的发展。清代的叶天士在《临证指南医案》中提出以甘味养胃、以酸味制肝，创"泻木安土"之法，为泄泻的治疗提供了新的思路。

（一）病因

1. 感受外邪

六淫邪气侵袭人体，导致脾胃功能紊乱，均可引发泄泻，其中以湿邪为主要致病因素，常兼夹寒邪、热邪、暑邪等。脾脏的特性是喜燥而恶湿，湿邪容易困阻脾土，影响脾胃的运化功能，致使脾胃的升降功能失常，清浊不分，从而引发泄泻。正如《素问·生气通天论》所言："因于露风，乃生寒热，是以春伤于风，邪气留连，乃为洞泄。"

2. 饮食不节

饮食过量，食物积滞于胃；或过度嗜好肥甘厚味，导致湿热内蕴；或过量食用生冷食物，寒邪损伤脾胃；或误食变质不洁之物，伤害脾胃功能。这些情况均可导致脾胃运化功能失常，升降失调，清浊不分，从而引发泄泻。正如《景岳全书·泄泻》所言："若饮食不节，起居不时，以致脾胃受损，则水反为湿，谷反为滞，精华之气不能输化，乃致合污下降，而泻痢作矣。"

3.情志失调

情志不畅，郁怒伤肝，导致肝气疏泄失常；或因忧思过度损伤脾脏，肝气横逆犯脾，肝脾不和，影响运化功能，从而引发泄泻。正如《景岳全书·泄泻》所言："凡遇怒气便作泄泻者，必先以怒时挟食，致伤脾胃。"

4.脾胃虚弱

长期饮食不调、过度劳累内伤及久病不愈，均可导致脾胃虚弱。中焦阳气不振，运化功能失常，影响对水谷的受纳和精微物质的运化。清阳之气下陷，水谷与糟粕混杂而下，最终引发泄泻。

5.久病年老

久病之后，肾阳损伤，或年老体衰，命门火衰，火不暖土，脾失温煦，运化失常，而致泄泻；久病失治，脾胃受损，或禀赋虚弱，素体脾胃虚弱，不能助脾受纳和运化，湿滞内生，混杂而下，遂成泄泻。

（二）病机

泄泻的基本病机在于脾胃运化功能失常，湿邪困阻脾土，导致肠道功能失调。其内因以脾虚为主，脾主运化水谷，喜燥恶湿，脾虚则运化失职，清浊不分，从而引发泄泻；外因则以湿邪为主，湿为阴邪，易困脾土，损伤脾胃，导致运化失常，正如"湿盛则濡泄"所言，故湿邪是主要的病理因素。此外，泄泻还可能夹寒、夹热或夹滞。

泄泻的病变脏腑主要涉及脾胃，以及大、小肠，并与肝、肾密切相关。脾主运化，胃主受纳，大小肠负责传导糟粕和泌别清浊。若脾胃纳运失职，小肠无法分清浊，大肠不能正常传化，则水液反为湿浊，谷物反为滞积，混杂而下，导致泄泻；肝主疏泄，协调脾胃的升降，若肝失疏泄，气机郁滞，易致脾失健运，引发肝脾不和之泄泻；肾主命门之火，温暖脾土，助其运化，腐熟水谷，若肾阳虚衰，失于温煦，则脾失健运，水湿内停，从而引发泄泻。

本病的病理性质可分为虚实两类。急性暴泻多以湿盛为主，因湿邪伤脾，或食滞胃肠，壅滞中焦，导致脾失健运，水谷清浊不分，病性属实证；慢性久泻则多以脾虚为主，因素体脾虚不运，或肝木克脾，或肾火不能温暖脾土，导致水谷不化，湿浊内生，混杂而下，引发泄泻，病性属虚证或虚实夹杂证。虚实之间，往往相互转化，例如暴泻若失治或停药过早，可能迁延不愈或反复发作，病性由实转虚，最终发展为久泻；而久泻患者因脾虚易感湿邪，或因饮食所伤，也可能急性发作，表现为虚中夹实的证候。

急性泄泻若能及时治疗，多数患者可在短期内治愈。然而，少数患者可能出现暴泻不止，损气伤津耗液，甚至转为惊厥、闭证或脱证等危重证候。急性泄泻若因失治误治，迁延日久，病性由实转虚，可能转变为慢性泄泻。泄泻日久，脾病及肾，肾阳亏虚，脾失温煦，不能腐熟水谷，可能导致命门火衰，出现五更泻的症状。

（三）分型

1. 暴泻

（1）寒湿困脾：多因冒雨涉水，或坐卧湿地，或贪凉露宿，或饮食生冷，导致寒湿之邪内侵，壅遏脾阳，使脾失健运，水谷不化，清浊不分，混杂而下，引发泄泻。

（2）食滞胃肠：多因饮食不节，暴饮暴食，或过食肥甘厚味，导致食积内停，阻滞肠胃，传化失常，引发泄泻。

2. 久泻

（1）脾气亏虚：多因长期饮食失调，劳倦内伤，或久病缠绵不愈，损伤脾胃，使脾胃虚弱，运化失职，水谷不化，清浊不分，混杂而下，引发泄泻。

（2）肝气乘脾：多因情志抑郁，或恼怒伤肝，使肝气郁结，横逆犯脾，导致脾气运化失职，水谷不化，清浊不分，混杂而下，引发泄泻。

（3）肾阳亏虚：多因禀赋不足，素体阳虚，或年老体弱，阳气渐衰，或房劳过度，肾阳受损，或久病伤及肾阳，导致肾阳虚衰，不能温煦脾土，运化失职，水谷不化，清浊不分，混杂而下，引发泄泻。

二、护心灸治疗泄泻

（一）寒湿困脾

泻下清稀，甚则如水样，腹痛肠鸣，脘闷食少，若兼有外感风寒时，则伴见恶寒发热，鼻塞、头疼身痛，舌苔薄白或白腻，脉濡缓。

1. 证候分析

泻下清稀，甚如水样为外感寒湿或风寒之邪，侵袭肠胃或过食生冷瓜果，导致脾失健运，升降失调，水谷不化，清浊不分，肠腑传导失司；肠鸣腹痛为寒湿内盛，胃肠气机受阻；脘闷食少为寒湿困脾，脾失健运；恶寒发热，鼻塞、头疼身痛为风寒束表，卫表不和；苔白腻，脉濡缓多为寒湿内盛之象。

2. 护治法则

解表散寒，芳香化浊。

3. 治疗穴位

主穴神阙、脐周四边穴，配穴中脘。

4.护心灸粉

药物选藿香、白术。若表寒重者，可加荆芥、防风；若外感寒湿，饮食生冷，腹痛，泻下清稀者，可加肉桂、厚朴；若湿邪偏重，胸闷腹胀，小便不利，可用茯苓。

（二）食滞胃肠

腹痛肠鸣，泻下稀便，臭如败卵，或夹有不消化食物，泻后痛减，脘腹痞满，嗳腐酸臭，不思饮食，舌苔垢浊或厚腻，脉滑。

1.证候分析

腹痛肠鸣，脘腹痞满为暴饮暴食，饮食不节，宿食内停，气机受阻，传导失常；嗳腐酸臭为肠中腐物积滞不化，浊气上逆；泻下臭如败卵为宿食下注；泻后腐浊之邪得以外出，故见腹痛减轻；苔垢浊厚腻，脉滑多为宿食内停之象。

2.护治法则

消食导滞。

3.治疗穴位

主穴神阙、脐周四边穴，配穴脾俞、胃俞。

4.护心灸粉

药物选半夏、莱菔子。若食积化热，可加黄芩；若脾虚较重，可加白术。

（三）脾气亏虚

大便时泻时溏，反复发作，饮食减少，食后脘闷不舒，稍有饮食不慎，则大便次数增多，伴四肢乏力，神疲倦怠，面色少华，舌淡苔白，脉细弱。

1.证候分析

大便溏泄，大便次数增多为脾胃虚弱，运化无权，水谷不化，清浊不分；饮食减少，食后脘闷不舒为脾阳不振，运化失司；四肢乏力，神疲倦怠，面色少华为久泻不止，脾失健运，气血生化不足，肢体肌肤失于濡养；舌淡苔白，脉细弱多为脾胃虚弱之象。

2.护治法则

健脾益气，化湿止泻。

3.治疗穴位

主穴神阙、脐周四边穴，配穴脾俞、胃俞、中脘。

4.护心灸粉

药物选茯苓、白术。若脾阳虚衰，阴寒内盛，症见脘腹冷痛，喜温喜按，四肢不温，大便清稀，气腥秽者，可用附子；若久泻不止，中气下陷，症见食少短气，肛门坠胀，甚则脱肛者，可用黄芪、当归；若泄泻日久，脾虚夹湿，症见肠鸣辘辘，便带黏液，苔腻者，可用黄芪、柴胡；若泄泻日久伤阴，症见便溏而黏，口渴，舌干，形瘦乏力，舌红苔少，脉细数者，可用山药、莲子。

（四）肝气乘脾

腹痛肠鸣即泻，每因情志不畅而诱发，泻后痛缓，平时多有胸胁胀闷，嗳气食少，每因抑郁恼怒或情绪紧张之时发生腹痛、腹泻，腹中雷鸣，攻窜作痛，矢气频作，舌淡红，苔薄白，脉细弦。

1. 证候分析

腹痛即泻，腹中雷鸣，攻窜作痛为肝失条达，气机不利，横逆犯脾，脾失健运；胸胁胀闷为肝失疏泄，气机不畅；嗳气食少为肝气乘脾，脾气不运；舌淡红，脉弦细多为肝郁脾虚之象。

2. 护治法则

抑肝扶脾。

3. 治疗穴位

主穴神阙、脐周四边穴，配穴期门。

4. 护心灸粉

药物选白术、白芍。若肝郁气滞较重而见脘腹胀满疼痛，嗳气频频者，可加柴胡、郁金；若脾虚明显，神疲食少者，加黄芪、党参；若久泻不止，加五倍子、石榴皮。

（五）肾阳亏虚

泄泻多在黎明之前，脐腹作痛，肠鸣即泻，大便夹有不消化食物，泻后即安，腹痛喜暖，形寒肢冷，腰膝酸软，舌淡苔白，脉沉细。

1. 证候分析

五更泄泻，完谷不化为命门火衰，火不暖土，脾失健运，清浊不分；腹痛喜暖为阳虚寒盛，阴寒凝聚，不通则痛；泻后即安是泻后则腑气通，阴寒随泻而去；形寒肢冷，腰膝酸软为肾阳虚弱，机体失于温煦；舌淡苔白，脉沉细多为肾阳衰虚之象。

2. 护治法则

温肾健脾，固涩止泻。

3. 治疗穴位

主穴神阙、脐周四边穴，配穴命门、肾俞。

4. 护心灸粉

药物选补骨脂、吴茱萸。若肾阳虚衰，脐腹冷痛明显，加附子、肉桂；若年老体弱，久泻不止，中气下陷者，加黄芪、白术；若滑脱不禁者，可用赤石脂、肉豆蔻。

三、病案举例

李某，女，66岁，因"间断性泄泻2年余"于2020年4月12日入院。入院症见：大便时泻时溏，日行5~6次，反复发作，纳差，食后脘闷不舒，稍有饮食不慎，则大便次数增多，神疲倦怠，面色少华，舌淡苔白，脉细弱。遵医嘱予护心灸治疗，药物选茯苓、白术粉填脐，主穴神阙穴、脐周四边穴，配穴脾俞穴、胃俞穴、中脘穴，每日1次，每次30 min，治疗1周后，患者大便稍好转，脘腹冷痛，纳差，改用附子粉填脐，治疗1周后，患者大便日行2~3次，无腹痛。

便　秘

一、中医认识

便秘，是以大便排出困难，排便周期延长，或周期不长，但粪质干结，排出艰难，或粪质不硬，虽频有便意，但排便不畅为主要表现的病症。西医学中的功能性便秘、肠易激综合征、肠炎恢复期之便秘、药物性便秘、内分泌及代谢性疾病所致的便秘均属本病范畴，可参照本节辨证论治。

"便秘"病名首见于《黄帝内经》，指出便秘与脾胃、小肠、肾有关，如《素问·厥论》曰："太阴之厥，则腹满䐜胀，后不利。"《素问·举痛论》曰："热气留于小肠，肠中痛，瘅热焦渴，则坚干不得出，故痛而闭不通矣。"

东汉时期，张仲景则称便秘为"脾约""闭""阴结""阳结"，认为其病与寒、热、气滞有关，提出了便秘寒、热、虚、实不同的发病机制，设立了承气汤的苦寒泻下，麻子仁丸的养阴润下，厚朴三物汤的理气通下，以及蜜制药挺"内谷道中"、猪胆汁和醋"以灌谷道内"诸法，为后世医家认识和治疗本病确立了基本原则，有的方药至今仍广泛应用于临床。《诸病源候论·大便难候》曰："大便难者，由五脏不调，阴阳偏有虚实，谓三焦不和则冷热并结故也。"又云："邪在肾亦令大便难。""渴利之家，大便亦难"，指出引起便秘的原因很多，与五脏不调、阴阳虚实寒热均有关系。

金元时期，《丹溪心法·燥结》则认为便秘是由于血少，或肠胃受风，涸燥秘涩所致。

直至明清，张景岳按仲景之法把便秘分为阴结、阳结两类，认为有火为阳结，无火是阴结。《景岳全书·秘结》云："秘结一证，在古方书有虚秘、风秘、气秘、热秘、寒秘、湿秘等说，而东垣又有热燥、风燥、阳结、阴结之说，此其立名太烦，又无确据，不得其要，而徒滋疑惑，不无为临证之害也。不知此证之当辨者惟二，则曰阴结、阳结而尽之矣。"《石室秘录·大便秘结》曰："大便秘结者，人以为大肠燥甚，谁知是肺气燥乎？肺燥则清肃之气不能下行于大肠。"《杂病源流犀烛·大便秘结源流》则强调"大便秘结，肾病也"。以上指出大便秘结与肺、肾均有密切关系。

（一）病因

1. 饮食不节

若长期过食辛辣、肥甘厚味等食物，易导致胃肠积热，耗伤津液，使肠道干涩，粪便干结，难以排出，形成热秘；过度饮酒或过食生冷，损伤脾胃阳气，运化失常，寒湿内生，肠道传导失司，也可导致便秘，此为冷秘。

2. 情志失调

长期情志不舒，肝郁气滞，肝失疏泄，气机不畅，可导致肠道传导功能失常，糟粕内停，不得下行，从而引发便秘，称为气秘；忧愁思虑过度，耗伤心脾，气血生化不足，气虚则大肠传送无力，血虚则肠道失于濡润，也会导致便秘，多为虚秘中的气虚秘和血虚秘。

3. 年老体虚

老年人气血阴阳亏虚，阳气虚则温煦无力，肠道失于温通，推动无力，可致便秘；阴血虚则肠道失养，濡润不足，大便干结，也会引起便秘。这两种情况分别属于虚秘中的阳虚秘和阴虚秘。

4. 外邪侵袭

外感热邪，入里化热，或热病之后，余热未清，耗伤津液，致使肠道燥热，大便干结，发为热秘；外感寒邪，凝滞胃肠，阳气被遏，传导失职，糟粕不行，可形成冷秘。

5. 其他因素

久坐少动，或长期卧床，气血运行不畅，脾胃功能减弱，肠道传导功能下降，也容易导致便秘；妇女产后气血亏虚，或腹部手术后气血受损，也可能因肠道失于濡养和推动而发生便秘。

（二）病机

便秘病位主要在大肠，涉及脾、胃、肺、肝、肾等多个脏腑，基本病机为大肠传导失常。胃与肠相连，胃热炽盛，下传大肠，燔灼津液，大肠热盛，燥屎内结，可成便秘；肺与大肠相表里，肺之燥热下移大肠，则大肠传导功能失常，而成便秘；肝主疏泄气机，若肝气郁滞，则气滞不行，腑气不能畅通；肾主五液而司二便，若肾阴不足，则肠道失润，若肾阳不足则大肠失于温煦而传送无力，大便不通。以上原因均可发为本病。

便秘的病性可概括为虚、实两个方面。热秘、气秘、冷秘属实，气血阴阳亏虚所致者属虚。虚实之间常常相互兼夹或相互转化。如肠胃积热与气机郁滞可以并见，阴寒积滞与阳气虚衰可以相兼，气秘日久，久而化火，可转化成热秘。阳虚秘者，如温燥太过，津液耗伤，可转化为阴虚秘，或久病阳损及阴，则可见阴阳俱虚之证。

（三）分型

1. 实秘

（1）气秘：多因情志不畅、久坐少动、饮食不节、外邪犯胃、肺气不降等因素导致气机郁滞所致。

（2）冷秘：多因体内阳气不足、阴寒内生，或过量食用生冷食物、过量服用寒凉药物导致中阳损伤，以及外感寒邪等因素所致。

2. 虚秘

（1）气虚秘：多因脾胃功能减弱、肺气不足、久病体虚、饮食不当、缺乏运动及情志失调等因素所致。

（2）血虚秘：血虚失润，肠道失养，传导功能受损。

（3）阴虚秘：阴液亏虚，虚火灼津，肠道失于濡润。

（4）阳虚秘：多因先天不足、饮食不当、劳累过度、起居失常、久病伤阳等因素导致阳气虚弱，功能下降。

二、护心灸治疗便秘

（一）气秘

大便干结，或不甚干结，欲便不得出，或便后不爽，肠鸣矢气，嗳气频作，胁腹痞满胀痛，舌苔薄腻，脉弦。

1. 证候分析

大便干结，或不甚干结，欲便不得出，或便后不爽，胁腹痞满胀痛，为肝脾失和，气机郁结，致大肠传导失司，浊邪壅滞；肠鸣矢气，嗳气频作为腑气不通，脾胃失和；舌苔薄腻，脉弦为气郁夹湿之表现。

2. 护治法则

疏肝理气，润肠通便。

3. 治疗穴位

主穴神阙、脐周四边穴，配穴中脘、膻中、天枢。

4. 护心灸粉

药物选木香、沉香。若见肝气横逆，胁腹胀痛、隐痛时作，宜佐厚朴、白芍；若气郁化火而热象渐显，症兼便秘、口苦、舌红苔黄燥者，当增黄芩、龙胆；若胃气上逆致呕恶频作，可加法半夏、鲜竹茹。

（二）冷秘

大便艰涩，腹痛拘急，胀满拒按，胁下偏痛，手足不温，呃逆，呕吐。舌苔白腻，脉弦紧。

1. 证候分析

排便艰涩不畅，腹部拘急绞痛，脘腹胀满拒按，乃阴寒内盛，肠道传化失司所发；手足欠温系阳气被遏，温煦失司而现；呃逆频作伴呕吐，实为中焦寒蕴，胃气上逆之候；舌苔白腻，脉象弦紧，皆为阴寒凝滞之征。

2. 护治法则

温阳散寒，润肠通便。

3. 治疗穴位

主穴神阙、脐周四边穴，配穴关元、大肠俞、命门。

4. 护心灸粉

药物选附子、大黄。若腹胀腹痛明显，可加枳实、木香；若腹部冷痛，手足不温，可加细辛、小茴香；若大便干结，可加火麻仁、肉苁蓉。

（三）气虚秘

大便干或不干，虽有便意，但排出困难，用力努挣则汗出短气，便后乏力，面白神疲，肢倦懒言，舌淡苔白，脉弱。

1. 证候分析

大便干或不干，虽有便意，但排出困难，用力努挣则汗出短气，便后乏力为脾肺气虚，大便传送无力；面白神疲，肢倦懒言；舌淡苔白，脉弱是脾气亏虚之象。

2. 护治法则

健脾益气，润肠通便。

3. 治疗穴位

主穴神阙穴、脐周四边穴，配穴气海穴、中脘穴、天枢穴。

4. 护心灸粉

药物选用黄芪、火麻仁。若见神疲汗泄、气短息微、寡言懒动者，佐以白术、党参；若遇便涩难解、少腹垂胀者，酌添当归；若现脘痞腹胀、舌苔白腻者，配入茯苓、薏苡仁；若兼肢重腰酸者，增投杜仲、山茱萸。

（四）血虚秘

大便干结，面色无华，皮肤干燥，头晕目眩，心悸，气短，健忘，少寐，口唇色淡，舌淡苔少，脉细。

1. 证候分析

大便干结为血虚津亏，肠道失于濡润，粪便干结难行；面色无华，头晕目眩，口唇色淡为血虚不荣表现；心悸、气短为血虚气弱，心失所养。

2. 护治法则

养血润燥，滋阴通便。

3. 治疗穴位

主穴神阙、脐周四边穴，配穴天枢、大肠俞。

4. 护心灸粉

药物选用当归、麻仁。若面白眩晕，血虚甚者，加黄芪、白芍；若阴血已复，便仍干燥，可加五仁丸。

（五）阴虚秘

大便干结，形体消瘦，头晕耳鸣，两颧红赤，心烦少寐，潮热盗汗，腰膝酸软，舌红少苔，脉细数。

1. 证候分析

大便干结乃阴津匮乏、肠道失于濡养所致；若见潮热盗汗、心烦难寐、头晕、耳鸣、两颧潮红者，乃阴虚火旺、虚阳上扰之征；腰膝酸软者，多因肾阴亏虚，腰府失于濡养使然；若舌红绛少苔，脉象细数，皆为阴虚火旺之外候。

2. 护治法则

滋阴增液，润肠通便。

3. 治疗穴位

主穴神阙、脐周四边穴，配穴中脘、天枢、肾俞。

4. 护心灸粉

药物选用玄参、生地黄。若大便干结，燥结如羊屎状者，宜佐以火麻仁、柏子仁；若伴见口干颧红、潮热盗汗，兼有心烦少眠者，可配入胡黄连、地骨皮；若胃阴不足致纳呆、呕恶，症见口干渴饮者，当选沙参、麦冬；若肾阴亏虚见腰膝酸软无力者，当用熟地、山茱萸。

（六）阳虚秘

大便干或不干，排出困难，小便清长，面色㿠白，四肢不温，腹中冷痛，腰膝酸冷；舌淡苔白，脉沉迟。

1. 证候分析

大便艰涩，排出困难为阳虚寒盛，大肠传送无力；畏寒肢冷为阳气亏虚，温煦无权；腹中冷痛为阴寒凝结，气机不畅；腰膝酸冷，小便清长，面色㿠白为肾阳不足，温养固摄失职，舌淡苔白，脉沉迟为阳虚之象。

2. 护治法则

温阳散寒，通便止痛。

3. 治疗穴位

主穴神阙、脐周四边穴，配穴中脘、天枢、大肠俞。

4. 护心灸粉

药物选肉苁蓉、牛膝。若寒凝气滞、腹痛较甚，加肉桂、木香；若大便干结，加火麻仁、郁李仁；若脾阳不足，中焦虚寒，可用附子、党参；若肾阳不足，可选用附子、桂枝。

三、病案举例

梁某，男，22岁，因"腹胀便秘半月余"于2020年6月7日入院。入院症见：腹胀，无明显疼痛，偶有排气，无恶心、呕吐，伴泛酸、嗳气，食少纳呆，口干，乏力，喜冷饮，夜眠不足但质量尚可，小便正常，舌苔薄腻，脉弦。遵医嘱予护心灸治疗，药物选木香、沉香粉填脐，主穴神阙穴、脐周四边穴，配穴中脘穴、膻中穴、天枢穴，每日1次，每次30 min，治疗7日后，患者症状减轻。

胁 痛

一、中医认识

胁痛是指以一侧或两侧胁肋部疼痛为主要表现的病症，属临床较常见自觉症状。急慢性肝炎、胆囊炎、胆系结石、胆道蛔虫、肋间神经痛等多种现代医学疾病以胁痛为主要表现者，均可参考本节辨证论治。

早在《黄帝内经》中即有胁痛的记载，明确指出胁痛的发生主要与肝胆有关。如《素问·脏气法时论》："肝病者，两胁下痛引少腹。"《素问·刺热》："肝热病者，小便先黄……胁满痛，手足躁，不得安卧。"其均有肝之病变导致胁痛的记载。亦有胆腑病变导致胁痛者，如《灵枢·经脉》："胆，足少阳之脉，是动则病口苦，善太息，心胁痛，不能转侧。"

后世医家对胁痛病因病机等的认识在此基础上又有进一步的深入。隋·巢元方《诸病源候论·胸胁痛候》指出胁痛的发生主要与肝、胆、肾有关。其曰："胸胁痛者，由胆与肝及肾之支脉虚，为寒所乘故也……此三经之支脉并循行胸胁，邪气乘于胸胁，故伤其经脉。邪气之与正气交击，故令胸胁相引而急痛也。"宋·严用和《济生方·胁痛评治》指出，胁痛病因主要是由情志不遂所致："夫胁痛之病……多因疲极嗔怒，悲哀烦恼，谋虑惊忧，致伤肝脏。肝脏既伤，积气攻注，攻于左，则左胁痛，攻于右，则右胁痛，移逆两胁，则两胁俱痛。"

　　延至明清，胁痛病因病机、治则等描述更为全面、系统。明·张景岳指出，胁痛的病因主要与情志、饮食、房劳等关系最为紧切，并将胁痛病因分为外感、内伤两大类。如《景岳全书·胁痛》曰："胁痛有内伤外感之辨，凡寒邪在少阳经……然必有寒热表证者方是外感，如无表证，悉属内伤。但内伤胁痛者十居八九，外感胁痛则间有之耳。"清·李用粹《证治汇补·胁痛》对胁痛的治疗原则进行归纳："治宜伐肝泻火为要，不可骤用补气之剂，虽因于气虚者，亦宜补泻兼施，故凡木郁不舒，而气无所泄，火无所越，胀甚惧按者，又当疏散升发以达之，不可过用降气，致木愈郁而痛愈甚也。"

（一）病因

1. 情志不遂

　　各类情志所伤，如暴怒伤肝，抑郁忧思，可致肝失条达，疏泄不利，气阻络痹，发为肝郁胁痛。如清·尤怡《金匮翼·胁痛统论》云："肝郁胁痛者，悲哀恼怒，郁伤肝气。"气郁日久，又可致血行不畅，瘀血渐生，阻于胁络，出现瘀血胁痛。《临证指南医案·胁痛》云："久病在络，气血皆窒。"

1. 跌仆损伤

　　跌仆外伤或因强力负重，使胁络受伤，瘀血阻塞，可发为胁痛。如《金匮翼·胁痛统论》谓："污血胁痛者，凡跌仆损伤，污血必归胁下故也。"

2. 饮食失宜

　　饮食不节，过食肥甘，脾失健运，湿热内生，致肝胆失于疏泄，可发为胁痛。如《景岳全书·胁痛》："以饮食劳倦而致胁痛者，此脾胃之所传也。"清·张璐《张氏医通·胁痛》："饮食劳动之伤，皆足以致痰凝气聚……然必因脾气衰而致。"

3. 外邪内侵

　　湿热之邪外袭，郁结少阳，枢机不利，肝胆经气失于疏泄，可致胁痛。《素问·缪刺论》言："邪客于足少阳之络，令人胁痛不得息。"

4. 劳欲久病

　　久病耗伤或劳欲过度，使精血亏虚，肝阴不足，血虚不能养肝，故脉络失养，拘急而痛。《景岳全书·胁痛》指出："凡房劳过度，肾虚羸弱之人，多有胸胁间隐隐作痛，此肝肾精虚。"《金匮翼·胁痛统论》谓："肝虚者，肝阴虚也。阴虚则脉绌急，肝之脉贯膈布胁肋，阴血燥则经脉失养而痛。"

（二）病机

胁痛的基本病机属肝络失和，可概括为"不通则痛"与"不荣则痛"两类。本病病位主要责之于肝胆，亦与脾胃及肾有关。病理因素包括气滞、血瘀、湿热。其中，因肝郁气滞、瘀血停滞、湿热蕴结所致的胁痛多属实证，为"不通则痛"，较多见；因阴血不足、肝络失养所致的胁痛则为虚证，属"不荣则痛"。

胁痛病机有其演变特点。胁痛初病在气，由气滞为先，气机不畅致胁痛。气滞日久，则血行不畅，由气滞转为血瘀，或气滞血瘀并见。实证日久，因肝郁化火、耗伤肝阴，或肝胆湿热、耗伤阴津，或瘀血不去、新血不生，致精血虚少，即可由实转虚。同时，阴血不足、肝络失养之虚证，又可在情志、饮食等因素的影响下产生虚中夹实的变化，最终出现虚实夹杂之证。同时，注意胁痛一证与其他病证间的兼见、转化情况。如湿热瘀阻肝胆之胁痛，若湿热交蒸，胆汁外溢，则可并见黄疸；肝郁气滞或瘀血停滞之胁痛，可转化为积聚；肝失疏泄、脾失健运，病久及肾，致气血水停于腹中，则可转化为臌胀等。

（三）分型

1.肝郁气滞

多因情志不畅、抑郁恼怒等情绪因素导致肝气郁结，气机不畅，胁肋部经脉受阻，从而出现胁痛。

2.瘀血阻络

多因情志内伤，或跌仆闪挫导致瘀血内停，胁络痹阻，从而出现胁痛。

3.肝络失养

多因久病体虚，或劳欲过度导致肝阴不足，肝络失养，从而出现胁痛。

二、护心灸治疗胁痛

（一）肝郁气滞

胁肋胀痛，走窜不定，甚则引及胸背肩臂，疼痛每因情志变化而增减，胸闷腹胀，嗳气频作，得嗳气而胀痛稍舒，纳少，口苦，舌苔薄白，脉弦。

1.证候分析

由情志不遂、肝失疏泄导致，表现为气机郁滞、肝脉不畅。长期抑郁、暴怒或精神刺激可致肝气横逆，阻滞胁肋经络，引发疼痛。

2.护治法则

疏肝理气。

3. 治疗穴位

主穴为神阙、脐周四边穴，配穴选期门、肝俞。

4. 护心灸粉

药物选柴胡、香附。若胁痛甚，可加郁金、延胡索；若气郁化火，症见胁肋掣痛，口干，口苦，烦躁易怒，溲黄便秘，舌红苔黄者，可加栀子、黄芩；若肝气横逆乘脾，症见便溏、腹胀、困倦乏力，舌苔白腻者，可合用柴胡、当归；若兼见胃失和降，恶心、呕吐者，可加半夏、竹茹等；若气滞兼见血瘀者，可酌加牡丹皮、赤芍等。

（二）瘀血阻络

胁肋刺痛，痛有定处，痛处拒按，入夜痛甚，胁肋下或见有癥块；舌紫暗，脉沉涩。

1. 证候分析

多因气滞日久、跌仆损伤或久病入络，导致血行不畅，瘀血内停，阻滞肝胆经络，脉络痹阻不通，引发疼痛。气滞与血瘀互为因果，形成恶性循环。

2. 护治法则

祛瘀通络。

3. 治疗穴位

主穴为神阙、脐周四边穴，配穴选肝俞、膈俞。

4. 护心灸粉

药物选当归、川芎。若胁痛剧烈难忍者，症见胀闷如窒、痛如锥刺，可佐入香附、川楝子，兼有血瘀者可配延胡索、郁金；若见胁肋下癥块积聚而正气未虚者，其块质硬拒按、舌现紫斑，宜酌加三棱、莪术，更可辅以丹参、醋制鳖甲。凡用破血消癥之品，当以黄酒为引煎服。

（三）肝络失养

胁肋隐痛，悠悠不休，遇劳加重，口干咽燥，心中烦热，头晕，目眩，舌红少苔，脉细弦而数。

1. 证候分析

多因外感湿热邪气、饮食不节（如过食肥甘厚腻、酗酒）、情志郁结或脾胃虚弱导致湿热内生，蕴结肝胆，使肝胆疏泄失常，气机壅滞，脉络失和所致。

2. 护治法则

养阴柔肝，和络止痛。

3. 治疗穴位

主穴为神阙、脐周四边穴，配穴选肝俞。

4. 护心灸粉

药物选北沙参、川楝子。若心烦不寐者，可酌配酸枣仁、炒栀子，配比以 3∶2 为佳；若肝肾阴虚，头晕目涩者，可加菊花、女贞子，菊花宜选杭白菊；若心火偏亢，口舌生疮者，可佐黄连、淡竹叶；若兼心气不足，胸闷气短者，宜配伍红参、五味子。

三、病案举例

韩某，女，57岁，因"反复胁痛5年，再发加重2日"于2021年3月1日入院。入院症见：胁肋疼痛，痛有定处，疼痛拒按，胁肋下或见有癥块，舌紫暗，脉象沉涩。遵医嘱予护心灸治疗，药物选当归、川芎填脐，主穴为神阙穴、脐周四边穴，配穴选肝俞穴、膈俞穴，每日1次，每次30 min，治疗14日后，患者诸症明显减轻，予办理出院。

中 风

一、中医认识

中风是指因内风、外风、痰湿、瘀血等因素导致气血逆乱，脑部气血运行失常，进而引发脑部缺血或出血，导致突发性的肢体功能障碍、言语障碍、意识障碍等症状的疾病。中医将中风分为"中经络"和"中脏腑"两大类，前者病情较轻，后者病情较重。中风是一种严重的疾病，早期识别和治疗对预后至关重要。

春秋战国时期，《黄帝内经》已描述中风相关症状与病因，认为外邪侵袭与正气衰弱导致偏枯，奠定中风理论基础。汉代张仲景在《金匮要略》首次提出"中风"病名，按邪入络、经、腑、脏分层辨证，创制侯氏黑散等方剂，确立治疗框架。隋唐时期巢元方提出气血亏虚致中风的理论，补充外因与内因结合的病因学说，临床采用针药结合疗法。宋金元时期形成学术争鸣：刘完素主"心火暴甚"，李东垣倡"正气自虚"，朱丹溪立"湿痰生热"，推动病因认知多元化。明清理论趋于成熟：张景岳创"非风"说强调内伤积损，叶天士立"肝阳化风"治法，王清任主"气虚血瘀"创补阳还五汤，完善治疗体系。

中医中风理论历经外邪到内因、单一到综合的认知演变，形成系统辨证体系，为古今临床提供重要指导。

（一）病因

1. 内因

（1）情志失调：长期情绪波动，如愤怒、忧虑等，导致肝气郁结，化火生风。

（2）饮食不节：过食肥甘厚味，损伤脾胃，痰湿内生，阻滞经络。

（3）劳倦过度：过度劳累或房事不节，耗伤气血，导致正气不足。

（4）年老体衰：随着年龄增长，肝肾阴虚，气血不足，易受外邪侵袭。

2. 外因

外感风邪：风邪侵袭，引动内风，导致气血逆乱。

（二）病机

中风，中医又称"卒中"，其病机复杂，总属本虚标实，急性发病期多以标实为主，恢复期及后遗症期以本虚为主，且两者常相互兼夹。

本虚为发病基础，多涉及肝肾阴虚、气血亏虚。肝肾同源，肝藏血，肾藏精，肝肾阴虚则阴不制阳，虚阳易亢；气血亏虚致使脑脉失养，为中风埋下隐患。标实为发病关键，包括风、火、痰、瘀。内风由肝阳化风、阴虚风动所致，风性善行数变，可夹气血上冲于脑；肝火炽盛或阴虚火旺，火热之邪灼伤脉络，炼液为痰；脾虚失运，水湿不化，聚而成痰，痰浊上蒙清窍；气虚则推动无力，气滞可致血瘀，瘀血阻滞脑脉，气血运行不畅。

在内外多种因素作用下，若情志过激、饮食不节、劳累过度等，会引发气血逆乱，血随气逆，夹痰夹火，上扰清窍，蒙蔽心神，横窜经络，导致窍闭神匿，神不导气，从而出现半身不遂、言语不利、口眼㖞等症状。

（三）分型

1. 风痰阻络证

多由正气不足，脉络空虚，风邪乘虚入中，夹痰阻滞经络所致。

2. 气虚血瘀证

年老久病致气虚，气滞血瘀、痰阻，气血不畅引发中风。

二、护心灸治疗中风

（一）风痰阻络

肌肤不仁，手足麻木，突然发生口舌歪斜，言语不利，口角流涎，甚至半身不遂，兼见手足拘挛，舌苔薄白，脉浮滑。

1. 证候分析

肌肤不仁、手足麻木乃因经络不畅，气血不濡经脉所致；半身不遂、手足拘挛、口舌歪斜、言语不利、口角流涎乃风痰流窜经络，血脉痹阻，气血不通所致；苔薄白，脉浮滑，乃风痰阻络之征。

2. 护治法则

祛风化痰，活血通络。

3. 治疗穴位

主穴为神阙、脐周四边穴，配穴选风池、丰隆、合谷、曲池。

4. 护心灸粉

药物选半夏、白附子。若痰湿偏盛，舌苔白滑者，加苍术、泽泻；若言语含糊者加石菖蒲、远志；若兼见瘀血阻滞，舌边或舌底有瘀点、瘀斑者，加桃仁、红花。

（二）气虚血瘀

平素神疲气短，面色㿠白，肢软无力，渐见半身不遂，口舌㖞斜，言语謇涩，患侧肢体水肿，舌淡紫或有瘀斑，苔薄白，脉细涩无力。

1. 证候分析

素体气虚则见神疲气短、肢软无力；气虚推动无力致血行不畅，瘀阻脉络，故见半身不遂、口舌㖞斜；气血不能上荣舌本则言语謇涩；舌淡紫、脉细涩皆为气虚血瘀之候。

2. 护治法则

益气活血，化瘀通络。

3. 治疗穴位

主穴选神阙、脐周四边穴，配穴选气海、关元。

4. 护心灸粉

药物选黄芪、当归。若兼见肢体水肿甚者，加桂枝；言语謇涩持续者，增石菖蒲。

三、病案举例

王某，男，65岁，因"左侧肢体活动不利伴言语謇涩2月余"于2022年5月5日入院。入院症见：左侧肢体偏瘫，肌力2级，肌张力减低，手指不能屈伸，左下肢不能站立及行走，言语不清，神疲乏力，气短懒言，面色萎黄，舌淡暗，边有瘀斑，苔薄白，脉细涩。遵医嘱予护心灸治疗，药物选黄芪、当归粉填脐，主穴选神阙穴、脐周四边穴，配穴选气海穴、关元穴，每日1次，每次30 min，治疗14日后，患者左侧肢体肌力提升至3级，手指可轻微屈伸，左下肢可在他人搀扶下短距离行走，言语较前清晰。

不　寐

一、中医认识

不寐，即失眠，是以入睡困难、睡眠浅、易醒、早醒或醒后不解乏为主要表现的病症。中医认为，不寐的病位主要在心，但与肝、脾、肾、胆等脏腑功能失调密切相关。其基本病机为阳不入阴、阴阳失交、神不守舍。

《内经》中虽无"不寐"的病名，但已有"不得卧""不得眠""目不瞑"等记载，并认为其病机主要是胃气不和与阳不入阴。例如，《素问·逆调论》中提出："胃不和则卧不安"；《灵枢·大惑论》也描述了卫气不得入于阴，常留于阳，导致阴气虚，从而不瞑的情况。《难经·第四十六难》则最早提出"不寐"这一病名，并论述了老人不寐的病机，指出老人血气衰、肌肉不滑、荣卫之道涩，导致昼日不能精、夜不得寐。这一观点与《灵枢·营卫生会》关于"老人夜不瞑"的病机分析是一致的。《金匮要略》则称不寐本证为"不得眠""不得卧"，并给出了治疗方剂，如《血痹虚劳病》篇中："虚劳虚烦不得眠，酸枣仁汤主之。"此方剂至今仍是治疗失眠的有效方剂之一。到了明代，张景岳在前人经验的基础上，较全面地归纳、总结了不寐的病因病机和辨证论治。他在《景岳全书·不寐》中将不寐证分为有邪和无邪两种情况，并认为"有邪多实证，无邪多虚证"。对于辨证论治，他在《不寐·论治》中指出："无邪而不寐者……宜以养营气为主治"，"有邪而不寐者，去其邪而神自安也"。

此后，随着中医学的不断发展，对不寐的认识和治疗也逐渐深入和完善。1997年颁行的《中医临床诊疗术语》更是将"不寐"确立为法定的病名。

（一）病因

1. 情志所伤

长期情志不舒，如抑郁、焦虑、恼怒等，可导致肝气郁结，气郁化火，扰动心神，引起不寐。或思虑过度，耗伤心脾，气血生化不足，心失所养，神不守舍，也会导致失眠。

2. 饮食不节

暴饮暴食，宿食停滞，脾胃受损，酿生痰热，上扰心神，可致不寐。此外，过食辛辣、油腻、刺激性食物，或睡前饮用咖啡、浓茶等，也可能影响睡眠。

3. 劳逸失调

长期过度劳累，耗伤气血，心脾两虚，心神失养，可引起不寐。而过度安逸，缺乏运动，气血运行不畅，脾胃功能减弱，也会影响睡眠。

4. 病后体虚

久病或大病之后，身体虚弱，气血不足，心失所养，或肾阴亏虚，不能上济于心，心火亢盛，心肾不交，均可导致不寐。

5. 禀赋不足

天生体质较弱，或由于遗传因素，脏腑功能失调，容易出现不寐的症状。如肾阴不足，肝阳上亢，扰动心神，可引起失眠。

（二）病机

不寐的核心病机在于阴阳失交，脏腑、气血津液功能紊乱，致使心神失养或被扰。《灵枢·口问》提出"阳气尽，阴气盛，则目瞑；阴气尽而阳气盛，则寤矣"，揭示正常睡眠依赖阴阳协调。外感温热之邪易化火伤阴，引发阴虚阳亢，致虚阳浮越而失眠；寒邪直中脏腑，损伤阳气，使阴寒内盛，阳气难潜，同样影响睡眠。

脏腑功能失调是不寐的重要病理基础。心主神明，心血不足则神失所养，心火亢盛则扰动心神；肾阴亏虚不能上济心火，形成心肾不交；脾胃虚弱，气血生化乏源，或运化失常，痰热上扰；肝胆气郁化火，胆气不宁，皆可导致心神不安。

气血津液失常进一步加重不寐。久病劳倦耗伤气血，气虚推动无力，血虚濡养不足，阴阳失和；痰湿、瘀血阻滞气机，影响气血流通，使心神受扰。

护心灸法紧扣病机，选取心经、心包经及相关穴位，如神门、内关、心俞等，借艾火温热激发经气，温通心脉、调和阴阳、安神定志，恢复脏腑功能，促使阴阳平衡，改善睡眠质量。

（三）分型

1. 心脾两虚型

常因劳心过度、久病失养或饮食不规律引发。长期思虑过多，会过度消耗心血，同时损伤脾气；久病之人身体虚弱，气血得不到充分滋养而亏虚；日常饮食不规律，也会使脾胃功能减弱，气血生化不足。心血亏虚，无法濡养心神，脾气虚弱则运化无力，进而影响睡眠，出现入睡困难、多梦易醒等表现。

2. 心肾不交型

因久病伤阴、房事不节及情志内伤而导致。久病会逐渐耗损肾阴，房事过度也会导致肾阴亏虚；情志抑郁化火，会进一步耗伤心阴。当肾阴不足，无法上济心火，心火独亢于上，心与肾之间的阴阳平衡被打破，失去正常交通协调关系，从而引发失眠。

3. 心胆气虚型

多由突受惊吓，或本身禀赋不足、素体胆气虚弱引起。突然受到惊吓，会导致心气紊乱，胆气不宁，神魂不安；先天体质虚弱者，心胆之气不足，决断能力弱，遇事易惊恐，进而影响心神安定，造成不寐。

二、护心灸法治疗不寐

（一）心脾两虚证

不易入睡，多梦易醒，心悸，健忘，神疲食少，四肢倦怠，腹胀，便溏，头晕目眩，面色少华，舌淡苔薄，脉细无力。

1. 证候分型

不易入睡，多梦易醒为脾虚血亏，心神失养，神不守舍；心悸、健忘为血虚神失所养；神疲食少，四肢倦怠，腹胀、便溏为脾虚运化失职，形神失养；头晕，目眩，面色少华为气血亏虚，不能上荣；舌淡，脉细无力为气虚血少之象。

2. 护治法则

补益心脾，益气养血。

3. 治疗穴位

主穴选神阙、脐周四边穴，配穴选心俞、脾俞。

4. 护心灸粉

药物选白术、黄芪、茯神。若心血不足者，加熟地、芍药；若不寐较重者，加五味子、柏子仁，或加首乌藤、合欢花；若脘闷纳呆，苔腻者，加法半夏、陈皮；若产后虚烦不寐，形体消瘦，面色㿠白，易疲劳，舌淡，脉细弱者，或老人夜寐早醒而无虚烦之证者，多属气血不足，治宜养血安神，可用酸枣仁。

（二）心肾不交证

心烦不寐，入睡困难，心悸多梦，头晕耳鸣，健忘，腰膝酸软，潮热盗汗，五心烦热，咽干少津，男子遗精，女子月经不调，舌红少苔，脉细数。

1. 证候分型

心烦不寐，入睡困难，心悸多梦为肝肾阴虚，心阴不足，心肝火旺，虚火扰神，心神不安；头晕、耳鸣、健忘为肾精亏耗，髓海空虚，清窍失养；腰膝酸软为肾虚腰膝失养；潮热盗汗，五心烦热，咽干少津为阴虚火旺，津液耗伤；男子遗精，女子月经不调为肾阴亏虚，虚火扰动精室，或冲任失养；舌红少苔，脉细数为阴虚火旺之象。

2. 护治法则

滋阴降火，交通心肾。

3. 治疗穴位

主穴选神阙、脐周四边穴，配穴选心俞、肾俞。

4. 护心灸粉

药物选熟地黄、山萸肉、山药。若心烦心悸，梦遗失精者，可加肉桂、黄连；若盗汗者，可加麻黄根、浮小麦、煅龙骨。

（三）心胆气虚证

虚烦不寐，多梦易醒，触事易惊，终日惕惕，胆怯心悸，伴有气短自汗，倦怠乏力小便清长，舌淡，脉弦细。

1. 证候分型

虚烦不寐，多梦易醒，触事易惊为心胆虚怯所致，心失所养则神不安，胆气不足则志不宁，终日惕惕，胆怯心悸为心胆气虚，神魂不安；伴气短自汗，倦怠乏力，小便清长，舌淡，脉弦细均为心胆气虚之象。

2. 护治法则

补益心胆，安神定志。

3. 治疗穴位

主穴为神阙、脐周四边穴，配穴选心俞、胆俞。

4. 护心灸粉

药物选茯神、远志、石菖蒲。若心悸甚，惊惕不安者，加生龙骨、生牡蛎、朱砂。

三、病案举例

李某，女，44岁，因"失眠多梦、神疲乏力3个月余"于2021年10月10日入院。入院症见：多梦易醒，醒后难以再寐，每日睡眠时间3～4 h。伴有心悸，健忘，头晕，目眩，神疲乏力，面色萎黄，纳差，大便溏薄，舌淡，苔薄白，脉细弱。遵医嘱予护心灸治疗，选白术、黄芪、茯神粉填脐，主穴选神阙穴、脐周四边穴，配穴选心俞穴、脾俞穴，每日1次，每次30 min，7日1个疗程，第1个疗程结束后，患者入睡时间缩短至40 min左右，睡眠质量稍有改善，仍多梦，神疲乏力、心悸等症状未见明显减轻。继续第2个疗程治疗，治疗结束后，患者每晚可入睡5～6 h，多梦症状减轻，心悸、神疲乏力等症状有所缓解，食欲较前增加。

水 肿

一、中医认识

水肿是体内水液潴留，泛滥肌肤，表现为头面、眼睑、四肢、腹背，甚至全身水肿的病症。

　　水肿在中医古籍中有诸多称谓。《黄帝内经》最早将水肿称为"水"，并详细描述了水肿的症状，如《灵枢·水胀》中提及："水始起也，目窠上微肿，如新卧起之状。"此外，《黄帝内经》还提出了水肿与肺、脾、肾等脏腑的密切关系，以及外感风邪等病因病机。东汉时期的张仲景在《金匮要略》中将水肿称为"水气病"，并根据临床表现和所属脏腑的不同，进一步细分为风水、皮水、正水、石水、黄汗等类型。同时，他还提出了"诸有水者，腰以下肿，当利小便；腰以上肿，当发汗乃愈"的治疗原则。此后，历代医家对水肿的认识不断深化。隋代巢元方在《诸病源候论》中明确提出了水肿病的病名，并详细描述了水肿的多种证候。元代朱丹溪则将水肿分为阴水和阳水两大类，为后世医家提供了重要的分类依据。

　　在古代中医文献中，关于水肿的治疗方法也颇为丰富。除了上述张仲景提出的发汗、利尿等基本原则外，唐代孙思邈在《备急千金要方》中补充了大量的治疗方剂，如大豆汤、茯苓丸等，至今仍有临床价值。同时，他还首次提出了水肿病必须忌盐的主张，被后世医家所重视。宋代严用和则倡导温脾暖肾之法治疗水肿，在前人汗、利、攻的基础上开创了补法，为水肿的治疗提供了新的思路。明代李梴在《医学入门》中提出了疮毒致水肿的病因学说，进一步丰富了水肿的病因病机理论。

　　在现代中医临床中，水肿仍然是一个常见的病症。中医医生在继承古代医家经验的基础上，结合现代医学的研究成果，对水肿的病因、病机、分类、治疗等方面进行了更加深入的研究和探索。他们运用中药、针灸、推拿等多种治疗手段，取得了显著的临床疗效。

（一）病因

1. 水液代谢失常为本

　　盖人身水液，循行有常，全赖肺、脾、肾三脏气化，三焦通调，膀胱气化，方能津液四布，五经并行。若脏腑失调，气化失司，则水湿停聚，泛溢肌肤，发为水肿。《素问·经脉别论》云："饮入于胃，游溢精气，上输于脾，脾气散精，上归于肺，通调水道，下输膀胱，水精四布，五经并行，合于四时五脏阴阳，揆度以为常也。"

2. 脏腑失调为因

　　（1）肺失宣降：肺为水之上源，主宣发肃降，通调水道。若外感风邪，肺气壅塞，宣降失职，则水道不通，风水相搏，发为水肿。如《金匮要略》所言："风水其脉自浮，外证骨节疼痛，恶风。"

　　（2）脾失健运：脾主运化水湿，若饮食不节，劳倦过度，损伤脾气，则运化无权，水湿内停，泛溢肌肤。《诸病源候论》曰："水肿者，由脾虚故也。"

　　（3）肾失气化：肾为水脏，主司开阖。若房劳过度，久病耗伤，肾阳衰微，则气化不利，开阖失度，水湿内聚。《景岳全书》云："水肿证以精血皆化为水，多属虚败，治宜温补脾肾。"

（4）三焦壅滞：三焦为决渎之官，水道出焉。若气机不畅，三焦壅滞，则水液停聚。《医学入门》指出："水肿，三焦壅滞，气道闭塞，水液不行。"

3. 外邪侵袭为诱

六淫之中，以风、湿、寒三邪最易致肿。风邪袭表，肺卫受邪，风水相搏；湿邪困脾，运化失职；寒邪伤阳，气化不利。此皆外邪引动内湿，发为水肿。

4. 血瘀水停相兼

《血证论》云："血积既久，亦能化为痰水。"瘀血内阻，三焦水道不利，水液停聚，可致水肿。现代所谓"血瘀性水肿"，正合此理。

5. 情志饮食为助

忧思气结，肝失疏泄，气滞水停；暴饮暴食，过食咸甘，损伤脾胃，皆可诱发或加重水肿。

（二）病机

水肿的基本病机为肺、脾、肾三脏及三焦功能失调，致水液代谢障碍、停聚体内而发病。肺为"水之上源"，主气司呼吸，外邪袭肺致肺气壅滞，宣发肃降失常，水液难以下输膀胱，泛溢肌肤成水肿；脾为"水之中州"，主运化水湿，脾虚则水湿失于运化，停聚体内并泛溢肌肤，且湿聚生痰、阻滞中焦，加重水湿潴留；肾为"水之下源"，司水液代谢开阖，肾阳不足则气化无权，水液不得蒸腾气化而停聚，肾阴亏虚则虚火灼津，亦致水液输布失常；三焦为"决渎之官"，通行元气、总司气化，三焦壅塞则水液代谢障碍，上中下三焦功能失调，水湿泛溢而成水肿。四者相互关联，肺脾肾功能失调常影响三焦气化，三焦壅塞亦加重水液停聚，共同构成水肿发生的病理基础。

（三）分型

1. 风水相搏证

多见于外感风邪后，或居处潮湿、冒雨涉水诱发。

2. 湿毒浸淫证

因湿热毒邪蕴结于内，肺失通调，脾失转输，水湿泛溢。

3. 水湿浸渍证

因久居湿地，或涉水淋雨，水湿内侵，困阻脾阳，脾失运化，水湿泛溢肌肤。湿邪重浊黏腻，阻滞中焦，气机不畅。

4.脾阳虚衰证

常因饮食不节、劳倦过度，或久病损伤脾阳，脾失温运，水湿内停。脾阳不足，不能运化水湿，水湿泛溢肌肤及脏腑。

5.肾阳衰微证

多因房劳过度、久病伤肾，或年老体衰，肾阳亏虚，气化无权，水液停聚。肾阳不足，不能温化水液，致水湿内停，泛溢肌肤。

6.瘀水互结证

久病入络，瘀血内阻，或气滞日久成瘀，阻滞三焦，影响水液输布。瘀血与水湿互结，形成"血不利则为水"的病理状态。

二、护心灸治疗水肿

（一）风水相搏证

眼睑水肿，继则四肢及全身皆肿，来势迅速，多有恶寒发热，肢节酸楚，小便不利等症。偏于风热者，伴咽喉红肿，或乳蛾肿痛，舌红，脉浮滑数；偏于风寒者，兼恶寒咳喘，痰稀色白，舌苔薄白，脉浮滑或浮紧。

1.证候分析

眼睑水肿，继则四肢及全身皆肿，来势迅速，小便不利是风邪外袭，肺气闭塞，通调失职，风遏水阻，泛溢肌肤所致；恶寒发热，肢节酸楚为卫表不和证；咽喉红肿，或乳蛾肿痛，舌红，脉浮滑数为风热上受，熏蒸咽喉所致；恶寒咳喘，痰稀色白，舌苔薄白，脉浮滑或浮紧为风寒外袭，邪遏肺卫所致。

2.护治法则

疏风解表，宣肺利水。

3.治疗穴位

主穴选神阙、脐周四边穴，配穴为肺俞、风门、水分。

4.护心灸粉

药物选麻黄、生石膏。若风寒偏盛，去石膏，加苏叶、桂枝；若见有血尿，可加小蓟、地榆；如见汗出恶风，卫阳已虚，加黄芪。

（二）湿毒浸淫证

眼睑水肿，延及全身，身发疮痍，甚则溃烂，尿少色赤，或有泡沫，发热口渴，舌红，苔薄黄，脉滑数。

1.证候分析

眼睑水肿，延及全身为疮毒内归脾肺，水液代谢失常所致；身发疮痍，甚则溃烂为湿毒在表；尿少色赤，或有泡沫为湿毒伤肾，封藏失职；发热口渴，舌红，苔薄黄，脉滑数为热毒内盛之象。

2. 护治法则

清利湿毒，健脾利水，通络消肿。

3. 治疗穴位

主穴为神阙、脐周四边穴，配穴为水分、三焦俞。

4. 护心灸粉

药物选杏仁、野菊花。若湿盛而糜烂，加苦参、土茯苓；风盛而瘙痒，加白鲜皮、地肤子；毒盛而红肿，重用蒲公英、紫花地丁；若见尿血，酌加生地、地榆；若尿有泡沫，酌加白茅根、石韦。

（三）水湿浸渍证

四肢或全身水肿，按之没指，身体困重，胸脘满闷，纳呆腹胀，小便短少，苔白腻，脉沉缓，起病缓慢，病程较长。

1. 证候分析

四肢或全身水肿，按之没指，小便短少是水湿困脾，阻遏肾阳，脾失健运，肾失气化所致；身体困重，胸脘满闷，纳呆腹胀为湿遏中焦，气机不畅；苔白腻，脉沉缓，起病缓慢，病程较长为湿邪之征象。

2. 护治法则

温阳健脾，通利三焦。

3. 治疗穴位

主穴选神阙、脐周四边穴，配穴选水分、脾俞、中脘、命门。

4. 护心灸粉

药物选茯苓皮、白术、桂枝。若外感风邪导致肿胀严重且伴有表证，可按风水相搏的治法进行论治；若湿邪困阻中焦，出现脘腹胀满、食欲不振、恶心呕吐等症状，可酌情加入紫苏、砂仁、藿香；若病情迁延不愈或反复发作，可加以黄芪、杜仲、川芎、牛膝。

（四）脾阳虚衰证

身体水肿已久，尤其以腰部以下更为明显，按压后凹陷不易恢复，同时伴有脘腹胀闷，食欲减退且大便稀溏，面色无华，精神倦怠，四肢发冷，小便量少，舌淡，舌苔白腻或白滑，脉象沉缓或沉弱。

1. 证候分析

身体水肿已久，尤其以腰以下部位更为明显，按压后凹陷不易恢复，且小便量少，这是因脾阳不振，导致水湿运化失常所致；脘腹胀闷，食欲减退且大便稀溏，是脾脏失去健运功能，胃的受纳功能失常的表现；面色无华，倦怠乏力且四肢发冷，是阳气亏虚，无法温煦全身所致；舌淡，苔白腻或白滑，脉象沉缓或沉弱，均为阳虚水湿内停的征象。

2. 护治法则

温补脾阳，健脾利湿。

3. 治疗穴位

主穴为神阙、脐周四边穴，配穴选脾俞、水分、关元、中脘。

4. 护心灸粉

药物选附子、白术、大腹皮、木香。气虚甚者，可加党参、黄芪；若湿伤肾阳，或脾虚及肾，兼有肾虚者，可酌加菟丝子、杜仲。

（五）肾阳衰微证

水肿反复发作，难以消退，面部及全身水肿，尤其以下肢为甚，按压后凹陷不易恢复，尿量减少且多泡沫，腰部酸冷疼痛，畏寒乏力，面色苍白或晦暗，严重者伴有心悸、胸闷、呼吸急促、难以平卧，腹部胀大，舌淡胖，苔白，脉象沉细或迟缓无力。

1. 证候分析

水肿反复发作，难以消退，面部及全身水肿，尤其以下肢为甚，按压后凹陷不易恢复，这是因肾阳虚衰，肾的气化功能失常，水湿寒邪积聚体内所致。患者常伴有腰部酸冷疼痛、畏寒乏力、面色苍白或晦暗无光，这些症状反映了肾阳亏虚，失于温煦濡养的状态。尿液量少且伴有泡沫，是肾气化功能失调，精微物质不能固摄的表现。心悸、胸闷，甚至出现气喘、难以平卧的症状，则是水气上逆，侵犯心肺所致。腹部胀大、满闷，则是水湿之邪壅盛，停聚于腹中的表现；舌淡胖，苔白，脉象沉细或沉迟无力，均为阳虚夹湿的典型征象。

2. 护治法则

温补肾阳，化气行水。

3. 治疗穴位

主穴选神阙、脐周四边穴，配穴选肾俞、命门、关元、水分。

4. 护心灸粉

药物选用附子、肉桂、白术、牛膝。若出现腰酸冷痛、四肢厥冷的症状，可酌情加入淫羊藿、巴戟天；病至后期，肾阳长期衰弱，阳气不足累及阴液，可能导致肾阴亏虚，出现口干咽燥、手足心热、舌红、脉细弱等症状，此时应酌情加入泽泻、茯苓。若肾阴长期亏虚，水不涵木，引起肝阳上亢，出现眩晕、头痛、腰酸、耳鸣、面色潮红等症状，可加入鳖甲、天麻。若尿液出现泡沫，可加入黄芪、菟丝子。若水饮凌心，心阳被遏，瘀血内阻，表现为心悸胸闷、喘息唇绀、脉虚数或结代，可加入桂枝、丹参、黄芪。如病程迁延反复、久治不愈，正气日渐衰弱，又感受外邪，出现发热恶寒、肿胀加剧的症状，此为虚实夹杂、本虚标实证，治疗应先治其标，从风水角度着手。

（六）瘀水互结证

全身或局部出现水肿，按压后凹陷明显，伴有肢体麻木、刺痛感，活动时疼痛加剧。肤色呈现黧黑或晦暗，口唇发紫，皮肤粗糙干燥。精神疲惫，四肢乏力，困倦嗜睡，少气懒言，活动后症状加重，食欲不振，进食量减少，胃脘部胀满不适，小便量少且排出不畅，大便稀溏、黏滞不爽，或干结难解。舌紫暗，或伴有瘀点、瘀斑。

1. 证候分析

水湿之邪内停，泛溢肌肤，故见周身或局部水肿，按之凹陷不起；湿性重浊黏滞，易阻遏气机，阻碍水液运行，导致水肿病程较长，经久难消。瘀血阻滞，气血运行不畅，不能上荣于面，则面色黧黑或晦暗；口唇、舌为血脉汇聚之处，瘀血阻滞，故口唇青紫，舌紫暗，或有瘀点、瘀斑；瘀血阻滞，水湿内停，影响脾胃运化功能，脾失健运，故纳差，胃脘部胀满不适；脾胃虚弱，气血生化无源，肢体失养，则神疲乏力，肢体困倦，少气懒言；水湿内停，三焦气化失司，膀胱气化不利，故小便短少不利；瘀血阻滞经络，气血运行受阻，不通则痛，故肢体麻木、刺痛，活动时疼痛加剧。

2. 护治法则

活血化瘀，利水消肿。

3. 治疗穴位

主穴选神阙、脐周四边穴，配穴选水分、膈俞、命门。

4. 护心灸粉

药物选桃仁、川芎、猪苓、桂枝。若水肿较甚，可加用大腹皮、益母草；若气虚明显、神疲乏力、少气懒言症状突出，加黄芪、党参；若伴有腰膝酸软、畏寒肢冷等肾阳虚症状，加制附子、肉桂；若腹胀明显，加厚朴、莱菔子；若大便干结，加生大黄。

三、病案举例

张某，男，60岁，因"双下肢水肿反复半年，加重1周"于2022年3月5日入院。入院症见：双下肢重度水肿，皮肤苍白，触之冰凉，舌淡胖，边有齿痕，苔白滑，脉沉迟无力。遵医嘱予护心灸治疗，药物选附子、白术、大腹皮、木香粉填脐，主穴为神阙穴、脐周四边穴，配穴选脾俞穴、水分穴、关元穴、中脘穴，每日1次，每次30 min，7日为1个疗程，第1个疗程治疗结束后，双下肢水肿消退约50%，小便量增多，纳食较前好转，畏寒肢冷症状减轻。完成第 2 个疗程治疗后，双下肢水肿基本消退，皮肤温度恢复正常，神疲乏力、畏寒肢冷等症状明显改善，脘腹胀满消失，纳食正常，大便成形。

噎 膈

一、中医认识

噎膈是中医临床常见的疑难病证，以吞咽食物哽噎不顺、进食阻滞不畅，甚则食入即吐、胸膈阻塞为主要特征。其中，"噎"指吞咽时哽噎不顺，为病之轻证；"膈"指胸膈阻塞、食入即吐，为病之重证，两者常并见，故合称"噎膈"。病位主要在食道，与咽、胃密切相关，涉及肝、脾、肾等脏，基本病机为食道阻滞、胃气上逆，病理性质初期多为邪实（痰、气、瘀、热互结），后期多为正虚（气、血、阴、阳亏虚），属本虚标实之证。

《黄帝内经》奠定理论基础中虽未明确提出"噎膈"病名，但对其症状及病机有深刻论述。《素问·阴阳别论》中"三阳结谓之膈"，"三阳"指大肠、小肠、膀胱，认为三阳经邪热结聚，耗伤津液，导致肠道干涩、气机阻滞，发为"膈证"，强调热结津伤是重要病机。《素问·通评虚实论》中"膈塞闭绝，上下不通，则暴忧之病也"，指出情志抑郁、气机不畅可致"膈塞"，首次将情志因素与发病关联。《灵枢·四时气》中"食饮不下，膈塞不通，邪在胃脘"，明确病位在胃脘（胃与食道），为后世定位病位提供依据。汉代张仲景《金匮要略·呕吐哕下利病脉证治》虽未立"噎膈"专篇，但记载"食不得下""食入即吐"等症状，提出"胃反""膈气"等概念。如"膈气病，其人吐逆，心下痞硬"，治以旋覆代赭汤降逆化痰，为痰气交阻型噎膈的治疗奠定基础。

晋代《诸病源候论·噎膈病诸候》首次明确"噎膈"并称，分"五噎"（气、忧、食、劳、思）和"五膈"（忧、恚、气、寒、热），强调情志内伤（忧、思、恚）和气机失调是主要病因，提出"噎者，噎塞不通，饮食不能顺利下膈；膈者，格拒不通，饮食不能相下"，细化病名内涵。唐代孙思邈《千金要方·卷十六》记载"噎膈"治法，如"五噎丸"（含半夏、干姜、吴茱萸等）温中化痰，"羚羊角散"清热养阴，体现攻补兼施思想。

宋代《太平圣惠方·治五噎诸方》和《圣济总录·膈气门》进一步分类，提出痰饮、瘀血、热毒等邪实病机，治疗重视理气化痰、活血逐瘀，如用木香、沉香、桃仁、牡丹皮等药物。金元至明清时期，其病机理论与治法体系成熟，明代张景岳《景岳全书·噎膈》中强调"噎膈一证，必以忧愁思虑，积劳积郁，或酒色过度，损伤肝肾"，提出"少年少见此证，惟中衰耗伤者多有之"，指出本病多见于中老年人，病机关乎脾肾，"脾伤则清气不升，肾伤则浊气不降"，治疗分"阴枯""阳结"，阴枯者滋阴润燥（如左归丸），阳结者温阳化湿（如右归丸），强调补虚为本。清代叶天士《临证指南医案·噎膈反胃》提出"脘管窄隘"理论，认为长期气滞血瘀痰凝，导致食道狭窄，"食管窄隘使然"，治疗重视"通降胃气"，创"启膈散"（丹参、砂仁、郁金、沙参等）理气化痰、活血养阴，成为痰气交阻型噎膈的代表方。

近现代中西医结合与临床拓展，治疗上主张辨证与辨病结合，灸法等外治法的应用亦被纳入综合治疗方案，丰富了中医防治噎膈的手段。

噎膈的中医认识历经两千余年发展，从《内经》的病机关联到明清的辨证体系，形成了"初病在气、久病在血，初实后虚、虚实夹杂"的核心理论，为临床分型论治提供了坚实基础。在此理论框架下，针对不同证型辨证施灸，结合灸粉药性，可奏理气化痰、活血逐瘀、滋阴温阳之效，是中医外治法在噎膈治疗中的特色体现。

（一）病因

1. 七情内伤

忧思伤脾，脾伤则气结，水湿不化，聚而成痰；恼怒伤肝，肝伤则气郁，血行不畅，气滞血瘀。《临证指南医案》云："噎膈之证，必有瘀血、顽痰、逆气，阻隔胃气。"情志失调致气机阻滞，痰瘀互结于食道，是噎膈发生的重要诱因。

2. 饮食不节

长期过食辛辣香燥、肥甘厚味，或嗜酒无度，损伤脾胃，酿生痰热，痰热互结，灼伤津液，致食道干涩；或饮食过冷、过烫、粗糙坚硬，久则损伤食道黏膜，气血瘀滞，痰瘀互结，阻塞食道。《景岳全书》强调："酒湿伤脾，或厚味伤胃，以致中焦留滞，渐成痞满吞酸，甚则为噎膈。"

3. 年老体虚

年老体弱，或房劳过度，肾阴亏损，虚火上炎，灼津为痰，痰火交结于食道；或脾胃虚寒，阳气不足，温运无力，痰瘀内停，阻滞食道。《医宗必读》指出："大抵气血亏损，复因悲思忧患，则脾胃受伤，血液渐耗，郁气生痰，痰则塞而不通，气则上而不下，妨碍道路，饮食难进，噎膈所由成也。"

4. 痰瘀互结

上述病因日久，致气滞、痰阻、血瘀互结，形成"痰气交阻""瘀血内结"等实证；或病久耗伤气阴，形成"津亏热结""气虚阳微"等虚证，终致食道狭窄，通降失司。

（二）病机

噎膈的基本病机为食道阻滞，胃气上逆，病位在食道，与肝、脾、胃、肾四脏功能失调密切相关。其病理演变可概括为三期，初期：以标实为主，气滞、痰阻、血瘀互结于食道，致食道狭窄，胃气不降，出现吞咽梗噎、胸膈痞满等症。中期：气郁化火，或痰瘀化热，灼伤阴津，致食道干涩，出现饮食难下、口干咽燥等津亏热结之象。后期：病及脾肾，脾肾阳虚则温运无力，痰瘀更甚；或肝肾阴虚，虚火内灼，阴液枯槁，形成"本虚标实"之候，最终导致水谷难下、食入即吐的危重证候。

其病机特点是虚实夹杂，本虚标实，初期以实为主，后期以虚为主，且痰、气、瘀、虚相互兼夹，互为因果。

（三）分型

1. 痰气交阻型

因忧思恼怒，情志不遂，致肝气郁结，横逆犯脾，脾失健运，水湿内停，聚湿成痰，痰气交阻于食道。《证治汇补》曰："噎膈大抵属痰气阻塞胃脘。"

2. 瘀血内结型

由于气滞日久，血行不畅，或饮食损伤食道，离经之血停滞，或痰浊阻滞脉道，血行涩滞，致瘀血内结于食道，阻滞气机，不通则痛。《血证论》云："瘀血在膈间，阻碍气道，食不得下。"

3. 气虚阳微型

多因病久不愈，耗伤气血，或素体脾胃虚弱，中阳不振，或误治伤阳，致脾胃阳虚，运化无力，痰瘀内停；或病及于肾，肾阳衰微，命门火衰，无以温煦脾土，形成气虚阳微之证。《诸病源候论》谓："忧恚则气结，气结则不宣流，使咽管不利，而食饮为之难下，故成噎也。"

二、护心灸治疗噎膈

（一）痰气交阻型

吞咽梗阻，胸膈痞满，情志抑郁时加重，嗳气呃逆，呕吐痰涎，口干不欲饮，大便黏腻，舌淡红，苔白腻，脉弦滑。

1. 证候分析

肝气郁结，脾失健运，痰气互结于食道，阻滞气机，胃气上逆。痰浊内停，故呕吐痰涎、苔白腻；气机不畅，故胸膈痞满、脉弦滑。

2. 护治法则

理气开郁，化痰散结。

3. 治疗穴位

主穴为神阙、脐周四边穴，配穴选膻中、中脘。

4. 护心灸粉

药物选用木香、茯苓、厚朴。若咽喉干燥明显，可加沙参、麦冬、玉竹等滋阴润燥之品，以增津液，润咽喉；若痰浊较盛，胸闷，苔腻，可加瓜蒌、薤白等宽胸化痰之品，以通阳散结、豁痰下气；若兼见瘀血内阻，胸膈疼痛，固定不移，舌紫暗或有瘀斑、瘀点，可加丹参、桃仁、红花、赤芍等活血化瘀之药，以散瘀通络。

（二）瘀血内结型

吞咽困难，食入即吐，胸膈刺痛，固定不移，面色暗黑，肌肤甲错，舌紫暗或有瘀斑，苔薄白，脉细涩。

1. 证候分析

瘀血阻滞食道，脉络不通，故胸膈刺痛，舌紫暗；气血瘀滞，肌肤失养，故面色暗黑，肌肤甲错；胃气上逆，故食入即吐。

2. 护治法则

活血化瘀，软坚散结。

3. 治疗穴位

主穴为神阙穴、脐周四边穴，配穴选膈俞、巨阙穴。

4. 护心灸粉

药物选用桃仁、川芎。若瘀血较重，胸膈疼痛剧烈，可加三棱、莪术、乳香、没药等以增强破血逐瘀之力；若兼见气滞，胸胁胀满，可加木香、香附、青皮等理气行滞之品。

（三）气虚阳微型

吞咽困难，水饮难下，面色㿠白，形寒气短，泛吐清涎，面浮足肿，舌淡胖，苔白滑，脉细弱或沉迟。

1. 证候分析

常因脾肾阳虚，温运无力，痰瘀内停，食道失于温养，故吞咽困难、泛吐清涎；阳气不足，不能温煦机体，故形寒气短、面色㿠白；脾肾阳虚，水湿内停，故面浮足肿，舌淡胖。

2. 护治法则

温补脾肾，益气回阳。

3. 治疗穴位

主穴为神阙、脐周四边穴、关元、气海，配穴选脾俞、肾俞、膻中。

4. 护心灸粉

药物选用黄芪、党参、白术、干姜、肉桂。若呕吐清涎较多，可加吴茱萸、丁香以温中降逆止呕；若腹胀明显，可加厚朴、枳壳以理气除胀；若食少难消，可加焦三仙、鸡内金以消食化积；若兼见水肿，可加猪苓、泽泻、车前子以利水消肿。

三、病案举例

赵某，男，68岁，因"进行性吞咽困难伴食入即吐3月余"于2022年2月5日入院。入院症见：食入即吐，呕吐物为未消化食物及清稀痰涎。伴有面色苍白，精神萎靡，气短乏力，畏寒肢冷，脘腹冷痛，大便溏薄，小便清长，形体消瘦，语声低微，舌淡胖，苔白滑，脉沉细无力。遵医嘱予护心灸治疗，药物选用黄芪、党参、白术、干姜、肉桂磨粉填脐，主穴为神阙穴、脐周四边穴、关元、气海，配穴选脾俞、肾俞、膻中，每日1次，每次30 min，10日为1个疗程，第1个疗程结束后，患者吞咽困难稍有缓解，仍不能进食固体食物，食入流质食物后偶有呕吐，畏寒肢冷、气短乏力等症状未见明显改善。继续第2个疗程治疗，治疗结束后，患者能正常进食软食，呕吐基本停止，面色转红润，精神较前明显改善，气短乏力、脘腹冷痛等症状显著减轻，大便基本成形。

关　格

一、中医认识

关格是由脾肾虚衰、气化不利、浊邪壅塞三焦引起的，以小便不通与呕吐并见为主要临床表现的一种危重病证。分而言之，小便不通谓之关，呕吐时作谓之格。多见于水肿、淋证、癃闭等证的晚期。

关格之名，始见于《内经》。《灵枢·脉度》曰："阴气太盛，则阳气不能荣也，故曰关。阳气太盛，则阴气弗能荣也，故曰格。阴阳俱盛，不得相荣，故曰关格。关格者，不得尽期而死也。"关格为阴阳失衡，不能互根互用的严重病理状态。汉·张仲景《伤寒论》正式提出了关格的病名，指出关格为正气虚弱、邪气闭阻三焦的一种危重证候。隋·巢元方《诸病源候论·关格大小便不通候》认为，关格是指大小便不通，其发生机制是"阴气大盛，阳气不得荣之，曰内关。阳气大盛，阴气不得荣之，曰外格。阴阳俱盛，不得相荣，曰关格。"由巢元方提出的"二便俱不通为关格"的概念，一直沿用到北宋，并传至日本。唐·孙思邈《备急千金要方·卷十五上》提出了便利窍开关的方法，倡导应用大黄、芒硝、乌梅、桑白皮、芍药、杏仁、麻仁等药治疗关格。宋·王隐《太平圣惠方·卷四十二》提出温补与泻下同用，创立了吴茱萸散。金·李杲《兰室秘藏·小淋闭门》指出关格的病机制为邪热所致，并以渴与不渴来辨识病之在气、在血。明·王肯堂《证治准绳·关格》提出了著名的"治主当缓，治客当急"

的治疗原则，具有现实指导意义。明·徐纯《玉机微义·淋门》提出关格"但治下焦可愈"，并用滋肾通关丸进行治疗。明·李梴在《医学入门·关格证治》中则提出了关格的一些具体治法。清·喻昌《医门法律·关格门》认为关格机制为"中枢不运，上关下格"。在治疗上提出，"中枢不运，上关下格"者，以进退黄连汤之"进"法，"属火者"，用以资液救焚汤或者进退黄连汤之"退"法。

西医学中各种原因引起的急、慢性肾衰竭终末期属于本病范畴。

（一）病因

1. 先天禀赋不足

先天肾气薄弱，或父母体虚、胎养不足，致肾元亏虚，气化功能先天不足。《医宗必读》云："先天之本在肾，肾主水液，气化则能出焉。"肾气不足则膀胱开阖失司，水湿内停，久蕴成浊，上逆犯胃，发为关格。

2. 饮食不节

长期嗜食肥甘厚味、生冷寒凉之品，损伤脾胃运化功能。脾失健运则水湿内停，湿聚成浊；或过食辛辣燥热，灼伤阴液，致肾阴亏虚，虚火内生，炼液为痰，痰浊互结。

3. 劳倦过度

久劳伤脾，久逸伤气，或房劳过度耗伤肾精，致脾肾两虚。脾虚则清气不升，胃浊不降；肾虚则气化无权，水湿毒邪潴留体内。

4. 久病迁延

水肿、淋证、癃闭等病日久不愈，病及脾肾。如《证治汇补》所言："癃闭……久则水气上逆，反传于肺，而为喘咳，此由关格之渐也。"

5. 寒湿内侵

外感寒湿之邪，直中脾肾，或居处潮湿、涉水冒雨，寒湿困脾，脾阳不振，水湿不化，聚为痰浊；肾阳被遏，气化失司，水毒内停。

6. 湿热蕴结

外感湿热之邪，或内生湿热（如饮食积滞化热），湿热下注膀胱，灼伤肾络，致膀胱气化不利，水湿与热毒互结，久则耗气伤阴，脾肾衰败。

7. 药毒损伤

长期或过量使用肾毒性药物（如苦寒攻下之品、金石丹药），或误治失治（如过用汗法、下法损伤正气），致脾肾气血阴阳受损，毒邪内蕴。《景岳全书》警示："误用克伐寒凉，复伤胃气，以致邪盛正虚，病日剧而危矣。"

（二）病机

关格的基本病机为脾肾衰惫，气化不利，湿浊毒邪内蕴三焦。多因水肿、淋证、癃闭等病证久治不愈，或失治误治，脾肾虚衰，气化不利，水湿内停，日久化浊、化瘀、化毒。在此基础上或感受风、寒、湿、热之邪，或饮食不节、劳欲过度进一步损伤正气，嚣张病邪；脾肾之气衰败，湿浊瘀毒弥漫三焦，极易犯胃、阻肾，导致小便不通与呕吐并见，形成关格。

关格的病理因素为湿浊、瘀毒。病理性质为本虚标实，以脾肾阴阳衰惫为本，湿浊毒邪内盛为标。病位在脾（胃）、肾（膀胱），尤以肾为关键，涉及肺、肝、心多脏。因脾主运化水湿，升清降浊；肾主气化开阖，两者在气、血、津液的化生、运行和代谢中起着十分重要的作用。若脾肾衰惫，气血不生，日久气血阴阳俱损；水湿不化，水湿内停，日久化浊、化瘀、化毒，壅滞三焦，上下阻隔不通；闭阻上焦，凌心射肺则心悸、喘脱，闭阻中焦，犯胃则呕吐，闭阻下焦，动肝则见眩晕、抽搐、中风，肾关不开，则小便全无。

本证若救治不及时，或救治不当，正衰邪实，阳衰阴竭，极易产生喘脱、昏仆、中风等险恶之症，甚至阴阳离决，危及生命。

（三）分型

1. 脾肾气虚证

由于久病迁延、劳倦过度或饮食失节，致脾气虚衰，子病及母，肾气亦虚。或素体虚弱，复感外邪，误治伤正，脾肾之气耗损。脾气虚则运化失职，水湿内停；肾气虚则气化无力，膀胱开阖失司，水湿与浊气互结，阻滞三焦。

2. 脾肾阳虚证

因寒湿内侵，直中脾肾，或过用寒凉药物损伤阳气，或年老体衰、久病及肾，致脾肾阳气衰微。脾阳不足则水湿不化，肾阳不足则命门火衰，无以温煦膀胱，致水湿毒邪内停，寒浊上逆。

3. 湿浊瘀阻证

常因湿浊内停日久，阻滞气机，血行不畅，或毒邪损伤脉络，血溢脉外成瘀，形成湿浊与瘀血互结之候。湿浊黏腻阻滞三焦，瘀血内阻脉络，致气化不利、升降失常，水湿毒邪更难排泄，加剧关格病情。

二、护心灸治疗关格

（一）脾肾气虚证

小便不利或量少，面色萎黄，神疲乏力，气短懒言，食欲不振，大便溏薄，恶心，呕吐，舌淡胖，边有齿痕，苔白腻，脉细弱。

1.证候分析

脾肾气虚，运化及气化功能减弱，水湿内停则小便不利；清气不升、浊阴上逆则恶心呕吐、食欲不振；气虚失养则神疲乏力、面色萎黄；舌脉均为气虚湿阻之象。

2.护治法则

健脾益气，化湿降浊。

3.治疗穴位

主穴为神阙、脐周四边穴，配穴选中脘、脾俞、肾俞。

4.护心灸粉

药物选用党参、炒白术、茯苓、砂仁。若水肿明显，可加猪苓、泽泻、车前子等利水消肿之品；若恶心、呕吐较甚，可加旋覆花、赭石等降逆止呕；若面色苍白，形寒肢冷，偏于脾肾阳虚，可加附子、干姜以温阳散寒；若气虚乏力明显，可加黄芪以增强补气之力。

（二）脾肾阳虚证

小便不通或点滴不爽，畏寒肢冷，腰膝酸软，面色㿠白，水肿明显（以下肢为甚），呕吐清水，口淡不渴，大便稀溏，舌淡胖，苔白滑，脉沉迟无力。

1.证候分析

脾肾阳虚，失于温煦，水液失于气化则小便不通、水肿；寒浊上逆则呕吐清水；阳虚失温则畏寒肢冷、面色㿠白；舌脉均为阳虚寒湿内盛之象。

2.护治法则

温肾健脾，化气行水。

3.治疗穴位

主穴为神阙、脐周四边穴，配穴选胃俞、关元、脾俞、肾俞、命门。

4.护心灸粉

药物选用肉桂、干姜、炒白术、茯苓、吴茱萸。若水肿严重，可加猪苓、大腹皮等增强利水消肿之力；若恶心、呕吐频繁，可加法半夏、吴茱萸以和胃降逆止呕；若腰膝酸软明显，可加杜仲、桑寄生以加强补肝肾、强腰膝之功；若出现喘促，不能平卧，可加葶苈子、苏子降气平喘。

（三）湿浊瘀阻证

小便不通或尿色深浊，全身水肿，皮肤瘀斑，面色黧黑，胸腹胀满，恶心、呕吐，口中秽臭，舌紫暗或有瘀点、苔白腻或黄腻，脉弦涩或濡涩。

1.证候分析

湿浊与瘀血互结，阻滞三焦，气化不利则小便不通、水肿；瘀血内阻则面色黧黑、皮肤瘀斑；湿浊上逆则恶心、呕吐、口中秽臭；舌脉为湿瘀互结之象。

2. 护治法则

祛湿化浊，活血逐瘀，通利三焦。

3. 治疗穴位

主穴为神阙、脐周四边穴，配穴选中脘、膈俞、三焦俞。

4. 护心灸粉

药物选用茯苓、白术、川芎。若湿浊较重，舌苔厚腻，可加苍术、厚朴以增强燥湿运脾之力；若瘀血明显，出现肌肤甲错、面色黧黑等症状，可加三棱、莪术等破血逐瘀之品；若恶心、呕吐剧烈，可加旋覆花、赭石等降逆止呕；若伴有水肿，可加猪苓、泽泻、车前子等利水消肿之药。

三、病案举例

陈某，男，57岁，因"反复尿少、呕吐半年，加重1周"于2023年5月8日入院。入院症见：精神萎靡，尿少，恶心、呕吐频繁，进食即吐，伴有面色萎黄，神疲乏力，腰膝酸软，畏寒肢冷，腹胀纳差，大便溏薄，舌淡胖，边有齿痕，苔白腻，脉沉细弱。遵医嘱予护心灸治疗，药物选用党参、炒白术、茯苓、陈皮、砂仁磨粉填脐，主穴为神阙穴、脐周四边穴，配穴选中脘、脾俞、肾俞，每日1次，每次30 min，7日为1个疗程。第1个疗程结束后，患者恶心呕吐次数稍有减少，尿量增加至每日约400 mL，腹胀、畏寒肢冷等症状改善不明显。第2个疗程治疗结束后，患者恶心呕吐明显减轻，可少量进食，尿量增加至每日约600 mL，腹胀缓解，腰膝酸软、畏寒肢冷症状有所减轻。

汗 证

一、中医认识

汗证是由人体阴阳失调，营卫不和，腠理开阖不利而引起的，以汗液外泄为主要临床表现的病证。其中，不因外界环境因素的影响，醒时汗出，动辄益甚者，为自汗；睡中汗出，醒后即止者，为盗汗。

早在《内经》即有出汗异常的记载，如"寝汗""汗出偏沮""绝汗""淫汗"等，并对汗的生理、病理有了一定的认识。病理性汗出与体质、情志、饮食劳倦等相关，汗出异常是脏腑功能阴阳失调的表现。汉·张仲景《伤寒论》重点论述了外感出汗，认为外感病的汗证可在表、在里、为寒、为热、属虚、属实，极大地丰富了汗证的辨证内容，并提出许多治法方药，如调和营卫的桂枝汤、清热生津的白虎汤、利湿退黄的茵陈蒿汤。汉·张仲景《金匮要略·水气病脉证并治》首先记载了盗汗的名称，并认为由虚劳所致者较多。宋·陈无择《三因极一病证方论·自汗证治》对自汗、盗汗进行了鉴别。朱丹溪对自汗、盗汗的病理属性进行了概括，明·虞抟在《医学正传·汗证》中提出，自汗属阳虚，盗汗属阴虚，分别以"补阳调卫"和"补阴降火"来治疗。明·张景岳《景岳全书·汗证》认为，一般情况下，自汗属阳虚，盗汗属阴虚，但"自汗盗汗亦各有阴阳之证，不得谓自汗必属阳虚，盗汗必属阴虚也"。清·王清任《医林改错·血府逐瘀汤所治之症目》补充了血瘀导致汗证的重要病机。

自汗、盗汗既可单独出现，也可伴见于其他疾病之中，本节着重讨论单独出现的自汗、盗汗。西医学中的甲状腺功能亢进、自主神经功能紊乱、风湿热、结核病等疾病所致的自汗、盗汗可参考本病。

（一）病因

1. 久病体弱

素体薄弱，久病体虚，或久患咳喘，耗伤心肺之气，汗为心液，肺主皮毛，肺气不足，肌表疏松，表虚不固，腠理开泄而自汗。或表虚卫弱，复感外邪，营卫不和，卫外失司，汗出。或素体旧虚之人，或久病重病，阳气衰弱，不能敛阴，虚火浮越，汗液自泄。或久病耗伤阴精，虚火内生，阴津被扰，不能自藏而外泄，导致盗汗或自汗。如《证治准绳·自汗》云："或肺气微弱，不能宣行荣卫而津脱者。"

2. 情志不畅

思虑过度，耗伤心脾，致心血不足，血不养心，心不敛营，则汗液外泄。《医学正传》说："汗乃心之液，心无所养，不能摄血，故溢而为汗。"亦有因忿郁恼怒，气机郁滞，肝郁化火，火热逼津外泄。

3. 饮食失调

过食辛辣厚味，损伤脾胃，蕴湿生热；或素体湿热偏盛，以致邪热郁蒸，津液外泄而出汗。如《素问·举痛论》载："炅则腠理开，荣卫通，汗大泄。"

（二）病机

汗证基本病机是阴阳失调，腠理不固，营卫失和，汗液外泄异常。汗证的病位在卫表肌腠，病变脏腑涉及肺、心、肝、脾、肾。

病理性质有虚实之分，但虚多实少。自汗多属气虚不固，盗汗多为阴虚内热。因肝火、湿热所致者则为实证。虚实之间可相互转化，如邪热郁蒸，久则耗气伤阴，转为虚证；自汗久则可以伤阴，盗汗久则可以伤阳。总之，汗证可随阴阳之偏盛、偏衰和邪气性质、轻重及津液外泄的时间和部位，形成各种不同的证型。

汗为心之液，由精气所化，不可过泄，若自汗、盗汗长时间不愈，则耗气伤精。单纯出现的自汗、盗汗，一般预后良好，经过治疗，大多可在短期内治愈或好转。伴见于其他疾病过程中的自汗、盗汗，往往病情较重，应积极治疗原发病。

（三）分型

1.肺卫不固型

因肺气虚弱，卫外不固。多因久病咳喘、劳倦过度或先天禀赋不足，致肺气耗伤，卫气生成匮乏，腠理失于固密，津液易泄于外。

2.心脾两虚型

由于心脾两虚，气血不足。思虑过度耗伤心血，或饮食不节损伤脾胃，气血生化无源，心失所养，心液不藏，脾失统摄，津液失于固摄。

二、护心灸治疗汗证

（一）肺卫不固型

自汗为主，动则尤甚，恶风怕冷，易感冒，气短懒言，面色㿠白，舌淡苔薄白，脉细弱。

1.证候分析

卫气不固，津液失摄；卫气虚弱，不能固护肌表，腠理开泄，故自汗出；活动时耗气，气虚更甚，故动则汗出加重。卫气虚弱，体表失于防御，故畏风怕冷、易感冒；肺气不足，宗气生成减少，故神疲乏力、少气懒言。舌脉均为气虚之象。

2.护治法则

益气固表，调和营卫。

3.治疗穴位

主穴为神阙、脐周四边穴，配穴选肺俞、大椎、气海、关元。

4.护心灸粉

药物选黄芪、白术、防风、煅龙骨。若汗出较多，可加浮小麦、麻黄根等增强止汗之力；若气虚明显，可加党参、太子参等以加强益气之功；若兼有表邪，可适当加入荆芥、苏叶等疏风解表之品；若见畏寒肢冷等阳虚症状，可加附子、干姜等以温阳散寒。

（二）心脾两虚型

自汗或盗汗，心悸健忘，失眠多梦，神疲乏力，面色萎黄，纳差，便溏，舌淡苔薄，脉细弱。

1. 证候分析

心脾两虚，气血不足，心液失藏，脾失统摄。心气不足，推动无力，心血亏虚，心神失于濡养，故心悸、多梦；脾气虚弱，生化乏源，卫气不充，肌表不固，故自汗、神疲、易汗；舌脉均为心脾两虚，气血不足之象。

2. 护治法则

健脾养心，益气摄汗。

3. 治疗穴位

主穴为心俞、神阙、脐周四边穴，配穴选脾俞。

4. 护心灸粉

药物选当归、党参、酸枣仁、五味子。若汗出较多，可加煅龙骨、煅牡蛎等以增强收敛止汗之力；若心血不足明显，心悸、失眠等症状较重，可加柏子仁、首乌藤等以加强养心安神之效；若脾虚食少便溏，可加山药、薏苡仁、砂仁等以健脾止泻。

三、病案举例

刘某，女，42岁，因"自汗伴神疲乏力、心悸失眠2个月余"于2021年8月9日入院。入院症见：无明显诱因出现自汗，动则汗出更甚，稍事活动即大汗淋漓，汗出后常感恶风畏寒。同时伴有心悸健忘，失眠多梦，神疲乏力，面色萎黄，食欲不振，腹胀便溏，舌淡，苔薄白，脉细弱。遵医嘱予护心灸治疗，药物选当归、党参、酸枣仁、五味子粉填脐，主穴为心俞穴、神阙穴、脐周四边穴，配穴选脾俞，每日1次，每次30 min，5日1个疗程，第1个疗程结束后，患者自汗症状稍有减轻，活动后出汗量减少，但仍有心悸、失眠等症状。继续第2个疗程治疗，治疗结束后，自汗明显改善，动则汗出情况显著缓解，心悸次数减少，睡眠质量有所提高，可入睡5～6 h，食欲较前增加。

郁 证

一、中医认识

郁证因情志不舒、气机郁滞所引发的病证，主要以心情抑郁、情绪不宁、胸部满闷、胁肋胀痛，或易怒易哭，或咽中如有异物梗阻等为显著临床表现。在中医理论体系中，郁证涵盖了现代医学中的多种精神心理疾病，如抑郁症、焦虑症功能性障碍等部分症状表现，其核心在于人体情志与气机的失常。

郁证这一概念的起源可以追溯到先秦时期，随着时间的推移，在汉唐时期得到了进一步的发展，而到了金元时期，郁证的理论体系已经趋于成熟。在金元时期，医家们在郁病的情志致病理论方面取得了显著的进展，郁证这一病症名称首次出现在虞抟所著的《医学正传》一书中。在中医理论中，郁证被细分为广义和狭义两种类型。广义的郁最早见于《素问·六元正纪大论》中的记载，而狭义的郁则是在金元时期被明确地作为一个独立的病证进行详细论述。在金元时期，许多著名的医学家，如朱丹溪和张景岳，对郁证进行了深入的研究和细致的分类。朱丹溪提出了六郁病证的概念，这包括了气郁、湿郁、热郁、痰郁、血郁、食郁六种类型。与此同时，张景岳则将情志之郁进一步细分为怒郁、思郁、忧郁三种类型，为郁证的诊断和治疗提供了更为精确的理论基础。

（一）病因

1. 情志失调

长期处于忧愁状态，过度担忧未来或对过往之事难以释怀，易使气机阻滞。思虑过度，如长时间苦思冥想问题、为生活琐事反复纠结，会导致脾气郁结，影响脾胃运化功能。悲伤过度，像遭遇重大变故后长时间沉浸在悲痛中，肺气受损，气机不畅。愤怒情绪若频繁且剧烈，易使肝气上逆，疏泄失常。这些不良情志的长期积累，会打破人体正常的气机平衡，是引发郁证的关键因素。

2. 体质因素

素体虚弱之人，气血阴阳本就不足，脏腑功能相对薄弱，对情志刺激的承受能力较差。肝肾阴虚者，水不涵木，肝阳易亢，情绪易波动，受外界刺激时，更易引发肝郁气滞。心脾两虚者，心血不足则心神失养，脾气虚弱则运化无力，气血生化乏源，易出现精神萎靡、情绪低落等表现，在面对生活压力和情志刺激时，难以自我调节，从而诱发郁证。

3. 饮食不节

现代生活中，部分人偏好辛辣食物，长期过量食用辛辣之品，易生内热，损伤脾胃阴液。过度饮用醇酒，酒性湿热，易困脾碍胃，影响脾胃正常运化功能。常食厚味，如油腻、甜腻食物，易使脾胃负担过重，水湿运化失常，聚湿生痰。痰浊内生，阻滞气机，与情志不畅相互影响，可导致痰气郁结，进而引发郁证。

（二）病机

郁证的根本病机在于气机郁滞，致使脏腑功能失调。肝主疏泄，其生理特性为喜条达而恶抑郁。当情志不舒时，肝失疏泄，气机不畅，肝郁气滞。气为血之帅，气行则血行，气滞则血瘀，肝郁气滞可进一步导致血行不畅，形成瘀血阻滞，常见于胁肋部刺痛、月经不调、经色紫暗有块等症状。气郁日久，易于化火，肝火上炎，灼伤阴血，出现头晕目眩、耳鸣、急躁易怒、失眠多梦等症状。肝郁犯脾，脾失健运，水湿运化失常，聚湿生痰，痰气互结，阻滞于咽喉，则出现咽中如有物梗阻，吞之不下，咯之不出的"梅核气"症状。

肝气郁结证主要因情志不遂，肝主疏泄功能失职引起。肝喜条达而恶抑郁，长期精神刺激，如忧愁、恼怒等，使肝失疏泄，气机阻滞不畅。肝之经脉布于胸胁，肝气郁滞则胸胁胀痛；横逆犯胃，胃失和降，故见脘腹胀闷。《素问·举痛论》曰："百病生于气也，怒则气上，喜则气缓，悲则气消，恐则气下……惊则气乱……思则气结。"情志所伤，首当责之于肝，肝气郁结是郁证最常见的起始病机，为其他证型的演变奠定基础。

气郁化火证是在肝气郁结证的基础上发展而来。气行不畅，气郁日久，不能正常宣泄，蕴积体内，从阳化热生火。肝开窍于目，肝火上炎则目赤；胆经循行于耳，肝火循经上扰，故耳鸣；肝火上攻头部，引发头痛；热灼津液，口苦咽干。正如《类证治裁·郁证》所说："七情内起之郁，始而伤气，继必及血，终乃成劳。"气郁为因，化火为果，火性炎上，扰乱心神，致使患者烦躁易怒，加重情志症状。

痰气郁结证是因情志不畅，肝气郁结，影响脾的运化功能而引起。脾失健运，水湿不化，聚湿成痰，痰气相互搏结，阻滞于咽喉、胸胁等部位。痰气交阻于咽喉，可见咽中如有物梗阻，咯之不出，咽之不下，即"梅核气"；阻滞于胸胁，气机不畅，则胸闷、胁肋胀满。《景岳全书·杂证谟·郁证》提及："凡五气之郁，则诸病皆有，此因病而郁也。至若情志之郁，则总由乎心，此因郁而病也。第自古言郁者，但知解郁顺气，通作实邪论治，不无失矣。"此证强调了肝郁脾虚，痰气内生，相互胶结的病理过程。

心神失养证是因忧愁、思虑过度，暗耗心血心气而引起。心主神明，心血不足，心失所养，神明失司，故而精神恍惚、情绪易于波动。正如《灵枢·本神》所说："心藏脉，脉舍神，心气虚则悲，实则笑不休。"心主血脉，血液亏虚，不能濡养心神，加之肝气失于疏泄，进一步影响心神的宁静，导致失眠、多梦等症状，心神失养证多在情志刺激与心脾两虚的基础上发病。

心脾两虚证是因一方面，长期情志抑郁，肝气郁结，横逆乘脾，脾失健运；另一方面，劳倦过度、饮食不节等损伤脾胃，脾胃虚弱，运化无权，气血生化乏源而导致。心主血脉，心血依赖脾胃运化的水谷精微所化生，脾胃虚弱，气血不足，心失所养，出现心悸、失眠、头晕、乏力等症状。《济生方·惊悸怔忡健忘门》指出："夫心者，君主之官，神明出焉。盖心之神，发于思虑，乍动乍静，纷纠万绪，苟谋虑过度，实能伤之。"心脾两虚，气血不足，是本证的核心病机，心与脾相互影响，形成恶性循环。

心肾阴虚证是因素体阴虚，或久病伤阴，肾阴亏虚，肾水不能上济于心，导致心肾不交。心阴亦虚，虚火上炎，扰乱心神，出现心烦、失眠。阴虚生内热，故见潮热、盗汗。肾阴不足，腰膝失于滋养，则腰膝酸软。《医贯·阴阳论》云："心肾相交，全凭升降。而心气之降，由于肾气之升；肾气之升，又因心气之降。"心肾阴虚，水火不济，阴阳失衡，是本证的主要病理状态，多由情志内伤、久病及肾等因素引起。

（三）分型

1.肝气郁结

因情志不畅，肝气失于疏泄，横逆犯胃，导致脾胃气机失常。

2.痰气郁结

多因情志不舒，肝郁脾失健运，水湿凝聚成痰，痰气相互搏结于咽喉部位而发病。

3.心神失养

由于情志过极，损伤心神，心失濡养，神气浮越所致。

4.心脾两虚

因思虑过度，劳伤心脾，导致心血不足，脾气虚弱，气血生化不足，不能濡养心神和肢体。

5.心肾阴虚

多因久病伤阴，或房事不节，损耗肾阴，肾水不能上济于心，心火独亢，心肾不交所致。

二、护心灸治疗郁证

（一）肝气郁结

精神抑郁，情绪不宁，胸部满闷，胁肋胀痛，痛无定处，脘闷嗳气，不思饮食，大便不调，苔薄腻，脉弦。

1.证候分析

肝主疏泄，调畅情志。情志不遂，肝失疏泄，气机郁滞，故精神抑郁，情绪不宁。肝脉布于胸胁，肝气郁滞，经气不利，故胸部满闷，胁肋胀痛，且气滞不通，其痛走窜不定。肝气横逆犯胃，胃失和降，故脘闷、嗳气，不思饮食。肝郁乘脾，脾失健运，故大便或溏或秘，表现为大便不调。苔薄腻为肝气犯脾，湿浊内生之象，脉弦为肝郁之征。

2.护治法则

疏肝理气。

3. 治疗穴位

主穴神阙、脐周四边穴，配穴有肝俞、膻中。

4. 护心灸粉

药物选柴胡、川芎。若胁肋胀痛较甚加郁金、延胡索；嗳气频作，脘闷不舒者，加旋覆花、赭石、法半夏；兼有食滞腹胀者，加神曲、麦芽；兼有血瘀而见胸胁刺痛，舌有瘀点、瘀斑者，可加当归、丹参。

（二）痰气郁结

精神抑郁，胸部闷塞，胁肋胀满，咽中如有物梗阻，吞之不下，咯之不出，苔白腻，脉弦滑。

1. 证候分析

情志不畅，肝气郁结，气机不畅，故精神抑郁，胸部闷塞，胁肋胀满。肝气郁滞，脾失健运，聚湿生痰，痰气互结于咽喉，故咽中如有物梗阻，吞之不下，咯之不出，此为"梅核气"之典型表现。苔白腻为痰湿之象，脉弦滑主痰气郁结。

2. 护治法则

化痰理气，健脾燥湿。

3. 治疗穴位

主穴神阙、脐周四边穴，配穴有中脘、足三里。

4. 护心灸粉

药物选半夏、厚朴。气郁甚者，可加香附、佛手、枳壳等增强理气开郁之功；如兼见呕恶，口苦，苔黄而腻属痰郁化热者，可加浙贝母、黄连等清热化痰；兼有瘀血者，可加丹参、茜草等活血化瘀。

（三）心神失养

精神恍惚，心神不宁，多疑易惊，悲忧善哭，喜怒无常，或时时欠伸，或手舞足蹈，骂詈喊叫等，舌淡，苔薄白，脉弦细。

1. 证候分析

忧思过度，耗伤心气，心血不足，心神失养，故精神恍惚，心神不宁，多疑易惊。心主神明，心神失养，神明失司，不能自主，故悲忧善哭，喜怒无常。心气不足，鼓动无力，气血运行不畅，肢体失养，故时时欠伸；心神惑乱，气机逆乱，可见手舞足蹈，骂詈喊叫等表现。舌淡、苔薄白为气血不足之象，脉弦细主心肝血虚，气郁不舒。

2. 护治法则

养心安神，疏肝解郁。

3. 治疗穴位

主穴神阙、脐周四边穴，配穴有心俞。

4. 护心灸粉

药物选远志、酸枣仁。若心烦失眠严重，可加百合、合欢皮、首乌藤以增强养心安神之力；兼见心悸怔忡，加柏子仁养心安神；若肝气郁结明显，出现胸胁胀痛、善太息等症状，加柴胡、白芍疏肝解郁；若气虚明显，神疲乏力，加党参、黄芪补气健脾；若大便干结，加火麻仁、郁李仁润肠通便。

（四）心脾两虚

多思善疑，头晕，神疲，心悸胆怯，失眠健忘，纳差，面色不华，舌淡，苔薄白，脉细弱。

1. 证候分析

心主神明，脾在志为思。心脾两虚，气血不足，心神失养，脾气虚弱，故多思善疑。脾虚气血生化不足，清阳不升，脑失所养，故头晕；气血亏虚，肢体失养，故神疲，面色不华。心血不足，心失所养，故心悸；心神不安，故失眠健忘；心胆气虚，故胆怯。脾虚运化无力，故纳差。舌淡，苔薄白，脉细弱均为心脾两虚、气血不足之征。

2. 护治法则

健脾养心，益气补血。

3. 治疗穴位

主穴神阙、脐周四边穴，配穴有关元、气海。

4. 护心灸粉

药物选党参、白术、当归、远志。若感到心胸郁闷、情绪不畅，可加入郁金、佛手、合欢花以理气解郁、宁心安神；如出现头痛症状，则可添加川芎、白芷、白蒺藜以活血祛风、缓解疼痛。

（五）心肾阴虚

情绪不宁，心悸，健忘，失眠，多梦，五心烦热，盗汗，口咽干燥，舌红少津，脉细数。

1. 证候分析

心肾阴虚，阴虚火旺，扰动心神，故情绪不宁。肾水不能上济于心，心火独亢，心神被扰，故心悸、失眠、多梦。心阴不足，心血亏虚，脑失所养，故健忘。肾阴亏虚，虚火内生，故五心烦热，盗汗。阴虚津亏，不能上承，故口咽干燥。舌红少津、脉细数为阴虚火旺之典型脉象。

2. 护治法则

滋阴补肾，养阴安神。

3. 治疗穴位

主穴神阙、脐周四边穴，配穴有心俞、肾俞。

4. 护心灸粉

药物选玄参、山茱萸、远志。若出现心肾不交的症状，如心烦失眠、多梦遗精，可加入芡实、莲须、金樱子以补肾固涩；若伴有腰酸乏力，可加用杜仲、怀牛膝以增强疗效。

三、病案举例

周某，女，38 岁，因"精神恍惚、情绪低落伴失眠多梦 2 个月余"于 2023 年 3 月 26 日入院。入院症见：情绪低落，常常无端哭泣，注意力难以集中，记忆力减退。伴有失眠多梦，睡眠浅，易惊醒，醒后难以再入睡，心悸不安，心烦，自觉胸中窒闷，咽中如有物梗阻，咯之不出，咽之不下，饮食减少，神疲乏力，舌淡红，苔薄白，脉弦细。遵医嘱予护心灸治疗，药物选党参、白术、当归、远志粉填脐，主穴神阙穴、脐周四边穴，配穴有关元穴、气海穴，每日 1 次，每次 30 min，8 日 1 个疗程，第 1 个疗程结束后，患者情绪低落、精神恍惚的状态稍有改善，睡眠仍多梦易醒，心悸、胸中窒闷等症状缓解不明显。继续第 2 个疗程治疗，治疗结束后，患者情绪明显好转，无端哭泣的情况减少，睡眠质量有所提高，每晚可连续睡眠 4 ~ 5 h，心悸、胸中窒闷症状减轻，咽中异物感也有所缓解。

消 渴

一、中医认识

消渴是由先天禀赋不足、饮食不节、情志失调、劳倦内伤等导致阴虚内热，以多饮、多尿、乏力、消瘦或尿有甜味为主要症状的病证。西医学的糖尿病属于本病范畴，可参照本病辨证论治；其他具有多尿、烦渴的临床特点，与消渴病有某些相似之处的疾病或症状，如尿崩症等，亦可参考本病辨证论治。

《素问·奇病论》首先提出消渴之名。根据病机及症状的不同，《黄帝内经》还有消瘅、肺消、膈消、消中等名称的记载，认为五脏虚弱、过食肥甘、情志失调是引起消渴的原因，而内热是其主要病机。《素问·腹中论》中强调"热中消中，不可服膏粱、芳草、石药"等，指出本病应禁食燥热伤津之品。东汉·张仲景《金匮要略》

立专篇讨论，认为胃热、肾虚是消渴的主要病机，并最早提出白虎加人参汤、肾气丸、文蛤散等治疗方药。隋·巢元方《诸病源候论·消渴候》明确指出了本病易发痈疽和水肿。唐·孙思邈《备急千金要方》强调生活调摄对消渴的治疗意义，首次提出节制饮食、劳欲者，"虽不服药而自可无他"。唐·王焘《外台秘要·消中消渴肾消》最先记载了消渴病小便甜，并以此作为判断本病是否治愈的标准，同时论述了"焦枯消瘦"是本病的临床特点。在并发症方面，金·刘完素在《宣明论方·消渴总论》中有进一步的论述，言消渴一证"可变为雀目或内障"。此外，元·张子和《儒门事亲·三消论》也云："夫消渴者，多变聋盲、疮癣、痤痱之类。""或蒸热虚汗，肺痿劳嗽。"

刘完素、张子和等发展了宋代提出的"三消"理论，提倡"三消"燥热学说，主张治当以清热泻火、养阴生津为要。元·朱丹溪《丹溪心法》则指出，治消渴应以"养肺、降火、生血为主"。明清时期进一步深化了脾肾在消渴中的地位，强调命门火衰不能蒸腾水气而致口渴溲多，故治多注重健脾益气以复阴生津，补益命门以蒸液润燥。在临床分类方面，明·戴思恭《证治要诀》明确提出上、中、下之分类。明·王肯堂《证治准绳·消瘅》对三消的临床分类进行了规范："渴而多饮为上消（经谓膈消），消谷善饥为中消（经谓消中），渴而便数有膏为下消（经谓肾消）。"明清至现代，中医学对消渴的治疗原则及方药，有了更多更为广泛深入的研究。

（一）病因

1.饮食不节

长期过食肥甘厚味、醇酒辛辣之品，是消渴证发生的重要原因之一。此类食物易损伤脾胃，脾胃运化功能失常，积热内蕴。《素问·奇病论》中就有"此肥美之所发也，此人必数食甘美而多肥也，肥者令人内热，甘者令人中满，故其气上溢，转为消渴"的记载，清晰地阐述了饮食不节与消渴发病的关系。即指脾胃损伤可致运化失职，积热内蕴，化燥伤津，消谷耗液，进而发为消渴。现代生活中，人们饮食结构不合理，高热量、高脂肪、高糖分食物摄入过多，运动量相对不足，使得消渴证的发病率呈上升趋势。

2.情志失调

情志因素对消渴证的发生发展有着不可忽视的影响。长期过度的情志刺激，如郁怒伤肝，肝气郁结不得疏泄，或劳心竭虑，营谋强思等郁久化火，消灼肺胃阴津而发为消渴。《临证指南医案·三消》中提到："心境愁郁，内火自燃，乃消证大病"，充分说明了情志失调在消渴发病中的作用。肺为水之上源，主敷布津液，若木火刑金，燥热伤肺，则津液不能敷布而口渴多饮；津液直趋下行，随小便排出体外，故小便频数量多。

3. 劳逸失度

久坐少动：随着现代生活方式的改变，人们体力活动逐渐减少，长期久坐。这使得气血运行不畅，脾胃运化功能减弱，水谷精微不能正常输布，聚湿生热，进而影响人体的代谢功能，易诱发消渴证。中医认为"久卧伤气，久坐伤肉"，过度安逸的生活方式对身体健康不利。

房事不节：性生活不节制，过度耗伤肾精。肾为先天之本，肾精亏虚，阴虚火旺，虚火内生，灼伤津液，也可导致消渴证的发生。《外台秘要·消渴消中门》引《古今录验》云："房室过度，致令肾气虚耗，下焦生热，热则肾燥，肾燥则渴"，强调了房事不节对消渴发病的影响。

4. 禀赋不足

先天体质因素在消渴证的发病中起着重要作用。肾为先天之本，寓元阴元阳，主藏精。肾阴亏虚是消渴病机中最为关键的因素，先天禀赋不足，阴虚体质者最易罹患本病。《灵枢·五变》中"五脏皆柔弱者，善病消瘅"的论述，便是对禀赋不足与消渴发病关系的经典阐释。

（二）病机

消渴的病机主要在于阴津亏损，燥热偏盛，阴虚为本，燥热为标。肺、胃、肾为主要病变脏腑，尤以肾为关键。三脏之间，既互相影响又有所偏重。如《医学纲目·消瘅门》云："盖肺藏气，肺无病则气能管摄津液之精微，而津液之精微者收养筋骨血脉，余者为溲。肺病则津液无气管摄，而精微者亦随溲下，故饮一溲二。"肺为水之上源，敷布津液，燥热伤肺，则津液不能敷布而直趋下行，随小便排出体外，故小便频数量多；肺不布津则口渴多饮。胃主腐熟水谷，脾主运化，为胃行其津液。燥热伤脾胃，胃火炽盛，脾阴不足，则口渴多饮，多食善饥；脾气虚不能转输水谷精微，则水谷精微下流注入小便，则小便味甘；水谷精微不能濡养肌肉，则形体日渐消瘦。肾为先天之本，寓元阴元阳，主藏精。肾阴亏虚则虚火内生，上燔心肺则烦渴多饮，中灼脾胃则胃热消谷。肾失濡养，开阖固摄失权，则水谷精微直趋下泄，随小便而排出体外，故尿多味甜。病变脏腑常相互影响，如肺燥津伤，津液敷布失调，可导致脾胃失去濡养，肾精不得滋助；脾胃燥热偏盛，上可灼伤肺津，下可耗伤肾阴；肾阴不足则阴虚火旺，亦可上灼肺胃，终致肺燥胃热肾虚，故"三多"之症常可相互并见。

消渴病日久，易发生以下病变：一是阴损及阳，导致阴阳俱虚。阴虚为本，燥热为标是消渴的基本病机特点，由于阴阳互根，若病程日久，阴损及阳，可致阴阳俱虚，其中以肾阳虚及脾阳虚较为多见。严重者可因阴液极度耗损，虚阳浮越，而见烦躁、头痛、呕恶、呼吸深快等症，甚则出现昏迷、肢厥、脉细欲绝等阴竭阳亡危象；二是病久入络，血脉瘀滞。消渴病是一种病及多个脏腑的疾病，气血运行失常，阴虚内热，耗伤津液，又可导致血行不畅、血脉瘀滞。

消渴病病变影响广泛，涉及多个脏腑，未及时医治及病情严重的患者，常可并发其他多种病证。如肺喜润恶燥，肺失濡养，日久可并发肺痨；肾阴亏损，肝失濡养，肝肾精血不足，不能上承耳目，可并发圆翳内障、雀目、耳聋等；燥热内结，脉络瘀阻，毒蕴成脓，可发为疮疖痈；阴虚燥热，血脉瘀滞，可致胸痹，脑脉闭阻或血溢脉外，可发为中风等。

（三）分型

1. 阴阳两虚证

多因病久体虚、误治伤正、先天不足等方面引起。

2. 气阴两虚证

消渴日久，阴津耗伤，气虚渐生（"阴虚及气"）。或素体气虚，复感燥热，气随津泄，形成气阴两虚。

二、护心灸治疗消渴

（一）阴阳两虚

小便频数，浑浊如膏，甚至饮一溲一，面容憔悴，耳轮干枯，腰膝酸软，四肢欠温，畏寒怕冷，阳痿或月经不调，舌苔淡白而干，脉沉细无力。

1. 证候分析

肾失固藏，肾气独沉，故小便频数，浑浊如膏；肾阳衰微，不能蒸腾气化，水液直趋下行，故饮一溲一；久病及肾，阴损及阳，肾阳不足，不能温煦形体，故面容憔悴、耳轮干枯、四肢欠温、畏寒怕冷；肾主生殖，肾阳亏虚，命门火衰，故见阳痿；女子则冲任失调，可见月经不调；夜尿增多为肾阳亏虚，膀胱失约之象；舌淡苔白而干、脉沉细无力为阴阳两虚之征。

2. 护治法则

滋阴温阳，补肾固涩。

3. 治疗穴位

主穴神阙、脐周四边穴，配穴肾俞。

4. 护心灸粉

药物选山茱萸、附子。若证见阳虚畏寒的患者，可酌加鹿茸粉，以鼓动元阳，助全身阳气之气化；若见阴阳气血俱虚者，则可选用鹿茸丸以温肾滋阴、补益气血。

（二）气阴两虚

口渴多饮，多食易饥，尿频量多，形体消瘦，同时伴有气短乏力，自汗盗汗，五心烦热，腰膝酸软，头晕耳鸣，舌淡红少津，苔薄白或花剥，脉细数无力。

1. 证候分析

消渴病日久，阴津亏损，燥热内生，灼伤肺津，肺失滋润，不能敷布津液，故口渴多饮；肾阴亏虚，肾失封藏，精微下注，故尿频量多；阴液不足，肌肉筋骨失于濡养，加之燥热消耗，故形体消瘦、舌红。气为阳，气虚则卫外不固，腠理疏松，津液外泄，故自汗；阴虚则阳亢，虚热内生，入睡后卫阳由表入里，肌表不固，虚热蒸津外泄，故盗汗。肾阴亏虚，水不涵木，肝阳上亢，故头晕耳鸣；阴虚火旺，虚火内扰，故五心烦热；腰为肾之府，肾阴不足，腰膝失养，故腰膝酸软。

2. 护治法则

益气养阴。

3. 治疗穴位

主穴神阙穴、脐周四边穴，配穴肾俞穴、脾俞穴。

4. 护心灸粉

药物选黄芪、党参、麦冬、五味子、生地黄等。若肺燥症状明显，可加用地骨皮、知母、黄芩以滋阴清肺；若气短且易出汗，可加用五味子、山茱萸以收敛气机、滋生津液；若食欲不振且腹胀，可加用砂仁、佛手以理气健脾。

三、病案举例

吴某，男，65岁，因"多饮、多食、多尿伴乏力、腰膝酸软5年，加重1个月"于2023年9月12日入院。入院症见：口渴欲饮，饮水不解渴，尿量增多，每日约4000 mL，神疲乏力，腰膝酸软，畏寒肢冷，五心烦热，夜间盗汗，男子阳痿早泄，舌淡，苔白，脉沉细无力。遵医嘱予护心灸治疗，药物选山茱萸、附子粉填脐，主穴神阙穴、脐周四边穴，配穴肾俞穴，每日1次，每次30 min，7日为1个疗程。第1个疗程结束后，患者口渴程度明显缓解，每日饮水量降至约2000 mL，尿量减少至约2500 mL，神疲乏力、腰膝酸软症状减轻，畏寒肢冷、五心烦热有所改善，夜间盗汗减少。完成第2个疗程治疗后，患者多饮、多食、多尿症状基本消失，每日饮水量及尿量接近正常，神疲乏力、腰膝酸软、畏寒肢冷、五心烦热等症状显著改善，男子阳痿早泄症状好转，复查空腹血糖降至7.0 mmol/L。

肥　胖

一、中医认识

肥胖是因过食、缺乏体力活动等多种原因引起体内膏脂堆积过多，使体重超过一定范围，或伴有头晕、乏力、神疲懒言、少动气短等症状的一种疾病，是多种其他疾病发生的基础。西医学中的单纯性（体质性）肥胖、代谢综合征等属于本病范畴。其他具有明确病因的继发性肥胖，应以治疗原发病为主。对于无症状的 2 型糖尿病，若肥胖者可参考本节辨证论治。

历代医籍对肥胖病的论述颇多。最早记载见于《黄帝内经》，该书系统地记载了肥胖病的病因病机及症状，并对肥胖进行了分类。如《素问·通评虚实论》有"肥贵人"的描述。《灵枢·卫气失常》根据人皮肉气血的多少对肥胖进行分类，分为"有肥、有膏、有肉"三种类型。病因方面，《素问·奇病论》记载"喜食甘美而多肥"；《素问·异法方宜论》还记载"西方者，其民华食而脂肥"，说明肥胖的发生与过食肥甘、地理环境等多种因素有关。此外，《黄帝内经》认为肥胖与其他多种病证有关，认识到肥胖可转化为消渴，还与仆击、偏枯、痿厥、气满发逆等多种疾病有关。后世医家在此基础上对肥胖的病机及治疗有进一步的认识，金·李东垣《脾胃论》指出了脾胃功能与肥胖之间的密切的联系，认为脾胃俱旺，则能食而肥；脾胃虚弱，则少食而肥。元·朱丹溪《丹溪心法》提出了肥胖具有多湿、多痰且气盛于外而歉于内的特点，认为肥胖应从湿热及气虚两方面论治。宋·刘完素《素问玄机原病式》认为肥人多血实气虚，腠理多郁滞，气血难以通利，可伴气滞血瘀的特点。明·张景岳《景岳全书·杂证谟·非风》记载了肥人多气虚、多痰湿，易致气道不利，故多非风之证。清·陈士铎《石室秘录·肥治法》认为："肥人多痰，乃气虚也。"故治痰须补气兼消痰，并补命火，使气足则痰消。清·吴本立在《女科切要》中记载："肥白妇人，经闭而不通者，必是痰湿与脂膜壅塞之故也。"指出了肥胖与妇人疾病之间的联系。近代由于人们生活水平的改善，肥胖已成为影响人类健康的重要因素，中医学也对肥胖病的防治有了更深的认识。

（一）病因

1. 饮食不节

长期过食肥甘厚味、辛辣、醇酒等食物，超出脾胃的运化能力，导致水谷精微不能正常输布，聚而为痰、为湿、为脂，堆积于体内，形成肥胖。如经常食用油炸食品、甜食、动物内脏等，易使脾胃功能受损，运化失常，从而引发肥胖。

2. 劳逸失调

长期久坐少动，人体气血运行不畅，脾胃的运化功能减弱，导致水谷精微不能及时转化为气血，而停滞于体内成为痰湿脂膏，进而导致肥胖。现代人多以车代步，长期坐在办公室，运动量过少，是肥胖的重要原因之一。

3. 情志失调

长期情志不畅，如焦虑、抑郁、恼怒等，会导致肝气郁结，进而影响脾胃的运化功能。肝失疏泄，气机不畅，津液代谢失常，聚而为痰；同时，情志失调还可能影响食欲，导致暴饮暴食，从而增加肥胖的风险。

4. 禀赋不足

先天禀赋差异导致个体对肥胖的易感性不同。若父母肥胖，子女往往更容易出现肥胖问题，这可能与遗传因素导致的脏腑功能、气血津液代谢特点有关。例如，肾为先天之本，若先天肾精不足，可影响肾的气化功能，导致水液代谢失常，从而加重肥胖。

5. 年老体弱

随着年龄的增长，人体脏腑功能逐渐衰退，脾胃运化功能减弱，肾气渐虚。脾胃虚弱则不能正常运化水谷精微，肾气虚则不能化气行水，导致水湿痰饮内生，积聚于体内，形成肥胖。

（二）病机

肥胖的基本病机是胃强脾弱，酿生痰湿，导致气郁、血瘀、内热壅塞。阳明阳盛，胃强者易于化热，胃热消灼，使水谷腐熟过旺。脾为太阴之土，喜燥恶润，易受湿阻，乃生痰之源。胃纳太过，壅滞脾土，一则酿生湿热，进而化生痰湿；二则损伤脾阳，脾失运化而生痰湿。痰湿阻碍气机而致气郁。痰湿、气郁均可壅郁生热。痰阻、气郁、内热可形成瘀血。

病位主要在脾与肌肉，与肾虚关系密切，亦与心肺的功能失调及肝失疏泄有关。本病为本虚标实之候。本虚多为脾肾气虚，或兼心肺气虚；标实为胃热、痰湿，痰湿常与气郁、瘀血、水湿相兼为病，故痰瘀互结，痰气交阻、痰饮水肿者常见。

（三）分型

1. 痰湿内盛型

多因胃纳太过，痰浊壅滞中焦，致脾失健运，水谷精微不能正常输布，反聚为痰湿。

2. 脾虚不运型

因脾胃虚弱，运化无力，水谷精微不能正常输布，停滞于体内，聚湿生痰。

3. 脾肾阳虚型

脾阳根于肾阳，肾阳不足，不能温煦脾阳，导致脾肾阳虚。脾阳虚则运化失常，水湿内停，肾阳虚则气化无权，水液代谢障碍，水湿泛溢肌肤。

4.气滞血瘀型

因情志不畅，肝气郁结，气滞则血瘀，瘀血阻滞经络，气血运行不畅。

二、护心灸治疗肥胖

（一）痰湿内盛型

形体肥胖，身体沉重，肢体困倦，脘痞胸满，可伴头晕，口干而不欲饮，大便黏滞不爽，嗜食肥甘醇酒，喜卧懒动，舌淡胖或大，苔白腻或白滑，脉滑。

1.证候分析

先天禀赋或后天饮食不节，嗜食肥甘厚味，导致痰湿内生。痰湿阻滞经络，故身体重着、肢体困倦；痰湿中阻，气机不畅，出现胸膈痞满；上蒙清窍，则头晕目眩；痰湿困脾，脾失健运，故呕不欲食、神疲嗜卧。

2.护治法则

化痰利湿，理气消脂。

3.治疗穴位

主穴神阙、脐周四边穴，配穴脾俞、胃俞。

4.护心灸粉

药物选用白芥子、细辛、半夏。若胸阳不振，痰气郁结导致胸闷、胸满症状明显者，可加入薤白、瓜蒌皮以通阳散结、祛痰降气；若湿邪困阻脾胃导致脘腹痞满症状严重者，可加入砂仁、白豆蔻以芳香化湿、理气消痞。

（二）脾虚不运型

肥胖臃肿，神疲乏力，身体困重，脘腹痞闷，或有四肢轻度水肿，晨轻暮重，劳累后更为明显，饮食如常或偏少，既往多有暴饮暴食史，小便不利，大便溏或便秘，舌淡胖，边有齿印，苔薄白或白腻，脉濡细。

1.证候分析

脾气虚弱，气血生化乏源，故神疲乏力；脾主运化水湿，脾虚则水湿代谢失常，停聚于体内，导致身体困重、四肢水肿；脾失健运，气机不畅，出现胸闷脘胀；饮食不节损伤脾胃，故既往多有暴饮暴食史。

2.护治法则

健脾益气，渗利水湿。

3.治疗穴位

主穴神阙、脐周四边穴，配穴中脘、气海。

4. 护心灸粉

方药选用党参、黄芪、白术、干姜。若脾虚导致水液停滞，肢体出现明显肿胀，可酌情加入大腹皮和木瓜，以促进气机运行、消除肿胀，利水渗湿；若患者感到身体困重明显，可加入佩兰和藿香，以芳香化湿、醒脾开胃；若脘腹痞闷症状明显，可配合使用平胃散，以宽中理气、消除痞满。

（三）脾肾阳虚型

体型肥胖，颜面虚浮，神疲嗜卧，气短乏力，腹胀便溏，自汗气喘，动则更甚，畏寒肢冷，下肢水肿，尿昼少夜频，舌淡胖，苔薄白，脉沉细。

1. 证候分析

脾为后天之本，肾为先天之本，脾肾相互资生。脾肾阳虚，不能温煦机体，故畏寒肢冷；阳气虚衰，水液代谢失常，停聚于体内，出现颜面虚浮、下肢水肿；脾阳不足，运化失职，导致腹胀便溏；肾阳亏虚，气化无权，故尿昼少夜频；气虚则神疲嗜卧、气短乏力，动则耗气，故自汗气喘，动则更甚。

2. 护治法则

补益脾肾，温阳化气。

3. 治疗穴位

主穴神阙、脐周四边穴，配穴肾俞、命门。

4. 护心灸粉

药物选择附子、肉桂、干姜、吴茱萸。若患者喜食热饮而厌恶冷饮，可加入炮姜以温中散寒；若出现乏力困倦的症状，可酌加太子参、黄芪以益气健脾；若畏寒且四肢发冷，可加入补骨脂、仙茅、淫羊藿，并重用附子以温肾助阳；若出现尿量减少且水肿明显的情况，可加入五苓散，或选用泽泻、猪苓、大腹皮以利水消肿。

（四）气郁血瘀型

体形丰满，面色紫红或暗红，胸闷胁胀，心烦易怒，夜不能寐或夜寐不安，大便秘结，舌暗红或有瘀点、瘀斑，或舌下瘀筋，脉沉弦或涩。

1. 证候分析

肝主疏泄，调畅气机。肝气不舒，疏泄功能失常，则气滞血瘀。气滞则胸闷胁胀、心烦易怒；瘀血阻滞，气血运行不畅，不能上荣于面，故面色紫红或暗红；心神失养，导致夜不能寐或夜寐不安；气滞血瘀，肠道传导失司，出现大便秘结。

2. 护治法则

理气活血，化痰消脂。

3. 治疗穴位

主穴神阙、脐周四边穴，配穴肝俞。

4. 护心灸粉

药物选柴胡、香附、青皮。若因气郁化火而出现口干口苦的症状，可加入黄芩、栀子以清泻肝胆郁热；若出现失眠和烦躁，可加入黄连、首乌藤、炙远志以清热宁心安神；若出现大便干燥难解，可加入枳实、大黄以破瘀降浊、通便导滞；若出现阳痿症状，可加入水蛭、淫羊藿以破瘀通脉、补肾壮阳；若月经稀少，可加入月月红、泽兰、益母草以活血化瘀、通经活络。

三、病案举例

李某，42岁，公务员，因"体重增加伴乏力、畏寒5年"于2023年5月10日门诊就诊。患者平素工作繁忙，长期久坐，缺乏运动，且常因工作压力大，饮食不规律，喜食生冷食物。近5年来体重逐渐增加，体重由最初的60 kg增长至75 kg，BMI达到28.7 kg/m²（正常范围18.5～23.9 kg/m²），曾尝试多种减肥方法，如节食、运动及服用药物等，但效果均不理想，停药或恢复正常饮食后体重迅速反弹。患者形体肥胖，尤以腰腹部脂肪堆积明显；神疲乏力，动则气喘，日常爬楼梯至3楼即感极度疲惫；畏寒肢冷，即使在夏季也不敢长时间吹空调，手足始终冰凉；大便溏薄，每日2～3次，便质不成形；夜尿频多，每晚需起夜3～4次；舌淡胖，边有齿痕，舌苔白滑，脉象沉细无力，尺脉尤甚。遵医嘱予护心灸治疗，药物选择附子、肉桂、干姜、吴茱萸粉填脐，主穴神阙穴、脐周四边穴，配穴肾俞、命门穴，每周3次，每次30 min，治疗8周后，患者体重降至70 kg，BMI降至26.4 kg/m²；畏寒肢冷、神疲乏力等症状基本消失；舌淡胖、边有齿痕、舌苔白滑的舌象明显改善，脉沉细无力也有所好转。

第三节 中医外科病症

乳癖

一、中医认识

乳癖是乳腺组织的既非炎症也非肿瘤的良性增生性疾病。其临床特点是单侧或双侧乳房疼痛并出现肿块，乳痛和肿块与月经周期及情志变化密切相关。乳房肿块大小不等，形态不一，边界不清，质地不硬，活动度好。本病好发于25～45岁的中青年妇女，其发病率约占乳房疾病的 75%，是临床上最常见的乳房疾病。历代文献中有"乳癖""乳中结核""乳痞"等病名。明代龚居中在《外科活人定本·卷之二》中指出："乳癖，此症生于正乳之上，乃厥阴，阳明经之所属也……何谓之癖，若硬而不痛，如顽核之类"，首次将乳癖定义为乳房块。《医宗金鉴·外科心法要诀·胸乳部》称之为乳中结核，并阐述了其辨证论治，曰："初起气实者宜清肝解郁汤，气虚者宜香贝养荣汤。若郁结伤脾，食少不寐者，服归脾汤，外俱用木香饼灸法消之甚效。"本病相当于西医学的乳腺增生。有研究发现，本病有一定的癌变倾向，尤其是有乳癌家族史的患者更应引起重视。

中医对乳癖的记载历史悠久，认为乳房与肝、胃、肾等脏腑及冲、任二脉密切相关。《疡科心得集》提出："乳中结核，虽云肝病，其本在肾。"指出了乳房疾病与肝肾的内在联系。在正常情况下，人体脏腑功能协调，气血运行通畅，乳房得以濡养而维持正常生理功能。一旦脏腑功能失调，就容易引发乳癖。

乳癖之名始见于华佗的《中藏经》。中医认为本病的病因病机，如《外科正宗》云："乳癖乃乳中结核，形如丸卵，或重坠作痛，或不痛，皮色不变，其核随喜怒消长，多由思虑伤脾，恼怒伤肝，郁结而成。"

女子乳头属肝，乳房属胃，脾胃相表里，肝喜条达，若忧思郁怒，则肝失疏泄，脾脏受损，导致气滞痰凝血瘀，则出现乳房结块疼痛。又冲为血海，任主胞胎，二经循腹而行止胸中，足少阴肾经上贯肝膈而与乳联，冲、任二脉隶属于肝肾，冲任失调，痰气郁结，肝肾不足，阳虚痰湿内结，出现乳房肿块疼痛，并随月经周期改变。

传统中医学认为正常乳房的生长、发育和分泌功能都和脏腑、经络、气血等的生理功能密切相关，它秉承先天之精气，受五脏六腑、十二经脉气血津液之所养，在女子随精气的盛衰而出现不同时期的盈亏变化，且生理功能又与月经、胎孕、产育之间相互联系。

因此，乳房虽属局部器官，但通过十二经脉和奇经八脉的纵横联系与内在脏腑形成了一个有机的整体，并通过精、气、血、津液的作用来完成其功能活动。

《冯氏锦囊》有"妇人不知调养，伤冲任"，以致乳疾之说。肾主先天之精气，集五脏六腑后天之精气，布于四肢百骸，促进人体的生长发育和生殖机能，激发冲任二脉的通盛，而冲任之脉上灌乳房，下注胞宫，即肾 - 天癸 - 冲任共同调节着乳房、月经周期的生理性变化。

（一）病因

1. 情志因素

中医古籍中多次提到情志因素在乳癖发病中的重要作用。《诸病源候论》指出：

"癖者，谓僻侧在于两胁之间，有时而痛是也。"并简要描述了乳癖的症状及病机。情志不遂，恼怒伤肝，肝气郁结，气滞血运不畅，进而影响脾胃的运化功能，痰浊内生，最终导致肝郁痰凝，气血瘀滞，阻于乳络而发。

2. 脾胃失调

《外科活人定本》提出："乳癖多因肝气不舒，郁积而成。"同时指出思虑伤脾，脾失健运，痰浊内生，也是乳癖的重要发病机制之一。脾虚痰湿内生，痰凝气滞，瘀积于乳房，形成肿块。

3. 冲任失调

冲任二脉与乳房的生理功能密切相关。《中医外科学》指出："冲任失调，上则乳房痰浊凝结，故乳房肿块伴胀痛；下则经水逆乱，故月经周期紊乱，量少色淡，甚或闭经。"冲任失调多见于中年妇女，表现为乳房肿块经前加重，经后缓解，同时伴有腰酸乏力、神疲倦怠、月经失调等症状。

4. 肾虚

肾藏精，主生长、发育、生殖，与冲、任二脉密切相关。肾虚可导致冲任失调，进而影响乳房的气血运行。《中医外科学》中提到，肾虚是乳癖发病的重要因素之一，表现为腰膝酸软、头晕、耳鸣、月经失调等症状。

（二）病机

乳癖的基本病机是肝郁痰凝、冲任失调。肝郁气滞是发病的重要环节，肝气郁结，津液不能正常输布，凝聚成痰，痰气相互交结，阻滞于乳房经络，从而形成乳房肿块。冲任失调则是病情缠绵难愈的内在因素，冲任气血不调，使得肝郁痰凝的病理状态难以改善，导致病情反复。在疾病发展过程中，肝郁、痰凝、血瘀相互影响，进一步加重病情。

乳癖的病变脏腑主要涉及肝、脾、肾及冲、任二脉。肝：肝主疏泄，情志不遂导致肝气郁结，气机不畅，进而影响脾胃运化，痰浊内生，气滞痰凝，瘀血阻于乳络；脾：脾主运化，思虑伤脾，脾失健运，痰浊内生，气滞痰凝，瘀积于乳房；肾：肾藏精，主生长、发育、生殖，与冲、任二脉密切相关。肾虚可导致冲任失调，进而影响乳房的气血运行；冲、任二脉：冲、任二脉与乳房的生理功能密切相关，冲任失调可导致气血瘀滞，或阳虚痰湿内结，经脉阻塞，从而引发乳房结块、疼痛及月经不调。

本病的病理性质可分为气滞、痰凝、血瘀。气滞：肝气郁结，气机阻滞，导致气血运行不畅，乳络经脉阻塞，不通则痛；痰凝：肝郁气滞影响脾胃运化，痰浊内生，气滞痰凝，瘀积于乳房，形成肿块；血瘀：气滞痰凝日久，瘀血阻于乳络，形成肿块。例如肝郁气滞导致气血运行不畅，痰浊内生，气滞痰凝，瘀血阻于乳络，形成乳房肿块，同时脾虚失运，故表现为虚实夹杂的证候。

（三）分型

1. 肝郁痰凝症

多因情志抑郁致肝气郁结，气机阻滞，津液停聚成痰；饮食不节损伤脾胃，脾失健运而生痰；外感湿邪困脾，湿聚成痰，痰气互结于乳络致病。

2. 冲任失调证

先天肾气亏虚，冲任不充；后天劳损过度，损伤冲任；中年肾气渐衰，天癸渐竭，致冲任功能失调，乳房气血失和，痰瘀内生。

3. 痰瘀互结证

肝郁痰凝证日久，气机阻滞加重，血行不畅，痰浊与瘀血相互搏结于乳络。

4. 气血两虚证

乳癖病程长耗伤气血；患者素体虚弱，无力推动乳房气血运行；过度攻伐伤正，致乳房失养。

二、护心灸治疗乳癖

（一）肝郁痰凝证

乳房肿块呈结节状或片块状，大小不一，质地中等，边界欠清，可推动；乳房胀痛，经前疼痛加重，经后减轻；常伴胸闷胁胀，善太息，情志抑郁或烦躁易怒；舌苔薄白或白腻，脉弦滑。

1. 证候分析

情志抑郁致肝气郁结，气机阻滞，津液停聚成痰，痰气互结于乳络，故见乳房肿块、胀痛；肝郁则胸闷胁胀、烦躁易怒；苔白腻、脉弦滑为痰凝气滞之象。

2. 护治法则

疏肝解郁，化痰散结。

3. 治疗穴位

主穴选神阙、脐周四边穴、肝俞，配穴选期门、膻中、乳根。

4. 护心灸粉

药物选柴胡、白芍、茯苓。若乳房胀痛明显，加延胡索、川楝子以增强理气止痛之效；痰凝较重，肿块质地较硬，加牡蛎、海藻软坚散结；兼见月经不调，加香附、益母草调经活血。

（二）冲任失调证

乳房肿块或结节感明显，质地韧实，边界不清，推之可动，经前加重，经后减轻，面色少华，腰膝酸软，精神倦怠，心烦易怒，月经紊乱，经量过多或过少，经期延长，舌淡红，苔薄白，脉细弱或弦细。

1. 证候分析

多因肝肾不足、冲任虚损，气血运行失畅，导致气滞血瘀、痰凝乳络而成。乳房肿块或结节感明显，质地韧实，边界不清，推之可动，提示痰瘀互结、乳络阻滞；经前气血壅滞加重，故肿块触痛增甚，经后气血稍通而症状缓解。面色少华、精神倦怠、腰膝酸软，为肝肾亏虚、精血不足之象；冲任失调则见月经紊乱、经量异常、经期延长。肝失疏泄，气机郁滞，故心烦易怒；舌淡红、苔薄白，脉细弱或弦细，反映气血虚弱、肝郁肾虚之虚实夹杂病机。本证以冲任失调为本，肝郁肾虚为标，痰瘀互结为标实之候。

2. 护治法则

调摄冲任，理气化痰，活血散结。

3. 治疗穴位

主穴选神阙、脐周四边穴，配穴选膻中、关元、气海。

4. 护心灸粉

药物选熟地黄、山茱萸、菟丝子、当归。若月经量少、色淡，加鸡血藤养血调经；乳房肿块质地较硬，加三棱、莪术活血化瘀，软坚散结；兼见纳呆食少，加焦三仙消食和胃。

（三）痰瘀互结证

乳房肿块质地较硬，边界不清，活动度差，疼痛固定不移，刺痛明显；乳房皮肤可呈暗红或青紫；面色晦暗，唇色紫暗；舌紫暗或有瘀斑、瘀点，苔白腻，脉弦涩。

1. 证候分析

痰浊与瘀血相互搏结于乳络，阻滞气血运行，故肿块质地硬、刺痛不移；瘀阻于内，故面色晦暗、舌紫暗；苔白腻、脉弦涩为痰瘀之征。

2. 护治法则

活血化瘀，化痰散结。

3. 治疗穴位

主穴选神阙、脐周四边穴、膈俞，配穴选膻中、关元、气海。

4. 护心灸粉

药物选丹参、川芎、桃仁、红花、法半夏。灸粉，用黄酒调成糊状。

（四）气血两虚证

乳房肿块隐痛，触之柔软；乳房胀痛不明显，劳累后加重；伴神疲乏力，气短懒言，头晕，目眩，面色萎黄或苍白；月经量少，色淡质稀；舌淡，苔薄白，脉细弱。

1. 证候分析

气血亏虚，乳房失于濡养，故肿块隐痛、触之柔软；气血不足，不能充养机体，故神疲乏力、面色萎黄；舌淡、脉细弱为气血两虚之象。

2. 护治法则

益气养血，通络散结。

3. 治疗穴位

主穴选神阙、脐周四边穴，配穴选脾俞、胃俞、关元、气海。

4. 护心灸粉

药物选黄芪、党参、白术、当归、茯苓。药粉，用生姜汁调成糊状。

三、病案举例

王某，38 岁，企业职工。因"双侧乳房胀痛、肿块反复 3 年"于 2024 年 1 月 20 日就诊。症见：双侧乳房可触及多个大小不等的肿块，质地韧而不硬，边界不清，活动度尚可，肿块与周围组织无粘连；乳房胀痛以经前明显，经后减轻，但疼痛仍持续存在；月经周期紊乱，近 3 个月月经周期分别为 35 天、28 天、40 天；经量时多时少，伴有血块；腰膝酸软，神疲乏力；舌淡暗，苔薄白，脉沉细。遵医嘱予护心灸治疗，药物选熟地黄、山茱萸、菟丝子、当归粉填脐，主穴选神阙穴、脐周四边穴，配穴选膻中穴、关元穴、气海穴，每次 30 min，每周 4 次，患者治疗 8 周后，双侧乳房肿块基本消失，仅能触及轻微结节感；乳房胀痛症状完全消失；月经周期规律，经量正常，色质均佳；腰膝酸软、神疲乏力等症状基本消失；舌淡暗转为淡红，苔薄白，脉沉细转为平缓有力。

湿 疮

一、中医认识

湿疮是中医病名，在古籍中又称"浸淫疮"，相当于西医的湿疹，是一种由多种内外因素引起的过敏性炎症性皮肤病。其临床特点包括多形性皮损、对称分布、易渗出、自觉瘙痒、反复发作和慢性化。根据病程和皮损特点，湿疮一般分为急性、亚急性、慢性三类。

湿疮是一种常见的皮肤病，在中医古籍中有丰富的记载，其历史渊源可追溯到多个朝代。秦汉时期，《五十二病方》中虽无"湿疮"之名，但有类似病症的记载，如

"身痒而粟，或痒而赤，或痒而白，或痒而溃"，描述了皮肤瘙痒、起疹等症状，与湿疮有相似之处。《黄帝内经》中"诸痛痒疮，皆属于心；诸湿肿满，皆属于脾"，为后世从整体观念出发认识湿疮奠定了理论基础。魏晋南北朝时期，《刘涓子鬼遗方》中记载了多种治疗疮疡的方剂，其中一些方剂的适应证与湿疮相符，如治疗"浸淫疮"的黄连粉方等，这一时期对湿疮的认识逐渐深入，开始有了具体的治疗方法。隋唐时期，《诸病源候论》对湿疮的病因病机进行了详细论述："湿热相搏，故头面身体皆生疮……热盛者，则变为胀，随瘥为发。"该书还记载了多种与湿疮类似的病症，如"浸淫疮候""湿癣候"等，对其症状、病因、鉴别诊断等方面进行了较为系统的阐述，如《诸病源候论·湿癣候》曰："湿癣者，如虫行，浸淫，亦湿痒，搔之多汁成疮，是其风、毒气浅，湿多风少，故为湿癣也。"说明湿疹由多种内外因素引发，风、湿、热邪为主要致病邪气，日久传变入里，肌表病变累及脏腑，损伤肺、脾、心、肝、肾，与气血、经络、脏腑有着密不可分的联系。《备急千金要方》和《外台秘要》中也收录了大量治疗湿疮的方剂，用药丰富多样，包括清热燥湿、解毒杀虫、养血祛风等不同治法。金元四大家对湿疮的认识各有侧重，刘完素认为湿疮多由火热毒邪所致，治疗以清热泻火解毒为主；李东垣强调脾胃虚弱在湿疮发病中的作用，主张健脾除湿；朱丹溪则认为湿疮与湿热、痰火有关，治疗注重清热利湿、化痰降火。明清时期，《外科正宗》对湿疮的分类和治疗有了进一步发展，将湿疮分为"干湿疮"和"湿毒疮"，并详细描述了其症状和治疗方法，如"干者色红，形如云片，上起风粟，作痒，抓破则血出；湿者色黄，水津，成片，作烂，发痒，破则黄水淋漓"，治疗上主张"治湿疮无如渗湿汤"。《医宗金鉴·外科心法要诀》对湿疮的病因、症状、治法进行了全面总结，提出"此证初生如疥，瘙痒无时，蔓延不止，抓津黄水，浸淫成片"，并记载了多种有效的方剂，如消风散、除湿胃苓汤等。从秦汉到明清，中医对湿疮的认识不断深化，从症状描述、病因病机探讨到治疗方法的丰富和完善，为后世湿疮的诊治提供了宝贵的经验和理论基础。

中医对湿疮的认识源远流长，历代医家积累了丰富的临床经验，通过辨证论治，采用内服、外用等多种方法，取得了良好的治疗效果。

（一）病因

1.外感风、湿、热邪

中医认为湿疮多由外感风、湿、热邪侵袭肌肤而发病。风为阳邪，易袭皮毛腠理，湿性黏腻，热性炎上，三者相互搏结，浸淫肌肤，发为湿疮。

2.饮食不节，脾失健运

饮食不节，损伤脾胃，导致脾失健运，湿热内蕴，于肌肤而致湿疮。内生湿邪是湿疮发病的基础，脾胃为湿热所困，内在的脾湿与外感的风湿热邪相搏，浸淫肌肤发为湿疮。

3. 禀赋不耐

素体禀赋不耐，即个体体质差异，也是湿疮发病的重要因素。

（二）病机

湿疮病机以湿邪为核心，兼夹风、热，累及脏腑，虚实转化。外感湿邪源于居处潮湿、冒雨涉水，湿邪外侵与风、热合流，阻滞肌肤气血；内生之湿多因饮食不节，损伤脾胃，脾失健运致水湿内停，湿性黏滞，易与热邪胶结，熏蒸肌肤，引发红斑、水疱、渗液等症状。

风邪善行而数变，与湿、热相兼，加重皮肤瘙痒且发无定处；热邪伤津耗血，与湿邪搏结，致皮肤红肿、灼热疼痛，湿热浸淫则糜烂渗液明显。

脏腑功能失调是内在根源。肺失宣降，水湿外泛；脾虚不运，湿浊内生；肝郁化火，与湿互结，均可诱发湿疮。初期多实证，以湿热蕴肤为主；病久则湿热耗伤气血，或过用苦寒伤脾，可转为脾虚湿困；湿热化火灼伤阴血，导致血虚风燥，肌肤失养，出现干燥、脱屑、皲裂，形成慢性湿疮，呈现虚实夹杂之态。

（三）分型

1. 脾虚湿盛

常因素体脾虚，或饮食不节、劳倦过度，致脾失运化，水湿内停，湿浊泛溢肌肤；湿邪困脾，外湿内侵，与内生之湿相合，脾阳被遏，水湿不得输布，阻滞肌表。

2. 血虚风燥

由于湿疮反复发作，湿热日久伤及阴血，或过用苦寒、辛燥药物，耗伤气血；阴血亏虚，肌肤失养，血虚生风化燥，虚风内动，致皮肤干燥瘙痒。

二、护心灸治疗湿疮

（一）脾虚湿盛型

发病较缓，皮损潮红，丘疹，或丘疱疹少，瘙痒，抓后糜烂渗出，可见鳞屑；伴纳少，腹胀便溏，易疲乏；舌淡胖，苔白腻，脉濡缓。

1. 证候分析

湿疮常表现为皮肤糜烂、渗液较多，这是由于脾虚不能运化水湿，水湿蕴于肌肤，湿性趋下，故而渗液明显；脾虚则气血生化不足，机体失于濡养，故可见神疲乏力；脾主运化水谷精微，脾虚运化失常，则食欲不振，腹胀，便溏。舌淡胖、边有齿痕是脾气虚，不能运化水湿，导致水湿停聚，舌体胖大受牙齿挤压所致；苔白腻提示体内有湿邪；脉濡缓则是湿邪阻滞，气血运行不畅的表现。

2. 护治法则

健脾利湿，疏通经络。

3. 治疗穴位

主穴选神阙穴、脐周四边穴，配穴选脾俞、心俞。

4. 护心灸粉

药物选苍术、茯苓、白扁豆、黄柏、白鲜皮。若渗液较多，加泽泻、车前子以增强利水渗湿之力；瘙痒剧烈，加苦参、防风加强祛风止痒之效；若食欲不振明显，加焦山楂、焦神曲、焦麦芽消食开胃。

（二）血虚风燥型

皮损色暗或色素沉着，或皮损粗糙肥厚，剧痒难忍，遇热或肥皂水烫洗后瘙痒加重；伴有口干不欲饮、面色无华，纳差，腹胀，心悸，失眠，大便干结；舌淡红，苔薄白，脉弦细。

1. 证候分析

皮肤干燥、粗糙，这是由于血虚不能濡养肌肤，津液匮乏，皮肤失去滋润所致。皮损肥厚，有苔藓样变，是湿疮长期不愈，气血瘀滞，肌肤失养，进而导致皮肤增厚、粗糙，形成苔藓样改变。脱屑较多，乃血虚风燥，肌肤失润，表皮角质层脱落所致。瘙痒剧烈，且夜间尤甚，因血虚生风，风邪侵袭肌肤，善行而数变，故瘙痒剧烈；夜间属阴，阴血不足则风燥更甚，所以夜间瘙痒加重；血虚不能上荣于面，则面色无华；血虚心失所养，可见心悸失眠；血虚津亏，肠道失润，故大便干结。舌淡红为血虚之征；苔薄白提示病情无明显湿热或其他实证表现；脉弦细主血虚肝郁，细脉为血少，弦脉多为肝郁或肝风内动，在这里结合症状主要是血虚生风所致。

2. 护治法则

养血活血，滋阴润燥。

3. 治疗穴位

主穴选神阙、脐周四边穴，配穴选心俞、膈俞。

4. 护心灸粉

药物选当归、川芎、黄芪、荆芥、防风。若瘙痒彻夜辗转难眠，可酌配重镇安神的珍珠母与养血止痒的首乌藤；若见肌肤干枯如树皮皲裂，宜配伍甘润生津的麦冬、清补相济的天冬以润泽肌理；若伴腰膝酸软等肝肾亏虚之候，当佐以枸杞子温养肾精、女贞子滋养肝肾精血。

三、病案举例

陈某，45岁，从事物流运输工作。因"双下肢反复出现皮疹、瘙痒、渗出 2 年余"前来就诊。患者长期饮食不规律，经常食用快餐，且喜食肥甘厚腻之品，加之工作性质需长时间站立，作息不规律。曾外用多种激素类药膏治疗，症状可暂时缓解，但停药后极易复发。近 3 个月来，皮疹范围扩大，瘙痒及渗出加重，双下肢可见散在分布的红斑、丘疹，部分融合成片，表面糜烂、渗出黄色黏液，结黄色痂皮；瘙痒剧烈，夜间尤甚，搔抓后渗出增多；伴有神疲乏力，肢体困重，食欲不振，腹胀便溏，每日排便 2 ~ 3 次，大便黏腻不爽；舌淡胖，边有齿痕，舌苔白腻，脉濡缓。遵医嘱予护心灸治疗，药物选苍术、茯苓、白扁豆、黄柏粉填脐，主穴选神阙穴、脐周四边穴，配穴选脾俞穴、心俞穴，每次 30 min，每周 4 次，治疗 7 周后患者皮疹逐渐消退，红斑颜色变淡，渗出明显减少，部分糜烂面开始结痂愈合；神疲乏力、肢体困重等症状有所改善，食欲增加，腹胀减轻，大便逐渐成形，每日排便 1 ~ 2 次。

痔

一、中医认识

痔是直肠末端黏膜下和肛管皮肤下的静脉丛发生扩大、曲张所形成的柔软静脉团，或肛缘皮肤结缔组织增生或肛管皮下静脉曲张破裂形成的肿物。中医认为，痔的发生与多种因素有关，包括饮食、情志、劳力、大便不调、脏腑虚弱，以及外感六淫邪气等，最终导致气血失调，瘀滞经脉。

有关痔的记载最早可追溯至《山海经》，其中提到"劳水多飞鱼，其状如鲋鱼，食之已痔衕"，这表明当时人们已认识到某些食物可能对痔有治疗作用。秦汉时期，《黄帝内经》中对痔的病因、病理有了初步探讨，如"因而饱食，筋脉横解，肠澼为痔"，指出饮食不节与痔发病有关；魏晋南北朝时期，晋代葛洪的《肘后备急方》记载了用"槐子丸"治疗痔，还提到了一些外治法，如"治痔病下部出脓血，疼痛不可忍方，以槐白皮一握，切，以水三升，煮取一升，顿服之"；隋唐时期，孙思邈在《备急千金要方》中对痔的分类和治疗有了更详细的记载，将痔分为"牡痔、牝痔、脉痔、肠痔、血痔"等五痔，并记载了多种治疗方法，包括药物内服、外用熏洗、栓剂等。此外，王焘的《外台秘要》也收录了许多治疗痔的方剂，如"崔氏疗痔方，以胡燕窠土，烧作灰，以猪脂和涂之，日三、四度"；宋金元时期，宋代《太平圣惠方》中记载了多种治疗痔的方法，如用"五倍子散"外敷治疗痔疾肿痛。金元时期，李东垣在《兰室秘藏》

中提出"痔瘘皆由饮食不节，醉饱无时，起居不常，或久坐湿地，或风热下冲，或气血下坠，结聚肛门，宿滞不散，而发为痔"，进一步阐述了痔的病因；明代陈实功的《外科正宗》对痔的论述较为全面，详细描述了痔的症状、诊断和治疗方法，提出了"枯痔法"等多种有效的治疗手段。清代吴谦等著的《医宗金鉴·外科心法要诀》中对痔的辨证论治进行了总结，强调了内外兼治的原则，如"痔形名亦多般，不外风湿燥热源，肿痛便难出血者，或硬或软或无肛"，并记载了许多实用的方剂和外治法。

在国外，痔的历史记载也较早。古埃及的医学文献中就有关于痔的描述，当时的医师用一些植物和矿物来治疗痔。古希腊医学家希波克拉底也对痔有所研究，他认为痔是由于体内的"黑胆汁"过多引起的，并提出了一些治疗方法，如使用栓剂和手术治疗等。随着医学的不断发展，现代医学对痔的认识和治疗方法也在不断更新和完善。

（一）病因

1. 饮食不节

长期过食辛辣、油腻、肥甘厚味之品，容易导致脾胃湿热，湿热下注至肛处，进而引发痔病。

2. 情志因素

情志不畅，气机郁滞，也可引发痔病。

3. 劳力过度

久坐、久立、负重远行等，导致肛门部血液循环不畅，静脉瘀滞。

4. 脏腑虚弱

五脏六腑虚弱，特别是脾胃虚弱，运化失常，导致气血亏虚，无力摄纳，气虚下陷。

5. 外感六淫

外感风、寒、暑、湿、燥、火等邪气，导致气血失调，瘀滞经脉。

（二）病机

痔的病机以"湿热瘀阻肛门，脏腑功能失调"为核心，呈现本虚标实、虚实夹杂的特点。外感湿邪、饮食不节致湿热内生，下注肛门，热伤血络引发便血，湿阻气机导致痔核水肿、瘙痒；久坐久立、便秘等造成气滞血瘀，痰瘀互结形成痔核。病位在肛门、大肠，与脾、肝、肾密切相关，脾虚气陷使肛门失于固摄，痔核脱出难回；肾阴亏虚致肠道干涩，排便损伤脉络；肝火下迫灼伤血络，加重便血。

其发展规律为由实转虚、因虚致实。初期多为湿热、血瘀的实证；中期虚实夹杂，湿热瘀阻与脏腑虚损并存；慢性期以脾虚、肾阴不足等本虚为主，兼夹余邪，导致病情反复发作。治疗需遵循急性期攻邪、慢性期扶正，兼顾气血阴阳的原则。

（三）分型

1. 风伤肠络型

因风热之邪损伤肠络，导致肠道血管破裂出血，风性善行数变，故发病迅速。

2. 气滞血瘀型

因气机不畅，血行瘀滞，导致局部气血凝滞，形成肿物，疼痛难忍。

3. 脾虚气陷型

多因脾气虚弱，气虚下陷，不能统摄血液，导致肛门坠胀，痔核脱出。

二、护心灸治疗痔

（一）风伤肠络型

大便时便血，血色鲜红，出血量较多，发病较快。常伴有口干、舌燥、大便秘结，舌红，苔薄白或薄黄，脉浮数。

1. 证候分析

外感风邪，侵袭肠道脉络，或素有肠热，复感风邪，风邪与肠热相搏，灼伤肠络，血不循经，下溢而为便血。大便带血，滴血或喷射状出血，血色鲜红。风性善行而数变，其伤于肠络，血溢脉外，故便血特点多为突然发生，出血较急，颜色鲜红，常呈滴血或喷射状，与粪便不相混合。患者常伴有肛门瘙痒，这是因为风邪侵袭，风性主动，善行而数变，导致肛周肌肤受扰，气血运行不畅，故见瘙痒；或有大便干结，风邪易化燥伤津，肠道失润，糟粕内停，从而引起大便干结。舌红，苔薄黄，脉浮数。舌红、苔薄黄为风热之象，脉浮数主表、主热，提示风邪在表，热邪较盛。

2. 护治法则

清热凉血祛风，疏通经络。

3. 治疗穴位

主穴选神阙、脐周四边穴，配穴选长强。

4. 护心灸粉

药物选生地、当归尾、地榆、槐角、黄连。若便血量多势急，可增投地榆炭、仙鹤草、侧柏炭等收敛固摄之品；遇大便秘结难行者，当辅以生大黄、火麻仁、郁李仁等润下通腑药物；肛门灼痒剧烈者，宜酌加苦参、白鲜皮、蛇床子等具燥湿祛风止痒功效之药味；若风邪侵袭较重，伴见头痛、恶风等表证显著者，可配伍白芷、藁本等辛散风邪之要药以达祛风通络之效。

（二）气滞血瘀型

肛门肿物脱出、坠胀疼痛，触痛明显，大便时出血，血色暗红，舌暗红或有瘀斑，脉弦或涩。

1. 证候分析

肛门为魄门，气血瘀滞于肛门局部，不通则痛，故肛门坠胀刺痛；肿物突起、紫暗、质地硬，是因为气滞血瘀，局部气血凝聚，形成有形之肿块；便血、血色暗红有血块，是瘀血阻滞，血不循经，溢于脉外所致。胸胁为肝经循行部位，肝气郁结，气机不畅，故胸胁胀满不适、善太息、情绪异常。面色晦暗、肌肤甲错是全身气血瘀滞，不能上荣于面、濡养肌肤的表现。舌紫暗、有瘀点、瘀斑及弦涩脉，均为气滞血瘀的典型征象。

2. 护治法则

活血化瘀，行气止痛。

3. 治疗穴位

主穴选神阙、脐周四边穴，配穴选长强、肝俞。

4. 护心灸粉

药物选当归尾、川芎、枳壳、延胡索。若肿物嵌顿，疼痛剧烈，加三棱、莪术增强破血逐瘀之力；便血较多，加地榆炭、槐花炭凉血止血；气虚明显，神疲乏力，加黄芪、党参补气行血；肛门坠胀明显，加木香、厚朴行气消胀；若兼见口苦、咽干、舌苔黄腻等湿热较重表现，加龙胆、栀子清热燥湿。

（三）脾虚气陷型

肛门坠胀、便意频数，甚至脱肛，或伴有内脏下垂（如子宫下垂、胃下垂等），神疲乏力，气短懒言，头晕，目眩，食少便溏，舌淡苔白，脉缓或弱。

1. 证候分析

脾虚气陷型痔的病理机制主要是脾气虚弱，升举无力，导致中气下陷。脾气主升清，脾气亏虚则清阳不升，内脏失去举托，出现肛门坠胀、脱肛、内脏下垂等症状。同时，脾气虚弱导致健运失职，气血生化乏源，出现神疲乏力、气短懒言、食少便溏等气虚表现。

2. 护治法则

健脾益气，升阳举陷。

3. 治疗穴位

主穴选神阙、脐周四边穴，配穴选脾俞、胃俞、百会。

4. 护心灸粉

药物选黄芪、白术、当归、陈皮、升麻。若肛门坠胀明显，加桔梗以载药上行，增强升提之力；便血较多，加地榆炭、槐花炭凉血止血；食欲不振，加焦三仙消食和胃；久泻不止，加肉豆蔻、诃子涩肠止泻。

三、病案举例

赵某，50岁，出租车司机。因"肛门肿物脱出、便血反复发作3年，加重1个月"前来就诊。患者长期久坐驾驶，饮食不规律，经常饥一顿饱一顿，且偏好辛辣刺激性食物。3年前开始出现排便时肛门肿物脱出，可自行回纳，偶有便血，呈点滴状，色鲜红，曾使用痔膏及口服止血药物治疗，症状可暂时缓解，但易复发。近1个月来，肿物脱出频繁，需用手辅助回纳，便血增多，伴有神疲乏力、气短懒言、食欲不振、腹胀便溏等症状。就诊症见肛门可见肿物脱出，呈暗红色，质地柔软，需用手托回；排便时及排便后肛门有坠胀感；便血，色鲜红，便纸上带血或点滴而下；神疲乏力，动则气喘，气短懒言；食欲不振，腹胀，大便溏薄，每日2～3次，大便不成形；舌淡，苔薄白，脉细弱。遵医嘱予护心灸治疗，药物选黄芪、白术、当归、陈皮、升麻粉填脐，主穴选神阙穴、脐周四边穴，配穴选脾俞、胃俞穴、百会穴，每周3次，每次30 min，治疗12周后，肛门肿物基本不再脱出，偶有轻微坠胀感；便血症状消失；神疲乏力、气短懒言等症状完全消失，食欲正常，大便成形，每日1次；舌淡转为淡红，苔薄白，脉细弱转为平缓有力。

肠 结

一、中医认识

肠结是中医外科中的一种疾病名称，相当于现代医学的肠梗阻。其病名首见于张锡纯的《医学衷中参西录》，书中提到："肠结最为紧要之证，恒于人性命有关。或因常常呕吐，或因多食生冷及硬物，或因怒后饱食，皆可致肠结，其结多在十二指肠及小肠间，有结于幽门者。"此外，中医文献中关于"关格""腹痛""呕吐""肠胀""噎膈"等的描述与本病有部分相似之处。

中医对肠结病的认识源远流长，其理论基础主要来源于古代中医经典著作，如《黄帝内经》《伤寒杂病论》等。中医认为，肠结病的发生与脏腑功能失调、气血不和、痰湿食积等因素密切相关。

肠结是由于腹部手术、外伤或气血、寒热、湿、食、虫等原因，使肠腑通降功能失常、气血瘀结、滞塞上逆而引起以腹痛、呕吐、腹胀、便秘、矢气不转等为主症的急性病证。

（一）病因

1. 饮食不节

因暴饮暴食，或进食生冷、坚硬、难消化的食物，导致肠胃受损，气机阻滞。

2. 情志失调

常因情志不畅，如愤怒、焦虑等，影响气机运行，导致肠道气滞。

3. 外伤手术

多因腹部手术、损伤或炎症后，局部气血瘀滞，导致肠道传输失职。

4. 其他因素

如蛔虫团、粪便团等堵塞肠道，或因体位剧烈改变导致肠扭转。

（二）病机

肠结基本病机为肠道气机壅滞，通降失调，气血津液运行受阻，导致清气不升、浊气不降，出现腹痛、腹胀、呕吐、便秘等症。气机阻滞是核心，可致腹胀痛、肠鸣亢进；气血瘀滞为关键，肠道气血不通则腹痛拒按，严重时肠壁坏死；津液失调是诱因，热盛伤津或寒凝津停，使肠道失润或传导无力。

发病机制上，病因可分虚实。实证多因外感邪气（寒凝、热结、湿阻）、饮食不节（食滞、寒积）、术后外伤（瘀血内阻）直接阻塞肠道；情志失调致肝郁犯脾，也会影响肠道传导。虚证则源于气虚、阳虚、阴血虚，导致肠道推动无力、失于温煦濡润。病情发展中，常由实转虚、因虚致实，最终出现气滞、血瘀、津伤相互影响，形成虚实夹杂之态。

（三）分型

1. 实证（邪盛为主）

（1）寒凝肠腑证：由于外感寒邪直中肠道，或过食生冷、腹部受凉，寒主收引，凝滞气机；素体阳虚，寒从内生，肠道挛急不通。

（2）食滞肠道证：多因暴饮暴食、食入难消化之物（如糯米、肉类），或误食异物，食滞不化，壅塞肠道；小儿乳食积滞，阻滞腑气。

（3）气滞血瘀证：常因情志不畅致肝郁气滞，横逆犯脾，肠道气机郁闭；腹部术后瘀血内阻、肠粘连或肿瘤压迫，气血运行不畅。

（4）虫积阻滞证：肠道蛔虫过多、驱虫不当，蛔虫聚结成团；湿热内蕴，蛔虫扰动扭结，阻塞肠道（多见于儿童）。

2. 虚证（正虚为主）

（1）气虚传导无力证：因久病、术后、年老体弱，脾气亏虚，中气不足，推动无力，糟粕滞留肠道。

（2）阳虚寒凝肠道证：因脾肾阳虚，阴寒内生，肠道失于温煦，传导迟缓；久居寒冷之地或过用寒凉药，损伤阳气，寒凝腑气。

3. 虚实夹杂证

（1）气虚兼食滞证：由于素体气虚，复因饮食不节，食积内停，脾虚无力运化，食滞阻滞肠道。

（2）阳虚兼寒凝证：因脾肾阳虚基础上，复感寒邪或过食生冷，寒凝与阳虚并存，肠道既失温煦又受外邪阻滞。

二、护心灸治疗肠结

（一）寒凝肠腑证

腹痛剧烈、遇寒加重，腹胀肠鸣，呕吐清水，无排气排便，面色青白，肢冷蜷卧，舌淡，苔白腻，脉沉紧。

1. 证候分析

寒凝肠道，气机收引挛急，故腹痛剧烈、得温痛减；寒邪伤阳，津液不化，故呕吐清水，苔白腻；脉沉紧为寒凝气滞之象。

2. 护治法则

温阳散寒，理气通腑。

3. 治疗穴位

主穴选神阙、脐周四边穴，配穴选天枢、关元。

4. 护心灸粉

药物选附子、肉桂、木香。若腹痛剧烈，可加用小茴香、乌药等温经散寒、行气止痛之品，以增强止痛效果；若腹胀明显，可加厚朴、枳壳等理气除胀之药，以行气化滞，改善腹胀症状；若兼见呕吐，可加法半夏、生姜等降逆止呕之品，和胃降逆，缓解呕吐。

（二）食滞肠道证

脘腹胀满疼痛，拒按，呕吐酸腐食物，大便秘结或溏垢不爽，舌苔厚腻，脉滑实。

1. 证候分析

食积阻滞，腑气不通，故腹胀痛、呕吐酸腐；食滞化热，故大便黏腻或秘结；苔厚腻、脉滑实为食积之征。

2. 护治法则

消食导滞，理气通腑。

3. 治疗穴位

主穴选中脘、神阙、脐周四边穴，配穴选天枢、梁门。

4. 护心灸粉

药物选山楂、神曲、莱菔子。若腹胀明显，可加木香、厚朴等以增强行气除胀的作用；若腹痛较剧，可加延胡索、川楝子等理气止痛；若食积化热较重，出现发热、舌红苔黄等症状，可加金银花、连翘等清热解毒之品；若兼见呕吐，可加法半夏、竹茹等降逆止呕。

（三）气滞血瘀证

腹痛剧烈、痛有定处，腹部可扪及包块，腹胀拒按，大便不通，舌紫暗，有瘀斑，脉弦涩。

1. 证候分析

气滞血瘀，肠道痞塞，故腹痛固定，扪及包块；气血不通，故腹胀便秘；舌紫暗、脉弦涩为血瘀之象。

2. 护治法则

活血化瘀，理气通络。

3. 治疗穴位

主穴选膈俞、神阙、脐周四边穴，配穴选天枢穴、气海穴。

4. 护心灸粉

药物选丹参、川芎、香附。若腹痛剧烈，可加延胡索、五灵脂、蒲黄等增强活血化瘀、行气止痛之力；若腹胀明显，可加厚朴、木香、槟榔等以加强行气消胀之功；若兼见气虚，可加黄芪、党参等以补气，使气行则血行，且可防攻伐太过伤正；若瘀血较重，出现舌紫暗有瘀斑、瘀点等，可加三棱、莪术等破血逐瘀之品。

（四）虫积阻滞证

脐周阵发性绞痛，时作时止，腹部可扪及条索状包块，呕吐蛔虫，面色萎黄，嗜食异物，舌淡苔白，脉弦。

1. 证候分析

蛔虫扰动，阻滞肠道，故脐周绞痛、时发时止；蛔虫聚结，故扪及包块、呕吐蛔虫；脾虚失养，故面色萎黄。

2. 护治法则

驱蛔杀虫，理气止痛。

3. 治疗穴位

主穴选神阙，脐周四边穴，配穴选天枢。

4. 护心灸粉

药物选使君子、苦楝皮、木香。若腹痛剧烈，可加白芍、延胡索等缓急止痛；若呕吐频繁，可加法半夏、生姜等降逆止呕；若兼见脾虚，可加白术、茯苓等健脾益气；若虫积较多，可加槟榔、雷丸等增强驱虫之力。

（五）气虚传导无力证

腹胀隐痛，时作时止，大便努挣难下，神疲乏力，面色萎黄，舌淡苔白，脉细弱。

1. 证候分析

脾虚气弱，推动无力，故腹胀隐痛、便溏或秘结；气虚不荣，故神疲乏力，舌淡，脉弱。

2. 护治法则

补气健脾，升清降浊。

3. 治疗穴位

主穴选神阙、脐周四边穴、气海，配穴选关元、脾俞、胃俞。

4. 护心灸粉

药物选黄芪、茯苓。若气虚较甚，可加党参、白术以增强健脾益气之力；若兼见血虚，面色无华，头晕心悸，可加熟地、白芍等养血滋阴；若腹胀明显，可加枳壳、厚朴等理气消胀；若大便干结如羊屎状，可加肉苁蓉、锁阳等温润通便。

（六）阳虚寒凝肠道证

腹痛绵绵，喜温喜按，腹胀不舒，大便艰涩、排出无力，形寒肢冷，腰膝酸软，舌淡胖，苔白滑，脉沉迟。

1. 证候分析

脾肾阳虚，寒凝肠道，故腹痛喜温、大便艰涩；阳虚失温，故形寒肢冷、舌淡胖；脉沉迟为寒凝阳虚之象。

2. 护治法则

温阳散寒，通便止痛。

3. 治疗穴位

主穴选神阙、脐周四边穴、命门、肾俞，配穴选关元、天枢、横穴。

4. 护心灸粉

药物选肉苁蓉、巴戟天、当归。若腹痛剧烈，可加小茴香、乌药等温经散寒止痛之品；若腹部冷感明显，可加肉桂、吴茱萸以增强温阳散寒的作用；若兼见腰膝酸软等肾阳虚症状，可加杜仲、续断等补肾助阳之药；若大便溏薄，加炒白术、山药等健脾止泻。

（七）气虚兼食滞证

腹胀满而不痛，时胀时消，大便溏结不调，神疲乏力，舌苔厚腻，脉虚弱。

1. 证候分析

脾胃气虚，运化功能减弱，则大肠传导无力，糟粕内停，阻滞气机，可导致便秘或排便困难，腹胀、腹痛，气虚推动无力，气血生化不足，不能充养周身，可见神疲乏力、脉虚弱等表现。

2. 护治法则

补气健脾，消积导滞。

3. 治疗穴位

主穴选神阙、脐周四边穴、中脘，配穴选气海、天枢。

4. 护心灸粉

药物选用黄芪、白术、山楂、神曲。若腹胀明显，加枳实、厚朴以增强行气消胀的作用；大便干结难下，加火麻仁、郁李仁润肠通便；兼见腹痛，加白芍、延胡索缓急止痛。

（八）阳虚兼寒凝证

腹痛喜温，畏寒肢冷，大便稀溏夹有黏液，小便清长、夜尿频多，舌淡苔白，脉沉迟无力。

1. 证候分析

阳虚不能温养周身，故见畏寒肢冷症状；阳气虚衰，气化功能失常，可出现小便清长、夜尿频多等表现；舌淡、苔白，脉沉迟无力均为阳虚之象。阳虚内寒自生，寒凝气滞，使肠道气机阻滞，不通则痛，故见腹部冷痛，得温痛减。

2. 护治法则

温阳散寒，健脾化湿。

3. 治疗穴位

主穴选神阙、脐周四边穴、关元、脾俞，配穴选肾俞、天枢。

4. 护心灸粉

药物选附子、茯苓、白术。若腹中冷痛较甚，可加吴茱萸、小茴香以增强散寒止痛之力；气滞明显，腹胀较剧者，加木香、厚朴行气除胀；若兼见瘀血内阻，腹部刺痛，舌紫暗有瘀斑者，可加桃仁、红花、赤芍活血化瘀。

三、病案举例

孙某，62岁，退休教师。因"反复腹痛、腹胀、排便困难伴乏力、口干3年，加重半月"于2024年10月22日前来就诊。3年来，常出现腹痛、腹胀，呈间歇性发作，排便困难，大便干结，需依赖开塞露或泻药辅助排便。腹部胀满疼痛，痛势隐隐，时作时止；排便困难，大便干结如羊粪球，3～5日一行；神疲乏力，气短懒言，动则汗出；口干咽燥，口渴欲饮，饮后仍觉咽干；形体消瘦，皮肤干燥；舌红少津，苔少或无苔，脉细数无力。遵医嘱予护心灸治疗，药物选玄参、芒硝、党参、白术、麻仁粉填脐，主穴选神阙穴、脐周四边穴，配穴选关元穴、气海穴，每周3次，每次30 min，治疗10周后，腹痛、腹胀发作频率降低，程度减轻，大便干结情况有所缓解，排便间隔缩短至2～3日一行，且不必借助开塞露即可排便；乏力、气短症状减轻，出汗减少，口干也有所缓解。

遗 精

一、中医认识

遗精是指不因性生活而精液自行遗泄的病症，包括睡眠中因梦而泄的"梦遗"和清醒时无梦自泄的"滑精"，是中医男科常见病症。中医对遗精的认识可追溯至《黄帝内经》，其将遗精归为"精失""精溢"范畴，强调"肾藏精""心主神明"的核心作用。《灵枢·本神》中"怵惕思虑则伤神，神伤则恐惧，流淫而不止……恐惧而不解则伤精，精伤则骨痠痿厥，精时自下"，首次提出情志失调致心肾失交、精关不固的病机。东汉张仲景在《金匮要略》中创立桂枝龙骨牡蛎汤治疗"失精家"，奠定了调和阴阳、固摄肾精的治法基础。

历代医家对遗精的认识不断深化，明代李中梓《医宗必读·遗精》提出"遗精之始，无不病由乎心"，强调心火亢盛引动相火的关键作用。张景岳《景岳全书》将遗精分为"有火"与"无火"，提出"精道滑而常泄者，此必真阴亏损，命门火衰"的肾虚病机。中医认为，遗精病位在肾，与心、肝、脾密切相关，病机总属肾失封藏、精关不固，病理因素涉及火（虚火、实火）、湿（湿热、寒湿）、虚（阴虚、阳虚、气虚、血虚），临证需辨虚实、分脏腑，施以精准干预。

（一）病因

1. 禀赋不足，肾气虚弱

先天禀赋薄弱，或幼年失于调养，肾气未充，或老年肾气渐衰，封藏失职，导致精关不固，精液易泄。

2. 房事不节，恣情纵欲

过度房事、频繁手淫，耗伤肾精，使肾气虚损，摄纳无权，精液失于固摄而遗精。

3. 情志失调，心肾不交

思虑过度、劳神伤心，或所欲不遂、心火亢盛，心阴被耗，心火不能下交于肾，肾水不能上济于心，形成心肾不交之证，扰动精室而致遗精。

4. 饮食不节，湿热内生

过食辛辣肥甘、醇酒厚味，损伤脾胃，运化失常，湿热内生，下注于肾与膀胱，扰动精室，迫精妄泄。

5. 劳倦过度，脾虚不摄

长期劳倦、思虑伤脾，脾气虚弱，中气下陷，统摄无权，精失固摄，亦可导致遗精。

（二）病机

遗精的基本病机为肾失封藏，精关不固，或君相火旺，扰动精室，或湿热、痰浊等病邪下注，阻滞精道，迫精外泄。病位主要在肾，与心、肝、脾密切相关。肾主藏精，为封藏之本，若肾气不足、肾阴亏虚或肾阳偏亢，均可导致封藏失职；心主神明，若心火亢盛，扰动心神，神摇则精动；肝主疏泄，若肝郁化火，或肝经湿热，疏泄失常，亦可影响精室；脾主运化，脾虚则湿浊内生，或中气下陷，统摄无力，均可导致遗精。病机性质有虚实之分，虚证多为肾虚不固、心肾不交、脾虚不摄；实证多为湿热下注、痰火扰动。临床常虚实夹杂，需仔细辨别。

（三）分型

1. 肾虚不固型

由于先天禀赋不足，或后天房事不节、过度手淫，耗伤肾气，或年老体衰，肾气渐衰，封藏失司，精关不固。肾为水火之脏，肾气虚弱则肾阴肾阳皆可不足，肾阴不足则虚火内生，扰动精室；肾阳不足则摄纳无权，精液易泄，终致遗精频发。

2. 脾虚不摄型

常由于长期劳倦过度、思虑伤脾，或久病失养，脾气虚弱，中气下陷，统摄无权。脾为后天之本，气血生化之源，脾虚则气血不足，肾精失于充养，且脾不统摄，精失固摄，从而导致遗精，常伴见气虚下陷之象。

二、护心灸治疗遗精

（一）肾虚不固型

遗精频作，甚至滑精，精液清稀，伴腰膝酸软、畏寒肢冷（肾阳虚明显者）或五心烦热、潮热盗汗（肾阴虚明显者），头晕耳鸣，神疲乏力，舌淡苔白（肾阳虚）或舌红少苔（肾阴虚），脉沉细（肾阳虚）或细数（肾阴虚）。

1. 证候分析

肾主藏精，肾气虚弱则封藏失职，精关不固，故遗精频作、滑精，精液清稀；腰为肾之府，肾虚则腰膝酸软；肾阳虚衰，温煦失职，故畏寒肢冷；肾阴不足，虚热内生，则五心烦热、潮热盗汗；肾精不足，髓海空虚，故头晕耳鸣；气虚则神疲乏力；舌脉均为肾虚之象，阳虚则舌淡苔白、脉沉细，阴虚则舌红少苔、脉细数。

2. 护治法则

补肾固摄，填精益髓。

3. 治疗穴位

主穴为神阙穴、脐周四边穴，配穴选肾俞、关元、气海。肾阳虚加命门、腰阳关。

4. 护心灸粉

阳虚型药物选熟地黄、山茱萸、附子、肉桂、金樱子、芡实；阴虚型药物选熟地黄、山茱萸、知母、黄柏、煅龙骨。

（二）脾虚不摄型

遗精频作，精液清稀，伴神疲乏力、面色萎黄、食欲不振、大便溏薄，久则可见肛门坠胀、内脏下垂，舌淡苔白，脉细弱。

1. 证候分析

脾气虚弱，统摄无权，精失固摄，故遗精频作、精液清稀；脾虚气血生化不足，故神疲乏力、面色萎黄；脾胃虚弱，运化失常，故食欲不振、大便溏薄；中气下陷，升举无力，故见肛门坠胀、内脏下垂；舌淡苔白、脉细弱为脾虚气弱之象。

2. 护治法则

健脾益气，升阳举陷，固摄肾精。

3. 治疗穴位

主穴为神阙穴、脐周四边穴，配穴选脾俞、胃俞、膻中、中脘、气海。

4. 护心灸粉

药物选黄芪、党参、茯苓、芡实等。若食少便溏明显，可加炒白术、炒薏苡仁以增强健脾止泻之力；若兼见阴囊潮湿，舌苔黄腻等湿热下注之象，可加黄柏、苍术清热燥湿；若遗精频繁，可加桑螵蛸、五味子以加强固精止遗的作用。

三、病案举例

周某，35岁，办公室职员。因"遗精频繁伴神疲乏力、食欲不振半年"于2024年8月21日前来就诊。患者长期伏案工作，缺乏运动，工作压力大，常熬夜加班。饮食不规律，偏好生冷食物，且三餐不定时定量。就诊症见频繁遗精，精液清稀；面色萎黄，神疲乏力，肢体倦怠，动则气短；食欲不振，食后腹胀，大便溏薄，每日1～2次；舌淡，边有齿痕，苔白腻，脉细弱。遵医嘱予护心灸治疗，药物选黄芪、党参、白术、茯苓、芡实粉填脐，主穴为神阙穴、脐周四边穴，配穴选脾俞（双侧）、胃俞（双侧）、膻中、中脘、气海，每次 30 min，每周 4 次，治疗 12 周后，遗精症状基本消失，无遗精现象发生；面色恢复红润，神疲乏力、肢体倦怠等症状完全消失；食欲正常，大便正常；舌淡、边有齿痕、苔白腻的舌象明显改善，脉象细弱转为平缓有力。

癃 闭

一、中医认识

癃闭是指以小便量少，点滴而出，甚则小便闭塞不通为主症的一种病证。其中，小便点滴而出，病势较缓者称为"癃"；小便闭塞不通，欲解不得，病势较急者称为"闭"，两者合称为癃闭。癃闭的相关记载最早可追溯至《黄帝内经》，书中明确提出"膀胱不利为癃，不约为遗溺"，将癃闭的病位直指膀胱，并初步阐述其病机。

汉代张仲景在《伤寒论》和《金匮要略》中，进一步完善了癃闭的理论与治疗。他提出"水蓄膀胱"的病机概念，还记载用五苓散等方剂治疗癃闭，为后世临床实践奠定基础。隋代巢元方在《诸病源候论》中，对癃闭病因进行探讨，指出"小便不通，由膀胱与肾俱有热故也"，强调热邪与癃闭的关系。唐代孙思邈在《备急千金要方》中，记载了导尿术，开创了癃闭急症治疗的新方法。金元时期，朱丹溪提出"气虚、血虚、有痰、风闭、实热"等多种病因学说，使癃闭的病因病机理论更为丰富。明清时期，医家们在继承前人经验的基础上，对癃闭的辨证论治进行了更深入的探讨，进一步完善了中医对癃闭的认识体系，这些理论与实践成果至今仍在临床诊疗中发挥重要作用。

（一）病因

中医认为癃闭的发生与多种因素相关，主要分为外感、内伤两大类。

1. 外感因素

多因外感湿热之邪，或寒湿之邪入里化热，蕴结膀胱，可致膀胱气化不利，引发癃闭。此外，外感疫毒，侵犯人体，损伤脏腑经络，影响膀胱功能，也可能导致排尿困难。

2. 内伤病因

涵盖多个方面。饮食不节是常见因素，长期过食辛辣、肥甘、醇酒等刺激性食物，易酿生湿热，湿热下注膀胱，阻滞气机，影响膀胱气化；情志失调，长期精神紧张、焦虑、抑郁、恼怒等，导致肝气郁结，气机不畅，进而影响三焦气化，使膀胱气化不利；年老体弱，肾气渐衰，肾阳不足，命门火衰，无以温煦膀胱，膀胱气化无力，尿液排出困难；久病体虚，如肺、脾、肾功能失调，肺失宣降，不能通调水道下输膀胱，脾失健运，不能升清降浊，肾元亏虚，开阖失司，均可导致癃闭；此外，瘀血、结石等有形实邪，阻塞尿路，也会造成尿液排出受阻。

（二）病机

癃闭的基本病机为膀胱气化功能失调。膀胱主司尿液的贮存与排泄，其正常功能的发挥依赖于肺的通调、脾的转输、肾的气化及三焦的气化作用协调有序。当外感邪气侵袭，或内伤脏腑功能失调时，均可影响膀胱的气化功能。若湿热蕴结膀胱，或肝气郁滞，气机不畅，或肺、脾、肾三脏功能失常，导致水道通调不利，膀胱气化无权，尿液排出受阻，从而发生癃闭。此外，瘀血、结石等有形实邪阻塞尿路，使尿液排出通道不畅，亦是癃闭的重要病机环节。

（三）分型

1. 肝郁气滞型

情志因素是主要病因，长期精神抑郁、焦虑、恼怒等，导致肝气郁结，气机不畅。肝主疏泄，调节全身气机，肝气郁结则疏泄失常，影响三焦气化，进而使膀胱气化不利，尿液排出受阻，形成癃闭。

2. 脾气虚弱型

由于饮食不规律，饥饱无常，或劳倦过度，损伤脾胃；久病体虚，脾胃功能受损，导致脾气虚弱。脾主运化，升清降浊，脾气虚弱则运化失常，不能升清降浊，水液代谢紊乱，膀胱气化功能失司，从而出现排尿困难。

3. 肾阳衰惫型

常因年老体衰，肾气自然衰退；或久病不愈，损伤肾阳；或房劳过度，耗伤肾精肾阳。肾阳为人体阳气之根本，肾阳衰惫，命门火衰，无以温煦膀胱，膀胱气化无力，尿液难以排出，导致癃闭。

4. 浊瘀阻塞型

因久病入络，气血运行不畅，导致瘀血内停；或湿热久蕴，煎熬尿液，形成结石等有形实邪；或败精阻滞，痰浊凝聚。这些浊瘀之邪阻塞尿路，使尿液排出通道受阻，从而引发癃闭。

二、护心灸治疗癃闭

（一）肝郁气滞型

小便不通或通而不爽，情志抑郁，或多烦善怒，胁腹胀满，舌红，苔薄黄，脉弦。

1. 证候分析

肝气郁结，气机不畅，影响膀胱气化，故小便不通或通而不爽；情志抑郁、多烦善怒为肝气郁结之象；肝脉布胁肋，肝气郁结，经气不利，所以胁腹胀满；舌红，苔薄黄，脉弦为肝郁化热之征。

2. 护治法则

疏肝理气，通利小便。

3. 治疗穴位

主穴为神阙、脐周四边穴，配穴选期门、中极。

4. 护心灸粉

由柴胡、香附、青皮、川楝子等药物组成。若肝郁化火，见心烦、口苦、舌红、苔黄等症状，可加龙胆、栀子以清肝泻火；若兼瘀血阻滞，出现小腹胀满疼痛，舌紫暗或有瘀点、瘀斑，可加桃仁、红花、赤芍活血化瘀；若情志抑郁明显，可加合欢皮、远志、酸枣仁等解郁安神之品。

（二）脾气虚弱型

小腹坠胀，时欲小便而不得出，或量少而不畅，神疲乏力，食欲不振，气短声低，大便溏薄，舌淡，苔薄白，脉细弱。

1. 证候分析

脾气虚弱，中气下陷，升清降浊功能失常，膀胱气化失司，故小腹坠胀，小便欲出不得或量少不畅；脾气虚弱，气血生化不足，机体失养，所以神疲乏力、食欲不振；肺气不足，则气短声低；脾虚运化失常，导致大便溏薄；舌淡，苔薄白，脉细弱为脾气虚弱之象。

2. 护治法则

健脾益气，升清降浊。

3. 治疗穴位

主穴为神阙、脐周四边穴，配穴选脾俞、中脘、气海、关元穴。

4. 护心灸粉

药物选用黄芪、白术、茯苓、山药、升麻等药物。若兼见食欲不振，可加炒麦芽、炒谷芽、焦山楂等消食健胃之品；若大便溏薄，可加薏苡仁以健脾止泻；若气虚较甚，出现气短乏力、动则气喘等症状，可加党参、黄精以增强补气之力。

（三）肾阳衰惫型

小便不通或点滴不爽，排出无力，面色㿠白，神气怯弱，畏寒肢冷，腰膝冷而酸软无力，舌淡胖，苔白，脉沉细或弱。

1. 证候分析

肾阳衰惫，命门火衰，膀胱气化无力，故小便不通或点滴不爽，排出无力；肾阳虚，机体失于温煦，所以面色㿠白、畏寒肢冷、腰膝冷软；神气怯弱为阳气不足之象；舌淡胖，苔白，脉沉细或弱均为肾阳亏虚之征。

2. 护治法则

温补肾阳，化气利水。

3. 治疗穴位

主穴为神阙、脐周四边穴、肾俞、命门，配穴选气海、关元。

4. 护心灸粉

药物选熟地黄、肉桂、补骨脂。若小便点滴不通，可加麝香以开通经络，促进排尿；若兼见腰膝酸软、畏寒肢冷等肾阳虚症状明显者，可加巴戟天、淫羊藿以增强温补肾阳之力；若出现面色苍白、神气怯弱等元阳衰微之象，可加蛤蚧以大补元气，纳气归肾。

（四）浊瘀阻塞型

小便点滴而下，或尿如细线，甚则阻塞不通，小腹胀满疼痛，舌紫暗或有瘀点，脉涩。

1. 证候分析

浊瘀阻塞尿路，尿液排出不畅，故小便点滴而下，或尿如细线，甚则阻塞不通；浊瘀阻滞，气机不畅，所以小腹胀满疼痛；舌紫暗或有瘀点，脉涩为瘀血阻滞之象。

2. 护治法则

行瘀散结，通利水道。

3. 治疗穴位

主穴为神阙、脐周四边穴，配穴选膈俞、水道、中极、秩边穴。

4. 护心灸粉

由桃仁、当归、川芎、三棱等药物组成。若瘀阻较重，可加莪术以增强破血逐瘀之力；若兼见气虚，可加黄芪、党参以补气行血；若尿痛明显，可加琥珀粉、石韦以通淋止痛；若伴有血尿，可加小蓟、白茅根以凉血止血。

三、病案举例

吴某，60岁，退休工人。因"排尿困难、点滴不爽伴乏力、气短3个月，加重1周"于2024年12月1日前来就诊。症见：排尿困难，尿线细，点滴而出，甚则尿闭不通；小腹胀满，按之有坠胀感；神疲乏力，气短懒言，动则汗出；食欲不振，食后胃脘胀满，大便溏薄，每日1～2次；面色萎黄，舌淡，边有齿痕，苔白，脉细弱。遵医嘱予护心灸治疗，药物选党参、黄芪、白术、茯苓、山药、升麻粉填脐，主穴为神阙穴、脐周四边穴，配穴选脾俞、中脘、气海、关元穴，每次30 min，每周3次，治疗 10 周后，排尿恢复正常，尿线通畅，无点滴不畅现象；小腹胀满消失；神疲乏力、气短懒言等症状完全消失，食欲正常，大便成形；面色萎黄改善，舌淡、边有齿痕、苔白的舌象明显好转，脉象细弱转为平缓有力。

淋 证

一、中医认识

淋证是指以小便频数短涩、滴沥刺痛、欲出未尽、小腹拘急，或痛引腰腹等为主要临床表现的一类病症。

淋证的历史渊源悠久。在《内经》中已有关于淋证相关症状的记载，为后世对淋证的认识奠定了基础。如提到在一些气候及身体变化情况下，会出现小便黄赤，甚至淋的症状。

东汉张仲景的《金匮要略》不仅将淋证称为"淋秘"，还对其症状进行了更细致的描述，像"小便如粟状，小腹弦急，痛引脐中"，并且提出了石淋、气淋、膏淋、劳淋、血淋五淋的分类，使淋证的概念更加具体。到隋代巢元方所著的《诸病源候论》深入探讨了淋证的病因病机，认为肾虚和膀胱热是主要病因，丰富了淋证的理论体系。书中对五淋各自的症状和病机分别进行阐述，让医者对淋证的认识更加全面深入。唐代孙思邈所著的《备急千金要方》在淋证的治疗方面有显著进展，记载了众多有效的方剂，如石韦散、滑石散等，这些方剂历经千年，在现代临床治疗淋证中仍发挥着重要的作用。明代张景岳所著的《景岳全书》则对淋证的辨证论治进行了系统总结，强调要根据患者的虚实、寒热进行辨证，以达到准确治疗的目的。这一时期，淋证的理论和治疗方法更加成熟和完善，为后世医家治疗淋证提供了重要的理论依据和实践指导。

（一）病因

1. 外感湿热

久居潮湿之地、冒雨涉水，或外阴不洁，湿热之邪侵袭下焦，蕴结膀胱，导致膀胱气化不利，发为淋证。

2. 饮食不节

过食辛辣肥甘、嗜酒无度，酿生湿热，下注膀胱；或脾虚失运，湿浊内生，湿热交阻，膀胱气化失常。

3. 情志失调

恼怒伤肝，肝郁气滞，气郁化火，气火郁于下焦，致膀胱气化不利；或忧思伤脾，脾虚气陷，清浊不分，湿浊下流。

4. 禀赋不足或劳伤久病

先天禀赋不足，肾气亏虚；或房劳过度、久病伤肾，导致脾肾两虚，膀胱失于温煦与固摄；或阴虚火旺，虚火灼络，血溢脉外。

5. 湿热久蕴

湿热煎熬尿液，日久结成砂石；或湿热伤及血络，迫血妄行；或湿热阻滞脂液，脂液不循常道，均可形成不同类型的淋证。

（二）病机

淋证的基本病机为湿热蕴结下焦，膀胱气化不利。病位在膀胱与肾，与肝脾密切相关。病理性质有虚实之分：实证以湿热、气滞、血瘀为主，虚证以脾肾两虚、阴虚火旺为主。初起多为湿热蕴结、气滞血瘀，病久则由实转虚，或虚实夹杂。如湿热伤阴、湿遏阳气，可致肾阴不足或脾肾两虚；病久入络，可致气血瘀滞。其病机转化复杂，诸淋之间可相互转化，或同时并见。

（三）分型

1. 石淋

因肾虚膀胱气化不利，尿液排泄不畅，杂质沉积成石。

2. 气淋

由于情志抑郁，肝失疏泄，气机阻滞，膀胱气化不利；或中气不足，气虚下陷，膀胱失于升提。

3. 膏淋

因肾虚不固，脂液失于封藏，精微下泄。

4. 劳淋

禀赋不足、房劳过度或久病伤肾，导致脾肾两虚，膀胱失于温养与固摄，遇劳则发。

二、护心灸治疗淋证

（一）石淋

尿中夹砂石，排尿涩痛，或排尿时突然中断，尿道窘迫疼痛，少腹拘急，往往突发，一侧腰腹绞痛难忍，甚则牵及外阴，尿中带血。舌红，苔薄黄，脉弦或带数。若病久砂石不去，可表现为面色少华，精神委顿，少气乏力，舌淡，边有齿印，脉细弱；或腰腹隐痛，手足心热，舌红少苔，脉细带数。

1. 证候分析

尿中夹砂石，排尿涩痛，或排尿时突然中断，尿道窘迫疼痛，少腹拘急，或腰腹绞痛难忍，尿中带血，舌红，苔薄黄，脉弦或弦数。

2. 护治法则

清热利湿，通淋排石。

3. 治疗穴位

主穴为神阙、脐周四边穴，配穴选肾俞、水道、中极、秩边穴。

4. 护心灸粉

药物选金钱草、海金沙、鸡内金等。若腰腹绞痛者，可加芍药以缓急止痛；若尿中带血者，可加小蓟、白茅根、藕节等以凉血止血；若伴有发热、口苦等下焦湿热重者，可加栀子、黄柏以清热泻火；若结石久留，肾气受损，出现腰膝酸软、神疲乏力等症状，可加杜仲、续断、桑寄生等补肾之品。

（二）气淋

实证表现为小便涩滞，淋沥不宣，少腹满痛，舌质正常或偏红，苔薄黄，脉弦；虚证表现为少腹坠胀，尿有余沥，舌淡，苔薄白，脉细弱。

1. 证候分析

实证为肝气郁结，膀胱气化不利，故小便涩滞、小腹胀痛；虚证为中气不足，气虚下陷，故小腹坠胀、尿有余沥，舌脉为气虚之象。

2. 护治法则

实证为疏肝理气通淋；虚证则补中益气升陷。

3. 治疗穴位

实证的主穴为神阙、脐周四边穴，配穴选中极、期门穴；虚证为神阙、脐周四边穴，配穴选脾俞、胃俞、气海、关元。

4. 护心灸粉

实证配方为柴胡、香附、枳壳、乌药、陈皮；虚证配方选黄芪、党参、白术、升麻、柴胡。

（三）膏淋

小便浑浊乳白或如米泔水，上有浮油，置之沉淀，或伴有絮状凝块物，或混有血液、血块，尿道热涩疼痛，尿时阻塞不畅。舌红，苔黄腻，脉滑数。若为脾肾两虚，固摄无权的膏淋，可见小便浑浊如脂膏，淋出如败脓，反复发作，迁延不愈，形体日渐消瘦，头昏无力，腰膝酸软，舌淡，苔腻，脉细弱无力。

1. 证候分析

实证为小便浑浊如米泔水，或滑腻如脂膏，尿道热涩疼痛，舌红，苔黄腻，脉濡数；虚证为尿如脂膏，反复发作，淋出不已，涩痛较轻，头昏无力，腰膝酸软，舌淡，苔腻，脉细弱。实证为湿热下注，阻滞络脉，脂液外溢；虚证为脾肾两虚，固摄无权，脂液下泄。

2. 护治法则

实证为清热利湿，分清泄浊；虚证为补虚固涩，健脾益肾。

3. 治疗穴位

实证的主穴为神阙、脐周四边穴，配穴选中极；虚证的主穴为神阙、脐周四边穴，配穴选脾俞、肾俞、关元、气海。

4. 护心灸粉

实证配方为萆薢、石菖蒲、黄柏、茯苓、白术；虚证配方为芡实、莲子、山药、桑螵蛸、黄芪。

（四）劳淋

小便不甚赤涩，溺痛不甚，但淋沥不已，时作时止，遇劳即发，腰膝酸软，神疲乏力，舌淡，苔薄白，脉虚弱。

1. 证候分析

脾肾两虚，膀胱失于温养，气化无权，故淋沥反复发作；劳则耗气，故遇劳加重；舌脉为气血不足之象。

2. 护治法则

健脾益肾，补虚固涩。

3. 治疗穴位

主穴为神阙、脐周四边穴，配穴选脾俞、肾俞、关元、气海。

4. 护心灸粉

药物选山药、茯苓、泽泻。若脾虚气陷，症见少腹坠胀，小便点滴而出者，可加黄芪、升麻、柴胡以益气升陷；若肾阴亏虚，出现腰膝酸软，五心烦热，舌红少苔，脉细数者，可加知母、黄柏、女贞子、墨旱莲以滋阴降火；若肾阳虚明显，症见形寒肢冷，腰膝冷痛者，可加附子、肉桂以温补肾阳。

三、病案举例

陈某，32岁，公司职员。因"反复尿频、尿急，排尿时小腹坠胀疼痛1年，加重半月"于2024年5月5日前来就诊。症见：尿频、尿急，排尿不畅，尿线细，时有中断；排尿时小腹坠胀疼痛，疼痛可放射至腰部；胸胁胀满，情志抑郁，善太息，舌淡红，苔薄白，脉弦。遵医嘱予护心灸治疗，药物选黄芪、党参、白术、升麻、柴胡粉填脐，主穴选神阙穴、脐周四边穴，配穴选脾俞、胃俞、气海、关元穴，每次30 min，每周5日，治疗6周后，患者排尿次数减少，每日约6~8次，排尿时小腹坠胀疼痛减轻，尿线变粗，中断现象减少；胸胁胀满明显缓解，心情逐渐舒畅。

阳 痿

一、中医认识

阳痿，中医古籍多称"阴痿"，首见于《黄帝内经》，现代中医临床规范为"阳痿"，指成年男性在性刺激下阴茎不能勃起、勃起不坚或坚而不持久，以致无法完成正常性交的病症。其核心病机为肾、肝、心、脾等脏腑功能失调，导致宗筋（阴茎）失于温煦濡养或气血运行阻滞，属"肾系病""男科病"范畴。中医辨证强调整体观，病因涵盖虚（肾、心脾亏虚）、实（肝郁、湿热、血瘀）及虚实夹杂，与现代医学"勃起功能障碍"在症状学上重合，但理论体系迥异——中医从脏腑经络气血论治，西医则聚焦血管、神经、内分泌及心理因素的病理机制。

中医对阳痿的最早记载见于《黄帝内经》，以"阴痿""筋痿"为核心病名，构建了脏腑经络致病的理论框架。病机关联肾肝：《素问·阴阳应象大论》提出"年六十，阴痿，气大衰"，首论衰老致肾气衰退为发病基础；《灵枢·经筋》言"足厥阴之筋……伤于寒则阴缩入，伤于热则纵挺不收"，阐明肝经经筋受邪（寒凝、热灼）可致阴器功能异常，为后世从肝论治提供依据。病因初涉房事与情志：《素问·痿论》指出"入房太甚，宗筋弛纵，发为筋痿"，强调房室不节伤肾耗精；"思想无穷，所愿不得……意淫于外"，首次将情志不遂纳入致病因素，体现"心肾相关"理念。汉代张仲景虽未专论阳痿，但在《血痹虚劳病脉证并治》中通过"男子脉虚沉弦……短气里急"等虚劳证候，隐含肾虚致痿的病机，创立肾气丸（桂枝、附子、地黄等）温补肾阳，成为后世治疗肾阳虚型阳痿的基础方，奠定了"虚证宜补"的治法基调。到魏晋时期，《诸病源候论·虚劳阴痿候》明确"阴痿者，肾气虚损，不能荣于阴气故也"，首次以"肾气虚损"概括核心病机，并提及"劳伤于肾"（房劳、劳力）的致病作用，病名仍以"阴痿"为主。唐代孙思邈《千金方》首见"阳痿"记载（"阳气衰，发阴痿"），将病名与"阳气"直接关联，突出温阳治法；同时收录"雄鸡肝散""苁蓉丸"等方剂，以动物药、草木药补肾兴阳，开创食疗与药疗结合的先河。宋代《太平圣惠方》强调"心主血，肾主精，精血充盛则阳事强盛"，提出心肾相交理论，治疗上注重"补心气、益肾精"，如"远志丸"（远志、人参、鹿茸）兼顾安神与补肾。《圣济总录》首次记载湿热致痿病机，即"湿热内郁，宗筋弛纵，发为阴痿"，为后世实症论治埋下伏笔；针灸疗法亦有发展，如"灸气海、关元、肾俞，治阳痿不起"，形成"药灸并用"的早期外治经验。

近现代中西汇通与临床创新，辨证体系的科学化规范，现代中医结合临床实践，将阳痿分为六大证型：肾阳虚衰、肾阴亏虚、心脾两虚为虚证；肝郁气滞、湿热下注、血瘀阻络为实证；肾虚血瘀、肝郁脾虚为夹杂证等。治法上强调"辨病与辨证结合"，如护心灸疗法通过穴位敷药与艾灸，针对不同证型施予温阳、滋阴、疏肝、活血等治法，体现"内病外治"的中医特色。

阳痿的中医认知史，是一部从"单一肾虚论"到"多脏相关、虚实并辨"的理论进化史。从《黄帝内经》奠定肾肝为病本，到明清医家完善肝郁、湿热、血瘀病机，再到现代中西医结合的机制解析，中医始终以整体观为指导，形成了"病因多元化、治法立体化"的诊疗体系。这一深厚的历史积淀，不仅为护心灸等特色疗法提供了理论支撑，更为现代男科疾病的防治拓展了多元思路。

（一）病因

1. 禀赋不足与年老体衰

先天肾气亏虚，或后天房事不节、早婚多育，耗伤肾精；年老肾气自然衰退，命门火衰，导致阳事不举。

2. 情志失调

所愿不遂、思虑过度则伤肝脾，肝气郁结则疏泄失常，脾失健运则气血生化不足；或惊恐伤肾，致肾气失固，心神不宁，阳道不振。

3. 饮食失节

过食肥甘厚味、辛辣醇酒，酿生湿热，下注肝经；或嗜食生冷，损伤脾胃，气血生化乏源，宗筋失养。

4. 劳逸失度

久坐久卧、缺乏运动则气血运行不畅，或过度劳倦耗伤中气，气虚推动无力，血行瘀滞，宗筋失养。

5. 外邪侵袭

久居寒湿之地，或冒雨涉水，寒湿之邪客于肝经，阻滞气血；或湿热之邪由外而入，蕴结下焦，灼伤宗筋。

6. 久病伤正

慢性疾病（如消渴、虚劳）耗气伤阴，或长期服用寒凉药物损伤阳气，致阴阳失衡，宗筋失于温煦濡养。

（二）病机

阳痿的核心病机为"宗筋失养"与"阳道不通"，涉及肾、肝、心、脾四脏，尤以肾肝为要。肾主藏精，为作强之官。肾精充足则阳气振奋，阴茎勃起有力。若肾阳虚衰，命门火衰，无以温煦宗筋；肾阴亏虚，阴不制阳，虚火扰动而精关不固，或阴精不足致宗筋失濡，均可致阳痿。肝主疏泄，主筋脉。肝之疏泄功能正常，则气血调畅，宗筋得以濡养。肝郁则气滞，气血运行受阻，宗筋失养；或肝血不足，筋脉失充，亦可致阳事不举。心主神明，为君火之源。心火亢盛或心阴不足，均可扰动心神，致心肾不交；或心气不足，推动无力，气血不能达于阴茎，亦成阳痿。脾主运化，为气血生化之源。脾虚则气血生化不足，宗筋失养；或湿浊内生，阻滞气机，亦可影响阴茎勃起。

此外，病理因素中"痰、湿、瘀、热"常兼夹为病，如湿热下注阻滞肝经，痰瘀互结阻塞脉络，形成本虚标实之证。

（三）分型

1. 肾阳虚衰型

常因先天肾阳不足，或后天房事不节、久居寒冷之地、过服寒凉药物，致肾阳耗伤，命门火衰，无以温煦宗筋。

2. 肾阴亏虚型

多由于久病伤阴、劳神过度、五志化火，或恣情纵欲耗伤肾阴，阴精不足，宗筋失于濡养，虚火扰动而致阳痿。

3. 肾气不固型

多数因年老肾气自衰，或早婚、多育、长期手淫耗伤肾气，致肾气亏虚，固摄无权，精关不固，进而影响阴茎勃起功能。

4. 肝郁气滞型

因情志抑郁、所愿不遂、压力过大，致肝气郁结，疏泄失常，气血运行受阻，宗筋失于温通，阳道不畅。

5. 心脾两虚型

由于思虑过度、劳倦伤脾，或久病失养，致心脾两虚，气血生化不足，心神失养，宗筋失于濡养，进而出现阳痿。

6. 血瘀阻络型

因外伤、手术损伤阴部脉络，或久病入络、气滞血瘀，或久坐少动、气虚推动无力，致瘀血阻滞阴茎脉络，气血不通，宗筋失养。

二、护心灸治疗阳痿

（一）肾阳虚衰型

阴茎痿软不举，或举而不坚，精薄清冷，畏寒肢冷，腰膝酸软，夜尿频多，小便清长，面色㿠白，舌淡胖，苔白，脉沉细或沉迟。

1. 证候分析

肾阳不足，命门火衰，无以温煦宗筋，故阳事不举；阳虚失于温煦，则畏寒肢冷、腰膝酸软；肾气不固则夜尿频多。

2. 护治法则

温肾助阳，益火之源。

3. 治疗穴位

主穴为神阙、脐周四边穴，配穴选肾俞、关元、气海、命门。

4. 护心灸粉

药物选附子、肉桂、巴戟天、淫羊藿、吴茱萸。若兼见阴囊湿冷，可加用小茴香、乌药以暖肝散寒；若伴有五更泄泻，可加补骨脂、肉豆蔻以温肾健脾、涩肠止泻；若气虚明显，可加黄芪以补气健脾。

（二）肾阴亏虚型

阴茎勃起不坚，或易举易泄，伴头晕，耳鸣，五心烦热，潮热盗汗，腰膝酸软，口干咽燥，舌红少苔，脉细数。

1. 证候分析

肾阴不足，宗筋失濡，虚火扰动，故阳事不坚；阴虚生内热，则五心烦热、潮热盗汗；肾阴亏虚，髓海不足则头晕耳鸣。

2. 护治法则

滋阴降火，填精润筋。

3. 治疗穴位

主穴为神阙、脐周四边穴，配穴选肾俞、关元。

4. 护心灸粉

药物选用熟地黄、山茱萸、女贞子、黄柏。若腰膝酸软明显，可加桑寄生、杜仲、牛膝以增强补肝肾、强腰膝之力；若伴有头晕、耳鸣，可加枸杞子、墨旱莲以滋补肝肾、清肝明目；若遗精频繁，可加金樱子、芡实、五味子以固精止遗。

（三）肾气不固型

阴茎勃起无力，性欲减退，伴遗精滑泄，神疲乏力，腰膝酸软，尿频，遗尿，舌淡苔白，脉弱。

1. 证候分析

肾气亏虚，固摄无权，精关不固，故遗精滑泄；气虚则神疲乏力，宗筋失养则阳事不举。

2. 护治法则

补肾益气，固摄精关。

3. 治疗穴位

主穴为神阙、脐周四边穴，配穴选关元、气海、肾俞。

4. 护心灸粉

药物选山药、芡实、桑螵蛸。若兼见腰膝酸软，可加杜仲、续断以增强补肾壮腰之力；若有尿频、夜尿增多，可加益智仁以缩尿止遗；若气虚明显，神疲乏力，可加黄芪以补气健脾。

（四）肝郁气滞型

阴茎勃起不坚，或因情志抑郁而加重，伴胸胁胀满，善太息，情绪低落，脘腹胀满，苔薄白，脉弦。

1. 证候分析

肝失疏泄，气机郁结，气血不能畅达宗筋，故阳事不举；肝郁则胸胁胀满、善太息。

2. 护治法则

疏肝解郁，通络振痿。

3. 治疗穴位

主穴为神阙、脐周四边穴，配穴选期门、膻中、关元。

4. 护心灸粉

药物选用柴胡、郁金、川芎、白芍、当归。若肝郁化火，出现烦躁易怒、口苦、咽干等症状，可加牡丹皮、栀子以清肝泻火；若兼见血瘀，出现阴茎刺痛、舌紫暗等表现，可加桃仁、红花以活血化瘀；若伴有脾虚，出现食欲不振、腹胀、便溏等症状，可加党参、白术、茯苓以健脾益气。

（五）心脾两虚型

阴茎勃起无力，心悸气短，失眠多梦，神疲乏力，食欲不振，面色萎黄，舌淡苔薄，脉细弱。

1. 证候分析

心脾两虚，气血生化不足，心神失养，宗筋失濡，故阳事不举；脾虚则食欲不振、神疲乏力。

2. 护治法则

补益心脾，养血通络。

3. 治疗穴位

主穴为神阙穴、脐周四边穴，配穴选心俞、脾俞、关元。

4. 护心灸粉

药物选用黄芪、白术、茯苓、当归、远志、酸枣仁。若心血不足较甚，面色苍白、头晕、眼花明显，可加熟地黄以增强补血作用；若脾虚失运，腹胀、便溏，可加砂仁、薏苡仁以健脾化湿、理气和中；若心悸、怔忡较剧，可加龙骨、牡蛎以重镇安神。

（六）血瘀阻络型

阴茎勃起困难，或刺痛，伴面色晦暗，肌肤甲错，舌紫暗或有瘀斑，脉涩。

1. 证候分析

瘀血阻滞阴茎脉络，气血不通，宗筋失养，故阳事不举；血瘀则面色晦暗，舌紫暗。

2. 护治法则

活血化瘀，通络振痿。

3. 治疗穴位

主穴为神阙、脐周四边穴，配穴选膈俞、关元。

4. 护心灸粉

药物选用川芎、桃仁、三七粉、郁金、乳香。若兼见肾虚，腰膝酸软，可加淫羊藿、巴戟天、肉苁蓉等补肾壮阳之品；若阴茎疼痛明显，可加没药以活血止痛；若肝郁气滞较甚，可加香附以疏肝理气。

三、病案举例

李某，40岁，企业高管。因"阴茎勃起不坚、性欲减退伴失眠多梦、神疲乏力1年余"于2024年8月3日前来就诊。症见：阴茎勃起不坚，甚至无法勃起，性欲低下；失眠多梦，记忆力减退；神疲乏力，头晕，目眩；面色萎黄，食欲不振，腹胀便溏，舌淡，苔薄白，脉细弱。遵医嘱予护心灸治疗，药物选用人参、黄芪、白术、茯苓、当归、远志、酸枣仁磨粉填脐，主穴为心俞、脾俞、神阙穴、脐周四边穴，配穴选关元穴，每次20 min，每周5次，治疗8周后阴茎勃起硬度有所增加，虽仍未完全恢复正常，但已能勉强完成性生活；睡眠质量提高，每晚睡眠时间延长至6～7 h，多梦症状减轻；头晕目眩、腹胀便溏等症状缓解，精神状态有所好转。

脱 肛

一、中医认识

脱肛，中医又称"直肠脱垂""截肠""脱肛痔"，是以肛管、直肠黏膜，甚至全层向下移位，脱出肛外为主要特征的病证。轻者仅在排便、咳嗽或劳累时直肠黏膜脱出，重者可致直肠全层或肛管、部分乙状结肠脱出，需用手托回，甚则长期脱垂于肛外。中医认为其核心病机为"中气下陷，固摄失司"，与脾胃虚弱、肾气不足、湿热瘀滞等密切相关，临床以肛门坠胀、肿物脱出、排便异常为主要表现。

脱肛的记载最早可追溯至《黄帝内经》，《灵枢·邪气脏腑病形》言："肺脉微涩，为鼠瘘，在颈支腋之间，下不胜其上，其应善病胸满、脱肛。"首次提出脱肛与肺气不足相关。汉代《伤寒论》虽未直接论脱肛，但对"下利""气陷"的论述为后世奠定基础。隋代巢元方《诸病源候论·脱肛候》明确病因为"大肠虚冷""气血虚竭"，指出"肛门为大肠之候……气虚则下脱"，强调虚寒致脱的机制。宋代《太平圣惠方》分类论述，提出"冷热气不和""久痢肠虚"等病因，丰富了湿热、气虚等致病理论。明代《外科正宗·脱肛论》云："脱肛者，因久积湿热，便后努出，不能收摄，非气血虚衰，湿热下注也。"首次明确湿热下注为实证脱肛的重要病因。清代张锡纯《医学衷中参西录》创"大气下陷"理论，强调脾胃气虚、升举无力是脱肛的核心病机，提出以升陷汤为主方，奠定了"益气升阳"的治疗原则。

中医治疗脱肛早期以药物内服、熏洗为主，如《千金方》记载"以铁精粉敷肛上"；明代《针灸大成》记载百会、长强、气海等穴位用于升阳举陷，开创了针灸治疗脱肛的先河，为后世护心灸等外治法提供了理论依据。

脱肛与西医学"直肠脱垂"的解剖学、病理学改变相互印证。其理论不仅指导了内服、针灸、外治等传统疗法，更为现代护心灸等特色技术提供了丰富的学术支撑，体现了中医"整体观念"与"辨证论治"的诊疗特色。

（一）病因

1. 先天禀赋不足

小儿气血未充、老年人肾气渐衰，或素体虚弱者，脾胃气虚，升举无力，大肠失于固摄，如《诸病源候论》言："脱肛者，肛门脱出也，多因久痢后大肠虚冷所为。"

2. 脾胃虚弱

饮食不节（暴饮暴食、生冷伤脾）、劳倦过度（久站久蹲、负重远行）、久病久泄（慢性腹泻、痢疾），耗伤中气，脾虚则清阳不升，如《医学入门》云："脱肛多属气虚下陷，湿热之气下迫。"

3. 肾气不足

房事不节、年老体衰或妇女生育过多，肾气受损，肾司二便、主固摄，肾虚则封藏失职，肛门失约，如《景岳全书》载："妇人产育既多，气虚下陷，亦能致此。"

4. 气虚血瘀

气虚推动无力，血行不畅，瘀血阻滞肛络，兼之气虚不固，形成"虚中夹瘀"之候，常见于久病或术后患者。

（二）病机

脱肛的核心病机为"中气下陷，大肠失于固托"，涉及脾、胃、肾、肺多脏功能失调。脾主升清，胃主降浊，脾胃虚弱则升举无力，直肠失于支撑，如《针灸大成》云："脱肛者，气虚不摄而坠下。"肾为先天之本，主封藏；脾为后天之本，主升举。脾肾气虚则肛门松弛，收摄无力，尤其多见于老年人及多次分娩妇女。肺主气，司腠理，肺虚则气无所主，与脾虚相合，致"大气下陷"，如《医学衷中参西录》张锡纯所述"中气下陷，升举失职"。

（三）分型

1. 脾虚气陷型

常由于饮食不节、劳倦过度、久病久泄，致脾胃气虚，清阳不升，升举无力，大肠失于固托。

2. 脾肾两虚型

因年老体衰、房事不节、妇女生育过多，致脾肾气虚，肾失封藏，脾失升举，肛门失约。

3. 气虚血瘀型

因久病气虚，推动无力，血行不畅，或肛肠术后脉络受损，瘀血阻滞肛络，兼之气虚不固。

二、护心灸治疗脱肛

（一）脾虚气陷型

肛门坠胀，直肠黏膜或部分全层脱出（轻者排便时脱出，便后可自行回纳；重者需手托回），劳累、久站、咳嗽时加重，神疲乏力，少气懒言，纳差，便溏（或腹泻与便秘交替），舌淡，苔薄白，脉细弱或沉缓。

1. 证候分析

多因饮食不节、劳倦过度、久病久泄，致脾胃气虚，清阳不升。脾主升清，司统摄，脾虚则升举无力，大肠失于固托，故直肠脱垂；气虚则推动无力，故神疲乏力、纳差、便溏；劳则耗气，故劳累后症状加重。舌淡，苔薄白，脉细弱，均为脾胃气虚之象。

2. 护治法则

健脾益气，升阳举陷。

3. 治疗穴位

主穴为神阙、脐周四边穴，配穴选胃俞、脾俞、气海。

4. 护心灸粉

药物选用黄芪、升麻、党参、白术。若脱肛较重，可加用枳壳以增强升提固涩之力；若兼见肾虚，腰膝酸软，可加用补骨脂、益智仁以补肾固涩；若大便稀溏，可加用山药、茯苓、薏苡仁以健脾利湿止泻。

（二）脾肾两虚型

肛门反复脱出，甚则稍用力（如咳嗽、行走、排尿）即脱出，需频繁手托复位，脱出物较长（全层脱垂或乙状结肠脱出），腰膝酸软，畏寒肢冷，小便频数或夜尿多，性欲减退，男子遗精，女子月经不调、白带清稀，舌淡胖、苔白滑，脉沉细弱或尺脉尤甚。

1. 证候分析

肾为先天之本，主封藏；脾为后天之本，主升举。年老体衰、房事不节或多产伤肾，致脾肾气虚，肾失封藏则肛门失约，脾失升举则清阳下陷，两者相合，固摄与升举功能俱失，故脱出频繁且严重。腰膝酸软、畏寒肢冷为肾阳虚衰之象；小便频数、夜尿多为肾气虚不固；舌淡胖、苔白滑，脉沉细弱，均为脾肾两虚、寒湿内停之征。

2. 护治法则

温补脾肾，固摄升提。

3. 治疗穴位

主穴为神阙、脐周四边穴，配穴选肾俞、大肠俞、命门、关元、气海。

4. 护心灸粉

药物选熟附子、肉苁蓉、补骨脂、升麻。若脱肛不能回纳，可加用金樱子、芡实以增强固涩之力；若肾阳虚明显，出现形寒肢冷、腰膝酸软等症状，可加用附子、鹿角霜以温补肾阳；若大便次数增多，可加用山药、茯苓以健脾止泻。

（三）气虚血瘀型

肛门脱出，肛管及直肠黏膜紫暗，排便不畅，便后刺痛或胀痛，固定不移，需用力托回，神疲乏力，面色晦暗，肌肤甲错，或有肛肠手术、外伤史，舌紫暗或有瘀斑，苔薄白，脉细涩或弦涩。

1. 证候分析

久病气虚，推动无力，血行不畅，或肛肠术后脉络受损，瘀血阻滞肛络，兼之气虚不固，形成"虚中夹瘀"之候。气虚则升举无力，故肛门脱出、神疲乏力；瘀血阻滞，气血不通，故脱出物紫暗、刺痛固定；舌紫暗、脉细涩，为气虚血瘀之典型表现。

2. 护治法则

益气活血，化瘀升提。

3. 治疗穴位

主穴为神阙、脐周四边穴，配穴选膈俞、脾俞、长强、气海。

4. 护心灸粉

药物选用黄芪、丹参、川芎、桃仁。若脱肛较重，难以回纳，可加用乌梅、五倍子以增强收敛固涩之力；若局部疼痛明显，可加乳香、没药以活血止痛；若兼见腰膝酸软等肾虚症状，可加用杜仲、续断以补肾强腰。

三、病案举例

李某，男，58岁，因"反复出现肛门肿物脱出3年，近半年症状加重"于2024年10月15日就诊。诉肛门肿物脱出，不能自行回纳，肛门坠胀感明显，面色萎黄，形体消瘦，精神萎靡，自觉腹中隐隐作痛，喜温喜按，四肢不温，夜尿频多，便溏，舌淡，边有齿痕，舌苔薄白，脉细弱。遵医嘱予护心灸治疗，药物选用黄芪、升麻、党参、白术粉填脐，主穴为神阙穴、脐周四边穴，配穴选胃俞、脾俞、气海，每次30 min，治疗3次后，患者自觉肛门坠胀感有所减轻，精神状态稍有改善；治疗10次后，肛门肿物脱出次数减少，在轻微用力时，肿物脱出后可较轻松地用手托回，食欲有所增加，大便次数减少至每日1～2次。

第四节　中医妇科病证

月经不调

一、中医认识

月经不调是指月经周期、经期、经量、经质的异常，即月经过多、过少、经期延长、经间期出血、先期、后期、先后无定期等的统称。月经不调亦名月水不调、月使不调、月经不匀、月候不调、失信、经水无常、经水不定、经水不调、经不调、经气不调、经血不定、经脉不调、经候不匀、经候不调等。月经的正常来潮依赖于：肾藏精，主生殖，是月经产生的根本；肝藏血，主疏泄，调节气血运行；脾为气血生化之源，统摄血液；冲、任二脉，冲脉为"血海"，任脉主胞胎，共同调节月经。气血是月经的物质基础，气为血之帅，血为气之母，气血不足或运行不畅均可导致月经异常。

根据中医典籍记载，对月经不调的认识可追溯至先秦时期，其理论体系在历代医家的实践中不断完善。先秦至汉代，《黄帝内经》首次提出"月经"概念，称其为"月事""月水"，强调与肾气、冲、任二脉的关系。《素问·上古天真论》记载："女子七岁，肾气盛……二七而天癸至，任脉通，太冲脉盛，月事以时下。"指出"气血不和，百病乃变化而生"，为月经不调的病机奠定基础。汉代医圣张仲景在妇科领域首创"妇人病"三篇，《金匮要略》记载"经水不利""漏下"等病症，提出温经汤、胶艾汤等经典方剂，强调寒凝血瘀是月经不调的重要成因，如"妇人之病，因虚、积冷、结气"。魏晋至隋唐，经验积累，王叔和在《脉经》中首次系统论述月经病的脉象特征，如"尺脉滑利，经事常通"和"尺脉微弱，多为经闭"。唐代孙思邈在《千金要方》中提出"妇人以血为基本"，主张通过调理气血治疗月经不调，记载当归芍药散等方剂，强调情志因素的影响，即"忧愁思虑伤气，气伤则血逆"。宋金元时期为理论突破阶段，《妇人大全良方》（陈自明）为宋代妇科专著，首次将月经病分为"经候不调""经闭""崩漏"等类，提出"妇人病有三十六种，皆由冲任劳损所致"，记载逍遥散、四物汤等至今沿用的方剂；金元四大家的贡献：朱丹溪提出"滋阴降火"理论，认为月经不调多因阴虚血热，主张用四物汤加黄柏、知母；张从正倡导"攻邪论"，主张用汗、吐、下法治疗血瘀型月经不调；李东垣重视脾胃，提出"脾胃虚则九窍不通"，用补中益气汤调理脾虚型月经不调。明清时期为体系完善时期，清代傅山创立"肝肾同调"理论，提出"经水出诸肾"，主张通过补肾疏肝治疗月经不调，如"调肝汤""安冲汤"；《医林改错》（王清任）强调血瘀致病，创"少腹逐瘀汤""血府逐瘀汤"等方剂，至今用于治疗痛经、闭经；《景岳全书》（张景岳）提出"调经之要，贵在补脾胃以资血之源，养肾气以安血之室"，主张温补脾肾，创"左归丸""右归丸"。近现代提出中西医结合理论，进一步深化对月经不调的认识，例如，发现多囊卵巢综合征与肾虚、痰湿相关，采用补肾化痰法治疗；用现代药理学研究中药复方（如逍遥散调节下丘脑-垂体-卵巢轴）。

总之，中医对月经不调的认识历经数千年，从《内经》的理论奠基，到历代医家的临床实践与创新，形成了以"整体观念"和"辨证论治"为核心的完整体系。其历史演变不仅反映了医学发展的脉络，也为现代妇科疾病的防治提供了重要借鉴。

常见的类型有月经先期、月经后期、月经先后无定期及月经过多、月经过少等。《妇科玉尺》记载："经贵乎如期，若来时或前或后，或多或少，或月二、三至，或数月一至，皆为不调。"外感寒热、湿邪、内伤忧思恼怒、饮食劳倦，或生育房事不节，久病失调等，均可影响冲脉，引起本病症。

（一）病因

1.气滞血瘀

情志不舒、压力过重致使肝失疏泄，气机郁滞则血行受阻，临床多表现为经血色暗、血块增多、经前乳胀;或外感寒邪、跌扑损伤等造成寒凝经脉,离经之血积于胞宫,常见小腹冷痛、遇热则缓、经期错后量少。其病机关键在于气滞血瘀或寒凝血瘀,阻滞冲任胞脉,导致经水运行失畅,日久可形成癥瘕积聚。

2.气血两虚

过度节食导致营养摄入严重不足,长期营养不良使气血生化乏源,慢性疾病迁延不愈持续耗伤脏腑气血;或长期熬夜扰乱人体阴阳平衡,过度劳累透支脾肾精气,致使脾胃运化功能衰退,水谷精微难以转化为气血,造成气血两虚之证。这种恶性循环若未及时调理,可逐渐发展为面色萎黄、头晕心悸、四肢乏力等典型气血亏虚症状。

3.肝肾不足

先天禀赋不足致脏腑根基薄弱,肾藏精、肝主藏血的功能先天羸弱;频繁流产耗损胞宫精血,致使精血化生无源;年老体衰则肾气渐衰,天癸枯竭,肝血日涸。三者皆致精血不足而胞宫失养,冲、任二脉空虚失濡,阴阳失衡而经带失调,发为经乱无期、胎漏难固之症。

4.痰湿阻滞

饮食肥甘厚味、缺乏运动,湿浊内生,阻滞胞宫;或脾虚运化失常,水湿内停。过食膏粱厚味则碍胃伤脾,中焦失运则水谷精微不得输布,反聚为湿浊。湿性重浊趋下,浸淫带脉,下注胞宫则见带下秽浊;久坐少动则气机壅滞,三焦水道不利,湿浊与瘀血互结,阻滞冲任,发为癥瘕积聚。脾虚失运者,中阳不振则水湿不化,上泛为痰,下注为饮,浸渍胞宫则月事不调,或见经行水肿。湿浊久蕴易从热化,湿热搏结胞宫则见赤白带下;若兼寒邪,寒湿凝滞则见小腹冷痛。凡此种种,皆因脏腑气化失司,津液代谢失常,致胞宫气血运行受阻,阴阳失和而成诸症。

(二)病机

月经不调病机核心为脏腑功能失调、气血失常及冲任损伤。脏腑方面,肾为先天之本,肾虚致精血不足或阴阳失调,冲任失养;脾主运化统血,脾虚则气血生化不足或统摄无权;肝主疏泄藏血,肝郁气滞或化火,致气血运行不畅;气血与冲任方面,气血亏虚、气滞血瘀、血热血寒等致血海蓄溢失常;冲、任二脉受损,或不固或阻滞,影响月经周期、经量。外加外感六淫(寒、热、湿)、情志内伤、痰湿阻滞等,终致"脏腑-气血-冲任"轴失调,引发月经异常。

(三)分型

1.肝郁气滞型

(1)情志因素:长期精神紧张、焦虑、抑郁、愤怒等不良情绪,致使肝气疏泄功能失常,气机郁结。肝失疏泄,气血运行受阻,冲、任二脉气血不畅,血海蓄溢失常,从而影响月经周期和经量，出现月经先后无定期、经行不畅等症状。

（2）生活压力：现代生活节奏快，工作负担重，长期处于高压状态，打乱人体正常的生理节律和情志调节，导致肝脏疏泄功能紊乱，气血失调，进而引发月经不调。

2. 气血虚弱型

（1）饮食失宜：过度节食，营养摄入不足，或长期饮食不规律、挑食偏食，损伤脾胃功能。脾胃虚弱，无法正常运化水谷精微，气血生化无源，血海空虚，不能按时满溢，导致月经周期延长、月经量少，甚至闭经。

（2）久病耗伤：患有慢性疾病，如慢性盆腔炎、子宫肌瘤、贫血等，长期耗伤人体气血；或大病、手术后调养不当，未能及时补充气血，致使气血亏虚，冲任不充，影响月经正常来潮。

（3）失血过多：月经过多、崩漏、产后出血、外伤出血等情况，使人体大量失血，若未得到及时有效的补血治疗，会造成气血两虚，冲任气血不足，引发月经不调。

3. 肾虚型

（1）先天禀赋不足：因遗传因素或胎儿在母体内发育不良，导致先天肾精亏虚。肾主生殖，肾精不足，冲、任二脉得不到充足的滋养，可出现月经初潮延迟、月经量少、周期紊乱等症状。

（2）房劳多产：性生活不节制，或多次流产、分娩，过度损耗肾气和肾精。肾气亏损，冲任功能失调，影响月经的正常周期和经量，可表现为月经先后无定期、经量过少，甚至闭经。

（3）年老体衰：随着年龄增长，人体肾气逐渐衰退，肾精日益亏虚，天癸渐竭，冲任虚衰。这会导致月经周期紊乱、经量减少，直至绝经前出现月经不调症状。

4. 肝肾不足型

（1）先天禀赋不足：父母精血亏虚，胎元失养，致肝肾精气薄弱，冲任发育不良。

（2）过度耗伤：房劳过度、长期熬夜或久病及肾，耗伤肝肾精血，冲任空虚，经血匮乏。

（3）年老体虚：肾气渐衰或天癸渐竭，肝肾精血衰退，血海不能按时满溢。

二、护心灸治疗月经不调

（一）肝郁气滞型

月经周期或提前或延后，经量时多时少，经行不畅，常伴有血块，经色暗红。经前或经期乳房、小腹胀痛，胸闷不舒，情志抑郁，善太息，或烦躁易怒。舌暗红，苔薄白或薄黄，脉弦。

1. 证候分析

肝气郁结，疏泄失常，气血运行不畅，冲任失调，血海蓄溢无序，故而月经周期紊乱，经量不定；气滞血瘀，经血运行受阻，所以经行不畅、有血块、色暗红；肝经循行于乳房、少腹，肝气郁结，经气不利，导致乳房、小腹胀痛；气机郁滞，胸胁气机不畅，则胸闷不舒；肝郁则情志抑郁、善太息，气郁化火则烦躁易怒；舌暗红、脉弦为气滞血瘀之象。

2. 护治法则

疏肝解郁，理气调经。

3. 治疗穴位

主穴为神阙、脐周四边穴，配穴选取期门、膻中、关元。

4. 护心灸粉

药物选黄芪、当归、柴胡、川芎、白芍、青皮等。若肝郁化火，出现烦躁易怒、口苦、咽干等症状，可加牡丹皮、栀子以清热凉血；若乳房胀痛明显，可加香附、郁金、橘核以增强疏肝理气、通络止痛之功；若小腹胀痛较甚，可加乌药、延胡索以行气止痛；若月经夹有血块，可加川芎、益母草以活血化瘀调经。

（二）气血虚弱型

月经周期推迟，月经量少，经色淡红，质地稀薄，经期可延长。伴随面色萎黄或苍白，头晕，目眩，心悸，失眠，神疲乏力，气短懒言，食欲不振，舌淡苔薄，脉细弱。

1. 证候分析

脾胃虚弱，气血生化不足，冲任空虚，血海不能按时满溢，所以月经周期推迟、量少；气血亏虚，经血失于充养，故而经色淡红、质稀；气虚统摄无力，可致经期延长。气血不能上荣头面，出现面色萎黄或苍白、头晕眼花；心失所养，则心悸失眠；气虚则神疲乏力、气短懒言；脾胃虚弱，运化失常，导致食欲不振；舌淡苔薄、脉细弱为气血虚弱之象。

2. 护治法则

补气养血，健脾和胃，调理冲任。

3. 治疗穴位

主穴为神阙、脐周四边穴，配穴选脾俞、胃俞、气海。

4. 护心灸粉

药物选党参、白术、茯苓、当归、熟地黄。若月经量少，可加黄芪以加强益气养血之力；若月经周期延后，可加鸡血藤、香附以养血活血、理气调经；若伴有心悸、失眠，可加酸枣仁、远志以养心安神；若食欲不振，可加神曲、砂仁以消食和胃。

（三）肾阳虚型

月经周期紊乱，经量或多或少，经色淡暗，质地清稀或黏稠。伴有头晕、耳鸣、腰膝酸软，夜尿频多，足跟疼痛。肾阳虚者，畏寒肢冷，小腹冷痛，性欲减退，舌淡胖，苔白滑，脉沉细无力。

1. 证候分析

肾主生殖，藏精，肾虚则冲任不充，血海蓄溢失常，因此月经周期紊乱，经量异常；肾阳虚，温煦失职，不能温养形体和胞宫，所以畏寒肢冷、小腹冷痛、性欲减退；肾开窍于耳，主骨生髓，腰为肾之府，肾虚则头晕耳鸣、腰膝酸软、足跟疼痛；舌脉表现符合肾阳虚的特点。

2. 护治法则

温补肾阳，调理冲任。

3. 治疗穴位

主穴为神阙、脐周四边穴，配穴选肾俞、命门、关元、气海、腰阳关。

4. 护心灸粉

药物选附子、肉桂、巴戟天、补骨脂、菟丝子。若月经量少，可加紫河车、鸡血藤以养血调经；若月经周期延后，加仙茅、淫羊藿以温肾壮阳，促排卵；若伴有腰膝酸软冷痛，可加补骨脂、狗脊以增强补肾壮腰之力；若出现五更泄泻，可加肉豆蔻、吴茱萸以温脾止泻。

（四）肝肾不足型

月经后期，量少色淡暗，质稀，头晕，耳鸣，腰膝酸软，足跟痛，夜尿频多，舌淡红，苔少，脉沉细。

1. 证候分析

肝肾精血亏虚，冲任失养，故月经延后、量少；肾精不足则头晕耳鸣、腰膝酸软；肾气不固则夜尿频多；舌脉为肝肾阴虚之征。

2. 护治法则

滋补肝肾，填精调经。

3. 治疗穴位

主穴为神阙、脐周四边穴，配穴选肝俞、肾俞、关元、腰眼、大肠俞。

4. 护心灸粉

药物选用熟地、山茱萸、枸杞子、女贞子、墨旱莲。若月经量少，可加紫河车以增强养血填精之力；若月经周期紊乱，可加淫羊藿、巴戟天以温补肾阳，阴阳双补，调节月经周期；若伴有头晕、耳鸣，可加女贞子、墨旱莲以滋补肝肾、清热明目；若腰膝酸软明显，可加桑寄生、续断以补肝肾、强腰膝。

三、病案举例

张某，女，32 岁，因"月经周期紊乱、经量减少伴全身不适症状半年余"于 2024 年 11 月 8 日前来就诊。诉月经周期不规律，经量明显减少，色淡质稀，伴面色苍白，头晕，目眩，心悸，失眠，神疲乏力，气短懒言，稍事活动则气喘吁吁，手足麻木，时有耳鸣，饮食尚可，但消化功能欠佳，大便正常，小便清长，脉细弱无力。遵医嘱予护心灸治疗，药选黄芪、当归粉填脐，主穴为神阙穴、脐周四边穴，配穴选脾俞、气海，每次 30 min，每周 3 次，治疗 3 次后，患者自觉头晕、目眩症状稍有减轻，精神状态略有改善；治疗 7 次后，睡眠质量有所提高，心悸症状减轻，但月经尚未来潮，继续治疗，患者面色开始稍有红润，手足麻木感减轻，气短懒言症状缓解。月经于 12 次治疗后来潮，周期较之前缩短至 32 天，经量有所增加，颜色仍偏淡。

痛 经

一、中医认识

痛经是以经期、经行前后，出现周期性腹痛，痛引腰骶，甚至剧痛晕厥为常见症状的月经病。由情志所伤，六淫为害，导致冲任受阻；或因素体不足，胞宫失于濡养所致。以青年未婚妇女较为多见。痛经又称经行腹痛、经前腹痛、月水来腹痛、经后腹痛等。

有关痛经的记载，最早见于《金匮要略·妇人杂病脉证并治》："带下，经水不利，少腹满痛，经一月再见者，土瓜根散主之。"指出瘀血内阻而致经行不畅，少腹胀痛，1 个月后周期性再出现的痛经特点，并用活血化瘀的土瓜根散治疗。《诸病源候论·妇人杂病诸候》首立"月水来腹痛候"，认为"妇人月水来腹痛者，由劳伤气血，以致体虚，受风冷之气，客于胞络，损冲任之脉……其经血虚，受风冷，故月水将来之际，血气动于风冷，风冷与血气相击，故令痛也"，为研究本病的病因病机奠定了理论基础。《妇人大全良方》认为痛经有因于寒者，有气郁者，有血结者，病因不同，治法各异，所创良方温经汤治疗实寒有瘀之痛经至今常用。《景岳全书·妇人规》有云："经行腹痛，证有虚实。实者或因寒滞，或因血滞，或因气滞，或因热滞；虚者有因血虚，有因气虚。然实痛者，多痛于未行之前，经通而痛自减；虚痛者，于既行之后，血去而痛未止，或血去而痛益甚。大都可按可揉者为虚，拒按拒揉者为实。"详细归纳了本病的常见病因，且提出了根据疼痛时间、性质、程度辨虚实的见解，对后世临证颇有启迪。其后《傅青主女科》《医宗金鉴·妇科心法要诀》进一步补充了肝郁化火、寒湿、肝肾亏损为患的病因病机，以及宣郁通经汤、温脐化湿汤、调肝汤、当归建中汤等治疗方药。

痛经，中医一般称为"经行腹痛"，可能涉及气血、经络、脏腑的问题。根据《内经》的理论，可能和寒凝血瘀、气血不足、肝气郁结等有关。比如《素问·举痛论》里提出"寒气客于冲脉，冲脉起于关元，随腹直上，寒气客则脉不通，脉不通则气因之，故喘动应手矣"。这里说的寒气客于冲脉导致不通，可能和痛经有关联。

另外，《灵枢·百病始生》中也有关于瘀血形成的论述："凝血蕴里而不散，津液涩渗，着而不去，而积皆成矣。"瘀血阻滞可能导致疼痛，这也可能解释痛经的原因。还有《素问·调经论》提到的"血气不和，百病乃变化而生"，说明气血调和的重要性，气血不畅可能引发痛经。《内经》里关于冲、任二脉的理论也很重要，因为冲任与女性生殖系统密切相关，冲任失调可能导致月经问题，包括痛经。

《内经》对痛经的认识以"不通则痛"和"不荣则痛"为核心，涉及寒、瘀、虚、郁等病机，并强调冲、任二脉与气血的重要性。后世医家在此基础上进一步细化分型（如气滞血瘀、寒湿凝滞、气血虚弱等），形成了系统的中医痛经理论。

（一）病因

1.气滞血瘀

情志不畅，肝气郁结，血行受阻，导致经血瘀滞于胞宫，"不通则痛"。比如长期情绪抑郁、焦虑，压力大的女性容易出现这种情况。

2.寒凝血瘀

经期或经前贪凉饮冷，或外感寒邪，寒邪客于胞宫，血为寒凝，运行不畅，而发痛经。经期爱吃生冷食物，不注意保暖的女性较为常见。

3.湿热瘀阻

平时饮食不节，过食辛辣油腻，滋生湿热，或经期、产后不注意卫生，湿热之邪乘虚而入，与血相搏，瘀阻胞宫而致痛经。

4.气血虚弱

体质素弱，或大病久病之后，气血不足，行经时血海空虚，胞宫失于濡养，"不荣则痛"。多见于身体比较虚弱，容易疲劳的女性。

（二）病机

中医对痛经病机的认识主要围绕"不通则痛"与"不荣则痛"两大方面。

实证：多因外感邪气、情志内伤、饮食不节等因素，导致气血运行不畅，胞宫、冲任气血阻滞。如寒邪客于冲任，血为寒凝；肝郁气滞，血行不畅；湿热蕴结，气血瘀滞等，致使经血流出受阻，不通则痛。

虚证：多因先天禀赋不足、房劳多产、久病体虚等，使气血不足，肝肾亏虚，冲任、胞宫失于濡养。行经之后，血海空虚，更致濡养不足，不荣则痛。

（三）分型

1. 气滞血瘀型

（1）情志内伤：长期抑郁、恼怒或精神紧张，导致肝气郁结，疏泄失常，气滞则血瘀，经血运行受阻，阻滞胞宫、冲任，"不通则痛"。

（2）久坐少动：缺乏运动或长期伏案，气血运行不畅，气滞日久成瘀，经行时气血壅滞更甚，引发小腹刺痛拒按。

（3）术后或外伤史：腹部手术、宫腔操作（如刮宫）或经期外伤，损伤胞宫脉络，瘀血内留，经行时瘀阻冲任，不通则痛。

2. 寒湿凝滞型

（1）外感寒邪：经期冒雨、涉水、久居阴冷环境，或经期游泳、贪凉露宿，寒邪乘虚客于胞宫，血为寒凝，凝滞冲任，经血涩滞难下。

（2）过食生冷：长期嗜食冷饮、冰品、寒凉瓜果，损伤脾胃阳气，寒湿内生，下注胞宫，寒凝湿滞，气血运行不畅，致经血凝滞疼痛。

（3）阳虚内寒：素体肾阳不足或久病伤阳，胞宫失于温煦，虚寒内生，经血色暗量少，夹有血块，遇寒则气血凝滞加重，引发冷痛喜暖。

3. 气血虚弱型

（1）脾胃虚弱：饮食不规律、劳倦过度或久病伤脾，脾胃运化失职，气血生化不足，冲任空虚，经行时气血更虚，胞宫失于濡养，"不荣则痛"。

（2）久病失血：慢性出血（如崩漏、月经过多）或产后、术后气血大亏，未及时调理，气血两虚，经行时血海空虚，胞宫失养，导致小腹隐痛喜按。

（3）先天禀赋不足：素体虚弱或后天营养不良，气血亏虚，冲任不充，经行时气血无力推动，致经血色淡质稀，伴神疲乏力、面色苍白。

二、护心灸治疗痛经

（一）气滞血瘀

经前或经期小腹胀痛拒按，或伴乳房胀痛、经行量少不畅，色紫黑有块、块下痛减，舌紫暗或有瘀点，苔薄白，脉沉弦。

1. 证候分析

气滞血瘀，经行不畅，故经前或经期小腹胀痛拒按、乳房胀痛。血瘀则量少不畅、色紫黑有块，血块下后气血暂通，故块下痛减。舌紫暗或有瘀点、脉沉弦或涩，均为气血瘀滞之象。

2. 护治法则

行气活血，祛瘀止痛。

3. 治疗穴位

主穴为神阙、脐周四边穴，配穴选八髎、肾俞、脾俞、气海、关元。

4. 护心灸粉

药物选当归、川芎、牡丹皮。若小腹胀痛较甚，可加木香、青皮，以增强理气止痛之功；若经血量少，夹有血块，可加益母草、泽兰，以活血化瘀、增加经量；若乳房胀痛明显，可加橘叶、王不留行，以通络止痛；若兼见寒凝，小腹冷痛，得热痛减，可加小茴香、炮姜，以温经散寒、化瘀止痛。

（二）寒湿凝滞

经行小腹冷痛，得热则痛减，经量少、色紫暗有块，形寒肢冷，小便清长，苔白，脉沉紧。

1. 证候分析

寒湿之邪客于胞宫，血与寒结，冲任阻滞，经血流行不畅，故小腹冷痛。热能胜寒，得热寒凝之气则散，瘀滞稍通故痛减。血得寒则凝，故经量少、色紫暗有块。寒湿之邪伤人阳气，脾阳不振，则形寒肢冷、小便清长。苔白、脉沉紧，均为寒湿内阻、气血瘀滞之象。

2. 护治法则

散寒除湿，温经止痛。

3. 治疗穴位

主穴为神阙、脐周四边穴，配穴选天枢、关元。

4. 护心灸粉

药物选小茴香、没药、川芎。若腹痛较甚，可加艾叶、乌药以增强温经散寒、理气止痛之力；若恶心呕吐较剧，可加法半夏、陈皮以和胃降逆止呕；若月经量少，可加益母草、泽兰以活血化瘀，增加经量；若兼见腰膝酸软，可加杜仲、续断以补肾强腰。

（三）气血虚弱

经期或经后小腹隐痛喜按，经行量少质稀，神疲肢倦，头晕，目眩，心悸气短，舌淡，苔薄少，脉细数。

1. 证候分析

气血虚弱，血海不足，胞脉失养，故经期或经后小腹隐痛喜按、经量少质稀。气血不足，则神疲肢倦。气血不能上奉于脑，则头晕，目眩。气血不能营心，则心悸气短。舌淡、苔薄少、脉细弦，均为气血虚弱之象。

2. 护治法则

补益气血，调经止痛。

3. 治疗穴位

主穴为神阙、脐周四边穴，配穴选肾俞、脾俞、气海、关元。

4. 护心灸粉

药物选黄芪、当归、川芎。若小腹冷痛，喜暖喜按，可加艾叶、小茴香以温经散寒止痛；若头晕、目眩较甚，可加阿胶（烊化）、制何首乌以养血滋阴；若心悸失眠，可加酸枣仁、远志以养心安神；若神疲乏力，气短懒言，可加白术、茯苓以健脾益气。

三、病案举例

林某，女，25岁，因"经期小腹疼痛拒按，经行不畅，色紫暗有血块，伴胸胁、乳房胀痛2年余"于2024年12月12日前来就诊。患者近2年来，每于月经来潮前1~2日开始出现小腹疼痛，疼痛程度逐渐加重，至月经第1~2日最为剧烈，呈刺痛或胀痛，疼痛拒按，需卧床休息，严重影响正常生活和工作。月经周期尚规律，但经行不畅，经量时多时少，经色紫暗，夹有大量血块，血块排出后疼痛稍有缓解。同时伴有胸胁胀满不舒，乳房胀痛，情绪烦躁易怒，嗳气频繁，面色晦暗，大便正常，小便色黄，舌紫暗，边有瘀斑，苔薄白，脉弦涩。遵医嘱予护心灸治疗，药物选党参、川芎、牡丹皮粉填脐，主穴为神阙穴、脐周四边穴，配穴选八髎、肾俞、脾俞、气海、关元，在月经前1周开始治疗，每周3次，至月经来潮停止，连续治疗3次后，患者自觉胸胁、乳房胀痛稍有减轻，情绪较之前平稳；月经来潮时，小腹疼痛程度较以往有所缓解，经量和血块无明显变化。

绝经前后诸证

一、中医认识

绝经前后诸证是指妇女在绝经前后，出现以烘热面赤汗出，烦躁易怒，头晕目眩，耳鸣心悸，失眠健忘，腰背酸痛，手足心热，伴有月经紊乱等为常见症状的疾病。

古代医籍对本病无专篇记载，对其症状的描述可散见于"脏躁""百合病""老年血崩"等病证中，如《金匮要略·妇人杂病脉证并治》指出："妇人脏躁，喜悲伤欲哭，象如神灵所作，数欠伸。"

绝经前后诸证（西医称之为围绝经期综合征）的中医认识以整体观念和辨证论治为核心，强调肾虚为本、多脏腑失调的病机特点。《素问·上古天真论》中"七七，任脉虚，太冲脉衰少，天癸竭，地道不通"，明确肾气衰退是绝经的生理基础。肾为先天之本，主导生殖功能，肾气渐衰导致冲、任二脉亏虚，引发月经紊乱、潮热汗出等症状。绝经前后肾气渐衰，肾阴肾阳易失衡，形成阴虚火旺（潮热盗汗）或阳虚失温（畏寒肢冷），或阴阳两虚交替出现。

中医认为绝经前后诸证是肾气衰退、冲任失调的必然过程，但通过辨证论治可有效缓解症状。其治疗强调"虚则补之，实则泻之"，以补肾为根本，结合疏肝、健脾、养心等法，兼顾痰瘀标实，体现了中医整体调节的优势。

（一）病因病机

多为天癸将竭，肾气渐衰，不能濡养、温煦各脏而致。本病症与现代医学的更年期综合征类似，为卵巢功能衰退，影响自主神经功能所致。

1. 肾虚为本

肾阴不足：虚火内生，扰动心神，见失眠、烦躁；虚火迫津外泄则潮热盗汗。

肾阳亏虚：温煦失职，致畏寒肢冷、腰膝冷痛；气化失常则夜尿频多。

肾阴阳两虚：阴阳互损，出现寒热错杂、头晕、耳鸣等症。

2. 多脏失调

肝郁气滞：情绪波动或压力加重肝气郁结，引发胸胁胀痛、月经不调。

心肾不交：肾阴不足，心火亢盛，出现心悸失眠、口舌生疮。

脾虚湿困：肾虚及脾，气血生化不足，兼湿浊内生，见乏力、水肿。

3. 标实夹杂

痰瘀互结：脾虚湿聚成痰，气滞或气虚致血瘀，阻滞胞宫，见肥胖、癥瘕。

（二）分型

1. 肾阳虚型

（1）素体阳虚：先天肾阳不足，或后天过食生冷寒凉，损伤脾肾之阳，绝经后命门火衰，温煦失职。

（2）年老肾衰：肾气随年龄增长自然衰退，天癸渐竭，肾阳虚衰，不能温煦胞宫、蒸腾气血，致畏寒肢冷、水肿便溏。

（3）久居寒湿：长期生活在阴冷潮湿环境，或经期、产后感受寒湿之邪，寒湿伤阳，累及肾阳，加重阳虚内寒。

（4）过度攻伐：误用寒凉药物（如长期清热泻火）或过度节食减肥，损伤脾肾阳气，致肾阳虚衰，气血生化不足。

2.肾阴阳两虚型

（1）阴阳互损：肾阴虚日久累及肾阳（阴损及阳），或肾阳虚日久耗伤肾阴（阳损及阴），致肾中阴阳失衡，虚象错杂。

（2）自然衰老：绝经前后肾气由盛转衰，天癸渐竭，阴阳失于平衡，既见烘热汗出（阴虚），又伴畏寒肢冷（阳虚）。

（3）调护失当：更年期未及时调养，或过用滋阴而碍阳、温阳而伤阴，导致阴阳两虚，寒热错杂。

3.肝郁气滞型

（1）情绪抑郁，胸胁胀痛，月经不调，善太息，舌边红。

情志内伤：更年期心理压力大，焦虑抑郁等不良情绪导致肝气郁结；七情过用影响肝疏泄，横逆犯胃扰神。

（2）生理变化：肾气衰退，肾水不能涵养肝木；冲任虚衰，影响肝经气血运行。

（3）环境与生活方式：久坐少动致气血循环阻滞；饮食不当，过食辛辣、生冷或误用药物，损伤肝的疏泄功能。

二、护心灸治疗绝经前后诸证

（一）肾阳虚证

经断前后，经行量多，经色淡暗，或崩中漏下；精神萎靡，面色晦暗，腰背冷痛，小便清长，夜尿频数，或面浮肢肿；舌淡，或胖嫩边有齿印，苔薄白，脉沉细弱。

1.证候分析

肾阳不足，冲任不固，故经行量多、崩中漏下；肾阳虚衰，不能温煦脏腑，故精神萎靡、面色晦暗、腰背冷痛；肾阳虚不能温化水液，故小便清长、夜尿频数、面浮肢肿。

2.护治法则

温肾扶阳。

3.治疗穴位

主穴为神阙、脐周四边穴，配穴选肾俞、脾俞、气海、关元。

4.护心灸粉

药物选杜仲、肉桂、山茱萸。夜尿频数者可酌添益智仁、桑螵蛸固摄下焦；便溏泄泻者宜配补骨脂、肉豆蔻温补脾肾、固肠止泻；形寒肢冷症状显著者当增干姜、细辛峻补阳气、驱散寒凝；经血过多者辅以艾叶炭、炮姜炭温煦胞宫、摄血归经；若见心悸气短之症，则加人参、五味子益气温阳、宁神定悸。

（二）肾阴阳俱虚证

经断前后，月经紊乱，量少或多；乍寒乍热，烘热汗出，头晕，耳鸣，健忘，腰背冷痛，舌淡，苔薄，脉沉弱。

1. 证候分析

肾阴肾阳相互依存，肾阴亏虚，日久及阳，或肾阳虚衰，累及肾阴，致肾阴阳俱虚。肾阴阳失调，冲任失司，故月经紊乱；阴阳失衡，营卫不和，故乍寒乍热、烘热汗出；肾阴不足，脑髓失养，则头晕、耳鸣、健忘；肾阳虚衰，不能温养腰府，故腰背冷痛。

2. 护治法则

阴阳双补。

3. 治疗穴位

主穴为神阙、脐周四边穴，配穴选肾俞、脾俞、气海、关元。

4. 护心灸粉

药物选巴戟天、当归、知母、黄柏、女贞子。对畏寒肢冷显著者，酌加制附子配肉桂，温补元阳以引火归元；症见五心烦热伴潮热盗汗者，增配地骨皮协同白薇，清透阴分伏热；腰膝酸软无力者，辅以杜仲合桑寄生，滋水涵木而壮筋骨；夜寐不宁者，佐入酸枣仁配伍首乌藤，交通心肾以宁神定志；水肿漫肿者，加用茯苓协泽泻，启肾关而利三焦水湿。

（三）肝郁气滞证

绝经前后，情绪抑郁，或烦躁易怒，胸胁胀满，善太息，乳房胀痛，月经紊乱，经行腹痛，苔薄白，脉弦。

1. 证候分析

绝经前后，女性情志易波动，若肝气郁结，疏泄失常，则情绪抑郁、烦躁易怒；肝脉布胁肋，肝郁气滞，故胸胁胀满，善太息，乳房胀痛；肝郁气滞，冲任失调，故月经紊乱，经行腹痛。

2. 护治法则

疏肝理气。

3. 治疗穴位

主穴为神阙、脐周四边穴，配穴选肾俞、脾俞、气海、关元。

4. 护心灸粉

药物选柴胡、白芍、当归。乳房胀痛显著者，可酌增橘叶、青皮、王不留行等品，达疏肝理气、通络散结之效；经行腹痛伴月经不调者，宜配伍香附、延胡索，取其行气活血、调经止痛之功；夜寐不安多梦者，当佐以酸枣仁、柏子仁配首乌藤，奏宁心安神之效；若胸胁痞满症状显著，可伍枳壳、厚朴相须为用，倍增宽中理气之力。

三、病案举例

许某，女，48岁，因"月经紊乱，经量时多时少，伴腰膝冷痛、畏寒肢冷、性欲减退、夜尿频多1年余"于2025年1月10日就诊。患者近1年来，月经周期逐渐紊乱，原本规律的月经周期延长至35～45天，甚至有时两三个月才来潮一次，经量时多时少，经色暗淡。同时伴有腰膝部位冷痛不适，遇寒加重，得温稍缓；全身畏寒怕冷，即使在温暖的室内也需穿着厚衣物，四肢冰冷，尤其以双足为甚；性欲明显减退，对性生活兴趣缺乏；夜间小便次数增多，每晚3～5次，尿液清长。患者面色㿠白，精神萎靡，腰部常有冷感，如坐水中，口淡不渴，腹中冷痛，喜温喜按，舌淡胖，边有齿痕，舌苔白滑，脉象沉细无力，尺脉尤甚。遵医嘱予护心灸治疗，药物选杜仲、肉桂、山茱萸粉填脐，主穴为神阙穴、脐周四边穴，配穴选肾俞、脾俞、气海、关元，每次30 min，每周治疗3～4次，治疗3次后，患者自觉腰膝冷痛症状稍有减轻，夜尿次数减少至每晚2～3次；治疗7日后，畏寒肢冷症状有所缓解，精神状态稍有改善，仍感性欲减退，月经尚未来潮。治疗10日后，患者晨起面部水肿消失，食欲增加，大便逐渐成形。月经来潮，经量较前减少，经色转红，腰膝冷痛、畏寒肢冷症状明显缓解，夜尿基本恢复正常。

经 闭

一、中医认识

经闭，又称"闭经"，指女子年逾14岁，第二性征已发育但月经未至，或年逾16岁，第二性征未发育且月经未至（原发性闭经）；或月经周期建立后，停经3个周期以上（排除妊娠、哺乳期、绝经期）的病证（继发性闭经）。中医认为，经闭的核心是"冲、任二脉失调，血海不能满溢"，与心、肝、脾、肾四脏功能失常密切相关，尤其强调"心主血脉""心肾相交"在月经调节中的关键作用。

秦汉时期，《黄帝内经》首载经闭病名，《素问·阴阳别论》中"二阳之病发心脾，有不得隐曲，女子不月"，指出脾胃虚弱、心脾失调可致经闭。《灵枢·水胀》提及"石瘕""肠覃"等病可致经闭，奠定了"血枯""血滞"两大病机分类。唐宋时期，《诸病源候论》提出"月水不通候"，分"虚劳""风冷""气滞"等病因；《妇人大全良方》强调"经血枯竭"与"邪气阻隔"，并记载了四物汤、温经汤等经典方剂。明清时期，《景岳全书》明确"血枯""血隔"之分，指出"血枯因虚，血隔因实"。

《傅青主女科》强调"经水出诸肾",将经闭与肾阴、肾阳关联,丰富了"心肾相交"理论在经闭中的应用。

经闭对应西医学的原发性闭经(如先天性生殖道畸形、性腺发育不全)和继发性闭经(如多囊卵巢综合征、高泌乳素血症、卵巢功能早衰、宫腔粘连、甲状腺功能异常等)。其发病与下丘脑 - 垂体 - 卵巢轴功能紊乱、内分泌失调、器质性病变相关,而中医护心灸通过调节心神、心脉,可间接改善神经内分泌功能,恢复下丘脑 - 垂体 - 卵巢轴平衡。

(一)病因

1. 心脾两虚

因思虑过度、劳倦内伤致心气不足,心血暗耗;或脾胃虚弱,气血生化不足致冲任空虚。

2. 肝肾亏虚

由于房劳多产、久病伤肾致肾精不足,肝血亏虚;或早婚早育、先天禀赋不足导致天癸匮乏,冲任失养。

3. 气滞血瘀

由于情志抑郁、恚怒伤肝引起肝气郁结,气滞血瘀;或外伤、手术损伤胞宫致瘀血阻滞冲任。

4. 寒湿凝滞

常因冒雨涉水、久居阴冷致寒湿客于胞宫,血为寒凝;或过食生冷,损伤脾阳,寒湿内生导致经脉痹阻。

5. 痰湿阻滞

因肥胖多痰、脾虚失运致水湿内停,聚湿成痰;或肝郁乘脾,痰湿瘀阻冲任,经血不行。

(二)病机

经闭的核心病机为冲、任二脉失调,致胞宫气血壅滞或空虚、经血不得下行,涉及气血、脏腑、经络及痰湿、血瘀等多方面功能紊乱,总体可分"不充"(虚证)与"不通"(实证)两大类。其关键在于心主血脉、脾化气血,若心脾两虚则气血生化不足,冲任血海空虚;肾藏精主天癸、肝藏血司疏泄,肝肾亏虚则精血匮乏,天癸衰少,冲任失养;肝气郁结则气滞血瘀,寒客胞宫则血为寒凝,脾虚失运则痰湿内生,三者均致冲任阻滞、胞脉不通。此外,临床多虚实夹杂,如气滞血瘀兼气血不足、痰湿内阻兼脾虚等。总之,经闭病机不离"冲任失调,胞宫不通不荣",虚证因气血肝肾之虚而"不充",实证因气滞、血瘀、痰湿之阻而"不通",治疗当辨明虚实,虚者补之(益气血、调肝肾、温脾肾），实者通之（疏肝、活血、祛痰、散寒），以复冲任气血之常。

（三）分型

1. 气血虚弱型

因久病失养、过度节食、慢性出血（如崩漏、便血）导致经闭。

2. 肝肾亏虚型

由于早婚多育、房劳伤肾；或久病及肾、先天禀赋不足引起经闭。

3. 气滞血瘀型

多因长期情志抑郁、精神创伤；或手术、外伤后瘀血内留导致经闭。

4. 寒湿凝滞型

常因经期冒雨涉水、过食生冷；或脾肾阳虚，寒湿内生引起经闭。

5. 痰湿阻滞型

由于脾虚失运、肥胖多痰，水湿内停，聚湿成痰；或肝郁犯脾，痰湿互结导致经闭。

二、护心灸治疗经闭

（一）气血虚弱型

月经周期延后，渐至停闭；或月经初潮较晚，经量少、色淡质稀，直至停闭，伴心悸气短，神疲乏力，面色苍白或萎黄，头晕，目眩，纳少，便溏，舌淡，苔薄白，脉细弱。

1. 证候分析

心主血脉，推动无力。心气不足，心血亏虚，血液运行迟缓，无法下注冲任以充养血海；心血虚则心神失养，故心悸、健忘。脾为后天之本，生化乏源。脾气虚弱，水谷精微运化失常，气血生成不足，冲、任二脉失于濡养，胞宫无血可下。脾虚失于统摄，可见纳少、便溏、乏力。气血双亏，血海不充，正如《景岳全书》所言"血枯经闭"，属"不充"之虚证。舌、脉均为气血不足之征。

2. 护治法则

补心健脾，益气养血，充养冲任。

3. 治疗穴位

主穴为心俞、神阙、脐周四边穴，配穴选巨阙、脾俞、关元、气海。

4. 护心灸粉

药物选黄芪、党参、当归、茯苓、远志、肉桂。若月经量少、色淡，可加鹿角霜以增加养血补血之力；若头晕，目眩明显，可加枸杞子、制何首乌以滋补肝肾、养血明目；若心悸失眠较重，可加酸枣仁、柏子仁以养心安神；若食欲不振，可加砂仁、神曲以健脾开胃。

（二）肝肾亏虚型

月经初潮延迟，或月经后期量少，渐至停闭；或经闭伴潮热盗汗；伴心悸健忘、头晕，耳鸣，腰膝酸软，阴道干涩，性欲减退，毛发稀疏，舌淡苔白，脉细弱或细数。

1. 证候分析

肾藏精主天癸，肾精亏虚则天癸迟至或衰竭，冲、任二脉失于温养，血海空虚；肝藏血司疏泄，肝血不足则冲任血海匮乏，阴液亏耗致月经停闭、阴道干涩。肾精不足，髓海（脑为髓海）空虚则头晕，耳鸣；腰为肾之府，骨为肾所主，肾精亏则腰膝酸软、足跟痛。肾阴不足则虚火内生，扰动心神及津液，故潮热盗汗；肾阳不足则温煦失职，机体失于温养，故畏寒肢冷、性欲减退。

2. 护治法则

滋补肝肾，养心安神，调补冲任。

3. 治疗穴位

主穴为心俞、神阙、脐周四边穴，配穴选肾俞、肝俞。

4. 护心灸粉

药物选熟地黄、山茱萸、枸杞子、麦冬、五味子。若兼见潮热盗汗，可加知母、黄柏以滋阴清热；若腰膝酸软较甚，可加桑寄生、续断以增强补肝肾、强腰膝之力；若月经量少色淡，可加紫河车粉以养血填精；若头晕、耳鸣明显，可加鳖甲以滋阴潜阳、益肾填精。

（三）气滞血瘀型

月经停闭不行，胸胁、乳房胀痛（气滞），小腹胀痛拒按（血瘀），或有外伤、手术史。情志抑郁或烦躁易怒，心悸，胸闷，面色紫暗，舌紫暗或有瘀斑，脉弦涩。

1. 证候分析

肝主疏泄，情志抑郁则肝气郁结，气滞则血行不畅，瘀阻冲任胞宫，经血不得下行，故停闭；血瘀则血色紫暗、夹血块。肝经循行胸胁、乳房，气滞则经气不利，故胀痛；肝气郁结，气郁化火，扰动心神则烦躁易怒。心主血脉，血瘀阻滞心脉，心阳不展则心悸胸闷；气血瘀滞，不能上荣于面则面色紫暗，外显于皮肤则粗糙。瘀血内停，舌质失于荣润则紫暗有瘀斑；气滞血瘀，脉道不利则弦涩。

2. 护治法则

疏肝理气，活血通经，调畅心脉。

3. 治疗穴位

主穴为心俞、神阙、脐周四边穴，配穴选膻中、肝俞。

4. 护心灸粉

药物选用柴胡、丹参、川芎、香附、红花、乳香。若小腹胀痛较甚，可加乌药以增强行气止痛之力；若经行有血块，可加三棱、莪术以破血逐瘀；若兼见胸胁胀痛，可加郁金、青皮以疏肝理气；若瘀血较重，出现肌肤甲错、面色黧黑等症状，可加土鳖虫、水蛭等虫类药以破血逐瘀。

（四）寒湿凝滞型

月经停闭，小腹冷痛拒按，得热痛减，经色暗、夹血块，白带清稀量多，形寒肢冷，面色青白，口淡不渴，心悸气短，舌淡暗，苔白腻，脉沉迟或弦紧。

1. 证候分析

经期冒雨涉水或过食生冷，寒湿客于胞宫，血为寒凝，冲任阻滞，经血不得下行；寒主收引，故小腹冷痛，得热则寒凝稍缓，故痛减。寒湿为阴邪，易伤阳气，脾肾阳气被遏，不能温煦机体则形寒肢冷；心阳被遏，气血不能上荣则面色青白。寒湿下注，带脉失约则白带清稀；寒湿内停，舌体失于温养则淡暗，苔白腻为寒湿之征。心阳不振，鼓动无力则心悸气短；寒湿阻滞，脉道挛缩则脉沉迟或弦紧。

2. 护治法则

温经散寒，活血通脉，暖宫调经。

3. 治疗穴位

主穴为心俞、神阙、脐周四边穴，配穴选关元、命门。

4. 护心灸粉

药物选用附子、干姜、肉桂、茯苓、川芎。药粉与生姜汁调成稠膏。若寒湿较重，可加苍术以增强燥湿健脾之力；若小腹冷痛较甚，可加艾叶、小茴香以暖宫散寒止痛；若瘀血明显，出现经色紫暗有块等症状，可加桃仁、红花以活血化瘀；若肢体水肿，可加泽泻、猪苓以利水渗湿。

（五）痰湿阻滞型

月经停闭，体型肥胖（尤其腰腹），多毛，带下量多、色白质黏，经色淡、质黏腻，胸脘痞闷，头晕，目眩，心悸，气短，肢体困重，舌体胖大，苔白腻，脉滑或濡。

1. 证候分析

脾虚失运或过食肥甘，水湿内停聚为痰湿，痰湿下注胞宫，壅塞冲任，经血被阻；湿性黏腻，故带下量多质黏。痰湿积聚于体内，阻滞气机，脾失健运则肥胖、肢体困重；痰湿中阻，胃脘气滞则痞闷不舒。痰湿上蒙清窍则头晕；痰浊扰心，心阳不展则心悸气短。痰湿内盛，舌体被痰湿困阻则胖大，苔白腻为痰湿之征；脉道被痰湿壅塞则滑利或濡缓。

2. 护治法则

健脾祛湿，豁痰开窍，通调冲任。

3. 治疗穴位

主穴为心俞、神阙、脐周四边穴，配穴选巨阙、脾俞、中脘。

4. 护心灸粉

药物选用茯苓、苍术、法半夏、石菖蒲、山楂。若形体肥胖，可加冬瓜皮、荷叶以利水渗湿、减肥消脂；若胸脘满闷，可加瓜蒌皮、厚朴以宽胸理气、燥湿化痰；若月经后期，量少色淡，可加熟地黄、白芍以养血调经；若带下量多，可加薏苡仁、白芷以健脾渗湿、止带。

三、病案举例

王某，女，28岁，因"月经停闭数月"于2025年2月15日前来就诊。患者面色萎黄，形体消瘦，精神萎靡，四肢无力，动则汗出，腹中时有隐痛，喜温喜按，口淡不渴，舌淡，边有齿痕，舌苔薄白，脉象细弱无力。遵医嘱予护心灸治疗，药物选黄芪、党参、当归、茯苓、远志、肉桂粉填脐，主穴为心俞穴、神阙穴、脐周四边穴，配穴选巨阙、脾俞、关元、气海，每次20 min，每周治疗3~4次，治疗至第8次时，面色逐渐转红润，四肢乏力症状明显减轻，动则汗出的情况减少，月经来潮，经量较少，颜色淡红，持续3日结束。

崩　漏

一、中医认识

崩漏是指妇女经血非周期性暴下不止（崩）或淋漓不尽（漏）的月经病。两者可相互转化，崩为急证，漏为缓证，如《诸病源候论》中"崩中者，血脉虚竭，伤损胞络""漏下者，由劳伤气血，冲任之气虚损"，共同以"经血失序、量多不止或持续淋漓"为特征，核心病机为"冲任不固，经血失于制约"。

先秦至汉时期，《黄帝内经》首提"崩""漏"病名，《素问·阴阳别论》以"阴虚阳搏谓之崩"奠定血热致崩的理论基础；《金匮要略》记载胶艾汤治疗血虚崩漏，开创"止血、补虚"治法。唐宋时期，《诸病源候论》明确"崩中候""漏下候"，指出"冲任损伤"为根本病机；《妇人大全良方》分血热、血瘀、气虚等证型，强调"妇人血崩，皆由冲任虚损"。明清时期，《景岳全书》提出"崩漏之病，有虚有实"，分血热、血寒、脾虚、肝虚、肾虚五型；《傅青主女科》创"固气摄血汤"，强调"血崩之证，必致血脱，而血脱之证，必由于气脱"，凸显心脾两虚型崩漏的论治要点。

崩漏对应西医学的异常子宫出血，涵盖功能失调性子宫出血（无排卵型/排卵型，如青春期、更年期激素紊乱）、器质性疾病（子宫肌瘤、子宫内膜息肉、子宫内膜异位症、宫颈癌前病变等）、全身性疾病（血液病、甲状腺功能异常等所致的子宫出血）。其发病与下丘脑-垂体-卵巢轴失衡、凝血机制异常、子宫局部血管功能紊乱相关，中医护心灸通过调节心神及脏腑功能，可改善神经内分泌及子宫局部血液循环。

（一）病因

1. 心脾两虚

劳倦过度、长期思虑、饮食不节引起心气不足，脾气虚弱，统血无权（"心主血，脾统血"失司）。

2. 肝肾阴虚

久病及肾、房劳多产、早婚早育导致肾精肝血耗伤，阴虚火旺，迫血妄行（"肾主封藏，肝主藏血"失职）。

3. 脾肾阳虚

久居寒湿、过食生冷、年老体衰引起脾肾阳气虚衰，血失温煦固摄（"阳虚则外寒，统摄无权"）。

4. 血瘀

经期受寒、外伤、手术史、情志抑郁导致瘀血阻滞胞宫，新血不得归经（"瘀血不去，新血难安"）。

（二）病机

崩漏的病机核心为冲、任二脉失调，致经血失于制约，根本在于心、脾、肾三脏功能失常及气血阴阳失衡。心主血脉，心气不足则血行失序，心火亢盛则迫血妄行；脾主统血，脾气虚弱则统摄无权，气血生化不足致冲任空虚；肾主封藏，肾气亏虚则冲任不固，肾阴不足生虚火灼络，肾阳不足则血失温煦。病性分虚实两端，虚证多为心脾两虚、肝肾阴虚或脾肾阳虚，致统摄封藏失职、血海不充；实证多因血热（实热或虚热）、血瘀，致病邪扰络、血不归经。无论虚实，最终均导致冲任损伤、血海蓄溢失常，出现经血非时暴下（崩）或淋漓不尽（漏），且两者可相互转化，如《诸病源候论》所言"冲任虚损不能约制经血"，体现"脏腑失调-气血紊乱-冲任受损"的病机链条。

（三）分型

1. 心脾两虚型

常因劳倦思虑过度，损伤心脾，气血生化不足，统摄无权引起崩漏。

2. 脾肾阳虚型

由于寒湿伤阳、年老体衰，脾肾阳气虚衰，血失温固致崩漏。

3. 血瘀阻滞型

多因经期受寒、外伤手术、气滞血瘀，瘀血阻滞胞宫，血不归经引起崩漏。

二、护心灸治疗崩漏

（一）心脾两虚型

经血非时暴下（崩）或淋漓不尽（漏），色淡质稀，无血块，出血期伴心悸气短、神疲乏力、面色苍白或萎黄，头晕目眩（久蹲站起时加重），纳差，便溏，舌淡，边有齿痕，苔薄白，脉细弱。

1. 证候分析

劳倦思虑过度，损伤心脾，心气不足则血行无力，脾气虚弱则统血无权，冲任不固，血海空虚，经血失约，故色淡质稀，非时妄行。心气不足，心脉鼓动无力，心失所养故心悸。脾气虚弱，清阳不升，肢体失养，故神疲乏力、纳差、便溏。气血亏虚，舌体失于濡养、脉道不充，故见舌淡，有齿痕，脉细弱。

2. 护治法则

补心健脾，益气摄血，固冲止血。

3. 治疗穴位

主穴为心俞、神阙、脐周四边穴，配穴选关元、气海。

4. 护心灸粉

药物选用黄芪、党参、白术、当归、煅龙骨、远志。若出血量多，可加棕榈炭、仙鹤草、血余炭等以增强止血作用；若心悸失眠严重，可加首乌藤、柏子仁以养心安神；若食欲不振，可加砂仁、神曲以开胃消食；若兼见腰膝酸软等肾虚症状，可加山茱萸、杜仲以补肾固冲。

（二）脾肾阳虚型

经血淋漓不尽，色淡暗、质稀，夹大量清稀血块，或突然崩下、血色淡红，畏寒肢冷（腰腹冷痛喜温），面色㿠白，腰膝冷痛（得温稍减），神疲乏力，纳差，便溏，小便清长，舌淡胖，苔白滑，脉沉迟或弱。

1. 证候分析

久居寒湿、过食生冷，损伤脾肾阳气，脾肾阳虚，统摄封藏失职，血失温煦，故见经血失约，色淡暗、质稀；寒凝血脉，夹清稀血块（《妇人大全良方》中"寒客胞中，经血为寒所凝，新血为寒所迫，不能归经"）。肾阳不足，失于温煦，腰府失养，故出现腰膝冷痛；脾阳不振，四肢不温、运化失职，故纳差、便溏、神疲乏力。阳虚水湿内停，故见舌体胖大、苔白滑；阳气鼓动无力故出现脉沉迟弱。

2. 护治法则

温补脾肾，固肾摄血，温经止血。

3. 治疗穴位

主穴为心俞、神阙、脐周四边穴，配穴选关元、肾俞、脾俞、命门。

4. 护心灸粉

药物选用附子、干姜、黄芪、白术。若出血量多，可加艾叶炭、赤石脂以加强温经止血之力；若腰膝酸软明显，可加桑寄生、续断以补肾强腰；若夜尿频多，可加益智仁、乌药以温肾缩尿；若大便溏薄，可加补骨脂、肉豆蔻以温脾止泻。

（三）血瘀阻滞型

经血淋漓不尽或时崩时漏，色紫暗、夹大量血块，小腹疼痛拒按，血块排出后痛减，面色紫暗，舌紫暗或有瘀斑，苔薄白，脉涩。

1. 证候分析

瘀血阻滞胞宫，新血不得归经，故淋漓或崩下，血瘀则色紫暗、夹血块。瘀血阻滞，气血不通，"不通则痛"，血块排出则瘀滞稍减，故痛减。瘀血内停，脉道不利，故舌紫暗，脉涩。

2. 护治法则

活血化瘀，理血归经，固冲止血。

3. 治疗穴位

主穴为心俞、神阙、脐周四边穴，配穴选膈俞。

4. 护心灸粉

药物选丹参、川芎、桃仁、红花。若出血量多，可加三七粉、蒲黄炭以增强化瘀止血之力；若小腹胀痛明显，可加延胡索、香附以理气止痛；若兼见气虚，可加黄芪、党参以益气摄血。

三、病案举例

陈某，女，42 岁，因"月经周期紊乱，经量多，淋漓不尽 1 年余"于 2025 年 3 月 10 日前来就诊。患者精神疲倦，全身乏力，肢体倦怠，日常活动明显受限；面色萎黄无华，头晕，目眩，食欲不振，大便溏薄，每日 2～3 次，舌淡，边有齿痕，舌苔薄白，脉细弱无力。遵医嘱予护心灸治疗，药物选用黄芪、党参、白术、当归、煅龙骨、远志粉填脐，主穴为心俞穴、神阙穴、脐周四边穴，配穴选关元、气海，出血期间每日 1 次，血止后每周治疗 3 ~ 4 次，10 次为 1 个疗程，患者面色逐渐转红润，体力恢复，记忆力有所增强，注意力较前集中。月经来潮，周期较前规律，经量适中，持续 5 ~ 6 天干净。

不 孕

一、中医认识

不孕是指女子婚后未避孕，有正常性生活，同居 1 年以上，而未受孕者；或曾有过妊娠（包括足月分娩、早产、流产、异位妊娠等），此后未避孕又连续 1 年以上未再受孕者，前者称为原发性不孕，后者称为继发性不孕，古称"无子""全不产""断绪"。本病核心在于冲任、胞宫功能失调，与肾、肝、脾三脏及气血津液密切相关。

《黄帝内经》首载不孕病机，《素问·骨空论》云："督脉为病……其女子不孕。"强调肾气、冲任对生殖的重要性。汉代《金匮要略》提出"妇人之病，因虚、积冷、结气"致不孕；隋代《诸病源候论》立"无子候"，分"阳虚""阴精不足"等证，奠定病因分型基础。宋代《妇人大全良方》强调"求子之法，当先调经"，提出肝郁、痰湿等病因；元代《丹溪心法》首论"痰湿不孕"，创苍附导痰丸。明代《景岳全书·妇人规》细分"肾虚、血虚、血热、血瘀、气滞、痰湿"等证，提出"种子之方，本无定轨，因人而药"；清代《傅青主女科》立"温胞饮""开郁种玉汤"等经典方剂，深化脏腑辨证。

本病对应西医不孕症。西医病因包括排卵障碍、输卵管因素、子宫因素、宫颈因素、男方因素及不明原因不孕，与中医"肾 - 天癸 - 冲任 - 胞宫"轴失调理论有内在关联。

（一）病因

1. 肾虚

先天禀赋不足，或早婚、房劳过度、多次流产，耗伤肾气；或肾阳虚衰，胞宫失于温煦；或肾阴亏虚，精血不足，冲任空虚。

2. 肝郁

七情内伤，情绪抑郁，或过度紧张焦虑，致肝气郁结，气血失调，冲任受阻，胞宫不得摄精成孕。

3. 血瘀

经期产后余血未净，感受寒邪或热邪，血行不畅；或手术创伤、长期慢性炎症，致瘀血内阻，胞脉不通。

4.痰湿

素体脾虚，或过食肥甘厚味，痰湿内生，壅阻冲任胞宫；或肥胖之人，痰湿蕴结，闭塞胞脉。

（二）病机

不孕的病机核心为"冲任失调，胞宫失养"。肾主生殖，为先天之本，肾气盛则天癸至，冲任通盛，胞宫功能正常；肝主疏泄，调畅气血，肝气郁结则气血不和；脾主运化，脾虚则痰湿内生；血瘀则胞脉阻滞。四者相互影响，导致卵子排出、精子输送、精卵结合及胚胎着床等环节障碍。

（三）分型

1.肾虚型

多因先天肾气不足，或后天房劳多产、久病及肾，致肾气虚、肾阳虚或肾阴虚。肾气虚则封藏失司，冲任不固；肾阳虚则命门火衰，胞宫寒冷；肾阴虚则精血亏少，冲任空虚。

2.肝郁型

常因情志不畅，所欲不遂，或家庭压力、社会因素导致肝气郁结，疏泄失常，气血失调，冲、任二脉受阻，胞宫不能摄精。

3.血瘀型

因经期产后受寒，寒凝血瘀；或湿热瘀阻，或气滞血瘀，或腹部手术、外伤后瘀血内停，阻滞胞宫、胞脉，影响精卵结合。

4.痰湿型

由于脾虚失运，水湿内停，聚而成痰；或素体肥胖，痰湿内盛，阻滞冲任，壅塞胞宫，致卵子排出不畅或宫腔环境异常。

二、护心灸治疗不孕

（一）肾虚型

原发性或继发性不孕，月经周期紊乱（推后或提前），经量少或淋漓不尽，色淡暗或鲜红；腰膝酸软，头晕、耳鸣，性欲减退，夜尿频多或五心烦热，失眠多梦；舌淡苔白或舌红少苔，脉沉细或细数。

1.证候分析

因肾气不足（或阳虚、阴虚），故冲任不固，月经失调；肾主骨生髓，肾虚则腰膝酸软、头晕、耳鸣；肾阳不足则性欲减退、夜尿频多；肾阴亏虚则虚热内生，见五心烦热、失眠多梦。

2. 护治法则

补肾填精，调补冲任（偏阳虚者温肾暖宫，偏阴虚者滋肾养血）。

3. 治疗穴位

主穴为神阙、脐周四边穴，配穴选子宫穴、关元、肾俞。

4. 护心灸粉

阳虚型药物选附子、肉桂、巴戟天、当归、川芎；阴虚型药物选熟地黄、女贞子、枸杞子、丹参、麦冬。若宫寒明显，小腹冷痛，可加艾叶、小茴香以暖宫散寒止痛；若白带清稀量多，可加芡实、桑螵蛸以益肾固精止带；若月经后期，量少色淡，可加当归、川芎以养血调经；若月经量少，可加丹参、益母草以活血调经；若腰膝酸软明显，可加桑寄生、杜仲以补肾强腰。

（二）肝郁型

不孕，月经先后无定期，经前乳房胀痛，经行腹痛，血色暗红夹血块；情志抑郁或烦躁易怒，善太息，胸胁胀满；舌暗红，苔薄白，脉弦。

1. 证候分析

因肝气郁结，疏泄失常，故月经紊乱、乳房胀痛；气滞血瘀则经行腹痛、夹血块；肝失条达则情志抑郁、胸胁胀满。

2. 护治法则

疏肝解郁，理气调冲。

3. 治疗穴位

主穴为神阙、脐周四边穴，配穴选膻中。

4. 护心灸粉

药物选用柴胡、香附、郁金、当归、白芍。若乳房胀痛明显，可加橘核、王不留行以理气通络止痛；若月经不调，可加益母草、泽兰以活血调经；若兼见肾虚，可加菟丝子、女贞子以补肾益精；若情绪抑郁较重，可加百合、远志以解郁安神。

（三）血瘀型

不孕，月经后期、经量少或淋漓不畅，色紫暗夹大量血块，经期小腹刺痛拒按；舌紫暗或有瘀斑，脉弦涩；或有慢性盆腔炎、子宫内膜异位症、宫腔粘连病史。

1. 证候分析

因瘀血阻滞胞宫、胞脉，故经血不畅、夹血块，小腹刺痛；舌紫暗、脉弦涩为血瘀之象。

2. 护治法则

活血化瘀，通经消癥。

3. 治疗穴位

主穴为神阙、脐周四边穴，配穴选子宫穴、膈俞、归来、关元。

4. 护心灸粉

药物选桃仁、红花、川芎、丹参。若经行腹痛剧烈，可加乳香、莪术以增强化瘀止痛之力；若月经夹有血块，可加益母草、泽兰以活血调经，促使血块排出；若兼见气滞，出现胸胁胀痛，可加香附、郁金以疏肝理气。

（四）痰湿型

不孕，月经后期、量少甚至闭经，形体肥胖，带下量多、色白质黏；头晕，心悸，胸闷泛恶，舌苔白腻，脉滑。

1. 证候分析

因痰湿阻滞冲任胞宫，故月经稀发、闭经；痰湿内盛则形体肥胖、带下黏腻；脾失健运则胸闷泛恶、舌苔白腻。

2. 护治法则

燥湿化痰，健脾调经。

3. 治疗穴位

主穴为神阙、脐周四边穴、中脘、子宫穴，脾虚配穴加脾俞、胃俞。

4. 护心灸粉

药物选用茯苓、苍术、半夏、陈皮、香附。若形体肥胖，可加泽泻、荷叶以利水渗湿、消脂减肥；若月经后期，量少色淡，可加当归、熟地以养血调经；若带下量多，色白质稀，可加白芷、芡实以燥湿止带；若兼见脾虚，出现神疲乏力、纳呆便溏等症状，可加党参、白术以健脾益气。

三、病案举例

赵某，女，30 岁，结婚 3 年未孕，于 2025 年 4 月 1 日就诊。患者面色晦暗，精神萎靡，平素月经不调，伴腰膝酸软、月经周期紊乱、性欲减退，腰部常有冷感，白带清稀量多，大便溏薄，小便清长，舌淡，苔薄白，舌体胖大边有齿痕，脉沉细无力，尺脉尤甚。遵医嘱予护心灸治疗，药物选附子、肉桂、巴戟天、当归、川芎粉填脐，主穴为神阙穴、脐周四边穴，配穴选子宫穴、关元、肾俞，每次 30 min，每日 1 次，治疗 5 次后，患者自觉腰膝酸软症状稍有减轻，夜尿次数减少至每晚 1 ~ 2 次；治疗 10 次后，畏寒肢冷症状有所缓解，性欲略有提升，但月经周期仍不规律。继续治疗，患者头晕、耳鸣症状减轻，精神状态明显改善，白带量减少。月经来潮，周期缩短至 32 天，经量较前增多，颜色转红。治疗后 3 个月，患者妊娠。

带 下 病

一、中医认识

带下病为病症名，亦称带下，是指以带下量明显增多或减少，色、质、气味发生异常，或伴全身、局部症状为常见症状的疾病的统称。

《内经》中已有关于带下的记载，如《素问·骨空论》中"任脉为病……女子带下瘕聚"，指出任脉病变与带下病的发生有关，为后世对带下病的理论研究奠定了基础。

汉代《金匮要略·妇人杂病脉证并治》中记载了"妇人之病，因虚、积冷、结气，为诸经水断绝，至有历年，血寒积结胞门，寒伤经络，凝坚在上……在下未多，经候不匀，冷阴掣痛，少腹恶寒；或引腰脊，下根气街，气冲急痛，膝胫疼烦，奄忽眩冒，状如厥癫；或有忧惨，悲伤多嗔，此皆带下，非有鬼神"。该书不仅对带下病的病因、症状进行了描述，还强调了其与气血、经络、脏腑的关系，并且指出带下病并非鬼神所致，而是由多种病理因素引起的。此外，书中还记载了治疗带下病的方剂，如温经汤等，为后世治疗带下病提供了重要的方剂依据。

隋代巢元方在《诸病源候论·妇人杂病诸候》中对带下病的病因病机进行了详细阐述，认为带下病是由于"劳伤过度，损动冲脉、任脉，致令其血与秽液兼带而下"，提出"带下者，由劳伤过度，损动经血，致令体虚受风冷，风冷入于胞络，搏其血之所成也"，并将带下病分为青、黄、赤、白、黑五色带下，分别对应五脏的病变，这种分类方法对后世认识带下病的不同类型和辨证论治具有重要的指导意义。

唐代孙思邈在《备急千金要方·妇人方》中记载了多种治疗带下病的方剂，如紫石门冬丸、白垩丸等，丰富了带下病的治疗方法。同时，该书还强调了饮食、起居等生活因素对带下病的影响，提出了一些预防和调护的方法。

宋代陈自明在《妇人大全良方》中对带下病的论述较为全面，总结了前人的经验，并结合自己的临床实践，对带下病的病因、病机、辨证、治疗等方面进行了系统的阐述。此外，该书还记载了多种治疗带下病的方剂，并对不同类型的带下病进行了详细的辨证论治，使带下病的治疗更加规范化。

明清时期，张景岳在《景岳全书·妇人规》中对带下病的认识有了进一步的发展，他认为带下病的病因有虚实之分，"凡妇人带下，大抵以命门虚寒，下元不固，不能收摄为患"，强调了肾虚在带下病发病中的重要作用，治疗上主张以温补为主。同时，他也指出带下病有因湿热下注所致者，治疗应清热利湿。傅山在《傅青主女科·带下》

中对带下病的辨证论治有独特的见解，他将带下病分为白带、黄带、青带、黑带、赤带等不同类型，分别进行辨证论治。如治疗白带，提出"夫白带乃湿盛而火衰，肝郁而气弱，则脾土受伤，湿土之气下陷，是以脾精不守，不能化荣血以为经水，反变成白滑之物，由阴门直下，欲自禁而不可得也"，创立了完带汤等方剂，以健脾疏肝、化湿止带，疗效显著，对后世治疗带下病具有重要的启示作用。

中医认为带下病与"湿邪"关系密切，治疗注重辨证求因、整体调理。广州地处岭南，气候湿热，女性更需注意防潮避湿，若带下异常持续不愈，建议结合现代医学检查（如白带常规）明确病因，中西医结合治疗效果更佳。

（一）病因

1.外感因素

湿邪最为关键，因"湿胜则濡泻，甚则水闭胕肿，湿气内盛，伤脾而致带下"。长居潮湿之地、涉水淋雨，或在经期、产后，胞脉空虚时，湿邪易乘虚而入，侵袭下焦，损伤任、带二脉。此外，寒邪与热邪也不容忽视，寒邪客于胞宫，与湿邪相搏，致寒湿凝滞；热邪侵袭，或体内湿热内生，均可扰动任带，引发带下异常。

2.内伤因素

饮食不节为主要因素。过食肥甘厚味、辛辣生冷之物，易损伤脾胃，致脾失健运，水湿内停，流注下焦，酿成带下。情志失调同样影响脏腑功能，肝郁气滞，横逆犯脾，肝脾失和，水湿代谢失常，湿浊下注；或肝郁化火，肝火夹湿热下注，损伤任带，发为带下病。此外，房劳多产、久病体虚等，可致肾气亏虚，封藏失职，带脉失约，任脉不固，也会引发带下病。

（二）病机

带下病的基本病机为任脉不固，带脉失约。脾主运化，脾虚则水湿运化失常，湿浊内生，流注下焦，损伤任、带二脉；肾主封藏，肾虚则封藏失职，不能约束带脉，任脉失于固摄，致带下量多、质与色异常。肝主疏泄，肝气郁结，疏泄失常，影响脾的运化与肾的封藏，进而导致任带二脉功能失调。若湿邪蕴久化热，或外感热邪与湿相合，湿热下注，灼伤任带，带下可出现色黄、质黏稠、有异味等症状；寒湿凝滞，气血运行不畅，带下则表现为色白、质清稀、有冷感。总之，带下病的发生是脏腑功能失调，导致任、带二脉损伤，湿邪下注的结果。

（三）分型

1.脾虚湿困型

主要为饮食不节，过度食用生冷、油腻食物，损伤脾胃；或劳倦过度，忧思伤脾，致脾气虚弱。脾虚不能运化水湿，水湿内停，流注下焦，损伤任、带二脉，从而引发带下病。

2. 肾阳虚衰型

因先天禀赋不足，肾阳素虚；或房劳过度，久病伤肾，致肾阳虚衰。肾主温煦，肾阳不足，不能温化水液，水湿下注，带脉失约，任脉不固，发为带下病。

二、护心灸治疗带下病

（一）脾虚湿困型

带下量多，色白或淡黄，质稀薄，无臭气，绵绵不断；面色萎黄，神疲乏力，四肢倦怠，纳少，便溏，舌淡胖，苔白腻，脉缓弱。

1. 证候分析

脾气虚弱，运化失职，水湿内停，流注下焦，损伤任、带二脉，故带下量多、质稀；脾虚气血生化无源，不能上荣于面，则面色萎黄；脾主四肢，脾虚则四肢倦怠、神疲乏力；脾失健运，故纳少，便溏；舌淡胖、苔白腻、脉缓弱均为脾虚湿困之象。

2. 护治法则

健脾益气，升阳除湿。

3. 治疗穴位

主穴为神阙、脐周四边穴，配穴选取中脘、带脉、气海、脾俞穴。

4. 护心灸粉

药物选党参、白术、山药、陈皮。若脾虚肝郁较甚，症见胸胁撑胀作痛、情志悒郁不舒者，宜配伍郁金、香附疏肝解郁以畅气机。若带下如注质清稀者，当佐黄芪益气升阳，配煅龙骨、煅牡蛎固摄任带以收涩止漏。若纳呆便溏尤甚者，可增茯苓、薏苡仁，健运脾土而渗湿实便；若伴腰膝酸软如折者，宜加杜仲、续断，补肝肾而强腰府；若带下混夹血丝者，当化裁入仙鹤草、地榆炭，凉血宁络以塞其流。

（二）肾阳虚衰型

带下量多，色白质稀，清冷如水，绵绵不绝；腰膝酸软冷痛，畏寒肢冷，小腹冷感，夜尿频多，舌淡，苔白润，脉沉迟无力。

1. 证候分析

肾阳虚衰，不能温化水液，水湿下注，带脉失约，任脉不固，故带下量多、质稀清冷；腰为肾之府，肾阳虚则腰膝酸软冷痛；肾阳不足，温煦失职，故畏寒肢冷、小腹冷感；肾与膀胱相表里，肾阳虚弱，膀胱气化失司，故夜尿频多；舌淡、苔白润、脉沉迟无力均为肾阳虚衰之征。

2. 护治法则

温肾培元，固涩止带。

3. 治疗穴位

主穴为神阙、脐周四边穴，配穴选取关元、命门、肾俞。

4. 护心灸粉

药物选用熟附子、肉桂、巴戟天。如见腰膝酸软疼痛症状显著，可酌加杜仲、续断、狗脊以补益肝肾、强筋壮骨、通经活络止痛；若小腹冷痛症状加剧，宜配伍小茴香、艾叶以温经暖宫、散寒止痛；遇尿频、遗尿症状显著，当增入益智仁、金樱子以温补肾阳、固精缩尿；若现便溏泄泻之候，可佐以补骨脂、肉豆蔻以温补脾肾、涩肠固脱；倘见带下清稀量多如注，需加用芡实、白果以健脾固肾、收涩止带。

三、病案举例

患者周某，女，35 岁，因"带下量多，质稀色白，无异味，伴神疲乏力、纳呆便溏 1 年余"于 2023 年 4 月 15 日前来就诊。患者面色萎黄，形体消瘦，精神萎靡，诉腹部常有坠胀感，四肢不温，口淡不渴，不喜冷饮，边有齿痕，舌苔白腻，脉象缓弱。遵医嘱予护心灸治疗，药物选白术、淮山、车前子粉填脐，主穴为神阙穴、脐周四边穴，配穴选取带脉、白环俞、气海、脾俞穴，每日 1 次，每次 25 ~ 30 min，治疗 10 日后，患者食欲明显增加，面色逐渐转红润，肢体倦怠感减轻。白带量较前明显减少，质地变稠，大便每日 1 次，基本成形。

盆 腔 炎

一、中医认识

盆腔炎为病名是指女性内生殖器官及其周围结缔组织、盆腔腹膜发生的炎症，以小腹或少腹疼痛拒按或坠胀，引及腰骶，或伴发热，白带增多等为主要表现的疾病。盆腔炎在古代医籍中没有完全对应的病名，但其相关症状散见于"带下病""妇人腹痛""癥瘕""不孕"等病症的记载中，《黄帝内经》中记载了一些与盆腔炎相关的症状和病因，如"任脉为病，女子带下瘕聚"，指出任脉病变可导致带下异常和腹部肿块等病症，为后世认识盆腔炎奠定了一定的理论基础。东汉时期张仲景在《金匮要略·妇人杂病脉证并治》中提到"妇人腹中诸疾痛，当归芍药散主之"，描述了妇人腹痛的病症，并给出了相应的治疗方剂，其中部分腹痛病症可能与盆腔炎有关。此外，还记载了"热入血室"证，妇人经期感受外邪，邪热与血相结，出现如"胸胁满如结胸状，谵语"等症状，与盆腔炎的某些病理机制有相似之处。隋唐时期巢元方在《诸病源候论》中对妇人带下病的病因、病机进行了详细论述，认为"带下病者，由劳伤血气，损动冲脉、任脉，致令其血与秽液兼带而下也"，指出了气血劳损、冲任损伤与带下病的关系，而盆腔炎常伴有带下异常，这与现代对盆腔炎的认识有一定的相关性。孙思邈在《备急千金要方》中记载了多种治疗妇人腹痛、带下等病症的方剂，如治妇人腹中痛的"大岩蜜汤"等，这些方剂对于盆腔炎的治疗有一定的参考价值。明清时期傅山在《傅青主女科》中提出"夫带下俱是湿症"，强调湿邪在带下病发病中的重要性，盆腔炎患者多有带下量多、色黄质稠等湿邪下注的表现。此外，书中还记载了完带汤、易黄汤等治疗带下病的名方，其对于盆腔炎所致的带下异常有较好的疗效。张景岳在《景岳全书·妇人规》中对妇人腹痛的病因、辨证论治进行了较为全面的论述，认为腹痛有虚实之分，"实者或因寒滞，或因血滞，或因气滞，或因热滞"，"虚者有因血虚，有因气虚"，这对于盆腔炎腹痛的辨证有一定的指导意义。

中医认为盆腔炎以"瘀"和"湿"为核心病机，治疗强调辨证求因、分期论治，结合内外治法改善症状。广州地区湿热气候易诱发本病，女性尤需注意清热利湿、调畅气血。若出现持续腹痛、发热或不孕，建议中西医结合治疗，必要时完善 B 型超声、病原体检测等明确病因。

（一）病因

1. 外感

湿邪是关键因素，湿性趋下，易袭阴位，长居潮湿之地、涉水淋雨，或经期、产后胞宫空虚之时，湿邪极易乘虚而入，侵袭下焦，引发病症。

2. 内伤

内伤病因中，饮食不节为主要因素。过食辛辣油腻、生冷寒凉食物，易损伤脾胃，致脾胃运化失常，水湿内停，流注下焦，蕴生湿热，进而引发盆腔炎。情志失调亦是重要诱因，长期焦虑、抑郁等不良情绪，导致肝气郁结，疏泄失常，横逆犯脾，肝脾失和，水湿代谢紊乱，湿浊内生；肝郁化火，肝火与脾湿相合，湿热下注胞宫。此外，房劳多产、多次人流或产后调养不当，耗伤气血，损伤胞宫，正气虚弱，外邪易侵；久病体虚，肾气亏虚，冲任不固，也为盆腔炎的发生创造了条件。

（二）病机

盆腔炎的基本病机为冲任受损，胞宫、胞脉气血运行不畅，湿、热、寒、瘀等邪气阻滞。冲、任二脉与女性生殖功能密切相关，脾胃虚弱，运化失司，水湿内生，下注胞宫，损伤冲任；肾气虚衰，封藏失职，冲任不固，气血运行无力。肝郁气滞，气血运行不畅，气滞则血瘀，瘀血阻滞胞宫、胞脉。外感湿、热、寒邪，与体内病理产物相互交结，导致气血瘀滞，不通则痛，从而出现下腹疼痛、腰骶酸痛等症状。若湿热之邪久蕴，可化毒成脓，出现高热、带下量多、质稠秽臭等重症；寒湿凝滞，阳气受阻，胞宫失于温养，可致月经不调、痛经等。

（三）分型

1. 气滞血瘀型

多因情志不畅，肝气郁结，疏泄失常，气机阻滞，血行不畅，瘀血内停；或经期、产后余血未尽，感受外邪，瘀血与邪气相互搏结，阻滞胞宫、胞脉，发为此型。

2. 寒湿凝滞型

常因经期、产后摄生不慎，冒雨涉水，或过食生冷，寒邪乘虚而入，与体内水湿相搏，形成寒湿之邪，凝滞于胞宫、胞脉，阳气受阻，气血运行不畅。

3. 气虚血瘀型

素体气虚，或久病、产后气血耗伤，气虚推动无力，血行迟缓，瘀血内停；或气虚不能摄血，离经之血留于胞宫、胞脉，形成气虚血瘀之候。

二、护心灸治疗盆腔炎

（一）气滞血瘀型

下腹胀痛或刺痛，情志不舒时加重，经行不畅，经色紫暗有块，块下痛减，胸胁、乳房胀痛，舌紫暗或有瘀点，苔薄，脉弦涩。

1. 证候分析

肝气郁结，气机阻滞，血行不畅，瘀血阻滞胞宫、胞脉，故下腹胀痛或刺痛；情志不舒则气机更郁，疼痛加重；瘀血阻滞，经血运行不畅，故经行不畅、经色紫暗有块，块下则瘀血稍散，疼痛减轻；肝脉布胁肋，肝气郁结，故胸胁、乳房胀痛；舌紫暗或有瘀点、脉弦涩为气滞血瘀之征。

2. 护治法则

疏肝理气，活血化瘀。

3. 治疗穴位

主穴为神阙、脐周四边穴，配穴选取期门、膈俞、脾俞、关元。

4. 护心灸粉

药物选柴胡、香附、川芎、当归、桃仁、红花、枳壳等药物组成。若下腹胀痛症状显著，可酌加木香、青皮以行气导滞、疏肝止痛。腰骶部疼痛较甚者，宜加桑寄生、续断、杜仲以补益肝肾、强筋壮骨。白带量多质稀时，可辅以茯苓、泽泻、薏苡仁以健脾渗湿、固摄止带。盆腔癥瘕积聚者，当佐入三棱、莪术、昆布以破血逐瘀、化痰散结。

（二）寒湿凝滞型

小腹冷痛，得热痛减，经行错后，量少，色暗有块，白带量多，质稀清冷，畏寒肢冷，面色青白，舌淡，苔白腻，脉沉紧。

1. 证候分析

寒湿之邪凝滞胞宫、胞脉，阳气受阻，气血运行不畅，故小腹冷痛；得热则寒散，故疼痛减轻；寒湿凝滞，冲任失调，血海不能按时满溢，故经行错后、量少、色暗有块；寒湿下注，损伤任、带二脉，故白带量多、质稀清冷；寒湿伤阳，故畏寒肢冷、面色青白；舌淡、苔白腻、脉沉紧为寒湿凝滞之象。

2. 护治法则

散寒除湿，化瘀止痛。

3. 治疗穴位

主穴为神阙、脐周四边穴，配穴选取关元、气海、命门、肾俞。

4. 护心灸粉

药物选小茴香、肉桂、干姜、吴茱萸、川芎、当归等。若带下量多质稀，可酌加茯苓、白术、山药等品，取其健脾渗湿、固摄止带之效。遇下腹坠胀症状显著者，宜增入乌药、香附等理气要药，以疏通气机、缓急止痛。腰骶冷痛者，当辅以桑寄生、杜仲、补骨脂等温补肾阳之品，俾使经脉得温、寒凝自散。若查见盆腔包块形成，需配伍三棱、莪术、炮山甲等破血消癥之剂，共奏化瘀散结、消癥化积之功。

（三）气虚血瘀型

下腹部隐痛，缠绵不休，劳累后加重，带下量多，色白质稀，神疲乏力，食少纳呆，大便溏薄，月经周期紊乱，量多或淋沥不净，经色淡暗，舌淡暗，边有齿痕，苔薄白，脉细涩。

1. 证候分析

气虚推动无力，血行迟缓，瘀血阻滞胞宫、胞脉，故下腹部隐痛；劳则耗气，故劳累后疼痛加重；气虚不能固摄，带脉失约，故带下量多、色白质稀；气虚则神疲乏力、食少纳呆、大便溏薄；气虚血瘀，冲任失调，故月经周期紊乱、量多或淋沥不净；舌淡暗、边有齿痕、苔薄白、脉细涩为气虚血瘀之征。

2. 护治法则

益气健脾，活血化瘀。

3. 治疗穴位

主穴为神阙、脐周四边穴，配穴选取脾俞、足三里、气海、血海、关元。

4.护心灸粉

药物选黄芪、党参、白术、当归、益母草等。若下腹部疼痛剧烈者，可酌加延胡索、五灵脂以增强活血定痛之效。伴腰骶酸楚者，宜辅桑寄生、杜仲、续断以培补肾气、强健腰膝。症见带下量多质稀者，当选芡实、白果、薏苡仁固护脾土、渗湿束带。经血量多淋沥者，当佐艾叶炭、炮姜炭温煦胞宫，配伍海螵蛸固摄冲任之血。

三、病案举例

孙某，女，32岁，因"下腹部坠胀疼痛，时轻时重，伴白带量多、色黄质稠，神疲乏力，经行腹痛加剧1年余。"于2023年4月20日前来就诊。患者精神萎靡，带下有轻微异味，腰部酸痛，活动受限，平素四肢无力，动则汗出，口干不欲饮，舌暗红，边有瘀斑，苔黄腻，脉细涩。遵医嘱予护心灸治疗，药选黄芪、白术、知母粉填脐，主穴为神阙穴、脐周四边穴，配穴选取带脉、脾俞、肾俞，每周治疗3~4次，10次为1个疗程，疗程结束后，患者腰部酸痛症状明显缓解，活动自如，食欲增加，体力恢复。白带基本恢复正常，颜色、质地均正常，无异味，经期经色转红，血块减少。

第五节　中医儿科病证

小 儿 泄 泻

一、中医认识

小儿泄泻为病症名，是指发生于小儿的以粪便稀薄，排便次数增加，或粪便稀薄而不成形为主要表现的疾病。

《黄帝内经》中就有关于泄泻的记载，如"清气在下，则生飧泄""湿胜则濡泄"等，为后世认识小儿泄泻奠定了理论基础，指出了泄泻与脾胃功能、湿气等因素的关系。巢元方的《诸病源候论》对小儿泄泻的病因病机进行了更详细的论述，认为"小儿肠胃嫩弱，因解脱逢风冷，乳哺不消，而变吐痢也"，指出外感风寒、饮食不节等因素可导致小儿泄泻。孙思邈的《备急千金要方》中记载了多种治疗小儿泄泻的方剂，如治小儿冷痢的龙骨汤等，丰富了小儿泄泻的治疗方法。钱乙在《小儿药证直诀》中提出"疳皆脾胃病，亡津液之所作也"，强调脾胃虚弱在小儿泄泻发病中的重要作用，并创制了七味白术散等方剂用于治疗小儿泄泻，对后世影响深远。金元四大家之一的李东垣重视脾胃在人体健康中的作用，在《脾胃论》中提出"脾胃虚则九窍不通"，认为脾胃虚弱可导致多种疾病，包括泄泻，其治疗强调调理脾胃，升清降浊。明清时期万全在《幼科发挥》中提出"调理脾胃者，医中之王道也"，强调了调理脾胃在小儿疾病治疗中的重要性，对于小儿泄泻的治疗，注重顾护脾胃之气。张景岳在《景岳全书·小儿则》中对小儿泄泻的辨证论治进行了系统总结，指出"泄泻之本，无不由于脾胃"，并根据不同的病因病机将泄泻分为多种类型，如寒泄、热泄、伤食泄等，分别采用不同的治疗方法。吴鞠通在《温病条辨·解儿难》中提出"小儿稚阳未充，稚阴未长者也"的生理特点，以及"易于感触，易于传变"的病理特点，在治疗小儿泄泻时，注重保护小儿的阴液和阳气，避免过用苦寒或温燥之品。

中医对小儿泄泻的认识在长期的临床实践中不断丰富和发展，形成了较为系统的理论和治疗方法，为后世治疗小儿泄泻提供了宝贵的经验。

（一）病因

1. 感受外邪

小儿脏腑娇嫩，易为外邪侵袭而发病。外感风、寒、暑、湿、热邪均可致泄泻，其中以湿邪最为常见，常与其他邪气兼夹为患，如寒湿、湿热等。

2. 内伤饮食

小儿脾胃运化功能尚未健全，若喂养不当，如过食生冷油腻、暴饮暴食等，易损伤脾胃，导致脾胃运化失常，水谷不化，从而引起泄泻。

3. 脾胃虚弱

小儿先天禀赋不足，或后天调养失宜，如长期饮食不节、久病体虚等，均可导致脾胃虚弱。脾胃运化功能减弱，不能正常腐熟水谷和运化精微，水湿内生，下注大肠，发为泄泻。

4. 脾肾阳虚

部分小儿因素体阳虚，或泄泻日久，损伤肾阳，导致脾肾阳虚。脾失温煦，肾失封藏，不能固摄水谷精微，从而引起久泻不止。

（二）病机

主要为脾胃运化功能失常，清浊不分，水谷精微不能正常吸收，水湿和糟粕下注大肠而致泄泻。其病机常由外感六淫、饮食不节或情志失调引发，致使脾阳不振、胃失和降。脾虚则运化失司，水谷不化精微；胃弱则受纳无权，升降枢机不利。清阳不升则水液泛溢，浊阴不降则湿滞肠腑。小肠受盛失职，更兼三焦气化失常，水湿与未腐熟之食糜混杂而下，故见大便稀溏、次数增多，甚则完全不化。病程迁延者多伴神疲乏力、脘腹胀闷等脾虚湿困之候。

（三）分型

1.风寒泻

多因小儿"肺常不足"，易受外感风寒侵袭。风寒之邪由表及里，直犯脾胃，致脾胃升降失调，清浊不分而下注。

2.伤食泻

常因小儿"脾常不足"，乳食不知自节，若喂养不当（过饱、过杂、生冷不化），致宿食停滞胃脘，积而不化，阻滞中焦。

3.脾虚泻

多由禀赋不足、素体脾虚，或久病迁延、暴泻伤脾，致脾胃运化无力而引起泄泻。

4.脾肾阳虚泻

因久泻不愈，或过用寒凉，损伤脾肾阳气，致脾失温煦、肾失封藏引起泄泻。

二、护心灸治疗小儿泄泻

（一）风寒泻

大便清稀，夹有泡沫，臭气不甚，肠鸣腹痛，或伴恶寒发热，鼻流清涕，咳嗽，舌淡，苔薄白，脉浮紧，指纹淡红。

1.证候分析

风寒外袭，客于肠胃，寒凝气滞，中阳被困，运化失职，故大便清稀，夹有泡沫；风寒束表，肺气失宣，故恶寒发热、鼻流清涕、咳嗽。

2.护治法则

疏风散寒，化湿和中。

3.治疗穴位

主穴为神阙、脐周四边穴，配穴选取中脘、天枢、脾俞、大肠俞。

4.护心灸粉

药物选藿香、苏叶、白芷。若腹痛剧烈者，宜增木香、砂仁以行气止痛。木香其性走窜，善通三焦气滞；砂仁功擅醒脾化湿，温中降逆，两者配伍共奏理气宽中、和胃止痛之效。若见大便澄澈清冷者，当佐泽泻、猪苓以分利水湿。泽泻通调水道，猪苓专攻下焦，二药淡渗利湿，使邪有出路，以达实脾止泻之功。若兼咳喘痰多者，可配前胡、杏仁以肃肺止咳。前胡功擅宣肃肺气，疏风清热；杏仁主入肺经，止咳平喘兼润肠通腑，二药协同增效，尤宜外邪犯肺之咳喘。

（二）伤食泻

大便稀溏，夹有乳凝块或食物残渣，气味酸臭，或如败卵，脘腹胀满，便前腹痛，泻后痛减，腹痛拒按，嗳气酸馊，或有呕吐，不思乳食，夜卧不安，舌苔厚腻，或微黄，脉滑实，指纹滞。

1. 证候分析

乳食不节，停滞中焦，脾胃运化失常，故大便稀溏，夹有乳凝块或食物残渣；食滞胃肠，气机不畅，故脘腹胀满、腹痛拒按；胃失和降，则嗳气酸馊、呕吐。

2. 护治法则

运脾和胃，消食化滞。

3. 治疗穴位

主穴为神阙、脐周四边穴，配穴选取中脘、天枢、脾俞、大肠俞。

4. 护心灸粉

药物选莱菔子、半夏、陈皮。若腹部胀满症状显著，宜配伍木香、厚朴增强理气消滞之效。木香善疏三焦郁滞，厚朴兼具燥湿运脾之功，两者协同可有效地缓解气滞型腹胀。如见持续性呕吐，当佐竹茹以和胃降逆，此药性凉质润，尤擅清除胃腑郁热，对痰热内扰之呕逆收效尤佳。若排泄物呈现酸腐气味，可伍槟榔以消食化积，其既能破气导滞，又可利水渗湿，对食积停滞、气机壅塞引发的便溏酸腐具有显著疏导作用。

（三）脾虚泻

大便稀溏，色淡不臭，多于食后作泻，时轻时重，面色萎黄，形体消瘦，神疲倦怠，舌淡苔白，脉缓弱，指纹淡。

1. 证候分析

脾胃虚弱，运化无权，水谷不化，清浊不分，故大便稀溏；脾胃虚弱，气血生化不足，故面色萎黄、形体消瘦、神疲倦怠。

2. 护治法则

健脾益气，助运止泻。

3. 治疗穴位

主穴为神阙、脐周四边穴，配穴选取中脘、天枢、脾俞、大肠俞。

4. 护心灸粉

药物选白术、茯苓、山药。若久泻不止，可加肉豆蔻、赤石脂以温中止泻、涩肠固脱。肉豆蔻温中涩肠，赤石脂涩肠止泻，两者合用可增强止泻作用。若食欲不振，可加焦山楂、炒麦芽以消食化积，开胃健脾。焦山楂、炒麦芽能帮助消化，促进食欲。若大便清稀，水湿较重，可加车前子以利水渗湿，使水湿从小便而走，分利止泻。

（四）脾肾阳虚泻

久泻不止，大便清稀，澄澈清冷，完谷不化，或见脱肛，形寒肢冷，面色㿠白，精神萎靡，睡时露睛，舌淡苔白，脉细弱，指纹色淡。

1. 证候分析

脾肾阳虚，命门火衰，脾失温煦，运化失职，故久泻不止、大便清稀、完谷不化；阳气虚衰，不能温煦肢体，故形寒肢冷、面色㿠白；脾虚气陷，则见脱肛。

2. 护治法则

温补脾肾，固涩止泻。

3. 治疗穴位

主穴为神阙、脐周四边穴，配穴选取中脘、天枢、脾俞、大肠俞。

4. 护心灸粉

药物选附子、白术、补骨脂。若久泻不止，滑脱不禁，可加赤石脂、禹余粮以涩肠止泻，加强固脱之力；若腹中冷痛较甚，可加肉桂，增强温阳散寒止痛之效。肉桂补火助阳，散寒止痛，引火归元，与附子、干姜等配伍，可使阳气得复，寒邪得散，疼痛自止。若脾虚食少，可加焦山楂、炒麦芽、焦神曲以消食化积，健脾开胃，帮助运化水谷精微。

三、病案举例

李某，男，4岁，因"反复泄泻3月余"于2022年3月25日由家长陪同就诊。面色苍白，形体消瘦，精神萎靡，口唇色淡，家长代诉患儿平素怕冷，夜间睡眠不安，易惊醒，小便清长，舌淡，苔白滑，指纹淡红，达气关，脉沉细无力。遵医嘱予护心灸治疗，药物选附子、白术、补骨脂粉填脐，主穴为神阙穴、脐周四边穴，配穴选取中脘、天枢、脾俞、大肠俞，每日1次，5次为1个疗程，治疗3次后，患儿泄泻次数减少至每日2~3次，大便质地稍有改善，不再呈水样；治疗1个疗程结束后，泄泻次数减为每日1~2次，大便中未消化食物残渣减少，精神状态稍有好转，食欲有所增加。第2次疗程结束后，患儿全身症状消失，大便正常，面色红润，精神饱满，体力充沛。随访1个月，泄泻未再复发，生长发育正常。

积 滞

一、中医认识

积滞为病症名，是指因乳食内积，脾胃受损所致，以小儿腹胀腹痛、泄泻或便秘、呕吐为主要表现的疾病。

《黄帝内经》中虽未明确提出"积滞"病名，但有关于脾胃运化功能及饮食不节导致疾病的论述，如"饮食自倍，肠胃乃伤"，为后世认识积滞奠定了理论基础。巢元方在《诸病源候论·小儿杂病诸候》中对小儿积滞的病因病机有了进一步阐述，指出"小儿宿食不消者，由脏气软弱，故乳哺饮食不能消化也"，强调了小儿脏腑娇嫩、脾胃虚弱易致宿食不消的特点。钱乙在《小儿药证直诀》中记载了多种与积滞相关的病症及治法，提出"疳皆脾胃病，亡津液之所作也"，认为积滞日久可发展为疳证，还创立了如异功散、七味白术散等方剂，为积滞的治疗提供了有效方法。王肯堂的《证治准绳·幼科》也提及"身热体瘦，面色萎黄，或肚大青筋"，对积滞的临床表现有了更具体的描述，并进行了系统总结，丰富了积滞的辨证论治内容。李东垣重视脾胃在人体健康中的重要作用，在《脾胃论》中阐述了脾胃受损与多种疾病的关系，积滞亦在其中。他强调饮食不节、劳役过度等因素对脾胃的损伤，治疗上注重调理脾胃，升清降浊。张子和则主张"积之成也，或因饮食，或因寒温，或因气血"，在治疗上提倡以攻邪为主，采用汗、吐、下等方法祛除积滞。万全在《万氏家藏育婴秘诀》中对小儿积滞的病因、辨证和治疗进行了较为全面的论述，提出"小儿之病，多由乳食所伤"，并详细介绍了消积、补脾等治法。吴谦等编著的《医宗金鉴·幼科心法要诀》对积滞的认识更加深入，书中记载了"夫乳与食，小儿资以养生者，胃主纳受，脾主运化，乳贵有时，食贵有节，可免积滞之患，若父母过爱，乳食无度，则宿滞不消而病成矣"，并列举了多种积滞的兼证及相应治法，使积滞的理论和治疗更加完善。

（一）病因

1. 乳食不节

小儿喂养不当，如过食肥甘厚味、生冷坚硬之物，或进食无规律，饥饱无常，均可导致乳食停积胃肠，形成积滞。

2. 脾胃虚弱

小儿脏腑娇嫩，脾胃功能尚未健全，若先天禀赋不足，或后天调护失宜，如久病体虚、过度劳累等，均可导致脾胃虚弱，运化无力，乳食难以腐熟，从而停滞于中焦，引发积滞。

（二）病机

积滞的基本病机为乳食停滞中焦，脾胃运化失常。小儿脏腑娇嫩，形气未充，脾胃运化功能较成人薄弱，若家长喂养失当，哺乳过量或辅食添加过早，或恣食肥甘厚味、生冷瓜果，超过脾胃的运化能力，则乳食不能及时消化，停滞于胃肠。宿食内停则壅塞气机，致脾胃升降失常，清阳不升，浊阴不降，中焦气机阻滞，故见脘腹胀满、疼痛拒按；食积化热则见夜卧不安、手足心热；乳食不化则见嗳腐吞酸、呕吐酸馊、大便酸臭。若积滞日久，郁而化热可形成积热，损伤脾胃则转为疳证。临床常见患儿既有脘腹胀满、不思饮食的实证表现，又伴有面色萎黄、形体消瘦的虚象，形成虚实夹杂的脾虚夹积证候。

（三）分型

1. 乳食内积（实证）

多因喂养不当（过饱、过杂、生冷油腻），或小儿乳食不知自节，致乳食停滞胃脘。

2. 脾虚夹积（虚实夹杂）

由于先天禀赋不足、素体脾虚，或久病、过用寒凉损伤脾胃，复因乳食不节，积滞内停。

二、护心灸治疗积滞

（一）乳食内积

不思乳食，嗳腐酸馊或呕吐食物、乳片，脘腹胀满疼痛，大便酸臭，烦躁啼哭，夜眠不安，手足心热，舌红，苔白厚或黄厚腻，脉弦滑，指纹紫滞。

1. 证候分析

小儿乳食不节，喂养不当，乳食停积胃肠，脾胃运化失常，故不思乳食；乳食积滞，蕴而化热，腐而酸臭，故嗳腐酸馊、大便酸臭；积滞内停，气机不畅，故脘腹胀满疼痛；胃不和则卧不安，故烦躁啼哭、夜眠不安；食积化热，故手足心热、舌红、苔厚腻、脉弦滑，指纹紫滞。

2. 护治法则

消乳化食，和中导滞。

3. 治疗穴位

主穴为神阙、脐周四边穴，配穴选取中脘、脾俞、胃俞穴。

4. 护心灸粉

药物选陈皮、法半夏、茯苓。若乳积症候较重者，酌增麦芽、谷芽二药，其消导乳食之功倍增；若食滞内停而脘腹胀满显著者，辅以枳实、厚朴相须为用，行气除胀之力尤彰；若燥屎内结之证，佐入槟榔、大黄配伍，既通腑泻热，又导浊滞下行；若伴呕逆之候，增入竹茹、旋覆花协同增效，其和胃降逆之效显著。

（二）脾虚夹积

面色萎黄，形体消瘦，神疲肢倦，不思乳食，食则饱胀，腹满喜按，大便稀溏酸腥，夹有乳片或不消化食物残渣，舌淡，苔白腻，脉细滑，指纹淡滞。

1. 证候分析

脾胃虚弱，气血生化不足，故面色萎黄、形体消瘦、神疲肢倦；脾胃运化无力，乳食积滞，故不思乳食、食则饱胀；脾虚不运，气机不畅，故腹满；脾虚则肠道失约，故大便稀溏酸腥，夹有不消化食物残渣；舌淡、苔白腻、脉细滑、指纹淡滞，均为脾虚夹积之象。

2. 护治法则

健脾助运，消食化滞。

3. 治疗穴位

主穴为神阙、脐周四边穴，配穴选取中脘、脾俞、胃俞穴。

4. 护心灸粉

药物选党参、白术、茯苓、陈皮。若腹胀明显，可加木香、砂仁以增强理气消胀的作用；大便溏薄者，加山药、薏苡仁以健脾利湿止泻；若面色萎黄，气血不足，可加黄芪、当归以补气养血；食欲不振明显者，可加鸡内金、砂仁以开胃醒脾。

三、病案举例

陈某，男，3岁，因"食欲不振、腹胀、腹痛1月余，伴大便不调、神疲乏力"于2022年4月25日就诊。家长诉患儿近段时间食欲不佳、腹胀，腹部胀满，触之较硬，按之患儿有哭闹表现，口中可闻及酸腐气味，睡眠不安，夜间常翻身、哭闹，平时自汗较多，手足心热，面色萎黄，形体偏瘦，毛发枯黄、稀疏，精神萎靡，舌淡，苔白腻，脉象细滑。遵医嘱予护心灸治疗，药选党参、白术、茯苓、陈皮粉填脐，主穴为神阙穴、脐周四边穴，配穴选取中脘、脾俞、胃俞穴，每日1次，每次20 min，治疗10日后，患儿全身症状消失，食欲正常，大便正常，腹胀腹痛未再出现，体重有所增加，舌淡红，苔薄白，脉正常。

遗　尿

一、中医认识

遗尿为病名，又称遗溺。《黄帝内经·素问·宣明五气论》曰："膀胱不利为癃，不约为遗溺。"《中医药学名词》（2010）：遗尿是指以睡眠或昏迷中不自觉地发生排尿为主要表现的疾病。

《黄帝内经》中对遗尿现象有所提及，如《灵枢·本输》篇提到"三焦者，足少阳太阴之所将，太阳之别也，上踝五寸，别入贯腨肠，出于委阳，并太阳之正，入络膀胱，约下焦，实则闭癃，虚则遗溺"，从经络与脏腑的关系角度，阐述了遗尿与三焦、膀胱等脏腑经络的联系，为后世认识遗尿奠定了理论基础。巢元方的《诸病源候论》

对遗尿的病因病机进行了详细论述，认为遗尿是由于"膀胱虚冷，不能约于水故也"，指出了膀胱虚寒是遗尿的重要原因之一，同时还提到了其他因素如"肾气虚"等对遗尿的影响，丰富了遗尿的病因学说。宋代儿科专著《小儿药证直诀》中记载了多种儿科病症，其中对遗尿也有涉及。钱乙在书中提出了一些针对小儿遗尿的治疗方法，如使用地黄丸等方剂进行调理，体现了当时对小儿遗尿证治的认识和实践经验。此外，《太平圣惠方》《圣济总录》等方书中也收录了许多治疗遗尿的方剂，反映了宋代在遗尿治疗方面的丰富经验和方剂学的发展。金元时期李东垣在《脾胃论》中强调脾胃在人体健康中的重要性，认为脾胃虚弱可导致多种病症，其中也包括遗尿。他提出"脾胃虚则九窍不通"，认为脾胃运化失常，气血生化不足，可影响膀胱的气化功能，进而导致遗尿，丰富了遗尿的病因病机理论。张子和则在《儒门事亲》中主张用吐、下、汗等方法治疗疾病，对于遗尿的治疗也有独特的见解，他认为一些遗尿病症可通过祛邪的方法来达到治疗的目的，体现了金元时期医家对疾病治疗的创新思维。明代万全在《万氏家藏育婴秘诀》中对小儿遗尿的治疗有详细记载，提出了"小儿遗尿，多因膀胱虚寒"的观点，并强调了补肾温阳在治疗遗尿中的重要性。他还介绍了一些具体的方剂和用药经验，如使用桑螵蛸散等方剂治疗小儿遗尿，对后世临床治疗小儿遗尿具有重要的指导意义。王肯堂的《证治准绳·幼科》对遗尿的证治进行了系统总结，收集了前人的相关论述和治疗经验，并结合自己的临床实践，对遗尿的不同证型进行了详细的辨证论治，使遗尿的诊断和治疗更加规范化。清代吴谦等编著的《医宗金鉴·幼科心法要诀》中对遗尿的认识更加全面，书中不仅提到了膀胱虚寒导致的遗尿，还对其他病因如肝经湿热等引起的遗尿进行了辨证论治，提出了相应的治疗方剂和方法。此外，清代医家在临床实践中还不断总结经验，对遗尿的治疗方法进行了进一步的丰富和完善，如采用艾灸、推拿等外治法配合药物治疗遗尿，取得了较好的临床效果。中医对遗尿的认识在历代医家的不断探索和实践中逐渐丰富和深入，从病因病机的探讨到治疗方法的创新和完善，为后世遗尿的诊治提供了丰富的理论和实践依据。

（一）病因

1. 先天禀赋不足

胎儿在母体中发育不良，父母体质虚弱或孕期母体调养不当，致使肾气亏虚，膀胱气化功能未健，膀胱约束无力，从而出现遗尿。

2. 后天失养

小儿喂养不当，营养不均衡，导致脾胃虚弱，气血生化无源，无法滋养先天肾气，影响膀胱正常功能；久病体虚，损耗正气，累及肾脏，致使肾脏功能受损，影响膀胱正常运作。

3. 情志失调

小儿因受惊、紧张、焦虑等情绪刺激，致使气机紊乱，影响膀胱的固摄功能，引发遗尿。

4. 外感邪气

风寒、湿热之邪侵袭人体，影响肺、脾、肾三脏的功能。肺失通调水道、脾失运化水湿、肾失气化，致使膀胱开合失司，最终引发遗尿。

（二）病机

遗尿的基本病机为膀胱失约，肾与膀胱气化功能失调。肾主水，司二便，与膀胱相表里，共同完成尿液的生成、排泄与贮存。若肾气不足，不能温煦和推动膀胱气化，膀胱开合失司，尿液不能正常约束，就会出现遗尿。肺为水之上源，主通调水道，若肺气失宣，不能将津液正常布散与排泄，可影响膀胱的气化功能。脾主运化水湿，脾虚则水湿运化失常，水液代谢紊乱，也会导致膀胱失约。此外，三焦为决渎之官，三焦气机不畅，水液运行受阻，同样可引起膀胱气化功能失调，致使遗尿发生。心与肾之间存在密切关系，心肾不交，心火不能下温肾水，肾水不能上济心火，也可能影响膀胱的功能，引发遗尿。

（三）分型

1. 肾气不足证

先天禀赋不足，父母体质虚弱，或孕期母体调养不当，胎儿在母体内肾气未充；后天久病，导致肾气亏虚。肾为先天之本，肾气不足，不能温煦膀胱，膀胱气化功能减弱，约束无力，从而出现遗尿。

2. 肺脾气虚证

小儿喂养不当，脾胃虚弱，气血生化不足；水谷精微无法充分转化为津液，津液不能上达于肺，滞留中焦成湿，肺宣降失常，水液代谢紊乱，水道通调失职。肺主一身之气，脾为后天之本，气血生化之源，肺脾气虚，不能正常布散津液与固摄尿液，致使膀胱失约，引发遗尿。

3. 心肾不交证

先天禀赋阳热体质，学习压力大，情志化火。心肾之间水火既济、阴阳协调，若心阴不足，心火不能下交于肾，肾阴亏虚，肾水不能上济于心，心肾不交，进而影响膀胱的气化功能，导致遗尿。

二、护心灸治疗遗尿

（一）肾气不足证

睡中遗尿，醒后方觉，小便清长，面色㿠白，形寒肢冷，腰膝酸软，智力较同龄人稍差，舌淡，苔白滑，脉沉迟无力。

1. 证候分析

肾主水，司二便，与膀胱相表里。肾气不足，膀胱失约，故睡中遗尿、小便清长。肾为先天之本，肾阳不足，不能温煦全身，故面色㿠白、形寒肢冷、腰膝酸软。肾主骨生髓，脑为髓海，肾气不足，髓海不充，则智力较同龄人稍差。舌淡、苔白滑、脉沉迟无力均为肾阳不足之象。

2. 护治法则

温补肾阳，固涩止遗。

3. 治疗穴位

主穴为神阙、脐周四边穴，配穴选取中极、肾俞、背俞、膀胱俞。

4. 护心灸方

药物选菟丝子、肉苁蓉、附子。若患儿夜寐多梦，宜配伍远志、石菖蒲，宁心益智而交通心肾；遇小便清长频数者，当增益智仁，取其温煦下元以固摄下焦；若兼见脾虚泄泻之证，当佐以党参、白术、山药等品，共奏培土益气之功。

（二）脾肺气虚证

睡中遗尿，尿频而量少，面色萎黄，神疲乏力，食欲不振，大便溏薄，自汗出，易感冒，舌淡，苔薄白，脉缓弱。

1. 证候分析

脾肺气虚，中气下陷，膀胱失约，故睡中遗尿、尿频而量少。脾主运化，脾虚运化失常，故食欲不振、大便溏薄。肺主气，司呼吸，外合皮毛，肺气虚则卫外不固，故自汗出、易感冒。面色萎黄、神疲乏力、舌淡、苔薄白、脉缓弱均为脾肺气虚之征。

2. 护治法则

健脾补肺，固涩止遗。

3. 治疗穴位

主穴为神阙、脐周四边穴，配穴选取中极、脾俞、肺俞。

4. 护心灸方

药物选黄芪、白术、炙甘草。咳嗽气短明显（肺气虚较重），加五味子、炙紫菀，加强补肺止咳之功；食欲不振、腹胀（脾虚气滞），加焦三仙（焦山楂、焦麦芽、焦神曲），消食和胃；或木香（理气醒脾）；便溏泄泻（脾虚湿盛），加茯苓（健脾利湿）、莲子（健脾止泻），增强健脾化湿之力；遗尿频繁、尿量多，加覆盆子、芡实，加强固肾缩尿作用。

（三）心肾不交证

梦中遗尿，醒后方觉，心烦少寐，多梦易惊，舌红少苔，脉细数。

1. 证候分析

心火亢盛，不能下交于肾，肾水不能上济于心，心肾不交，水火失济，故梦中遗尿、心烦少寐、多梦易惊。舌红少苔、脉细数为阴虚火旺之象。

2. 护治法则

交通心肾，宁神止遗。

3. 治疗穴位

主穴为神阙、脐周四边穴，配穴选取中极、心俞、肾俞。

4. 护心灸方

药物选生地黄、黄连、肉桂。若夜梦繁多、睡中惊惕，加酸枣仁（养心安神）、茯神（宁心安神），或合欢皮（解郁安神）；兼脾虚便溏，加白术、山药（健脾益气），防止寒凉伤脾；遗尿频繁、尿量少而黄，加金樱子、芡实（增强固涩缩尿），或乌药（温肾理气）。

（四）下焦蓄血证

遗尿，小便频数或尿时疼痛，小腹胀满刺痛，舌紫暗或有瘀点，脉涩。

1. 证候分析

下焦蓄血，瘀血阻滞，气血运行不畅，影响膀胱气化功能，导致膀胱失约，故遗尿。瘀血阻滞，不通则痛，故小腹胀满刺痛。小便频数或尿时疼痛也是瘀血阻滞下焦，膀胱气化不利所致。舌紫暗或有瘀点、脉涩为瘀血内停之征。

2. 护治法则

活血化瘀，通利膀胱。

3. 治疗穴位

主穴为神阙、脐周四边穴，配穴选取中极、肾俞、膀胱俞、气海。

4. 护心灸方

药物选小茴香、延胡索、当归、川芎。若患者呈现明显瘀血征象（下腹刺痛如锥、舌紫暗伴瘀斑显见），可酌情配伍丹参、赤芍（强化活血散瘀功效），或择三棱、莪术（破血行滞，适宜体质壮实者）；遇肾气亏虚证候（遗尿频发、腰膝酸软如折），宜加益智仁、菟丝子（温煦肾阳固摄下元）；对于伴随血尿症状者（瘀血阻滞伤及脉络），当配三七粉、蒲黄炭（祛瘀止血不留滞），或佐小蓟（凉血清热止血）；若见夜寐不宁（瘀浊上扰神明），可予远志、酸枣仁（宁心安神定魂魄），或辅以合欢皮（疏郁解结助安眠）。

三、病案举例

王某，男，6 岁，因"夜间遗尿半年余，伴神疲乏力、自汗、食欲不振"于 2023 年 5 月 10 日由家长陪同就诊。患儿近半年来，频繁出现夜间尿床现象，每周尿床 3 ~ 5 次，甚至有时每晚尿床 1 ~ 2 次。尿液清长，无尿痛、尿急等不适。同时伴有精神疲倦，活动后易感到乏力，日常玩耍时间明显减少；自汗较多，白天稍活动或安静状态下，头部、后背等部位也容易出汗；食欲不振，食量较小，对多数食物兴趣不高，舌淡，苔薄白，家长代诉患儿平时易感冒，咳嗽无力，声音低微，大便溏薄，每日 1 ~ 2 次，脉象细弱。遵医嘱予护心灸治疗，药物选黄芪、白术粉填脐，主穴为神阙穴、脐周四边穴，配穴选取中极、脾俞、肺俞穴，每日 1 次，每次 20 min，治疗 10 日后，患儿面色逐渐转红润，活动后乏力感减轻，尿床现象基本消失，仅偶尔出现 1 次尿床情况，咳嗽次数减少，声音较前有力。

第六节　其他病症

鼻　渊

一、中医认识

鼻渊为病名，出自《黄帝内经素问·气厥论》，俗称脑漏（《景岳全书·鼻证》），又称脑崩（《外科大成》卷三）、脑渗（《医学准绳六要》）、脑泻（《普济方》卷五十七）、历脑、控脑痧、控脑砂（《医宗金鉴》卷六十五、《外科大成》卷三），是指以鼻流浊涕，量多不止为主要表现的鼻病。因涕下不止如溚水而得名。鼻渊是鼻科的常见病、多发病之一。

《黄帝内经·素问·气厥论》："胆热移于脑，则辛頞鼻渊。鼻渊者，浊涕不止也。"继《黄帝内经·素问》之后，历代医家对本病的论述也较多，并根据《黄帝内经·素问》对其病机、病位、症状及"脑渗为涕"的论述，故又有"脑漏""脑渗""历脑""控脑痧"等病名。

《外科正宗》卷四："脑漏者，又名鼻渊。总由风寒凝入脑户与太阳湿热交蒸乃成。

其患鼻流浊涕，或流黄水，点点滴滴，长湿无干，久则头眩虚晕不已。"鼻渊与西医的急性鼻窦炎、慢性鼻窦炎类似。

（一）病因

1.外感风热

风热之邪侵袭鼻窍，肺气失宣，邪毒壅滞鼻窍，灼腐鼻窦肌膜而发为鼻渊。

2.胆经郁热

情志不舒，肝郁化火，循经上犯鼻窍，或胆腑蕴热，上移于脑，侵犯鼻窦，导致气血凝滞，腐肉成脓，发为鼻渊。

3.脾胃湿热

饮食不节，过食肥甘厚味、辛辣醇酒等，导致脾胃运化失常，湿热内生，循经上蒸鼻窍，熏蒸鼻窦，而致鼻渊。

4.肺气虚寒

肺气虚弱，卫表不固，易受外邪侵袭，且肺气虚则鼻窍失养，邪毒易于滞留，凝聚于鼻窦，发为鼻渊。

5.脾气虚弱

脾胃虚弱，气血生化不足，鼻窍失养，同时脾虚则清阳不升，浊阴不降，湿浊之邪上犯鼻窍，停聚鼻窦，引发鼻渊。

（二）病机

鼻渊的基本病机为邪犯鼻窍，气血瘀滞，清窍不利。鼻为肺之窍，肺气通于鼻，当外感邪气侵袭，首先犯肺，肺失宣降，津液输布失常，聚而为痰，痰浊与外邪互结，阻塞鼻窍，导致鼻塞、流涕等症状。脾胃为后天之本，主运化水湿，若脾胃功能失调，水湿内停，聚湿生痰，痰湿上犯鼻窍，影响鼻窍正常生理功能。肝主疏泄，肝气郁结，气郁化火，肝火上炎，灼伤鼻窍脉络，致使气血运行不畅，鼻窍壅塞。肾为先天之本，肾主纳气，肾虚则摄纳无权，气不归元，虚火上炎，熏灼鼻窍，也可引发鼻渊。总之，鼻渊的发生是多种因素导致鼻窍气血运行不畅，清窍被阻，从而出现鼻塞、流涕、头痛等一系列症状。

（三）分型

1.肺脾气虚型

先天禀赋不足，肺脾虚弱；或后天久病体虚，耗伤肺气与脾气；或劳倦过度，损伤肺脾之气。肺主气，司呼吸，肺气虚弱，则卫外功能减弱，易受外邪侵袭；脾主运化，脾气虚弱，水湿运化失常，痰湿内生，上犯鼻窍。肺脾气虚，鼻窍失于气血滋养，抵御外邪能力下降，从而导致鼻渊反复发作。

2. 肾元亏虚型

先天禀赋不足，肾气虚弱；或房劳过度，久病伤肾，导致肾元亏虚。肾阴虚者，阴虚火旺，虚火上炎，熏灼鼻窍；肾阳虚者，肾阳不足，温煦无力，鼻窍失于温养，且阳虚水泛，痰湿内生，上扰鼻窍。肾元亏虚，鼻窍生理功能失常，易引发鼻渊，且病情缠绵难愈。

二、护心灸治疗鼻渊

（一）肺脾气虚型

患者鼻塞时轻时重，流清涕，遇寒加重，嗅觉减退，鼻窍黏膜淡红或苍白，神疲乏力，少气懒言，自汗，咳嗽痰白，食少，便溏，舌淡苔白，脉细弱。

1. 证候分析

肺气虚弱，卫外功能减弱，故自汗，遇寒鼻塞加重；肺失宣降，咳嗽痰白；脾气虚弱，运化失常，食少，便溏，神疲乏力，少气懒言；鼻窍失于气血滋养，因此鼻塞、流清涕、嗅觉减退、鼻黏膜淡红或苍白；舌淡苔白、脉细弱为肺脾气虚之象。

2. 护治法则

补益肺脾，温阳通窍。

3. 治疗穴位

主穴为神阙穴、脐周四边穴，配穴选取肺俞、脾俞。

4. 护心灸粉

药物选党参、黄芪、白术、茯苓等。针对顽固性鼻塞，可配伍辛夷、苍耳子强化宣通鼻窍功效；若见明显寒象（形寒肢冷、清涕如注），宜加桂枝、干姜等辛温之品温振阳气，协同细辛驱散肺经沉寒；若遇涕液滂沱难止，可佐乌梅、五味子等酸涩收敛之剂，固摄耗散之津；兼夹湿浊证候（白浊涕液缠绵、头重如裹），则取芳香化浊的石菖蒲配伍理气健脾的陈皮，既开窍启闭又协同祛除湿浊之邪。

（二）肾元亏虚型

肾阴虚者，鼻塞，鼻内干燥，嗅觉减退，鼻窍黏膜暗红、少津，头晕，耳鸣，腰膝酸软，五心烦热，潮热盗汗，舌红少苔，脉细数。肾阳虚者，鼻塞，流清涕，嗅觉减退，鼻窍黏膜淡白，面色㿠白，形寒肢冷，腰膝冷痛，夜尿多，舌淡胖，苔白滑，脉沉细无力。

1. 证候分析

肾阴虚者，虚火上炎，熏灼鼻窍，故鼻内干燥、鼻黏膜暗红少津；肾阴不足，不能滋养腰膝、充养脑髓，头晕，耳鸣，腰膝酸软；阴虚生内热，五心烦热、潮热盗汗；

舌红少苔、脉细数为阴虚火旺之象。肾阳虚者,肾阳不足,温煦无力,鼻窍失于温养,因此鼻塞、流清涕、鼻黏膜淡白;阳虚不能温养形体,面色㿠白、形寒肢冷、腰膝冷痛;肾阳亏虚,膀胱气化失司,夜尿多;舌淡胖、苔白滑、脉沉细无力为肾阳虚衰之征。

2. 护治法则

肾阴虚者,滋阴降火,润窍通鼻;肾阳虚者,温补肾阳,益气通窍。

3. 治疗穴位

主穴为神阙穴、脐周四边穴,肾阴虚配穴肾俞,肾阳虚配穴肾俞、命门、关元、气海。

4. 护心灸粉

肾阴虚药物选熟地黄、山茱萸、枸杞子、龟甲、麦冬等。肾阳虚药物选附子、肉桂、巴戟天、淫羊藿、肉苁蓉等药物组成。遇鼻窍窒塞顽固、嗅觉迟钝者,辅以薄荷、路路通,取其轻扬透达之性以通利鼻络;病久入络兼见血瘀征象(舌现发绀),佐川芎、丹参辛香走窜,行血中瘀滞以畅窍络。

三、病案举例

陈某,男,38岁,因"鼻塞、流涕反复发作 2 年余,伴嗅觉减退、神疲乏力、食少便溏"于 2022 年 5 月 15 日前来就诊。患者近 2 年来,反复出现鼻塞症状,呈间歇性或交替性,白天、运动后减轻,夜间、静坐或寒冷时加重。流涕量多,质地清稀,色白,有时自觉鼻涕后流入咽部,需频繁清嗓。嗅觉逐渐减退,对气味的感知不灵敏,严重影响日常生活。同时伴有精神疲倦,全身乏力,日常工作稍久即感疲惫不堪;食欲不佳,食量减少,进食后常有胃脘胀满不适;大便溏薄,每日 2 ~ 3 次,便不成形,舌淡,边有齿痕,舌苔白腻,脉象细弱。遵医嘱予护心灸治疗,药选北黄芪、甘草、茯苓、桔梗粉填脐,主穴为神阙穴、脐周四边穴,配穴选取脾俞、胃俞穴,每次 30 min,每日 1 次,治疗 13 日后,患者全身症状基本消失,鼻塞、流涕停止,嗅觉恢复正常,精神饱满,食欲正常,大便成形,每日 1 次。

项 痹

一、中医认识

项痹是中医的一个病名,是指因颈部长期劳损、骨质增生、椎间盘突出等导致颈部经络气血运行不畅,以颈项部疼痛、僵硬、活动受限,或伴上肢麻木、疼痛、无力等为主要临床表现的一种病症。项痹相当于现代医学中的颈椎病。

《黄帝内经》虽未直接提出"项痹"，但对颈项部病症有大量记载，如"项强""项痛""颈肿"等。《素问·痹论》提出"痹者，闭也"，指经络气血闭阻不通，为项痹病机"经络痹阻"奠定基础。如《灵枢·经脉》载"膀胱足太阳之脉……是动则病冲头痛，目似脱，项如拔"，指出足太阳经病变导致颈项强痛；《素问·至真要大论》云"太阳之胜，凝溧且至，非时水冰，羽乃后化……项背相引而痛"，认为寒邪侵袭可致颈项拘急疼痛。张仲景《伤寒论》提出"太阳病，项背强几几"的证候，因风寒外束、经气不利所致，创立桂枝加葛根汤（桂枝、芍药、葛根等）解肌祛风、舒缓项背拘急，为后世外感项强的治疗典范。葛洪《肘后备急方》记载颈项强痛的针灸疗法，如"灸风府穴""刺风池穴"，并提倡外用热敷（如"蒸盐熨项"）缓解寒湿痹阻所致的颈项僵硬。孙思邈《千金方》提出颈项部病症可因"久劳""久坐低头"等劳损引起，补充内因致病理论；记载内服方剂（如羌活汤祛风除湿）与外用膏摩（如"丹参膏"外涂）结合的治法。《太平圣惠方》《圣济总录》等将颈项痛分为"风邪外袭""寒湿凝滞""气血不足"等证型，提出"痰饮停积颈项""瘀血阻滞经络"等病机，引入化痰逐瘀药（如半夏、川芎），记载"颈项强痛，不得回顾，由肾虚不能纳气，风邪客于太阳之经"，首次提及肾虚与颈项病的关联，为后世提出"肝肾亏虚"的病机埋下伏笔。李东垣强调"脾胃虚弱，气血生化不足，颈项失养"，如《兰室秘藏》用补中益气汤加减治疗气虚型项痹。朱丹溪提出"痰浊内阻，颈项经络不通"，主张"治痰为先"，常用二陈汤合羌活、防风等祛风化痰。《普济方》《医学纲目》正式将颈项部痹症归为"项痹"或"颈痹"，明确其病机为"风寒湿三气杂至，合而为痹，停于颈项"，并总结针灸、汤药、推拿、导引（如颈部功能锻炼）等综合疗法。张景岳《景岳全书》中提出"颈项强痛，虽有外感，亦必有内因"，认为"肾虚则髓海不足，颈项筋骨失养"，治疗主张"攻补兼施"，如用四物汤加羌活、杜仲等养血补肾、祛风通络。《医宗金鉴·正骨心法要旨》详细记载颈项部正骨手法（如"端提法""旋转复位法"），用于治疗"项筋强硬""骨错缝"，强调"手摸心会，法从手出"，成为中医骨伤科治疗项痹的核心技术。叶天士《临证指南医案》中提出"久痛入络"理论，对慢性项痹（病程久、刺痛）主张用桃仁、红花、地龙等活血通络，甚至加入虫类药（如全蝎、蜈蚣）搜风剔络。

（一）病因

1. 外感邪气

（1）风寒湿邪侵袭：人体正气不足，腠理疏松时，风、寒、湿邪相互结合，乘虚侵入颈部经络。风邪善行而数变，寒邪凝滞收引，湿邪重浊黏滞，致使颈部气血运行不畅，经气痹阻，引发项痹。常见于居处潮湿、冒雨涉水、衣着单薄者。

（2）温热之邪致病：外感温热之邪，或风寒湿邪入里化热，热邪灼伤颈部经络气血，气血运行受阻，进而引发项痹。

2. 劳损因素

（1）不良习惯损伤：长期伏案工作、低头玩手机、睡眠姿势不当等，使颈部肌肉、筋骨持续处于紧张状态，过度劳损，导致气血运行不畅，筋骨失于濡养，逐渐出现颈项部疼痛、僵硬等项痹症状。

（2）年龄增长退变：随着年龄增长，人体正气渐衰，肝肾亏虚，精血不足，颈部筋骨失去滋养，功能减退，易引发项痹。

3. 外伤或姿势不当

颈部遭受跌打、闪挫等外伤，直接损伤局部经络气血，造成气血瘀滞，经络不通，不通则痛，从而引发项痹。

4. 情志失调

长期处于焦虑、抑郁等不良情绪中，会导致肝气郁结，气机不畅。而气机阻滞会影响气血运行，进而干扰颈部经络气血的正常流通，最终诱发项痹。

（二）病机

项痹的基本病机为经络痹阻，气血运行不畅，筋骨失养。颈部为诸阳之会，手足三阳经及督脉均循行于此，当外感邪气侵袭，或劳损、外伤、情志等因素影响，导致经络气血运行受阻，气血瘀滞，经气不通，不通则痛，从而出现颈项部疼痛、活动受限等症状。

肝肾亏虚在项痹的发病中起着关键作用。肝藏血，肾藏精，精血同源，肝肾亏虚则精血不足，不能濡养筋骨，使得颈部筋骨脆弱，易受外邪侵袭和劳损影响。同时，肝肾亏虚还可导致督脉空虚，阳气不足，温煦功能减弱，进一步加重经络气血的瘀滞，致使项痹病情缠绵难愈。

此外，脾胃虚弱，气血生化无源，不能为颈部筋骨提供充足的营养物质，也会导致筋骨失养，从而引发或加重项痹。总之，项痹的发生是多种因素导致经络痹阻、气血不畅、筋骨失养的结果。

（三）分型

1. 风寒痹阻证

人体正气不足，肌表卫气不固，腠理疏松，风寒之邪乘虚而入。风邪善行而数变，常携寒邪侵袭颈部经络，寒性收引凝滞，使颈部气血运行不畅，经气痹阻不通，发为项痹。常见于居处环境寒冷潮湿、冒雨涉水、衣着单薄，以及长期处于空调低温环境者，风寒之邪直接侵犯颈部，阻碍气血运行。

2. 气滞血瘀证

多因颈部受到直接外伤，如跌打、撞击、闪挫等，致使局部经络破损，气血瘀滞；长期保持不良姿势伏案工作，颈部肌肉持续紧张，气血运行受阻，逐渐形成气滞血瘀；情志不畅，长期焦虑、抑郁、恼怒等，导致肝气郁结，气机阻滞，血行不畅，颈部经络气血运行受阻，气血瘀阻于颈部经络，不通则痛，引发项痹。

3. 痰湿阻络证

饮食不节，过食肥甘厚味、生冷油腻之品，损伤脾胃，致使脾胃运化失常，水湿内生，聚湿成痰；或素体脾虚，痰湿内蕴，痰湿阻滞颈部经络，气血运行不畅，经气痹阻，从而引发项痹。此外，外感湿邪，湿邪困脾，也可加重痰湿内生，阻滞经络。

4. 肝肾不足证

先天禀赋较弱，肝肾精气亏虚，颈部筋骨先天得不到充足滋养；后天房劳过度，久病迁延不愈，损耗肝肾之精，或年老体衰，肝肾精血自然衰退。肝主筋，肾主骨，肝肾不足，精血不能濡养颈部筋骨，导致筋骨脆弱，功能减退，抗邪能力下降，易受外邪侵袭和劳损影响，进而引发项痹。

5. 气血亏虚证

脾胃虚弱，饮食摄入的水谷精微不能被正常运化吸收，气血生化无源；久病不愈，耗伤人体气血；过度劳累，无论是劳力过度还是劳心过度，均可损伤人体正气，导致气血不足。气血亏虚，不能濡养颈部经络、筋骨，使颈部失于滋养，卫外无力，易受外邪侵犯，经络气血运行不畅，从而引发项痹。

二、护心灸治疗项痹

在治疗项痹方面，护心灸主要作用于背部的督脉和膀胱经，以及胸部的任脉。通过艾灸，可以温通经络、驱散外邪、增强人体正气。

（一）风寒痹阻证

颈肩部疼痛，痛有定处，遇寒加重，得温痛减，项背拘急，可伴有恶风畏寒，舌淡，苔薄白，脉弦紧。

1. 证候分析

风寒之邪侵袭颈部经络，寒性收引，凝滞气血，经络不通，故颈肩部疼痛、僵硬、活动受限；寒邪为阴邪，得温则散，遇寒则凝，所以遇风寒疼痛加重，得温痛减；风寒束表，卫阳被遏，故有恶寒、畏风等表证。

2. 护治法则

祛风散寒，通络止痛。

3. 治疗穴位

主穴为神阙、脐周四边穴，配穴选取肺俞、大椎。

4. 护心灸粉

药物选川芎、羌活、苍术。若寒邪偏盛（疼痛剧烈、遇寒加重），加制附子、细辛温阳散寒、通络止痛（适用于寒凝较重者）；若痛在太阳经（后项）加羌活、藁本；痛在少阳经（两侧）加柴胡、川芎；痛在阳明经（前项）加白芷、葛根；湿邪偏盛（颈项沉重、舌苔白腻），加苍术、茯苓、防己健脾祛湿、通利关节；兼痰湿内阻（头晕、恶心）加半夏、天麻化痰熄风；气滞血瘀（刺痛、舌紫暗），加丹参、红花、桃仁活血化瘀；痛甚加延胡索、乳香、没药行气止痛；气血不足（兼神疲乏力、舌淡），加黄芪、当归补气养血，标本兼顾（适用于虚人外感风寒）。

（二）气滞血瘀证

颈肩部刺痛，痛处固定，伴有上肢麻木，舌紫暗，或有瘀斑，脉弦涩。

1. 证候分析

颈部长期劳损或外伤，导致气血运行不畅，气滞血瘀，瘀血阻滞经络，不通则痛，故颈肩部刺痛，痛有定处；瘀血阻滞，气血不能濡养肢体，故肢体麻木；舌紫暗或有瘀斑，脉弦涩为瘀血内阻之象。

2. 护治法则

活血化瘀，通络止痛。

3. 治疗穴位

主穴为神阙、脐周四边穴，配穴选取肺俞、肾俞。

4. 护心灸粉

药物选鸡血藤、肉苁蓉、淫羊藿。若血瘀较重（刺痛拒按、瘀斑明显），加三棱、莪术、土鳖虫增强破血逐瘀之力（适用于陈旧性损伤或骨质增生者）；痛在太阳经（后项）加羌活、葛根；痛在少阳经（两侧）加柴胡、川芎；痛在阳明经（前项）加白芷、葛根（分经用药，直达病所）；气滞明显（疼痛伴胸胁胀闷、情绪抑郁）加郁金、青皮、枳壳疏肝理气、行气止痛；兼焦虑失眠加合欢皮、首乌藤、酸枣仁解郁安神。兼气虚（神疲乏力、舌淡紫），加黄芪、党参（如补阳还五汤意）补气活血，"以补气推动血行"，适用于"气虚血瘀"证（即"虚中夹实"）；兼痰湿（苔腻、头重如裹），加半夏、陈皮、茯苓燥湿化痰、理气和中（痰瘀同治，适用于"痰瘀互结"者）；痛连上肢或手指麻木加姜黄、桑枝、鸡血藤通络止痛、引药达上肢；麻木明显加黄芪、桂枝（黄芪桂枝五物汤意）温经通脉、益气养血。

（三）痰湿阻络证

颈肩部疼痛，伴有头晕，目眩，胸脘满闷，恶心，呕吐，肢体麻木，舌胖大，苔白腻，脉滑。

1. 证候分析

脾虚运化失常，水湿内停，聚湿生痰，痰浊阻滞颈部经络，气血运行不畅，故颈部疼痛、肢体麻木；痰浊上蒙清窍，故头晕目眩；痰湿中阻，脾胃运化失常，故胸脘痞闷、恶心、呕吐；舌苔白腻，脉滑为痰湿内盛之征。

2. 护治法则

祛湿化痰，通络止痛。

3. 治疗穴位

主穴为神阙、脐周四边穴，配穴选取脾俞、肾俞。

4. 护心灸粉

药物选半夏、茯苓。若痰湿壅盛（苔白厚腻、痰多），加胆南星、苍术、白芥子增强涤痰化湿之力（胆南星清热豁痰，苍术燥湿运脾，白芥子祛皮里膜外之痰）；若为"寒痰"（痰白清稀、遇寒加重），加干姜、细辛温化寒痰；脾虚明显（神疲乏力、便溏），加黄芪、党参、炒山药健脾益气（如合四君子汤，从根本上改善痰湿体质）；便溏加炒扁豆、莲子健脾止泻，兼血瘀（刺痛、舌紫暗），加川芎、丹参、鸡血藤活血通络；刺痛固定加乳香、没药散瘀止痛；颈项僵硬、活动受限，加葛根、伸筋草、威灵仙舒筋活络，缓解项强（葛根升阳解肌，善治颈项拘急）；上肢麻木，加桑枝、桂枝引药达上肢，温经通络；头晕头痛较重，加泽泻、天麻、石菖蒲利水渗湿、开窍醒神（泽泻降浊，石菖蒲化湿开窍，针对痰湿上蒙清窍）。

（四）肝肾不足证

颈肩部隐痛，伴有腰膝酸软，头晕，耳鸣，视力减退，肢体麻木，舌淡红，苔薄白，脉沉细。

1. 证候分析

肝主筋，肾主骨，肝肾亏虚，筋骨失养，故颈部隐痛；肝肾不足，不能上荣头目，故头晕、耳鸣、视物模糊；腰为肾之府，肾虚则腰膝酸软；肝血不足，肢体失养，故肢体麻木。偏阳虚者，阳气不能温煦肢体，故畏寒肢冷、面色苍白；舌淡胖，脉沉细无力为阳虚之象。偏阴虚者，阴虚生内热，故舌红少苔，脉细数。

2. 护治法则

补益肝肾，通络止痛。

3.治疗穴位

主穴为神阙、脐周四边穴，配穴选取肝俞、肾俞。

4.护心灸粉

药物选熟地黄、当归、肉苁蓉。若颈项僵硬、活动不利，加葛根、伸筋草、威灵仙舒筋活络（葛根善解颈项拘急，伸筋草、威灵仙通经止痛）；头晕头痛加天麻、钩藤（阴虚）或川芎、白芷（阳虚）；筋骨痿软明显（腰膝无力、易疲劳），加续断、骨碎补、狗脊补肾强骨（续断补肝肾、强筋骨；骨碎补活血疗伤，适用于骨质退变者）；气虚明显（乏力、气短）加黄芪、党参（尤其阳虚型，合入补气药增强疗效）；失眠多梦加酸枣仁、首乌藤养心安神；阴血不足（面色苍白、唇甲色淡），加当归、鸡血藤养血活血（"治风先治血，血行风自灭"，兼通络止痛）；寒湿较盛（怕冷明显、苔白腻），加干姜、白术温阳化湿（干姜温里散寒，白术健脾燥湿，增强祛湿之力）；疼痛遇寒加重加川乌、草乌（需久煎减毒）或桂枝温经散寒；肾阳虚衰（夜尿频多、五更泻），加补骨脂、益智仁温肾固摄；泄泻加肉豆蔻、吴茱萸温脾止泻（脾肾同治）。

（五）气血亏虚证

颈肩部酸痛，伴有面色苍白，神疲乏力，心悸气短，失眠多梦，舌淡，苔薄白，脉细弱。

1.证候分析

气血不足，不能濡养颈部经络、筋骨，故颈部酸痛；气血亏虚，不能上荣头面，故面色苍白、头晕目眩；心主血脉，其华在面，气血不足，心失所养，故心悸气短；气血亏虚，肢体失养，故神疲乏力、肢体麻木；舌淡，苔薄白，脉细弱为气血不足之象。

2.护治法则

益气养血，通络止痛。

3.治疗穴位

主穴为神阙、脐周四边穴，配穴选取脾俞、心俞。

4.护心灸粉

药物选白术、茯苓、当归、川芎。若颈部酸痛、活动不利，加葛根解肌通络，善治颈项强痛，威灵仙、桑枝祛风除湿、通络止痛；头晕乏力明显，加炙黄芪、山药加强补气健脾之力，天麻、炒白术健脾化痰、息风止晕（若兼脾虚生湿）；心悸、失眠多梦，加酸枣仁、远志养血安神，首乌藤宁心安神、通络止痛；血虚兼血瘀（舌淡紫、刺痛），加丹参、鸡血藤活血养血、通经活络，桃仁、红花化瘀止痛（血瘀较重时用）；兼风寒（畏风、遇寒加重），加羌活、防风祛风散寒，增强桂枝温通之力。

三、病案举例

刘某，女，55岁，因"颈部疼痛、僵硬，活动不利3年，加重1个月，伴头晕、目眩、神疲乏力、面色苍白"于2024年6月5日前来就诊。患者近3年来，反复出现颈部酸痛、隐痛，活动时疼痛加剧，休息后稍有缓解。颈部僵硬感明显，转动头部及俯仰时受限，严重时不能完成低头、抬头、左右转头等动作。近1个月来，症状加重，颈部疼痛持续不缓解，甚至影响睡眠和日常生活。同时伴有头晕、目眩，站立或起身时症状明显，稍活动即感心慌、气短；精神疲倦，全身乏力，肢体倦怠，日常活动量大幅减少；面色苍白无华，口唇色淡，食欲不振，睡眠质量差，多梦易醒，舌淡，苔薄白，舌体胖大边有齿痕，脉象细弱无力。遵医嘱予护心灸治疗，药物选白术、茯苓、当归、川芎粉填脐，主穴为神阙穴、脐周四边穴，配穴选取脾俞、心俞穴，每日1次，每次30 min，治疗10日后，患者面色逐渐转红润，手足麻木症状明显减轻，睡眠质量提高，颈部疼痛进一步缓解，活动基本不受限。

腰 痛

一、中医认识

腰痛又称"腰脊痛"，是指因外感、内伤或挫闪导致腰部气血运行不畅，或失于濡养，引起腰脊或脊旁部位疼痛为主要症状的一种病症。

腰痛一证在古代文献中早有论述。《素问·脉要精微论》中"腰者，肾之府，转摇不能，肾将惫矣"，首先提出了肾与腰部疾病的密切关系。《素问·刺腰痛论》根据经络循行，阐述了足三阴、足三阳及奇经八脉为病所出现的腰痛病症，并介绍了相应的针灸治疗。《金匮要略·五脏风寒积聚病脉证并治》言："肾著之病，其人身体重，腰中冷，如坐水中，腰以下冷痛，腹重如带五千钱，甘姜苓术汤主之。"论述了寒湿腰痛的发病、症状与治法。《诸病源候论·腰背病诸候》认为，腰痛是由于"肾经虚，风冷乘之"，"劳损于肾，动伤经络，又为风冷所侵，血气击搏，故腰痛也"。在发病方面强调肾虚，风寒留着，劳役伤肾，坠堕伤腰及寝卧湿地等因素。《丹溪心法·腰痛》认为："腰痛主湿热，肾虚，瘀血，挫闪，有痰积。"《七松岩集·腰痛》指出："然痛有虚实之分，所谓虚者，是两肾之精神气血虚也，凡言虚证，皆两肾自病耳。所谓实者，非肾家自实，是两腰经络血脉之中，为风寒湿之所侵，闪肭挫气之所碍，腰内空腔之中，为湿痰瘀血凝滞不通而为痛，当依据脉证辨悉而分治之。"对腰痛常见的病因和虚实作了概括。《张氏医通》《杂病源流犀烛》总结历代医家对腰痛的论述，归纳为风腰痛、寒腰痛、肾虚腰痛、气滞腰痛、瘀血腰痛等，使腰痛的辨治更为系统。对于腰痛治疗，清代李用粹《证治汇补·腰痛》指出："惟补肾为先，而后随邪之所见者以施治，标急则治标，本急则治本，初痛宜疏邪滞，理经隧，久痛宜补真元，养血气。"这种分清标本先后缓急的治疗原则，在临床具有重要指导意义。

医学的腰肌纤维炎、强直性脊柱炎、腰椎骨质增生、腰椎间盘病变、腰肌劳损等腰部病变以及某些内脏疾病，凡以腰痛为主要症状者，可参考本节辨证论治。如因外科、妇科疾患引起的腰痛，不属本节讨论范围。

（一）病因

1. 外邪侵袭

多由居处潮湿，或劳作汗出当风，衣着单薄，或冒雨着凉，或暑夏贪凉，腰府失护，风、寒、湿、热之邪乘虚侵入，阻滞经脉，气血运行不畅而发腰痛。湿性黏滞，所以感受外邪多离不开湿邪为患。

2. 体虚年衰

先天禀赋不足，加之劳役负重，或久病体虚，或年老体衰，或房事不节，以致肾之精气虚亏，腰府失养。诚如《景岳全书·杂证谟·腰痛》言："腰痛之虚证十居八九，但察其既无表邪，又无湿热，而或以年衰，或以劳苦，或以酒色斫丧，或七情忧郁所致者，则悉属真阴虚证。"

3. 跌仆闪挫

举重抬舁，暴力扭转，坠堕跌打，或体位不正，用力不当，屏气闪挫，导致腰部经络气血运行不畅，气血阻滞不通，瘀血留着而发生疼痛。

（二）病机

腰为肾之府，由肾之精气所溉，肾与膀胱相表里，足太阳经过之，此外，任、督、冲、带诸脉，亦布其间，所以腰痛病变与肾脏及诸经脉相关。

外感腰痛的主要发病机制是外邪痹阻经脉，气血运行不畅。寒为阴邪，其性收敛凝闭，侵袭肌肤经络，郁遏卫阳，凝滞营阴，以致腰府气血不通；湿邪侵袭，其性重着、黏滞，留着筋骨肌肉，闭阻气血，可使腰府经气不运；热邪常与湿合，或湿蕴生热而滞于腰府，造成经脉不畅而生腰痛。

内伤腰痛多由肾精气亏虚，腰府失其濡养、温煦。精气亏虚则肾气不充，偏于阴虚则腰府不得濡养，偏于阳虚则腰府不得温煦，故发生腰痛。内伤不外乎肾虚，而风、寒、湿、热诸邪，常因肾虚而乘客，内外二因，相互影响，痹阻经脉，发生腰痛。诸如《杂病源流犀烛·腰脐病源流》说："腰痛，精气虚而邪客病也。"

经脉以通为常，跌仆挫扭，影响腰部气血运行，以致气滞血瘀，壅滞经络，凝涩血脉，不通而痛。诚如《景岳全书·杂证谟·腰痛》说："跌仆伤而腰痛者，此伤在筋骨而血脉凝滞也。"

（三）分型

1. 寒湿腰痛

（1）外感寒湿之邪：久居寒冷潮湿之地，如寒湿的地下室、潮湿阴冷的山区，或冒雨涉水、劳作后汗出当风、衣着单薄等，寒湿之邪侵袭腰部经络。寒性凝滞，湿性黏滞，两者相合，致使腰部经络气血运行不畅，经气痹阻，从而引发腰痛。

（2）阳虚生内寒：素体阳虚，或年老肾阳渐衰，脾阳不足，不能温化水湿，内生寒湿。寒湿之邪停滞于腰部，阻遏气血运行，腰部失于温煦与濡养，进而出现疼痛。

2. 瘀血腰痛

（1）外伤劳损：腰部遭受急性外伤，如跌打、闪挫、撞击等，致使局部经络破损，气血瘀滞；长期从事重体力劳动，腰部过度劳损，或长期姿势不良，腰部肌肉、筋骨持续受力，气血运行不畅，逐渐形成瘀血。瘀血阻滞腰部经络，气血不通，不通则痛，引发腰痛。

（2）久病入络：腰部慢性疾病迁延不愈，病邪入络，气血运行不畅，络脉瘀阻；或情志不畅，肝气郁结，气滞血瘀，瘀血停于腰部经络，导致腰痛。

3. 肾虚腰痛

（1）肾阴虚：先天禀赋不足，肾阴亏虚；或房劳过度，耗伤肾阴；或久病伤肾，阴液亏虚；或过服温燥之品，劫伤肾阴。肾阴不足，不能滋养腰部筋骨，虚火内生，腰府失养，故而出现腰痛，常伴有腰膝酸软、五心烦热等症状。

（2）肾阳虚：素体阳虚，或年老体衰，肾阳逐渐亏虚；或久病伤阳，累及肾阳；或过食生冷寒凉食物，损伤肾阳。肾阳不足，温煦功能减弱，腰部失于温养，且阳虚气化无力，水湿内停，也可加重腰部疼痛，多表现为腰部冷痛，遇寒加重，伴畏寒肢冷等症状。

4. 肾虚兼夹型

（1）肾虚兼寒湿：本有肾虚，尤其是肾阳虚，温化功能减弱，易招致外感寒湿之邪，内外合邪，阻滞腰部经络气血，加重腰痛症状，表现为腰部冷痛重着，遇寒或阴雨天气加剧。

（2）肾虚兼瘀血：肾虚导致气血运行无力，血流迟缓，容易形成瘀血；或腰部外伤后，未及时治愈，久病及肾，导致肾虚与瘀血并存，腰部疼痛固定，刺痛明显，夜间疼痛加剧。

二、护心灸治疗腰痛

（一）寒湿腰痛

腰部冷痛重着，转侧不利，逐渐加重，静卧病痛不减，寒冷和阴雨天则加重，舌淡，苔白腻，脉沉而迟缓。

1. 证候分析

寒湿之邪侵袭腰部，寒性收引，湿性重浊，阻滞经络气血，故腰部冷痛重着、转侧不利。寒湿为阴邪，得温则减，遇寒则凝，所以寒冷及阴雨天加重。湿性黏滞，静卧时湿邪更易停滞，故静卧病痛不减。舌淡、苔白腻、脉沉迟缓均为寒湿内盛之象。

2. 护治法则

散寒行湿，温经通络。

3. 治疗穴位

主穴为神阙、脐周四边穴，配穴选取脾俞、肾俞。

4. 护心灸粉

药物选甘草、白术、茯苓。寒湿偏盛（腰部冷痛重着、遇寒加重），加肉桂、吴茱萸温肾暖脾，加强散寒化湿之功；草乌或川乌祛风除湿、通络止痛（寒湿重症，疼痛剧烈时用，需久煎减毒）；兼风邪（疼痛游走、恶风），加羌活、独活、防风祛风胜湿、通络止痛；湿邪较重（腰部沉重、舌苔厚腻），加苍术、薏苡仁、泽泻增强祛湿健脾之力，厚朴、陈皮理气燥湿、调畅气机；气滞血瘀（痛有定处、舌紫暗），加川芎、当归、桃仁、红花活血行气，化瘀止痛，延胡索、香附理气止痛；兼肾阳虚（腰膝酸软、畏寒肢冷），加杜仲、桑寄生、续断补肾强腰，巴戟天、淫羊藿温肾助阳，祛寒湿之根。

（二）瘀血腰痛

腰痛如刺，痛有定处，痛处拒按，日轻夜重，轻者俯仰不便，重则不能转侧，舌质暗紫，或有瘀斑，脉涩。

1. 证候分析

腰部外伤或长期劳损，导致瘀血阻滞经络，气血运行不畅，不通则痛，故腰痛如刺，痛有定处且拒按。夜间阳气内藏，阴气较盛，气血运行更加缓慢，瘀血阻滞更甚，所以日轻夜重。瘀血阻滞，腰部经络气血不畅，筋脉失养，故俯仰不便，甚至不能转侧。舌质暗紫、有瘀斑，脉涩均为瘀血内停之象。

2. 护治法则

活血化瘀，通络止痛。

3. 治疗穴位

主穴为神阙、脐周四边穴，配穴选取脾俞、肾俞。

4. 护心灸粉

药物选秦艽、川芎、独活。若疼痛剧烈、痛有定处（刺痛拒按），加乳香、没药活血散瘀、通络止痛（疼痛甚者可醋制增强药效），五灵脂、蒲黄化瘀止血、散结止痛（适用于外伤后瘀血内阻）；兼气滞（痛处胀闷、情志抑郁加重），加柴胡、郁金疏肝理气、调畅气机，木香、枳壳理气行滞，增强止痛效果；寒凝血瘀（疼痛遇寒加重、畏寒肢冷），加附子、肉桂温阳散寒、化瘀止痛，细辛温经通络、助阳化寒；久病入络（腰痛顽固、夜间尤甚），加三七粉活血定痛、化瘀生新；兼肾虚（腰膝酸软、乏力），加杜仲、桑寄生、续断补肾强腰、标本兼顾。

（三）肾阴虚腰痛

肾阴虚者，腰部隐隐作痛，酸软无力，缠绵不愈，心烦少寐，口燥咽干，面色潮红，手足心热，舌红少苔，脉弦细数。

1. 证候分析

肾主骨生髓，腰为肾之府。肾阴虚则肾精不足，髓海空虚，腰府失养，故腰部隐隐作痛、酸软无力、缠绵不愈。阴虚生内热，虚热扰心，故心烦少寐；虚热伤津，所以口燥咽干；面色潮红、手足心热、舌红少苔、脉弦细数均为阴虚内热之象。

2. 护治法则

滋补肾阴，濡养筋脉。

3. 治疗穴位

主穴为神阙、脐周四边穴，配穴选取脾俞、肾俞。

4. 护心灸粉

药物选熟地黄、怀牛膝。腰痛酸软明显（肾精亏虚较重）者加续断、桑寄生、狗脊补肾强腰、通络止痛，黄精、桑葚滋阴填精、改善腰膝酸软；兼血虚（面色萎黄、心悸失眠），加当归、白芍养血柔肝、缓解血虚兼症，酸枣仁、远志养心安神、改善失眠多梦；阴虚夹湿（腰酸痛、舌苔稍腻），加茯苓、泽泻利水渗湿、防滋阴药助湿，生薏米健脾利湿、兼顾湿热。

（四）肾阳虚腰痛

腰部冷痛，缠绵不愈，局部发凉，喜温喜按，遇劳更甚，卧则减轻，常反复发作，少腹拘急，面色㿠白，肢冷畏寒，舌淡，脉沉细无力。

1. 证候分析

肾阳虚则阳气不足，不能温煦腰部，故腰部冷痛、局部发凉。阳虚则寒，喜温喜按。

劳则气耗，故遇劳更甚，卧则阳气得以恢复，所以卧则减轻。肾阳虚衰，不能温养下焦，故少腹拘急。面色㿠白、肢冷畏寒、舌淡、脉沉细无力均为肾阳虚衰之征。

2. 护治法则

补肾壮阳，温煦经脉。

3. 治疗穴位

主穴为神阙、脐周四边穴，配穴选取脾俞、肾俞。

4. 护心灸粉

药物选熟地黄、巴戟天、肉苁蓉。若寒湿偏盛（腰痛冷痛、遇寒加重、舌苔白腻），加独活、细辛温经散寒、除湿止痛，苍术、茯苓健脾燥湿、运化水湿；气滞血瘀（腰痛固定、痛如锥刺、舌紫暗），加丹参、桃仁、红花活血化瘀、通络止痛，香附、乌药理气行滞、改善痛处拘紧；气虚明显（神疲乏力、少气懒言、舌淡脉弱），加黄芪、党参、白术补气健脾、增强温阳效果；腰膝酸软无力（肾精亏虚较重），加续断、桑寄生、狗脊补肾强腰膝，骨碎补、补骨脂补肾助阳、强骨止痛（适用于阳虚兼骨质疏松者）。

（五）肾虚兼寒湿

腰部冷痛明显，酸软无力，缠绵不愈，遇寒及阴雨天气疼痛加剧，得温痛减，局部发凉，喜温喜按，神疲乏力，肢冷畏寒，舌淡，苔白腻，脉沉细或沉迟。

1. 证候分析

此为肾阳亏虚，温煦失职，腰部失于温养，且外感寒湿之邪，内外合邪，痹阻腰部经络气血所致。阳虚则寒，故腰部冷痛、发凉、肢冷畏寒；寒湿凝滞，遇寒及阴雨天寒湿加重，疼痛加剧；舌淡、苔白腻、脉沉细或沉迟为阳虚寒湿内盛之象。

2. 护治法则

温补肾阳，散寒祛湿，通络止痛。

3. 治疗穴位

主穴为神阙、脐周四边穴，配穴选取肾俞、命门、腰阳关、关元、气海、大肠俞。

4. 护心灸粉

药物选附子、肉桂、干姜、细辛、独活、杜仲、桑寄生。若疼痛较剧，可加制乳香、制没药以活血止痛；若下肢麻木明显，可加伸筋草以舒筋活络；若寒湿较重，关节肿胀，可加苍术、薏苡仁以增强燥湿利水之功。

（六）肾虚兼瘀血

腰部刺痛，痛有定处，痛处拒按，酸软无力，日轻夜重，腰部活动受限，头晕，耳鸣，腰膝酸软，舌紫暗或有瘀斑，脉细涩。

1.证候分析

此为肾虚导致气血运行无力，血流迟缓，瘀血内生，或腰部外伤后，久病及肾，肾虚与瘀血相互影响，阻滞腰部经络气血所致。肾虚则腰膝酸软、头晕耳鸣；瘀血阻滞，腰部刺痛、痛有定处、拒按；舌紫暗、瘀斑及脉细涩为瘀血之象。

2.护治法则

补肾益气，活血化瘀，通络止痛。

3.治疗穴位

主穴为神阙、脐周四边穴，配穴选取肾俞、命门、膈俞。

4.护心灸粉

药物选用熟地、杜仲、续断、乳香、桃仁、红花。若疼痛剧烈，可加乳香、延胡索以增强止痛之力；若兼见下肢麻木，可加桑枝、全蝎以舒筋活络、祛风止麻；若肾虚明显，出现腰膝酸软、乏力较甚，可加鹿角霜、补骨脂以加强补肾壮阳之功。

三、病案举例

张某，男，48岁，因"腰部冷痛、酸软无力2年余，遇寒加重，得温痛减，伴畏寒肢冷、夜尿频多"于2025年6月15日就诊。患者近2年来，无明显诱因出现腰部疼痛，疼痛以冷痛、酸软为主，活动时疼痛稍缓，但久站、久坐或劳累后疼痛加剧。尤其在天气寒冷或阴雨天时，疼痛明显加重，腰部自觉发凉，需借助热水袋或厚衣物保暖，热敷或休息后疼痛可稍有缓解。同时伴有畏寒怕冷，即使在夏季也比常人多穿衣物，四肢冰冷，以下肢为甚；夜尿频多，每晚需起夜3~5次，尿液清长；精神萎靡不振，神疲乏力，日常活动耐力下降，容易感到疲倦；性欲减退，夫妻生活质量下降。面色㿠白，精神萎靡，舌淡胖，边有齿痕，舌苔白滑，脉象沉细无力，尺脉尤甚。遵医嘱予护心灸治疗，药物选熟地黄、巴戟天、肉苁蓉粉填脐，主穴为神阙穴、脐周四边穴，配穴选取脾俞、肾俞穴，每日1次，每次30 min，每周治疗3~4次，10次为1个疗程，第2个疗程结束后患者面色逐渐好转，不再㿠白，四肢转暖，夜尿基本恢复正常，睡眠质量提高。腰部疼痛明显缓解，活动时基本无疼痛，久站、久坐后腰部不适程度减轻。

第五章 护心灸法的研究

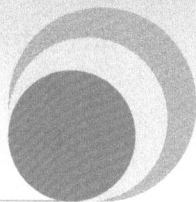

中医作为我国传统医学，蕴含着深邃的智慧与卓越的临床疗效。护心灸法，作为独具特色的中医外治疗法，在心脏疾病的防治领域正逐渐崭露头角。本章深入挖掘中医经典，探寻护心灸法的理论根源，解锁其传承千年的智慧密码，让古老的疗法在现代医学语境下焕发出新的生机与活力。

本章首先从理论基础出发，深入探讨护心灸法的起源与发展。护心灸法深深扎根于浩如烟海的中医经典著作之中，其理论并非凭空而来，而是历经数千年的传承与发展。中医经典强调人体的整体观念，认为人体是一个有机整体，各脏腑组织相互关联、相互影响。心脏在人体生命活动中处于主导地位，《素问·灵兰秘典论》曰："心者，君主之官也，神明出焉。"护心灸法不仅作用于心脏本身，还通过调节全身气血、脏腑功能，间接对心脏起到保护作用，体现了中医整体论治的思想，这也是其理论根源的重要组成部分。

接着，本章深入剖析护心灸法的作用机制。护心灸法通过刺激特定穴位，借助经络系统的传导，将艾灸产生的温热刺激以及药物的作用传递到心脏及相关脏腑，调节人体的气血阴阳平衡，激发人体的自我调节和修复能力，从而达到治疗心脏疾病的目的。经络系统作为人体气血运行的通道，如同一张庞大而复杂的网络，将人体各个脏腑、组织、器官紧密相连。护心灸法选取的心俞穴、神阙穴、脐周四边穴等，均处于经络系统的关键位置，能够有效地调节心脏及相关脏腑的功能。

本章还重点探讨了多种理论在护心灸法中的应用。"一气周流"理论强调人体之气的运动是一个有机的整体，以脾胃为中心，周流不息，维持人体正常的生理功能。护心灸法通过调节脾胃气机、温补肾阳、调节肝肺气机等作用机制，恢复人体"一气周流"的正常状态，从而达到治疗心脏疾病的目的。"调任通督理论"关注任督二脉的调节作用，任脉为"阴脉之海"，督脉为"阳脉之海"，分别调节人体阴经和阳经气血。护心灸法通过刺激任督二脉上的特定穴位，如神阙穴、大椎穴等，激发元气，调节任脉气血以养心，振奋阳气，畅通督脉以温心阳，实现阴阳平衡，协调脏腑功能，促进心脏康复。五行音乐疗法则基于五行学说，将五音与五行、五脏相对应，通过听觉系统作用于人体，调节人体的生理和心理状态。护心灸法与五行音乐疗法的结合，体现了中医整体观念，从不同途径和方式调节人体经络气血，改善心脏功能。

此外，本章对护心灸法的一些关键技术环节进行了深入研究。在点燃艾柱方式的对比研究中，比较了顶端点燃与底端点燃的燃烧原理、特点以及对护心灸法疗效、患者体验及操作便利性的影响，为优化护心灸法的操作流程提供了依据。在治疗时间与灸量的探索中，分析了治疗时间与灸量的概念及相互关系，探讨了影响治疗时间与灸量的因素，并通过不同治疗时间与灸量的临床实践与效果观察，提出了优化策略。在艾柱底端与治疗部位/穴位的安全距离探索中，研究了安全距离对艾灸效果与安全性的影响，分析了影响安全距离的因素，并通过探索方法与初步实践，提出了安全距离的调整与优化策略。

总之，本章通过多角度、全方位的研究，深入揭示了护心灸法的理论基础、作用机制以及临床应用，为进一步完善和创新护心灸法提供了坚实的理论支撑和实践指导，旨在为临床提供借鉴和参考，推动护心灸法在临床实践中的广泛应用和规范化发展。

第一节　从经典中探寻护心灸法的理论根源

在中医这座博大精深的知识宝库中，各种疗法历经数千年的传承与发展，为人类健康保驾护航。护心灸法作为独具特色的中医外治疗法，在心脏疾病的防治领域崭露头角。其理论并非凭空而来，而是深深扎根于浩如烟海的中医经典著作之中。本章将深入挖掘中医经典，探寻护心灸法的理论根源，解锁其传承千年的智慧密码，让古老的疗法在现代医学语境下焕发出新的生机与活力。中医经典强调人体的整体观念，认为人体是一个有机整体，各脏腑组织相互关联、相互影响。心脏在人体生命活动中处于主导地位，《素问·灵兰秘典论》曰："心者，君主之官也，神明出焉。"护心灸法不仅作用于心脏本身，还通过调节全身气血、脏腑功能，间接对心脏起到保护作用，体现了中医整体论治的思想，这也是其理论根源的重要组成部分。

一、传统疗法基础探寻

（一）艾灸的起源与作用

艾灸作为中医最古老的疗法之一，其起源可追溯至远古人类对火的应用。原始社会时期，人们在用火取暖、烧烤食物的实践中，偶然发现身体某些部位经火源熏烤后疼痛得以缓解，由此萌生了温热疗法的雏形。早期多以树枝、干草等为施灸材料，虽处于经验性探索阶段，却为艾灸奠定了实践基础。

春秋战国时期，艾灸完成从原始经验到医学理论的跨越。《黄帝内经》首次系统阐述了艾灸的医学价值，提出"藏寒生满病，其治宜灸焫"，强调艾灸温通散寒的核心作用，并记载"针所不为，灸之所宜"，明确其不可替代的临床地位。这一时期不仅规范了艾灸的适应证与穴位选择，更构建起"寒者热之"的治疗原则，标志着艾灸理论体系的初步形成。

秦汉时期，艾灸进入临床实践深化阶段。淳于意《诊籍》中记载艾灸治疗案例，佐证其临床应用范围的拓展；造纸术的进步推动艾绒制作工艺改良，使艾叶作为核心材料的优势得以凸显——易燃持久、渗透力强、药效温和，极大地提升了施灸效果。

唐宋时期迎来艾灸发展的黄金时代。唐代孙思邈在《备急千金要方》中系统收录数百个艾灸穴位，涵盖内、外、妇、儿各科病症，并提出"灸治未病"的预防医学思想；宋代《太平圣惠方》进一步规范灸法操作与配方，官方医学的推崇使其深入民间。此阶段艾灸器具革新显著，艾灸盒的发明使操作更安全、便捷，推动其成为大众化的医疗手段。

明清时期艾灸理论臻于完善。李时珍《本草纲目》详述艾叶"通十二经，治百病"的药理特性，奠定其科学认知基础；杨继洲《针灸大成》总结"灸有补泻"等手法，细化穴位配伍与施灸时长，推动疗法向精准化发展。

近现代以来，艾灸实现传统与现代的融合创新。科学研究揭示其通过热辐射、药效渗透及经络传导等多途径调节免疫、神经及循环系统的机制；电子艾灸仪等新型工具的应用，使温度控制与穴位定位更加精准。如今艾灸已突破地域界限，被世界卫生组织纳入传统医学推广体系，成为中医药文化国际传播的核心载体，彰显"以灸为媒"的文明对话价值。

从中医理论角度来看，艾灸具有多方面显著作用。

其一，艾灸能温通经络。人体经络系统如同网络般纵横交错，内联脏腑，外络肢节，气血在经络中运行不息。寒邪凝滞易导致经络不通，引发各种病痛，所谓"不通则痛"。艾灸借助艾火的温热之力，对穴位进行刺激，可使经络气血通畅，通则不痛。比如，当人体感受风寒湿邪，出现关节疼痛、肢体麻木等痹症时，艾灸相关穴位，如膝关节疼痛可艾灸犊鼻、足三里等穴位，能有效地驱散寒邪，温通经络，缓解疼痛症状。

其二，艾灸可调和气血。气血是人体生命活动的物质基础，气血调和则身体健康，气血失调则疾病丛生。艾灸通过温热刺激穴位，能促进气血的运行，使气血周流全身，濡养脏腑组织。对于气血不足之人，艾灸气海、血海等穴位，可起到补气养血的功效；对于气滞血瘀者，艾灸能推动气血运行，消散瘀血，改善血液循环。

其三，艾灸有扶正祛邪的作用。人体正气充足则能抵御外邪入侵，当正气虚弱时，邪气易乘虚而入。艾灸能激发人体正气，增强机体的抵抗力，使正气强盛以驱邪外出。比如在流感高发季节，艾灸大椎穴可提升人体阳气，增强免疫力，预防疾病的发生。

从现代医学研究角度而言，艾灸对人体生理功能有着诸多调节作用。艾灸能够调节人体免疫系统。艾灸特定穴位后，可促使机体产生免疫应答反应，增强巨噬细胞的吞噬能力，调节淋巴细胞的活性，提高人体免疫球蛋白的含量，从而增强机体的免疫功能，有助于预防和治疗感染性疾病以及自身免疫性疾病。

同时，艾灸对神经系统也有调节作用。其可以改善神经的传导功能，调节神经递质的分泌。例如，艾灸百会、神门等穴位，能够调节大脑皮质的兴奋与抑制过程，对于失眠、焦虑、神经衰弱等神经系统疾病有一定的治疗和缓解作用。此外，艾灸还能促进血液循环，改善局部组织的血液供应，加速新陈代谢，有助于损伤组织的修复与再生。

（二）穴位贴敷的起源与作用

穴位贴敷的起源可追溯至远古时期。在人类文明蒙昧之初，人们偶然发现将一些植物的叶子、根茎等捣烂或嚼碎后敷于身体特定部位，能缓解伤痛、减轻不适。这一现象虽源于无意，却成为穴位贴敷疗法的萌芽。彼时，人们对疾病与人体经络穴位尚无系统认知，只是凭借经验积累，初步利用外治法来应对身体的病痛。

随着时间推移，到了春秋战国时期，中医理论开始萌芽并逐步发展，这为穴位贴敷提供了理论支撑。《五十二病方》作为我国现存最早的一部方书，其中记载了诸多用药物外敷治病的方法，如用芥子泥贴敷治疗痈肿等。尽管当时尚未明确提出"穴位贴敷"这一概念，但已出现了将药物作用于体表特定部位以治疗疾病的雏形，标志着穴位贴敷疗法开始朝着有意识、有目的的方向发展。

秦汉时期，医学进一步发展，穴位贴敷疗法也有了新的进展。《黄帝内经》中提出了"内者内治，外者外治"的治疗原则，为穴位贴敷等外治法的应用奠定了理论基础。同时，这一时期人们对穴位的认识逐渐深入，药物炮制和应用技术也有所提高，使得穴位贴敷疗法在临床实践中得到更广泛应用。例如，人们开始尝试根据不同病症选择相应穴位进行药物贴敷，提高了治疗的针对性。

唐宋时期是穴位贴敷疗法发展的重要阶段。唐代孙思邈的《备急千金要方》中收录了大量外用膏剂、敷剂的方剂，并详细记载了其制作方法与应用病症，如用生地黄贴敷治疗跌打损伤等。宋代官方编纂的《太平惠民和剂局方》中也有诸多关于外用贴敷药剂的记载，此时穴位贴敷的药物种类更加丰富，制作工艺更加精细，并且在临床应用中逐渐形成了一定的规范，在治疗内、外、妇、儿等各科疾病方面均有应用，进一步推动了穴位贴敷疗法的发展与普及。

（三）生姜的功效作用

在中医理论体系中，生姜性温，味辛，归肺、脾、胃经，具有多种功效。

其一，解表散寒。当人体外感风寒，初起出现恶寒（怕冷或寒战）、发热、头痛、身痛等症状时，生姜常被用作驱散寒邪的佳品。民间常见的应对方法是煮一碗生姜红糖水，利用生姜的辛温之性，促使人体微微发汗，从而达到疏散风寒之邪的目的，缓解感冒初期不适。这是因为生姜能够刺激人体的卫气，使卫气运行更加顺畅，增强人体抵御外邪的能力，使寒邪从体表而解。

其二，温中止呕。生姜有"呕家圣药"的美誉，对于各种原因导致的呕吐，尤其是胃寒呕吐，具有显著的缓解作用。无论是因饮食生冷、脾胃虚寒引起的呕吐清水，还是妊娠呕吐等，生姜均能发挥作用。其原理在于生姜可以温暖脾胃，调节脾胃气机，使上逆的胃气得以下降，从而减轻呕吐症状。例如，在一些菜肴中加入生姜，对于脾胃功能较弱和容易出现恶心、呕吐的人，既能增添风味，又有助于缓解不适。

其三，化痰止咳。对于寒痰咳嗽，生姜可起到温肺化痰、止咳平喘的功效。当寒邪侵袭肺脏，导致肺气失宣，津液凝聚成痰，出现咳嗽、咳白稀痰等症状时，生姜能温散肺寒，帮助痰液稀释排出，减轻咳嗽症状。另外，也常将生姜与其他止咳化痰药物如陈皮、半夏等配伍使用，增强化痰止咳的效果。

从现代医学研究角度来看，生姜含有多种活性成分，如姜辣素、姜烯酚等。姜辣素具有抗氧化和抗炎特性，能够减轻体内炎症反应，有助于预防和缓解因炎症引发的多种疾病。同时，生姜中的成分还可能对胃肠道产生积极影响，促进消化液分泌，增强胃肠蠕动，有助于改善消化不良、食欲不振等问题，进一步印证了生姜健脾和胃的功效。

二、中医经络学说与护心灸法

中医经络学说认为，人体存在一个纵横交错、内联脏腑、外络肢节的经络系统，气血在其中循环往复，维持着人体正常的生命活动。经络系统就如同一张复杂的网络，将人体的各个部分紧密相连，其中与心脏相关的经络在护心灸法中起着至关重要的作用。

护心灸法正是基于中医经络学说，通过精准选取与心脏相关经络上的穴位，利用艾灸的温热刺激，激发经络气血的运行，调节心脏及相关脏腑的功能，以达到保护心脏、防治心脏疾病的效果。其充分体现了中医经络学说在疾病防治中的应用，彰显了中医整体观念和辨证论治的特色。

（一）经络系统的核心地位

经络系统在中医理论体系中占据着无可替代的核心地位，贯穿于人体生理、病理及治疗的各个层面。

从生理角度而言，经络系统宛如人体的交通要道与信息网络。其不仅承担着沟通内外、联络脏腑肢节的重任，更肩负着运行气血、协调阴阳的关键使命。人体各脏腑组织器官虽各司其职，但需经络系统将其紧密相连，以确保信息传递顺畅与功能协调统一。如上文提及的心经，其与心脏、小肠、咽喉、眼睛等的联系，充分展示了经络如何使心脏的功能与其他身体部位相互关联，维持整体生命活动的有序进行。气血作为人体生命活动的物质基础，依赖经络的运输才能周流全身，濡养脏腑组织。经络系统如同气血的输送管道，使脏腑组织得到充足的滋养，维持正常的生理功能，其正常运行是人体健康的基石。

在疾病的发生发展过程中，经络系统亦发挥着核心作用。当人体正气不足，外邪入侵时，经络往往成为邪气传注的途径。外邪可通过经络由表入里，逐渐侵犯脏腑，引发各种病症。例如，风寒之邪侵袭人体肌表，可沿着经络内传至肺，导致咳嗽、气喘等肺系疾病。同时，脏腑病变也可通过经络反映于体表特定部位，出现相应的症状与体征。如心脏疾病可在心经、心包经循行部位，如胸部、上肢内侧等出现疼痛、麻木等表现。这表明经络系统是疾病传变与反映的重要通道，对疾病的诊断与病情判断具有重要的意义。

在疾病治疗方面，经络系统更是中医治疗的关键依据。中医的各种治疗手段，如针刺、推拿、艾灸、中药外敷等，大多以经络学说为指导。护心灸法便是典型例证，通过艾灸心经、心包经等相关经络上的穴位，激发经络气血运行，调节心脏及相关脏腑功能，达到防治心脏疾病的目的。此外，在针灸治疗中，根据经络的循行路线与穴位的主治特点，选取合适的穴位进行针刺，以疏通经络、调和气血、扶正祛邪。推拿按摩同样依据经络分布，通过手法刺激特定穴位与经络，调整人体气血与脏腑功能。经络系统为中医治疗提供了精准的靶点与理论支撑，使治疗更具针对性与有效性。

综上所述，经络系统在人体生理、病理及治疗中均处于核心地位，其将人体构建成一个有机整体，深刻影响人体的健康与疾病状态，是中医理论与实践的重要基石。

（二）穴位选择的经典依据

护心灸法选取心俞穴、神阙穴、脐周四边穴及其周围部位施行灸法治疗，这些穴位的挑选有着深厚的经典理论支撑。

心俞穴：作为心的背俞穴，《素问·长刺节论》记载："迫藏刺背，背俞也。"背俞穴是脏腑之气输注于背腰部的特定穴位，与相应脏腑位置相近，能够直观反映脏腑气血的盛衰状况，刺激心俞穴可以直接对心脏功能进行调节。

神阙穴：位于肚脐中央，《会元针灸学》中记载："神阙者，神之所舍其中也。上则天部，下则地部，中为人部，脐居正中，如门之阙，神通先天。"神阙穴是人体生命的关键节点，作为任脉上的重要穴位，与人体十二经脉、五脏六腑紧密关联，刺激神阙穴能够激发人体元气，调节全身气血运行。

脐周四边穴：由著名针灸专家、四川省名中医谢永刚所创，是其针灸验方中的重要组成部分。这些穴位位于脐周四边上下左右各旁开 1 寸、脐上下 1 寸再各旁开 1 寸，共 8 穴。虽不见于传统经典古籍，但在现代临床实践中，脐周四边穴展现出独特的治疗价值。其主要用于治疗各种缠绵难愈的老年慢性虚证，可体现中医学扶元固本、异病同治的辨证理念。从中医理论来看，脐周区域是人体元气汇聚的重要部位，与脾胃等后天之本密切相关。脾胃为气血生化之源，刺激脐周四边穴能够促进脾胃运化，增强人体的气血生成能力，从而为心脏提供充足的气血滋养。同时，通过调节脾胃功能，还能间接调节全身脏腑的功能，使人体的内环境达到平衡状态，对心脏疾病的治疗和康复起到积极的辅助作用。在护心灸法中，对脐周四边穴进行灸法治疗，能够借助艾灸的温热之力和药物的作用，进一步激发穴位的功效，调节人体经络气血，改善心脏功能。

对这些穴位及其周围部位进行灸法治疗，能够激发经络气血的流通，调节心脏及相关脏腑的功能，从而达到治疗心脏疾病的目的。

三、阳气理论与护心灸法

（一）阳气在人体的重要性

中医经典高度重视阳气在人体生命活动中的关键作用。《素问·生气通天论》中形象地将阳气比作自然界的太阳，指出："阳气者，若天与日，失其所，则折寿而不彰。"这生动地阐释了阳气对人体具有温煦、推动、防御等重要的作用。心脏在人体五行中属阳，为君主之官，主宰血脉、藏纳神明，心脏阳气的充足程度直接影响着心脏的正常功能。一旦心阳不足，就可能出现心悸、胸闷、气短、畏寒肢冷等一系列症状。

阳气，在中医理论中被视为生命活动的动力源泉，对人体健康起着举足轻重的作用，其重要性体现在多个关键方面。

从生理功能角度来看，阳气具有温煦作用。人体的正常体温恒定在 36℃ ～ 37℃，这依赖于阳气的温煦维持。阳气就如同身体内部的"小火炉"，温暖着周身各个脏腑组织器官，使其能够在适宜的温度环境下正常运作。若阳气不足，身体就会出现畏寒怕冷的症状，手脚冰凉，甚至全身发凉，各脏腑功能也会因失于温煦而减退。

例如，脾阳不足时，脾胃的运化功能减弱，表现为食欲不振、腹胀、消化不良等；肾阳不足则可导致腰膝冷痛、夜尿频多等症状。

阳气还具有推动作用。人体的生长发育、脏腑经络的生理活动、气血津液的生成与运行等，无一不需要阳气的推动。阳气充足，人体的新陈代谢才能旺盛，生长发育正常进行。在婴幼儿时期，阳气充足则生长迅速、活力充沛；成年后，阳气持续推动各脏腑功能，维持人体正常的生命活动。一旦阳气推动无力，就会出现气血运行迟缓、水液代谢失常等问题。如阳气不足，血液运行不畅，可导致瘀血形成，出现局部疼痛、肿块等症状；水液代谢障碍，则会引发水肿、痰饮等病症。

在抵御外邪方面，阳气是人体抵御病邪的重要防线。人体阳气充足，卫气功能强盛，能够像卫士一样守护在人体肌表，抵御外邪入侵。当外界邪气，如风、寒、暑、湿、燥、火等侵袭人体时，阳气可奋起抗邪。例如，在寒冷的冬季，人体阳气充足者能够较好地抵御寒邪，不易感冒；而阳气虚弱之人，则容易受寒邪侵袭，引发疾病。

从疾病防治角度而言，阳气在疾病的发生、发展及治疗过程中均发挥着关键作用。阳气不足是许多疾病发生的内在原因，阳气虚弱，人体抵抗力下降，各种邪气便有机可乘，导致疾病丛生。在疾病的发展过程中，阳气的盛衰也直接影响着病情的转归。若阳气能够积极抗邪，病情往往趋于好转；反之，若阳气逐渐衰弱，病情则可能恶化。在疾病治疗中，中医常采用温阳、补阳等方法来调理身体，增强阳气，达到治疗疾病的目的。例如，对于阳虚体质的人群，可通过艾灸关元、气海等穴位，借助艾灸的温热之力，激发人体阳气，增强机体抵抗力；在中药治疗中，也常使用附子、干姜等温热性药物来补充阳气，治疗阳气不足导致的各种病症。

阳气在人体的生理功能、抵御外邪以及疾病防治等方面都占据着极为重要的地位，是维持人体健康的核心要素之一。

（二）扶阳法则的经典溯源

护心灸法将"扶阳法则"贯穿于整个治疗过程，这一法则在中医经典中有着深远的理论渊源。东汉张仲景所著的《伤寒杂病论》多处体现了扶阳的思想，像四逆汤、附子汤等经典方剂，均以附子、干姜等温热药物为主要成分，用于治疗阳气衰微、阴寒内盛之证。护心灸法通过选用合适的药物制成散剂，运用填、敷、灸、熏、蒸五种方法相结合，温补肾阳，振奋心阳。在药物配方中加入具有温阳功效的附子、肉桂等药物，借助灸法的温热刺激，能够增强温阳效果，激发人体阳气，有效改善心脏功能，与经典中的扶阳理念一脉相承。

1.《黄帝内经》——奠定扶阳理论基石

作为中医理论的渊薮，《黄帝内经》为扶阳法则提供了丰富而关键的理论支撑。

书中论述"阴阳者，天地之道也，万物之纲纪，变化之父母，生杀之本始，神明之府也"，清晰地揭示了阴阳乃是宇宙万物运行的根本规律，且阳气在阴阳体系中占据主导地位。又云"阳气者，若天与日，失其所，则折寿而不彰"，将阳气比作天空中的太阳，阐明了阳气对于人体的极端重要性，着重强调了阳气正常运行对维持生命活动、保障人体健康的关键作用。一旦阳气失常，人体便会滋生各种疾病，甚至折损寿命，这无疑为扶阳法则的诞生奠定了坚实的理论根基。

谈及疾病的发生机制，《黄帝内经》秉持"阴平阳秘，精神乃治；阴阳离决，精气乃绝"的观点，认为人体阴阳处于平衡协调状态时，方可维持健康。然而，受诸多内外因素干扰，阳气极易受损，致使阴阳失衡而诱发疾病。例如，书中提及"逆秋气，则太阴不收，肺气焦满；逆冬气，则少阴不藏，肾气独沉"，描述了违背季节养生规律会损伤阳气，进而引发脏腑疾病的情形。这提示在疾病防治过程中，重视阳气的保护与扶助极为关键，由此初步构建扶阳法则的雏形。

2.《伤寒杂病论》——践行扶阳临床应用

东汉张仲景所著的《伤寒杂病论》，在传承《黄帝内经》理论的基础上，将扶阳理念切实贯彻于临床实践之中。书中创制了众多经典方剂，淋漓尽致地展现了扶阳法则的运用。以四逆汤为例，其由附子、干姜、甘草配伍而成。方中附子大辛大热，堪称回阳救逆的要药；干姜辛热，辅助附子增强温阳功效；甘草则起到调和诸药的作用。该方主要用于治疗少阴病，症状表现为四肢厥冷、恶寒蜷卧、呕吐不渴、腹痛腹泻等，通过温补肾阳，促使阳气恢复，从而达到治愈疾病的目的。这一经典方剂成为后世医家运用扶阳法则治疗阳虚病症的典范，有力地彰显了扶阳在疾病治疗中的显著疗效。

此外，《伤寒杂病论》还记载了诸多依据病情变化灵活运用扶阳药物的实例。如在治疗太阳病因误治导致阳虚的变证时，会根据阳虚程度及兼证的差异，选用不同方剂进行扶阳救逆。这些论述与案例，为后世医家在临床实践中运用扶阳法则积累了宝贵经验，极大地推动了扶阳法则在中医临床领域的广泛应用与发展。

3. 后世医家——传承与发展扶阳法则

唐宋时期，尽管医学发展呈现多元化态势，但扶阳理念在部分医家的著作中仍有所体现。孙思邈在《备急千金要方》中极为重视阳气在人体健康中的作用，指出"人年五十以上，阳气日衰，损与日至，心力渐退"，强调随着年龄增长，阳气逐渐衰退，因此必须注重养护阳气。在疾病治疗方面，他常常运用温阳药物，如在治疗虚寒性疾病时，选用附子、肉桂等药物来扶助阳气，充分体现了对扶阳法则的传承。

至明清时期，以赵献可、张景岳为代表的医家对扶阳理论展开了深入探讨与拓展。赵献可提出"命门学说"，认为命门是人体阳气的根源，突出了命门之火（即阳气）

在人体生命活动中的核心地位。在疾病治疗过程中，他注重从补肾阳入手，以温养命门之火，为扶阳法则的应用开辟了全新思路。张景岳则倡导"阳非有余"论，指出人体阳气并非过剩，而是常常不足，主张在疾病治疗时慎用寒凉药物，以免损伤阳气。他所创制的右归丸等方剂，以温补肾阳为主，成为临床常用的扶阳方剂，进一步丰富了扶阳法则的内涵与应用范畴。

近现代，以郑钦安为代表的火神派医家将扶阳理念发挥到极致。郑钦安强调"阳主阴从"，认为阳气在人体阴阳关系中起主导作用，一旦阳气亏虚，各种邪气便会乘虚而入。在临床实践中，他擅长运用附子、干姜等大辛大热之品，峻补阳气，治疗各类疑难病症，且疗效显著，使得扶阳法则在中医界受到更为广泛的关注与重视。火神派的理论与实践，不仅传承了经典中的扶阳理念，更在临床应用中大胆创新，为现代中医运用扶阳法则治疗疾病提供了重要的借鉴。

（三）气的圆运动与心脏功能

"气的圆运动"理论源自中医经典，该理论认为人体之气的运动是一个周而复始、循环往复的过程。在这个过程中，脾胃作为中气，是气的升降运动的枢纽；肾为先天之本，内藏元阳，为气的运动提供动力源泉。肝主升发，肺主肃降，心火下降，肾水上升，各脏腑相互协作，共同维持着气的圆运动的平衡状态。若气的圆运动失调，就可能引发心脏功能失常。护心灸法通过调节各脏腑的阳气功能，促进脾胃运化，调节肝肺的升降功能，进而恢复和维持气的圆运动的平衡，推动心脏康复，充分体现了对经典理论的灵活运用。

气的圆运动理论作为中医基础理论的关键构成，核心观点为人体之气宛如一个循环往复、周流不息的圆，于体内持续运动。脾胃位居中焦，堪称气机升降的枢纽。脾气主升清，将饮食所化的水谷精微等营养物质向上输布至心肺，以滋养周身；胃气主降浊，把消化后的代谢废物等向下传导至小肠、大肠，排出体外。肺气具有宣发肃降之能，通过宣发，将自然界的清气布散至全身，滋养脏腑组织；通过肃降，将体内的浊气排出体外，以维持呼吸的顺畅。肝气主升发，可促进阳气的升发与舒展，使气机调畅。肾气主封藏，为人体阳气之根本，潜藏于下焦，不仅推动全身之气的运行，还对其起到固摄作用，防止气的无故散失。如此，在各脏腑的协同运作下，人体之气构建起有序的圆运动模式，维系着生命活动的正常开展。

在气的圆运动体系里，心脏功能占据着举足轻重的地位。心主血脉，心脏依靠有规律的搏动，推动血液在脉管中循环流动，而血液的运行全赖气的推动作用。唯有心气充沛，才能有力地推动血液在脉道中畅行，顺利完成气的圆运动中血液运行这一关键环节。同时，心脏的正常搏动与肺气的宣发肃降紧密相连。肺气宣发时，能够辅助心脏推动血液运行，将血液布散至全身各处；肺气肃降，则可促使血液回流至心脏，保障血液循环的周而复始、永不休止。心与肾在气的圆运动中也存在着极为紧密的联系，即"心肾相交"。心在五行中属火，位居于上焦；肾在五行中属水，位居于下焦。正常生理状态下，心火下行至肾，温暖肾水，使肾水不寒；肾水上济于心，滋养心火，令心火不至于过亢，借此维持心肾之间阴阳的动态平衡，确保气的圆运动在上、下焦之间协调有序地进行。

一旦气的圆运动出现失常，心脏功能必然会受到显著影响。倘若脾胃气机升降失调，脾气虚弱，无力将充足的水谷精微上输于心，就容易导致心血亏虚，进而引发心悸、失眠、健忘等症状。若胃气不降，浊气上逆，阻滞于心胸部位，便会出现胸闷、心痛、胃脘胀满等不适。当肺气的宣发肃降功能紊乱时，肺气不宣，可致使血液运行受阻，形成瘀血，外在表现为面色青紫、唇甲发绀；肺气上逆，则会干扰心脏的正常搏动节律，引发心悸、喘促等症状。肝气的升发状态对心脏功能也有重要影响，肝气升发太过，气火上逆，容易扰动心神，出现心烦意乱、失眠多梦等症状；肝气升发不足，气机郁滞不畅，会导致血液运行迟缓，进而影响心脏的血液循环，出现胸闷、胁肋胀痛等表现。心肾不交时，心火无法下降于肾，肾水不能上济于心，会造成心肾阴阳失衡，患者可出现失眠、多梦、潮热盗汗、腰膝酸软、头晕、耳鸣等一系列症状，严重损害心脏功能，对人体的整体健康也造成极大影响。

综上所述，气的圆运动与心脏功能相互依存、彼此影响。正常的气的圆运动是心脏功能得以正常发挥的重要前提与保障，而健全的心脏功能又有助于维持气的圆运动稳定有序。在中医临床实践过程中，高度重视气的圆运动理论，对于深入理解心脏疾病的发病机制、精准制订合理有效的治疗方案，具有极其重要的指导价值。

四、古代灸法应用与护心灸法

（一）传统灸法的历史沿革

灸法作为中医传统疗法之一，拥有悠久的历史。早在《黄帝内经》中就有关于灸法的记载，如"藏寒生满病，其治宜灸焫"，明确指出灸法适用于寒证的治疗。随着时间的推移，在历代医家的不断实践与探索中，灸法得到了持续的发展与完善。唐代孙思邈的《备急千金要方》、晋代皇甫谧的《针灸甲乙经》等经典著作，都对灸法的穴位选择、操作方法以及治疗范围进行了详细的记载。

（二）护心灸法对传统灸法的传承与创新

护心灸法融合了中医灸法、穴位贴敷和隔物灸法的技术优势，是对传统灸法的传承与创新发展。

1. 中医灸法

利用艾草等药物燃烧产生的温热刺激，通过穴位作用于人体，以达到温通经络、散寒除湿、调和气血等功效。

2. 穴位贴敷

是将药物制成膏剂、散剂等剂型，贴敷于特定穴位，借助药物的经皮吸收和穴位刺激的双重作用来治疗疾病。

3. 隔物灸法

是在艾灸与皮肤之间隔垫某些药物或物品，这样既能避免艾灸直接灼伤皮肤，又能借助隔垫物的药力和艾灸的热力，增强治疗效果。

护心灸法在此基础上选用适当的药物制成散剂，在穴位上进行填、敷、灸、熏、蒸等操作，充分发挥了这三种疗法的协同作用。药物经皮肤快速吸收，与艾灸的温热刺激相结合，通过穴位传导，作用于人体经络脏腑，实现益气固肺、补心健脾、养血安神、利水消肿、温阳补虚，调整脏腑功能的目的。这种创新的治疗方式，既传承了传统灸法的精髓，又结合现代医学对人体生理病理的认识，拓展了灸法的应用领域。

五、护心灸法的临床应用与经典指导

护心灸法适用于多种心脏疾病，如冠心病、心力衰竭、心律失常等，这些适应证在中医经典中都能找到理论依据。

冠心病：中医多将其归为"胸痹""心痛"范畴，《金匮要略》中记载："胸痹之病，喘息咳唾，胸背痛，短气，寸口脉沉而迟，关上小紧数，栝蒌薤白白酒汤主之。"其病因多为寒凝、气滞、血瘀等，护心灸法通过温通经络、活血化瘀，能够改善心肌供血，缓解心绞痛症状，与经典理论中的治疗原则相契合。

心力衰竭：中医认为其与心肾阳虚、水饮内停等因素相关，《伤寒杂病论》中关于水肿、喘证等的论述为其治疗提供了理论基础。护心灸法可温阳利水、益气固脱，改善心脏功能，减轻水肿等症状，体现了对经典理论的实际应用。

心律失常：中医多从心悸、怔忡等角度进行论治，认为其与气血不足、心阳不振等因素有关。护心灸法通过调节心脏的自律性和传导性，改善心律失常症状，符合中医经典中对心脏气血阴阳调节的理论。

第二节　护心灸法的作用机制探讨

一、基于经络传导的作用机制

（一）经络系统的传导通路

中医经络学说认为，经络是人体气血运行的通道，如同一张庞大而复杂的网络，将人体各个脏腑、组织、器官紧密相连。护心灸法选取的心俞穴、神阙穴、脐周四边穴等，均处于经络系统的关键位置。心俞穴作为心的背俞穴，是心经之气输注于背部的特定穴位。当对心俞穴进行灸法治疗时，艾灸产生的温热刺激以及药物的作用，可通过经络传导至心脏，激发心脏的经气，调节心脏的气血运行。例如，《灵枢·背腧》中提出："背腧者，脏腑之腧也，与脏腑之气相通。"这表明背俞穴与相应脏腑之间存在着直接的经络联系，能够将外部刺激准确地传递到脏腑，从而发挥治疗作用。

神阙穴位于脐中，是任脉上的重要穴位。任脉为"阴脉之海"，与人体的五脏六腑密切相关。神阙穴通过经络与全身经络相连，刺激神阙穴可调节全身气血阴阳。在护心灸法中，对神阙穴进行填、敷、灸、熏、蒸等操作，能够激发人体的元气，通过经络传导，为心脏提供充足的气血滋养，改善心脏功能。现代研究也表明，脐部皮肤菲薄，敏感度高，药物易于穿透、弥散，且脐下有丰富的血管和神经，这些解剖学特点为神阙穴的经络传导作用提供了物质基础。

脐周四边穴虽不见于传统经典古籍，但从中医理论和现代临床实践来看，脐周区域是人体元气汇聚之处，与脾胃等脏腑紧密相连。脾胃为后天之本，气血生化之源，通过刺激脐周四边穴，能够促进脾胃的运化功能，脾胃化生的气血通过经络输送到心脏，为心脏的正常生理活动提供物质保障。同时，脾胃的运化功能正常，也有助于维持全身气血的充足和运行通畅，间接对心脏功能起到调节作用。

（二）经络系统对脏腑功能的调节

经络系统不仅是气血运行的通道，还具有调节脏腑功能的作用。护心灸法通过刺激特定穴位，借助经络系统的传导，能够调节心脏及相关脏腑的功能，使人体的内环境达到平衡状态。

从五行相生相克的理论来看，心脏在五行中属火，与其他脏腑存在着相生相克的关系。例如，心与肾为水火既济的关系，心火下降，温煦肾水；肾水上升，制约心火，从而维持心肾之间的阴阳平衡。护心灸法通过调节经络气血，可促进心肾之间的阴阳协调。对肾经上的穴位进行适当刺激，可增强肾水的滋养作用，制约心火，防止心火过旺；同时，对心经穴位的刺激，可振奋心阳，使心火能够正常下降，温暖肾水。这种通过经络调节脏腑之间阴阳平衡的作用，有助于改善心脏功能，预防和治疗心脏疾病。

此外，心与肺同居上焦，心主血脉，肺主气，两者相互配合，共同完成气血的运行。护心灸法通过刺激与心肺相关的经络穴位，能够调节心肺的功能，促进气血的生成和运行。例如，刺激肺经上的穴位，可增强肺气的宣发和肃降功能，使清气得以吸入，浊气得以排出，为心脏的气血运行提供良好的环境；同时，通过调节心经气血，可促进心脏的搏动，推动血液在脉管中运行，使气血能够布散到全身各个组织器官。

二、药物作用与护心灸法

（一）药物的选择与配方依据

护心灸法选用适当的药物制成散剂，其药物的选择和配方依据中医理论和临床经验。在治疗心脏疾病时，常选用具有益气固肺、补心健脾、养血安神、利水消肿、温阳补虚等功效的药物。如针对不同的兼症，有着不同的药物处方。对于心衰患者，常选用肉桂、丁香、花椒。肉桂性大热，味辛、甘，具有补火助阳、散寒止痛、温通经脉的功效，可温补肾阳，进而振奋心阳，改善心衰患者心阳不振的状况；丁香温中降逆、散寒止痛、温肾助阳，其挥发油成分能促进血液循环，增强心脏功能；花椒性温，味辛，有温中止痛、杀虫止痒之效，可散寒除湿，协助肉桂、丁香增强温阳散寒之力，改善心衰患者的虚寒症状。

当患者出现腹胀、便秘时，采用大黄、厚朴、莱菔子、枳实。大黄具有泻下攻积、清热泻火、凉血解毒、逐瘀通经的作用，可荡涤肠胃积滞，缓解腹胀、便秘；厚朴燥湿消痰、下气除满，有助于消胀除满，促进胃肠蠕动；莱菔子消食除胀、降气化痰，可增强胃肠消化功能，减轻食物积滞；枳实破气消积、化痰散痞，能有效调节胃肠气机，共同作用以解决腹胀、便秘问题，使脾胃运化功能恢复正常，间接为心脏提供良好的气血生化基础。

若患者存在腹泻症状，吴茱萸、五倍子、胡椒则是常用药物。吴茱萸性热，味辛、苦，有散寒止痛、降逆止呕、助阳止泻的功效，能温暖脾胃，驱散寒邪，抑制肠道过度蠕动；五倍子敛肺降火、涩肠止泻、敛汗止血，可收敛固涩，减轻腹泻；胡椒温中散寒、下气消痰，协助吴茱萸增强散寒之力，调节肠道功能，恢复脾胃运化，避免因腹泻导致的气血生化不足影响心脏功能。

对于失眠患者，郁金与石菖蒲搭配使用。郁金活血止痛、行气解郁、清心凉血、利胆退黄，其含有的挥发油等成分能够调节神经系统，缓解焦虑、抑郁情绪，帮助患者放松；石菖蒲开窍豁痰、醒神益智、化湿和胃，可化痰开窍，改善心神不宁，两者协同作用，宁心安神，调节人体的精神状态，避免因失眠导致的心脏功能紊乱。

这些药物的配方遵循中医的辨证论治原则，根据患者的具体病情和体质进行调整。对于心气虚证的患者，可适当增加黄芪、人参等益气药物的用量；对于心阳虚证的患者，可加入附子、肉桂等温阳药物；对于心血瘀阻证的患者，则可增加活血化瘀药物的占比，如丹参、川芎等。通过合理的药物配方，发挥最佳的治疗作用。

（二）药物的经皮吸收与作用发挥

护心灸法利用药物可经皮肤快速吸收的特点，将药物直接作用于穴位及其周围部位。药物通过皮肤吸收进入人体后，可通过血液循环和经络传导，作用于心脏及相关脏腑，发挥治疗作用。

现代研究表明，皮肤具有吸收功能，药物可以通过角质层、毛囊、皮脂腺等途径进入人体。在护心灸法中，药物制成散剂后，通过填、敷等方法直接接触皮肤，增加了药物与皮肤的接触面积，有利于药物的吸收。同时，艾灸产生的温热刺激可使局部皮肤的血管扩张，血液循环加快，进一步促进药物的吸收和渗透。药物吸收后，通过血液循环到达心脏，可直接作用于心脏组织，调节心脏的生理功能；通过经络传导，可作用于与心脏相关的脏腑，调节脏腑之间的功能平衡。

例如，含有活血化瘀药物的散剂，通过皮肤吸收后，可进入血液循环，改善心脏的血液供应，消除瘀血阻滞，缓解心绞痛等症状；含有温阳药物的散剂，可通过经络传导，温补肾阳，振奋心阳，提高心脏的功能。药物的经皮吸收和作用发挥，是护心灸法治疗心脏疾病的重要作用机制之一。

三、温热刺激与心脏功能调节

（一）艾灸温热刺激的生理效应

艾灸是护心灸法中的重要组成部分，其产生的温热刺激对人体具有多种生理效应。艾灸的温热刺激作用于穴位时，可使局部皮肤温度升高，血管扩张，血液循环加快。这种温热刺激能够激发人体的阳气，促进气血运行，调节人体的生理功能。从神经生理学角度来看，温热刺激可刺激穴位处的神经末梢，产生神经冲动，通过神经传导通路，将冲动传递到中枢神经系统，进而调节人体的神经内分泌功能。例如，艾灸温热刺激可使人体分泌内啡肽等神经递质，内啡肽具有镇痛、调节情绪等作用，能够缓解心脏疾病患者的疼痛症状，改善患者的心理状态。

此外，温热刺激还可促进局部组织的新陈代谢，增强组织的修复和再生能力。在心脏疾病的治疗中，温热刺激可促进心肌细胞的修复和再生，改善心肌的功能，提高心脏的代偿能力。

（二）温热刺激对心脏功能的直接与间接影响

艾灸的温热刺激对心脏功能具有直接和间接的影响。直接影响方面，温热刺激可使心脏的血管扩张，增加心脏的血液供应，改善心肌的缺血缺氧状态。同时，温热刺激还可调节心脏的自律性和传导性，改善心律失常症状。例如，对于心动过缓的患者，艾灸的温热刺激可提高心脏的兴奋性，加快心率；对于心动过速的患者，温热刺激可调节心脏的节律，使心率恢复正常。

间接影响方面，温热刺激通过调节人体的经络气血和脏腑功能，间接改善心脏功能。温热刺激可激发人体的阳气，促进脾胃的运化功能，使气血生化有源，为心脏提供充足的气血滋养；同时，温热刺激还可调节肝肺的功能，维持人体气的升降出入平衡，为心脏的正常生理活动创造良好的内环境。

此外，温热刺激还具有抗炎、抗氧化等作用，能够减轻心脏组织的炎症反应，减少自由基对心肌细胞的损伤，保护心脏功能。

四、整体调节与协同作用

（一）护心灸法各要素的协同作用

护心灸法通过填、敷、灸、熏、蒸五法合用，将药物、温热刺激、穴位刺激等多种要素有机结合，发挥协同作用。填、敷法将药物直接作用于穴位，使药物能够更好地被吸收；灸法利用艾草燃烧产生的温热刺激，增强药物的疗效，激发穴位的经气；熏法借助药物燃烧产生的烟雾，使药物的有效成分通过呼吸道和皮肤吸收，进一步增强治疗效果；蒸法通过加热药物，使药力通过蒸汽渗透到穴位和经络中，促进药物的吸收和作用发挥。

这些方法相互配合，从不同角度、不同途径作用于人体，使药物的作用、温热刺激的作用和穴位刺激的作用相互协同，增强了护心灸法的治疗效果。例如，在对心俞穴进行治疗时，先将药物散剂填入穴位，然后用纱布覆盖，再进行艾灸，同时点燃含有芳香开窍药物的艾条进行熏法治疗，最后利用隔灸器对穴位周围进行蒸法治疗。在这个过程中，药物通过填、敷法直接作用于穴位，艾灸的温热刺激促进药物的吸收和经气的激发，熏法使药物的有效成分通过皮肤吸收，蒸法进一步促进药物的渗透和作用发挥，多种方法协同作用，全方位调节人体气血和脏腑功能，从而达到治疗心脏疾病的目的。

（二）对人体整体机能的调节

护心灸法不仅针对心脏疾病进行治疗，还注重对人体整体机能的调节。中医认为，人体是一个有机的整体，各个脏腑、组织、器官之间相互关联、相互影响。心脏疾病的发生发展往往与人体的整体机能失调有关。护心灸法通过调节经络气血、脏腑功能，激发人体的自我调节和修复能力，使人体的整体机能得到改善，从而达到治疗心脏疾病和预防疾病复发的目的。

例如，对于心力衰竭患者，护心灸法不仅通过温阳利水、益气固脱等作用改善心脏功能，减轻水肿等症状，还通过调节脾胃的运化功能，增强人体的营养吸收和气血生成能力，提高患者的抵抗力；通过调节肝肺的功能，维持人体气的升降出入平衡，缓解呼吸困难等症状。通过对人体整体机能的调节，护心灸法可使患者的身体状况得到全面改善，提高生活质量，降低疾病的复发率。

五、现代研究对护心灸法作用机制的验证

（一）相关实验研究成果

近年来，随着现代医学技术的发展，越来越多的实验研究对护心灸法的作用机制进行了探索。在动物实验研究方面，研究人员通过建立心肌缺血、心律失常等动物模型，观察护心灸法对心脏功能的影响。实验结果表明，护心灸法能够改善心肌缺血动物的心肌血液供应，减轻心肌损伤，降低心肌酶的释放，提高心肌的抗氧化能力；对于心律失常动物模型，护心灸法可调节心脏的电生理活动，改善心律失常症状，降低心律失常的发生率。

在细胞实验方面，研究人员通过对心肌细胞、血管内皮细胞等进行体外培养，观察护心灸法相关药物或温热刺激对细胞功能的影响。实验研究发现，护心灸法的药物成分可促进心肌细胞的增殖和修复，抑制细胞凋亡；温热刺激可调节血管内皮细胞的功能，促进血管舒张因子的释放，改善血管内皮功能，从而有利于心脏的血液供应和功能维持。

（二）临床研究的证据支持

临床研究也为护心灸法的作用机制提供了有力的证据支持。多项临床研究表明，护心灸法在治疗冠心病、心力衰竭、心律失常等心脏疾病方面具有显著的疗效。例如，在冠心病患者的治疗中，护心灸法可显著减少心绞痛发作次数，减轻心绞痛症状，改善心电图指标，提高患者的生活质量；对于心力衰竭患者，护心灸法可降低患者的脑利尿钠肽水平，改善心脏的射血分数，减轻水肿等症状，提高患者的运动耐力；在心律失常患者的治疗中，护心灸法可调节患者的心率和心律，减少心律失常的发作次数，改善患者的心悸、胸闷等症状。

临床研究还发现，护心灸法在改善患者的心理状态、提高患者的免疫力等方面也

具有一定的作用。这些临床研究结果进一步验证了护心灸法通过调节心脏功能、改善人体整体机能来治疗心脏疾病的作用机制。

第三节 "一气周流"理论在护心灸法中的应用

一、"一气周流"理论概述

（一）理论核心内涵

"一气周流"理论源于中医经典，是对人体生命活动中气机运行规律的高度概括。其核心观点认为，人体之气是一个有机的整体，以脾胃为中心，周流不息。脾胃居于中焦，为后天之本，气血生化之源，其运化功能如同枢轴，斡旋人体气机。脾气主升，将水谷精微向上输送至心肺等脏腑；胃气主降，将消化后的糟粕向下传导至大肠、小肠。

肾为先天之本，内藏元阳，为一气周流提供动力源泉。肾中阳气蒸腾，肾水上升，与心火相交，维持人体阴阳平衡。肝主升发，从左升发，将肾中所藏之阳气向上舒展，使气机畅达；肺主肃降，从右下降，将自然界清气及脾转输而来的水谷精微向下布散，滋养全身脏腑组织。心火下降，温煦肾水；肾水上升，制约心火，如此循环往复，形成一个周而复始、如环无端的气机循环，维持人体正常的生理功能。

（二）与人体生理功能的关联

在人体生理功能方面，"一气周流"理论贯穿于各个脏腑系统。从消化功能来看，脾胃的运化功能正常是保证食物消化吸收的关键。脾气升清，将营养物质输送到全身，维持人体的正常生长发育和新陈代谢；胃气降浊，排出体内的糟粕，保持胃肠道的通畅。若脾胃气机失调，可出现食欲不振、腹胀、腹泻等消化功能紊乱的症状。

在气血运行方面，"一气周流"理论也起着至关重要的作用。气行则血行，气的周流推动着血液在脉管中运行。心脏的搏动依赖于气的推动，而气的正常运行又依赖于各个脏腑之间的协调配合。肝的升发有助于心脏推动血液运行，肺的肃降则有助于血液的回流。若气机不畅，可导致瘀血阻滞，出现心悸、胸闷、胸痛等心血管疾病的症状。

此外，"一气周流"理论还与人体的情志调节、水液代谢等生理功能密切相关。肝主疏泄，调畅情志，若肝气郁结，可导致情志不畅，出现抑郁、焦虑等情绪问题；肺主通调水道，肾主水，通过气的周流，维持人体水液代谢的平衡，若气机失调，可出现水肿、小便不利等水液代谢紊乱的症状。

二、护心灸法与"一气周流"理论的内在联系

（一）穴位选择与气机调节

护心灸法选取心俞穴、神阙穴、脐周四边穴等穴位，与"一气周流"理论中的气机调节密切相关。心俞穴为心的背俞穴，刺激心俞穴可调节心脏功能，增强心脏的气血供应，促进心脏的搏动，从而推动血液在脉管中运行，有助于维持气的周流。心脏在"一气周流"中处于重要的地位，是气血运行的动力源泉，心功能正常则气的推动作用得以正常发挥。

神阙穴位于脐中，是人体先天之本源，与全身经络相连。刺激神阙穴可激发人体元气，调节全身气血阴阳。在"一气周流"理论中，元气是人体生命活动的原动力，通过经络的传导，推动气的周流。神阙穴作为经络系统的重要节点，对元气的激发和调节，有助于维持气的周流不息。

脐周四边穴位于脐周，与脾胃密切相关。脾胃为"一气周流"的枢轴，刺激脐周四边穴可促进脾胃的运化功能，增强脾胃的升清降浊作用。脾气上升，将水谷精微输送到全身，为气的周流提供物质基础；胃气下降，排出糟粕，保证气机的通畅。通过调节脾胃气机，间接调节了人体的"一气周流"。

（二）药物配方与脏腑功能协同

护心灸法的药物配方依据中医理论和临床经验，选用具有益气固肺、补心健脾、养血安神、利水消肿、温阳补虚等功效的药物，这些药物的配伍与"一气周流"理论中脏腑功能的协同作用相契合。

例如，对于心阳虚证的患者，常选用肉桂、附子等温阳药物。肉桂补火助阳、散寒止痛，附子回阳救逆、补火助阳，可温补肾阳，增强肾中阳气的蒸腾作用，促进肾水上升，与心火相交，维持心肾之间的阴阳平衡，从而有助于气的周流。

在调节脾胃功能方面，常选用黄芪、人参、白术等药物。黄芪补气固表、利水消肿，人参大补元气、补脾益肺，白术健脾益气、燥湿利水，这些药物可增强脾胃的运化功能，促进脾胃的升清降浊，为气的周流提供充足的物质基础。

对于肺气虚弱的患者，可选用党参、茯苓、陈皮等药物。党参补中益气、健脾益肺，茯苓利水渗湿、健脾宁心，陈皮理气健脾、燥湿化痰，可增强肺气的宣发和肃降功能，促进清气的吸入和浊气的排出，调节肺的气机，使其在"一气周流"中正常发挥作用。

三、"一气周流"理论指导下护心灸法的作用机制

（一）调节脾胃气机，恢复"一气周流"的枢轴功能

在"一气周流"理论中，脾胃是气机升降的枢纽。护心灸法通过刺激脐周四边穴及相关穴位，配合具有健脾和胃作用的药物，调节脾胃气机。艾灸的温热刺激可促进脾胃的运化功能，增强脾胃对食物的消化吸收能力，使水谷精微能够正常生成和输送。药物的作用则进一步强化了脾胃的升清降浊功能，使脾气上升，将营养物质输送到全身，为气的周流提供充足的物质基础；胃气下降，排出体内的糟粕，保持胃肠道的通畅，避免气机阻滞。

例如，对于脾胃虚弱导致的食欲不振、腹胀、消化不良等症状，护心灸法可选用含有白术、茯苓、神曲等药物的配方。白术健脾益气，茯苓利水渗湿、健脾宁心，神曲消食和胃，通过填、敷、灸、熏、蒸等方法作用于脐周四边穴等穴位，可有效地调节脾胃气机，改善脾胃功能，恢复"一气周流"的枢轴功能，从而间接促进心脏功能的恢复。

（二）补肾阳，激发"一气周流"的动力源泉

肾为先天之本，内藏元阳，是"一气周流"的动力源泉。护心灸法通过选用具有温补肾阳作用的药物，如肉桂、附子等，配合艾灸的温热刺激，作用于肾经相关穴位，温补肾阳，激发肾中阳气的蒸腾作用。肾阳充足，肾水得以蒸腾上升，与心火相交，维持人体阴阳平衡，为气的周流提供强大的动力支持。

在心脏疾病的治疗中，心肾阳虚较为常见。心阳虚则心脏的推动功能减弱，肾阳虚则"一气周流"的动力不足。护心灸法通过温补肾阳，可增强心脏的功能，促进血液的运行，改善心肾阳虚导致的心悸、胸闷、气短、畏寒肢冷等症状。同时，肾阳的激发也有助于调节其他脏腑的功能，使人体的"一气周流"恢复正常。

（三）调节肝肺气机，保障"一气周流"的顺畅运行

肝主升发，肺主肃降，肝肺的气机调节在"一气周流"中起着重要作用。护心灸法通过刺激肝经和肺经的相关穴位，配合具有疏肝理气、宣肺平喘作用的药物，调节肝肺气机。对于肝气郁结导致的情志不畅、胁肋胀痛等症状，护心灸法可选用含有柴胡、郁金、香附等药物的配方。柴胡疏肝解郁，郁金活血止痛、行气解郁，香附疏肝理气、调经止痛，通过艾灸和药物的作用，可疏肝理气，促进肝气的升发，使气机畅达。对于肺气虚弱或肺气不宣导致的咳嗽、气喘等症状，护心灸法可选用含有桔梗、杏仁、紫苏子等药物的配方。桔梗宣肺利咽、祛痰排脓，杏仁止咳平喘、润肠通便，紫苏子降气化痰、止咳平喘，通过艾灸和药物的作用，可宣肺平喘，促进肺气的肃降，

使清气得以吸入，浊气得以排出。

通过调节肝肺气机，使肝的升发和肺的肃降功能正常，保障了"一气周流"的顺畅运行，为心脏的正常生理活动创造良好的内环境，有助于心脏疾病的治疗和康复。

四、临床应用与案例分析

（一）临床应用要点

在临床应用"一气周流"理论指导护心灸法时，首先要准确辨证。根据患者的症状、体征、舌象、脉象等综合信息，判断患者的气机失调类型和脏腑功能状态。例如，对于心脾两虚的患者，在护心灸法中应重点调节脾胃功能，选用具有健脾益气、养血安神作用的药物和穴位；对于心肾阳虚的患者，则应着重温补肾阳，选用具有温阳作用的药物和穴位。

其次，要合理选择穴位和药物。根据患者的病情和体质，选择合适的穴位进行艾灸和药物贴敷。穴位的选择应遵循经络学说和"一气周流"理论，注重穴位之间的协同作用。药物的配方应根据辨证结果进行调整，确保药物的功效能够针对患者的病情，发挥最佳的治疗作用。

此外，还要注意艾灸的操作方法和药物的使用剂量。艾灸的温度和时间应适中，避免烫伤患者。药物的使用剂量应根据患者的年龄、体重、病情等因素进行调整，确保药物的安全性和有效性。

（二）案例分析

患者李某，男性，65 岁，因"反复胸闷、心悸 10 余年，加重 3 天"于 2023 年 5 月 13 日就诊。患有冠心病多年，常感心悸、胸闷、气短，伴有食欲不振、腹胀、便溏等症状。舌淡胖，苔白腻，脉沉细。中医辨证为心脾两虚，"一气周流"失调。

采用护心灸法进行治疗，选取心俞穴、神阙穴、脐周四边穴等穴位。药物配方选用黄芪、人参、白术、茯苓、当归、酸枣仁等药物。将药物制成散剂，填敷于穴位上，经过 1 个疗程的治疗，患者心悸、胸闷、气短等症状明显减轻，食欲增加，腹胀、便溏等症状也有所改善。继续进行几个疗程的巩固治疗后，患者的病情稳定，生活质量明显提高。

在这个案例中，护心灸法通过调节脾胃气机，增强脾胃的运化功能，为心脏提供充足的气血滋养；同时，调节心脏功能，促进气血运行，改善心悸、胸闷等症状。通过"一气周流"理论的指导，使护心灸法的治疗更加精准有效，体现了中医整体观念和辨证论治的优势。

第四节 "调任通督理论"在护心灸法中的应用

一、"调任通督理论"概述

（一）任督二脉的生理特性

任脉与督脉作为人体奇经八脉中的重要组成部分，各自有着独特的生理特性。任脉起于胞中，下出于会阴，经阴阜，沿腹部和胸部正中线上行，至咽喉，上行至下颌部，环绕口唇，沿面颊，分行至目眶下。因其总任一身之阴经，故被称为"阴脉之海"。任脉不仅调节着人体阴经气血，还与女子妊娠、生殖功能密切相关，如《太平圣惠方》所言："夫任者妊也，此是人之生养之本。"任脉气血的充足与通畅，对维持人体正常的生理功能，尤其是女性的生殖健康和全身阴液的平衡起着关键作用。

督脉同样起于胞中，下出会阴，向后行于腰背正中，经项部至巅顶，再沿头部正中线，经鼻柱，止于上唇系带处。督脉为"阳脉之海"，总督一身之阳经，调节阳经气血。督脉行于背部正中，与人体的阳气密切相关，阳气的温煦、推动作用依赖于督脉的正常运行。此外，督脉还与脑、髓、肾有着紧密的联系，《素问·骨空论》中提出："督脉者，起于少腹以下骨中央……其少腹直上者，贯脐中央，上贯心，入喉，上颐，环唇，上系两目之下中央。"这表明督脉在人体的神志、精神活动以及肢体运动等方面都发挥重要的作用。

（二）调任通督对人体整体机能的影响

调任通督对人体整体机能有着深远的影响。从气血调节角度来看，任督二脉分别统领阴阳经气血，当任督通畅时，阴阳气血得以协调平衡，人体各脏腑组织便能得到充足的气血滋养。例如，在正常生理状态下，任脉的阴血下行滋养肝肾，使肝肾之阴充足，肝主疏泄、肾主藏精的功能得以正常发挥；督脉的阳气上升温煦心肺，使心肺阳气充沛，心主血脉、肺主气司呼吸的功能得以正常运行。

在脏腑功能协调方面，调任通督能够促进脏腑之间的相互协作。任脉联系着肝、脾、肾等阴经所属脏腑，督脉联系着心、肺等阳经所属脏腑。通过调任通督，可使阴阳脏腑之间的气机升降有序，实现心肾相交、水火既济，肝升肺降等正常的生理关系。例如，心阳借助督脉的阳气下行，温煦肾水，使肾水不寒；肾阴借助任脉的阴液上行，滋养心阳，使心阳不亢，从而维持人体的阴阳平衡。

此外，调任通督还与人体的神志、精神状态密切相关。督脉入脑，与脑髓相连，调任通督有助于调节大脑的功能，使人神志清晰、精神饱满。若任督失调，可能会出现失眠、健忘、焦虑、抑郁等精神情志方面的问题。

二、护心灸法与"调任通督理论"的内在联系

（一）穴位选取与任督二脉的关联

护心灸法在穴位选取上与任督二脉紧密相连。神阙穴作为任脉上的重要穴位，在护心灸法中占据关键地位。神阙穴位于脐中，为人体先天之本源，与全身经络相通。刺激神阙穴，可激发人体元气，调节任脉气血。在心脏疾病的治疗中，通过对神阙穴进行填、敷、灸、熏、蒸等操作，可借助任脉的气血调节作用，为心脏提供充足的气血滋养，改善心脏功能。例如，对于心气虚的患者，刺激神阙穴可使任脉气血充盈，进而滋养心脏，增强心脏的功能，缓解心悸、气短等症状。

此外，护心灸法选取的其他穴位，如心俞穴虽不属于任督二脉，但通过经络的相互联系，与任督二脉间接相关。心俞穴是心经之气输注于背部的穴位，与督脉相近，刺激心俞穴可调节心脏功能，同时也能通过经络传导，影响督脉的气血运行，进而调节全身阳气。

（二）药物配方对任督二脉气血的调节作用

护心灸法的药物配方在调节任督二脉气血方面发挥着重要作用。在治疗心脏疾病时，常选用具有温阳补气、滋阴养血等功效的药物，这些药物的配伍旨在调节任督二脉的气血，从而达到治疗心脏疾病的目的。

对于心阳虚证，药物配方中常加入附子、肉桂等温阳药物。附子回阳救逆、补火助阳，肉桂补火助阳、散寒止痛，这些药物可温补肾阳，激发督脉阳气。肾阳为一身阳气之根本，督脉阳气源于肾阳，肾阳充足则督脉阳气旺盛，可温煦心脏，改善心阳虚导致的症状。同时，温阳药物还可促进任脉气血的运行，使阴阳气血相互协调。

在治疗心阴虚证时，药物配方中常选用麦冬、百合、当归等滋阴养血药物。麦冬养阴生津、润肺清心，百合养阴润肺、清心安神，当归补血活血、调经止痛。这些药物可滋养任脉阴血，使任脉阴液充足，上济于心，滋养心阴，缓解心阴虚导致的心悸、心烦、失眠等症状。同时，任脉阴血的充足也有助于制约督脉阳气，防止阳气过亢，维持人体阴阳平衡。

此外，药物配方中还常加入一些理气药物，如陈皮、枳壳等。陈皮理气健脾、燥湿化痰，枳壳理气宽中、行滞消胀。这些理气药物可调节任督二脉的气机，使气血运行通畅，增强药物的治疗效果。

三、"调任通督理论"指导下护心灸法的作用机制

（一）激发元气，调节任脉气血以养心

在"调任通督理论"的指导下，护心灸法通过刺激神阙穴等任脉穴位，激发人体元气，调节任脉气血，进而滋养心脏。神阙穴作为人体生命之根蒂，与先天元气密切相关。艾灸神阙穴时，借助艾草燃烧产生的温热刺激，可激发人体元气，使元气充沛。元气通过任脉的传导，布散到全身各个脏腑组织，为心脏的正常生理活动提供动力支持。

任脉气血的充足对心脏的滋养作用显著。任脉主阴，其气血充足可滋养心脏之阴，使心脏的阴液充足，防止心火过旺。同时，任脉气血的运行还可将脾胃运化的水谷精微输送到心脏，为心脏提供充足的营养物质，维持心脏的正常功能。例如，对于心阴不足导致的心悸、心烦、失眠等症状，通过护心灸法刺激神阙穴，调节任脉气血，可滋养心阴，缓解症状。

（二）振奋阳气，畅通督脉以温心阳

督脉为"阳脉之海"，护心灸法通过刺激大椎穴等督脉穴位，振奋阳气，畅通督脉，从而温煦心阳。大椎穴作为督脉与手足三阳经的交会穴，阳气汇聚。艾灸大椎穴可激发督脉的阳气，使阳气沿督脉上行，温煦心肺。

心阳是心脏功能的重要组成部分，心阳充足则心脏的推动、温煦功能正常。在"调任通督理论"指导下，护心灸法通过畅通督脉，使督脉阳气旺盛，可直接温煦心阳，增强心脏的功能。对于心阳虚导致的畏寒肢冷、胸闷、气短等症状，艾灸大椎穴等督脉穴位，可振奋阳气，温煦心阳，改善症状。同时，督脉阳气的畅通还可促进全身阳气的运行，增强人体的抵抗力，预防心脏疾病的发生和发展。

（三）平衡阴阳，协调任督以促进心脏康复

护心灸法在"调任通督理论"的指导下，通过调节任督二脉的气血，实现阴阳平衡，协调脏腑功能，促进心脏康复。人体阴阳的平衡是维持健康的基础，任督二脉分别统领阴阳经气血，调节任督二脉可使人体阴阳气血协调。

在心脏疾病的治疗中，护心灸法通过刺激任脉穴位滋养阴血，刺激督脉穴位振奋阳气，使心之阴阳平衡。例如，对于心肾不交导致的失眠、心悸、潮热等症状，护心灸法可通过刺激神阙穴等任脉穴位，滋养肾阴，使肾水上升，上济于心；还可通过刺激大椎穴等督脉穴位，振奋心阳，使心火下降，下温肾水，从而实现心肾相交，阴阳平衡，促进心脏功能的恢复。

此外，护心灸法还通过调节任督二脉，协调其他脏腑与心脏的关系。任脉联系着

肝、脾、肾等脏腑，督脉联系着心、肺等脏腑，通过调节任督二脉，可使各脏腑之间的气机升降有序，相互协作，共同促进心脏的康复。

四、临床应用与案例分析

（一）临床应用要点

在临床应用"调任通督理论"指导护心灸法时，准确辨证是关键。医师需根据患者的症状、体征、舌象、脉象等综合信息，判断患者的阴阳气血盛衰、脏腑功能状态以及任督二脉的通畅情况。例如，对于心肾阳虚、督脉阳气不足的患者，应重点刺激督脉穴位，选用温阳药物；对于心阴不足、任脉阴血亏虚的患者，则应着重调节任脉，选用滋阴养血药物。

合理选择穴位和药物是临床应用的重要环节。穴位的选择应根据患者的病情和体质，以任督二脉穴位为核心，结合其他相关经络穴位。药物的配方应遵循中医理论，根据辨证结果进行调整，确保药物的功效发挥最佳的治疗作用。同时，要注意药物的剂量和使用方法，避免不良反应的发生。

艾灸的操作方法也至关重要。艾灸的温度、时间和频率应根据患者的耐受程度和病情进行调整。一般来说，对于体质较弱、病情较重的患者，艾灸的温度不宜过高，时间不宜过长，频率可适当降低；对于体质较好、病情较轻的患者，可适当增加艾灸的温度、时间和频率。在艾灸过程中，要密切观察患者的反应，及时调整艾灸的参数。

（二）案例分析

患者张某，女性，58岁，因"反复心悸2年余，加重2天"于2024年8月3日就诊。自诉患有心律失常多年，常感心悸、胸闷、失眠，伴有腰膝酸软、畏寒肢冷等症状。舌淡胖，苔白，脉沉细。中医辨证为心肾阳虚，任督失调。采用护心灸法进行治疗，选取神阙穴、大椎穴、心俞穴等穴位。药物配方选用附子、肉桂、当归等药物。将药物制成散剂，填敷于穴位上，然后进行艾灸。经过两个疗程的治疗，患者心悸、胸闷症状明显减轻，失眠有所改善，腰膝酸软、畏寒肢冷等症状也有所缓解。继续进行巩固治疗后，患者的心律失常得到有效控制，生活质量明显提高。

在这个案例中，护心灸法通过刺激神阙穴，激发元气，调节任脉气血，滋养心阴；通过刺激大椎穴，振奋阳气，畅通督脉，温煦心阳。药物配方中，附子、肉桂、干姜等温阳药物温补肾阳，振奋督脉阳气；人参、麦冬、当归等药物益气养阴，滋养任脉阴血。通过"调任通督理论"的指导，护心灸法调节了人体的阴阳平衡，协调了脏腑功能，使患者的病情得到有效改善。

第五节　五行音乐疗法在护心灸法的应用

一、五行音乐疗法概述

（一）五行音乐理论基础

五行音乐疗法源自中医传统理论，以五行学说为基石，将五音（宫、商、角、徵、羽）与五行（土、金、木、火、水）、五脏（脾、肺、肝、心、肾）相对应。《黄帝内经》云："天有五音，人有五脏；天有六律，人有六腑。"五行音乐理论认为，不同的音调、节奏和旋律，对应着不同的五行属性，进而影响人体的五脏六腑和气血运行。

宫音属土，其声悠扬、平和，能促进脾胃的运化功能，增强人体的消化吸收能力。商音属金，音调清脆、高亢，具有收敛、肃降之性，可调节肺气的宣发和肃降，改善呼吸系统功能。角音属木，其音舒展、流畅，有助于疏肝理气，调节肝脏的疏泄功能，使气机通畅。徵音属火，旋律热烈、欢快，能振奋心阳，调节心脏的功能，促进血液循环。羽音属水，声音低沉、柔和，具有滋养肾阴、补肾固精的作用，有助于维持肾脏的正常功能。

（二）五行音乐对人体身心的调节作用

五行音乐通过听觉系统作用于人体，对人体的生理和心理状态有着独特的调节作用。从生理角度来看，五行音乐的声波振动频率与人体脏腑的固有振动频率相匹配时，可产生共振效应，从而调节脏腑的生理功能。例如，当人体心阳不振时，聆听徵音类音乐，其热烈的旋律和特定的频率可激发心脏的活力，促进心脏的收缩和舒张，改善心脏的泵血功能，使血液循环更加顺畅。

在心理方面，五行音乐能够调节人的情绪和精神状态。不同的音乐可引发不同的情感体验，从而对情绪进行调节。角音类音乐舒展流畅，可缓解因肝气郁结导致的焦虑、抑郁情绪，使人心情舒畅；商音类音乐的清脆高亢可调节因肺气虚弱或肺气不宣导致的悲伤、忧愁情绪，使人精神振奋。通过调节情绪，五行音乐还能间接影响人体的生理功能，实现身心的和谐统一。

二、五行音乐疗法与护心灸法结合的理论依据

（一）中医整体观念的体现

中医强调人体是一个有机的整体，各个脏腑、组织、器官之间相互关联、相互影响。护心灸法通过刺激穴位，借助经络传导和药物作用，调节心脏及相关脏腑的功能，以

达到治疗心脏疾病的目的。五行音乐疗法则通过声波的振动，作用于人体的听觉系统，进而调节人体的脏腑功能和气血运行。将五行音乐疗法与护心灸法相结合，体现了中医整体观念。

从经络角度来看，人体的经络系统是一个完整的网络，连接着各个脏腑和体表。护心灸法刺激的穴位通过经络与心脏及其他脏腑相连，五行音乐的声波振动也可通过经络传导至脏腑，两者相互协同，共同调节人体的生理功能。例如，护心灸法选取的心俞穴、神阙穴等穴位，通过经络与心脏密切相关，而五行音乐中的徵音类音乐，通过刺激听觉经络，也可将其调节作用传导至心脏，与护心灸法共同促进心脏功能的恢复。

（二）五行相生相克关系的运用

五行相生相克理论是中医基础理论的重要组成部分。在护心灸法与五行音乐疗法的结合中，巧妙运用了五行相生相克的关系。心脏在五行中属火，根据五行相生关系，木生火，水克火，火生土，火克金。在护心灸法中，通过调节与木（肝）、水（肾）、土（脾）相关的穴位和药物，可间接调节心脏功能。例如，调节肝的疏泄功能（属木），可使气机通畅，有助于心脏的血液运行；温补肾阳（属水），可使肾水滋养心火，维持心肾阴阳平衡。

在五行音乐疗法中，也可根据五行相生相克关系选择合适的音乐。当心脏功能较弱时，可选择角音类音乐（属木），以木生火，促进心脏功能的恢复；当出现心火过旺时，可选择羽音类音乐（属水），以水克火，抑制心火过亢。通过这种方式，五行音乐疗法与护心灸法在五行相生相克理论的指导下，相互配合，共同调节人体的五行平衡，促进心脏疾病的治疗。

三、五行音乐疗法在护心灸法中的应用方式

（一）根据患者体质和病情选择音乐

在将五行音乐疗法应用于护心灸法时，首先需要根据患者的体质和病情选择合适的音乐。对于心阳虚的患者，其症状表现为畏寒肢冷、心悸气短、神疲乏力等，可选择节奏明快、激昂向上的徵调式音乐，如《紫竹调》《喜洋洋》等。这类音乐能够鼓舞阳气，增强心脏的功能，改善患者的症状。对于心阴虚的患者，常出现心烦、失眠、潮热、盗汗、口干、咽燥等症状，可选择旋律舒缓、悠扬的徵调式音乐，如《渔舟唱晚》《梅花三弄》等。这些音乐能够滋养心阴，缓解患者的烦躁情绪，改善睡眠质量。对于心血瘀阻的患者，表现为心胸疼痛、痛如针刺、舌紫暗等，可选择具有活血化瘀作用的徵调式音乐，如《彩云追月》等，以促进心脏的血液循环，缓解疼痛症状。

（二）音乐播放时机与艾灸操作的配合

音乐播放的时机与艾灸操作的配合至关重要。在进行护心灸法前，可先播放一段五行音乐，让患者放松身心，进入平静的状态。例如，在艾灸前 10 ~ 15 min，播放轻柔的徵调式音乐，使患者的情绪得到舒缓，为艾灸治疗做好准备。在艾灸过程中，持续播放音乐，让音乐的声波振动与艾灸的温热刺激同时作用于患者。艾灸时间一般为 20 ~ 30 min，在这段时间内，音乐的节奏和旋律能够引导患者的气血运行，增强艾灸的治疗效果。在艾灸结束后，可继续播放音乐 5 ~ 10 min，帮助患者平稳地过渡到正常状态。例如，在艾灸结束后，播放一段节奏逐渐舒缓的徵调式音乐，让患者的身体和心理逐渐恢复平静。

（三）制订个性化的音乐艾灸方案

由于每个患者的体质、病情和对音乐的感受不同，因此需要制订个性化的音乐艾灸方案。在制订方案时，医师需要详细了解患者的病史、症状、体质等信息，同时询问患者对音乐的喜好和感受。根据患者的具体情况，选择合适的音乐曲目、播放时间和音量。例如，对于一些对音乐较为敏感的患者，可适当降低音乐的音量，以免引起不适；对于一些病情较重的患者，可增加音乐播放的时间，以增强治疗效果。此外，还可以根据患者的治疗进展和身体反应，适时调整音乐艾灸方案，以达到最佳的治疗效果。

（四）日常康复中的音乐调养

除了在治疗过程中配合音乐，在患者的日常康复中，五行音乐疗法也可发挥重要的作用。根据患者的五行属性和病情，为患者制订个性化的音乐调养方案。例如，对于五行属火的患者，日常可多聆听徵音类音乐，以增强心脏功能，预防心脏疾病的复发。同时，可根据患者的情绪状态选择相应的音乐。当患者出现焦虑、抑郁情绪时，选择角音类音乐进行调节；当患者出现悲伤、忧愁情绪时，选择商音类音乐进行舒缓。

在日常康复中，患者可在休息、睡眠时播放五行音乐，营造一个舒适、和谐的环境。睡前聆听轻柔的五行音乐，有助于放松身心，调节情绪，改善睡眠质量，为心脏的恢复提供良好的休息环境。通过长期的音乐调养，可使患者的身心状态得到全面改善，促进心脏功能的康复和身体的整体健康。

四、五行音乐疗法结合护心灸法的临床效果与案例分析

（一）临床应用效果

临床实践表明，五行音乐疗法与护心灸法相结合，在心脏疾病的治疗中具有显著的效果。多项临床研究发现，这种综合治疗方法能够更有效地改善患者的心脏功能指标。例如，在冠心病患者的治疗中，与单纯使用护心灸法相比，结合五行音乐疗法后，

患者的心电图 ST-T 段改变得到更明显的改善，心绞痛发作次数减少，持续时间缩短，硝酸甘油的使用量降低。

在心力衰竭患者的治疗中，综合治疗组的患者在心脏射血分数、6 min 步行距离等指标上，较单纯护心灸法治疗组有更显著的提升。同时，患者的生活质量也得到明显提高，呼吸困难、乏力等症状减轻，心理状态得到改善，焦虑、抑郁评分降低。

（二）案例分析

患者赵某，男性，62 岁，因"反复胸闷 3 年，加重伴胸痛 1 天"于 2024 年 11 月 12 日就诊，自诉患有冠心病心绞痛 3 年。常感心悸、胸闷、胸痛，每次发作持续 3 ~ 5 min，每月发作 4 ~ 5 次。采用护心灸法治疗，选取心俞穴、神阙穴、内关穴等穴位，药物配方选用丹参、川芎、黄芪等药物。同时，根据患者心阳虚的症状，在治疗过程中配合播放徵音类音乐《喜洋洋》。

经过一个月的治疗，患者心悸、胸闷症状明显减轻，心绞痛发作次数减少至每月 1 ~ 2 次，且持续时间缩短至 1 ~ 2 min。继续巩固治疗两个月后，患者的心脏功能得到进一步改善，生活质量显著提高。在这个案例中，护心灸法通过穴位刺激和药物作用，直接调节心脏功能，改善心肌供血；五行音乐疗法中的徵音类音乐，振奋心阳，调节患者的情绪和心理状态，两者相互配合，取得了良好的治疗效果。

第六节 子午流注理论时辰法在护心灸法的应用

一、子午流注理论概述

（一）子午流注理论的内涵

子午流注理论是中医传统理论的重要组成部分，其依据自然界日、月、星辰的运行规律以及人体气血的周期性变化，阐述了人体经络气血在不同时辰的盛衰开阖现象。"子午"代表时间，子为夜半，是一天中阴气最盛之时，也是阳气开始生发之际；午为日中，是阳气最盛之时，阴气亦开始滋生。"流注"则形容人体经络气血如水流般循环贯注，在不同时辰有规律地流经不同的经络和穴位。

该理论认为，人体的十二经脉与十二时辰相对应，每个时辰都有一条经脉气血最为旺盛。例如，寅时（3 ~ 5 点）肺经气血最旺，此时人体开始新一天的气血循环，肺经将新鲜的气血输布全身；卯时（5 ~ 7 点）大肠经气血旺盛，有利于大肠的传导糟粕功能；辰时（7 ~ 9 点）胃经气血充盈，此时是进食的最佳时机，有助于脾胃对食物的消化吸收。通过对子午流注理论的研究，能够深入了解人体生理功能在不同时辰的变化规律，为中医的诊断、治疗和养生提供科学依据。

（二）子午流注与人体经络气血的关系

子午流注理论与人体经络气血的关系密切。人体的经络系统是气血运行的通道，而子午流注则揭示了经络气血在不同时辰的盛衰变化。在一天之中，随着时辰的推移，经络气血按照一定的顺序在各条经脉中流动。当某条经脉在特定时辰气血旺盛时，该经脉所对应的脏腑功能也相对活跃，对药物、针灸等治疗手段的敏感性增强。

例如，心经在午时（11 ~ 13 点）气血最为旺盛，此时心脏的功能处于活跃状态，心脏的泵血能力较强，血液循环加快。若在此时对心经相关穴位进行刺激，可更好地调节心脏功能，促进气血运行。反之，当某条经脉在某个时辰气血衰弱时，该经脉所对应的脏腑功能也相对减弱，对外界刺激的反应性降低。了解这种关系，有助于在中医治疗中把握最佳的治疗时机，提高治疗效果。

二、子午流注理论时辰法与护心灸法结合的依据

（一）顺应人体生理节律

人体的生理节律是长期适应自然环境而形成的，子午流注理论时辰法与护心灸法相结合，正是顺应了人体的这一自然生理节律。心脏在人体中起着主宰作用，其功能状态与人体的整体健康密切相关。根据子午流注理论，心经在午时气血最为旺盛，此时人体的阳气达到顶峰，心脏的功能最为活跃。在午时进行护心灸法，能够借助人体自身的气血旺盛之势，增强艾灸和药物对心经穴位的刺激作用，更好地调节心脏功能，促进心脏的气血运行。

例如，对于心阳虚的患者，在午时进行护心灸法，选取心俞穴、神阙穴等穴位，配合具有温阳作用的药物，如附子、肉桂等。此时人体心经气血充足，艾灸的温热刺激和药物的作用能够更有效地激发心脏的阳气，改善心阳虚导致的心悸、胸闷、畏寒肢冷等症状。通过顺应人体生理节律，使护心灸法的治疗效果得到最大化发挥。

（二）增强穴位刺激效果

子午流注理论认为，在不同时辰，人体经络穴位的开合状态和气血盛衰不同，对穴位的刺激效果也会有所差异。在护心灸法中，结合子午流注理论时辰法，选择在心经气血旺盛的时辰进行穴位刺激，能够增强穴位的敏感性，提高治疗效果。

在特定时辰，人体相应经脉的气血旺盛，穴位的开合程度较大，此时对穴位进行艾灸和药物贴敷，能够使药物更好地渗透吸收，艾灸的温热刺激也能更有效地传导至经络脏腑。例如，在午时进行护心灸法时，心经穴位对艾灸和药物的吸收能力增强，能够更好地发挥调节心脏功能的作用。同时，在此时进行穴位刺激，还能激发人体自

身的调节机制，促进经络气血的流通，使护心灸法的治疗作用得到更充分的发挥。

三、子午流注理论时辰法在护心灸法中的应用方式

（一）根据时辰选择穴位

在护心灸法中，依据子午流注理论时辰法，根据不同时辰选择相应的穴位进行治疗。午时（11 ~ 13 点）心经气血旺盛，此时可重点选取心经的穴位，如神门穴、少海穴等。神门穴为心经的原穴，是心经气血汇聚之处，具有养心安神、调节心经气血的作用。在午时对神门穴进行艾灸，可增强心经的气血运行，改善心脏的功能，缓解心悸、失眠等症状。

除了心经穴位，还可结合其他相关经络穴位。例如，心经与小肠经相表里，小肠经在未时（13 ~ 15 点）气血旺盛，午时可适当选取小肠经的穴位，如小海穴、后溪穴等。通过调节小肠经的气血，可间接促进心经气血的流通，增强护心灸法的治疗效果。同时，根据患者的具体病情，还可选取与心脏相关的其他经络穴位，如心包经的内关穴等，以协同调节心脏功能。

（二）确定最佳治疗时间

除了根据时辰选择穴位，确定最佳的治疗时间也是子午流注理论时辰法在护心灸法中的重要应用。根据子午流注理论，在特定时辰进行护心灸法，能够获得更好的治疗效果。对于大多数心脏疾病患者，午时（11 ~ 13 点）是进行护心灸法的最佳时间之一。此时人体心经气血旺盛，能够更好地发挥艾灸和药物的作用。

然而，对于一些特殊情况的患者，如夜间发作频繁的心律失常患者，可根据其发作规律和子午流注理论，选择在夜间相应时辰进行治疗。例如，若患者在子时（23点 ~ 次日 1 点）心律失常发作频繁，此时可在子时进行护心灸法，选取肾经的涌泉穴等穴位。因为子时是肾经气血开始生发之时，通过刺激肾经穴位，可调节肾的功能，进而影响心脏的功能，改善心律失常症状。

在确定治疗时间时，还需考虑患者的个体差异，如年龄、体质、病情等因素。对于年老体弱、病情较重的患者，治疗时间可适当缩短，艾灸温度不宜过高；对于年轻体壮、病情较轻的患者，可根据实际情况适当延长治疗时间，增强治疗强度。

四、子午流注理论时辰法结合护心灸法的临床效果与案例分析

（一）临床应用效果

临床实践表明，子午流注理论时辰法与护心灸法相结合，在心脏疾病的治疗中具有显著的效果。多项临床研究发现，这种结合治疗方法能够更有效地改善患者的心脏

功能。例如，在冠心病患者的治疗中，与常规护心灸法相比，结合子午流注理论时辰法后，患者的心绞痛发作次数明显减少，疼痛程度减轻，心电图ST-T段改变得到更明显的改善。

在心律失常患者的治疗中，结合治疗组的患者心律失常的发作频率降低，心率和心律得到更好的调节。同时，患者的生活质量也得到显著提高，心悸、胸闷、气短等症状减轻，睡眠质量改善，体力和精神状态得到恢复。

（二）案例分析

患者钱某，女性，56岁，因"心悸3天"于2023年3月15日就诊，自诉患有心律失常（室性期前收缩）2年，平均每天发作30～50次，常伴有心悸、胸闷、头晕等症状。采用护心灸法治疗，最初按照常规时间进行艾灸，效果不佳。后根据子午流注理论时辰法，发现患者在午时（11～13点）心律失常发作次数相对较多，于是在午时进行护心灸法，选取心经的神门穴、少海穴，以及心包经的内关穴等穴位，药物配方选用黄芪、人参、丹参等药物。

经过一个月的治疗，患者心律失常发作次数明显减少，每天发作次数降至10～15次，心悸、胸闷等症状也明显减轻。继续巩固治疗两个月后，患者的心律失常基本得到控制，生活质量得到显著提高。在这个案例中，结合子午流注理论时辰法，选择在心律失常发作相对频繁的午时进行护心灸法，增强了穴位刺激效果，更好地调节了心脏的功能，取得了良好的治疗效果。

第七节　护心灸法在增强人文关怀中的探究

一、人文关怀在医疗中的重要性

（一）人文关怀对患者康复的积极影响

在现代医疗体系中，人文关怀占据着不可或缺的地位，其对患者的康复进程有着深远且积极的影响。

从生理层面来看，当患者感受到医护人员给予的尊重、理解与关爱时，能够有效地缓解其紧张、焦虑等负面情绪，进而促使身体的应激反应减轻。例如，对于心脏疾病的患者而言，长期的心理压力可能导致交感神经兴奋，引发血压升高、心率加快等问题，加重心脏负担。而人文关怀能够帮助患者放松身心，降低交感神经的兴奋性，使血压和心率趋于稳定，为心脏疾病的治疗创造良好的生理环境。

在心理层面，人文关怀给予患者情感上的支持，增强其战胜疾病的信心。当患者在就医过程中感受到被重视、被关心，会产生一种被认同感和安全感，从而更积极地配合治疗。这种积极的心理状态有助于调节患者的心理平衡，改善其心理韧性，使其能够更好地应对疾病带来的身心挑战，促进心理康复。

（二）人文关怀在医疗服务中的体现

人文关怀体现在医疗服务的各个环节。在医患沟通方面，医护人员耐心倾听患者的诉求，用通俗易懂的语言向患者解释病情、治疗方案以及其他注意事项，让患者充分了解自身疾病和治疗过程，增强患者对治疗的信任和依从性。在诊疗环境的营造上，温馨、舒适、安静的就医环境能够让患者心情放松，减轻就医的紧张感。例如，医院设置专门的康复花园，为患者提供一个亲近自然、舒缓情绪的空间；病房布置温馨，配备必要的生活设施，让患者感受到家的温暖。

此外，人文关怀还体现在对患者隐私的保护、对患者个性化需求的满足等方面。医护人员在诊疗过程中，严格遵守医疗伦理规范，保护患者的隐私，不随意泄露患者的病情信息。同时，根据患者的年龄、文化背景、生活习惯等个体差异，制订个性化的医疗服务方案，满足患者的特殊需求，使患者在接受治疗的过程中感受到全方位的关怀。

二、护心灸法中融入人文关怀的独特优势

（一）护心灸法的治疗特点与人文关怀的契合

护心灸法作为一种中医外治法，其治疗特点与人文关怀有着高度的契合度。护心灸法注重整体观念，不仅关注心脏疾病本身，还重视患者的整体身心状态。在治疗过程中，通过刺激特定穴位，调节人体经络气血，激发人体自身的调节和修复能力，达到治疗疾病和改善整体健康的目的。这种整体观念与人文关怀中关注患者身心全面健康的理念相契合。

例如，在进行护心灸法治疗时，医护人员会全面了解患者的生活习惯、饮食偏好、情绪状态等信息，根据患者的个体差异制订个性化的治疗方案。对于因工作压力大、情绪焦虑导致心脏不适的患者，医护人员在进行艾灸治疗的同时，会给予心理疏导，帮助患者缓解压力、调节情绪，从身心两个方面进行治疗，体现了人文关怀的全面性。

（二）护心灸法治疗过程中的情感互动

护心灸法的治疗过程为医护人员与患者之间提供了丰富的情感互动机会。在施灸过程中，医护人员需要密切关注患者的反应，如询问患者对艾灸温度的感受、有无不适等。这种近距离的交流和互动，使医护人员能够及时了解患者的需求和感受，及时给予患者回应和关怀。

患者在接受护心灸法治疗时，往往会感受到医护人员的专注和耐心，从而产生一种被关爱的感觉。这种情感互动不仅有助于建立良好的医患关系，还能增强患者对治疗的

信任和配合度。例如，当患者在艾灸过程中感到温暖舒适，并且得到医护人员的悉心照顾时，会对治疗产生积极的心理预期，更愿意按照医嘱坚持治疗，从而提高治疗效果。

三、护心灸法在增强人文关怀方面的具体实践

（一）个性化治疗方案体现人文关怀

在护心灸法的应用中，根据患者的具体病情、体质、年龄等因素制订个性化的治疗方案，是增强人文关怀的重要体现。对于老年心脏疾病患者，由于其身体机能衰退，对艾灸的耐受程度较低，医护人员会适当降低艾灸的温度和时间，选择较为温和的药物配方，避免对患者身体造成过大负担。同时，考虑到老年患者可能存在的记忆力减退等问题，医护人员会详细告知患者及其家属治疗的其他注意事项，并定期进行回访，确保患者能够正确进行治疗。

对于儿童患者，由于其对治疗的恐惧心理较强，医护人员在进行护心灸法时，会采用更加温和的方式，如在艾灸前通过讲故事、做游戏等方式缓解儿童的紧张情绪。在穴位选择和药物配方上，也会根据儿童的生理特点进行调整，确保治疗的安全性和有效性。通过这种个性化的治疗方案，满足不同患者的特殊需求，让患者感受到医护人员对其个体的尊重和关怀。

（二）医患沟通与心理支持贯穿治疗全程

在护心灸法的治疗过程中，医患沟通与心理支持贯穿始终。在治疗前，医护人员会与患者进行充分的沟通，向患者详细介绍护心灸法的原理、治疗过程、预期效果以及可能出现的不适反应等，让患者对治疗有全面的了解，消除患者的疑虑和恐惧。同时，医护人员会通过与患者的交流，了解患者的心理状态，对于存在焦虑、抑郁等情绪问题的患者，给予针对性的心理疏导。

在治疗过程中，医护人员会不断与患者交流，询问患者的感受，及时调整治疗方案。例如，当患者在艾灸过程中感到疼痛或不适时，医护人员会立即停止艾灸，查找原因并采取相应的措施，如调整艾灸的位置、温度或时间等。在治疗后，医护人员会对患者进行随访，了解患者的康复情况，解答患者在康复过程中遇到的问题，给予患者持续的心理支持和指导。通过这种全程的医患沟通与心理支持，增强患者对治疗的信心，促进患者的身心康复。

四、护心灸法增强人文关怀的效果评估与案例分析

（一）效果评估方法与指标

对护心灸法增强人文关怀的效果评估，可以采用多种方法和指标。在患者满意度

调查方面，通过问卷调查或面谈的方式，了解患者对护心灸法治疗过程中人文关怀的满意度。问卷内容包括对医护人员态度、沟通效果、治疗方案个性化程度等方面的评价。患者满意度越高，说明护心灸法在增强人文关怀方面的效果越好。

在心理状态评估方面，采用专业的心理测评量表，如焦虑自评量表（SAS）、抑郁自评量表（SDS）等，对患者在治疗前后的心理状态进行评估。若患者在接受护心灸法治疗后，SAS、SDS等量表得分明显降低，说明患者的焦虑、抑郁等负面情绪得到缓解，体现了护心灸法在增强人文关怀、改善患者心理状态方面的效果。

此外，还可以通过观察患者的治疗依从性、康复速度等指标来评估护心灸法增强人文关怀的效果。治疗依从性高、康复速度快的患者，往往是在治疗过程中感受到了充分的人文关怀，更愿意配合治疗，从而促进身体康复。

（二）案例分析

患者孙某，男性，48岁，因"胸闷胸痛3天"于2024年9月12日就诊，患有冠心病，因工作压力大，对疾病的治疗存在担忧和焦虑情绪。在接受护心灸法治疗时，医护人员首先与患者进行了深入的沟通，了解患者的工作和生活情况，以及其对疾病的认知和担忧。针对患者的心理状态，医护人员给予了耐心的心理疏导，向患者详细介绍了护心灸法的治疗原理和优势，以及冠心病的治疗和康复知识，增强患者对治疗的信心。

在治疗过程中，医护人员根据患者的体质和病情，制订了个性化的治疗方案，选择合适的穴位和药物配方，并密切关注患者的反应，及时调整艾灸的温度和时间。经过1个疗程的治疗，患者的焦虑情绪得到明显缓解，SAS得分从治疗前的65分降至45分。同时，患者对治疗的依从性提高，积极配合治疗，冠心病的症状也得到了改善，心绞痛发作次数减少，生活质量明显提高。

在这个案例中，护心灸法通过个性化治疗方案和全程的医患沟通与心理支持，增强了人文关怀，有效改善了患者的心理状态和身体状况，取得了良好的治疗效果。

第八节　护心灸法拓宽治疗部位在亚健康人群中的应用

一、亚健康状态概述

（一）亚健康的定义与表现

亚健康是一种处于健康与疾病之间的中间状态，也被称为"第三状态"。世界卫生组织将其定义为：机体虽无明确的疾病诊断，但呈现出活力降低、适应能力减退的一种生理状态。在现代快节奏的生活中，亚健康状态极为普遍。其表现形式多样，身体上常出现疲劳乏力、肌肉酸痛、睡眠障碍、食欲不振、易感冒等症状；心理方面，多表现为情绪不稳定，如焦虑、抑郁、烦躁、记忆力减退、注意力不集中等；在社会适应能力上，可能出现工作效率低下、人际关系紧张等问题。例如，长期处于高强度工作压力下的上班族，经常加班熬夜，缺乏运动，可能会感到身体疲惫不堪，即使经过休息也难以恢复，同时还伴有焦虑、失眠等症状，这些都是亚健康状态的典型表现。

（二）亚健康人群的现状与危害

随着社会经济的发展和生活节奏的加快，亚健康人群的数量日益增多。相关调查显示，我国亚健康人群的比例已超过 70%，且呈年轻化趋势。亚健康状态不仅影响个人的生活质量和工作效率，还可能对身体健康造成严重危害。长期处于亚健康状态，人体的免疫力会逐渐下降，容易引发各种慢性疾病，如心血管疾病、糖尿病、消化系统疾病等。对于心脏健康而言，亚健康状态下的精神压力、不良生活习惯等因素，会增加心脏的负担，导致心脏功能受损，进而引发心悸、胸闷、心律失常等心脏不适症状。因此，及时干预和改善亚健康状态，对于维护人体健康，尤其是心脏健康至关重要。

二、亚健康人群的体质分类及特征

（一）阳虚体质

阳虚体质的亚健康人群，常表现为畏寒怕冷、手脚冰凉，喜热饮，精神萎靡，易疲倦，舌淡胖嫩，边有齿痕。此类人群阳气不足，身体温煦功能减弱，新陈代谢缓慢。在亚健康状态下，常伴有心慌、气短等心脏功能相对不足的症状，且因阳气推动无力，血液运行不畅，易出现血液循环相关的不适。

（二）阴虚体质

阴虚体质者，多表现为形体消瘦，口燥，咽干，手足心热，潮热，盗汗，心烦易怒，舌红少苔。这类人群体内阴液亏少，虚热内生，身体处于一种相对燥热的状态。在亚健康情境中，阴虚易导致心阴不足，进而引发心悸、失眠、多梦等心脏及神经系统的症状，且因阴液无法滋养脏腑经络，常伴有身体各部位的干涩不适。

（三）气虚体质

气虚体质的亚健康人群，常感到神疲乏力，气短懒言，易出汗，头晕，目眩，舌淡苔白。其脏腑功能衰退，元气不足，身体的防御和修复能力下降。在亚健康状态下，心脏功能也因气虚而受影响，表现为心脏动力不足，易出现心悸、胸闷等症状，且因气虚不能固摄，易自汗，抵抗力下降，易受外邪侵袭。

（四）痰湿体质

痰湿体质者，形体肥胖，腹部肥满松软，面部皮肤油脂较多，多汗且黏，胸闷，痰多，舌体胖大，舌苔白腻。此类人群体内水液代谢失常，痰湿内生，阻滞经络气血运行。在亚健康状态下，痰湿阻滞心脉，易导致心脏气血不畅，出现心悸、胸闷等症状，且因痰湿困脾，影响脾胃运化，常伴有食欲不振、腹胀等消化系统症状。

三、根据体质选择护心灸法的治疗部位

（一）阳虚体质

1. 腹部选穴

对于阳虚体质的亚健康人群，腹部的神阙穴、关元穴是重要的艾灸部位。神阙穴位于脐中，为人体先天之本源，与全身经络相通。艾灸神阙穴可激发人体元气，培元固本，温阳散寒。关元穴在下腹部，前正中线上，当脐中下 3 寸，是人体元气汇聚之处。艾灸关元穴能补肾壮阳，提升人体阳气，改善阳虚体质导致的畏寒怕冷、手脚冰凉等症状，同时温煦心脏，可缓解因阳虚引起的心脏不适。

2. 背部选穴

背部的命门穴、肾俞穴也是阳虚体质艾灸的重点。命门穴位于腰部，当后正中线上，第二腰椎棘突下凹陷中，为人体阳气之根本。艾灸命门穴可补肾阳，强腰膝，增强人体的阳气。肾俞穴在腰部，当第二腰椎棘突下，旁开 1.5 寸，是肾的背俞穴，艾灸肾俞穴可补肾益精，调节肾脏功能，进而促进全身阳气的生发，改善阳虚体质，对心脏的温煦功能也有积极影响。

3. 配方选择

阳虚体质者，阳气不足，寒邪易侵，护心灸的药方选择需以温阳散寒、通经活络为主，旨在提升体内阳气，改善心脏功能，增强机体抵御寒邪的能力。如可选择附子、干姜、桂枝、肉桂打磨成粉制成配方，附子辛甘大热，归心、肾、脾经，具有回阳救逆、补火助阳、散寒止痛之效。对于阳虚体质的人，可大补元阳，改善心肾阳虚所致的畏寒肢冷、心悸气短等症状，增强心脏的温煦功能。干姜辛热，归脾、胃、肾、心、肺经，能温中散寒、回阳通脉。与附子相伍，两者协同增效，增强温阳散寒之力，促进气血运行，为心脏提供充足动力。桂枝辛甘温，归心、肺、膀胱经，可发汗解肌、温通经脉。其能引导药力直达病所，温通心脉，改善心脏的血液循环，缓解因阳虚寒凝导致的心脉痹阻。

（二）阴虚体质

1. 腹部选穴

腹部的气海穴、中脘穴适合阴虚体质的亚健康人群。气海穴位于下腹部，前正中线上，当脐中下 1.5 寸，有培补元气、益肾固精的作用。艾灸气海穴可在一定程度上

补充人体元气，同时避免过度温燥，以防加重阴虚。中脘穴在上腹部，前正中线上，当脐中上 4 寸，为胃之募穴，艾灸中脘穴可调理脾胃，促进脾胃运化，以滋生阴液，滋养全身脏腑，包括心脏，缓解因阴虚导致的心脏及其他脏腑的不适。

2. 背部选穴

背部的膏肓穴、厥阴俞穴可作为阴虚体质艾灸的选择穴位。膏肓穴位于背部，当第四胸椎棘突下，旁开 3 寸，艾灸膏肓穴可滋阴润肺，补虚益损，调节人体的阴阳平衡。厥阴俞穴在背部，当第 4 胸椎棘突下，旁开 1.5 寸，是心包的背俞穴，艾灸厥阴俞穴可养心安神，调节心脏功能，改善阴虚导致的心悸、心烦等症状。

3. 配方选择

阴虚体质者，体内阴液亏少，不能制阳，而出现的虚热内生的病理状态，护心灸的药方选择需以滋阴补液，清热除烦为主。如地黄龟甲百合方。地黄，尤其是熟地黄，味甘，性微温，归肝、肾经，具有滋阴补血、益精填髓的功效。其能大补肝肾之阴，对于阴虚体质者，可从根本上补充阴液，改善阴液亏虚。龟甲咸、甘，微寒，归肝、肾、心经，滋阴潜阳、益肾健骨、养血补心。其能滋阴清热，针对阴虚所致的虚热内生，如潮热、盗汗、五心烦热等症状有很好的缓解作用，且能养心安神，改善心脏功能。百合味甘，性寒，归心、肺经，润肺止咳、清心安神，既能滋养心肺之阴，又能清退虚热，对于阴虚体质易出现的心烦、失眠等心脏及肺部症状有调理功效。将这三味药研磨成粉，用适量蜂蜜或水调和成膏状，制成药饼用于隔物灸。在艾灸的温热作用下，药物有效成分更易渗透穴位，发挥滋阴清热、养心安神的作用，改善阴虚体质，保护心脏健康。

（三）气虚体质

1. 腹部选穴

中脘穴、神阙穴对于气虚体质的亚健康人群较为适宜。中脘穴可增强脾胃运化功能，脾胃为后天之本，气血生化之源，脾胃功能增强有助于气血生成。艾灸神阙穴可激发人体元气，培元固本，温阳散寒，对改善气虚体质、提升心脏功能具有重要的作用。

2. 背部选穴

背部的脾俞穴、胃俞穴是重要艾灸部位。脾俞穴在背部，当第 11 胸椎棘突下，旁开 1.5 寸，是脾的背俞穴，艾灸脾俞穴可健脾和胃，促进脾胃运化，增强气血生成。胃俞穴在背部，当第 12 胸椎棘突下，旁开 1.5 寸，艾灸胃俞穴可调节胃的功能，与脾俞穴协同作用，改善脾胃功能，补充人体正气，提升心脏功能。

3. 配方选择

气虚体质者，元气不足，脏腑功能衰退，表现为身体虚弱、易疲劳、气短懒言、自汗等症状。护心灸的药方选择需以补气益气、养心安神为主，以增强人体正气，改善心脏功能。如：黄芪人参茯苓方。黄芪味甘，性微温，归脾、肺经，具有补气升阳、固表止汗、利水消肿、生津养血、行滞通痹、托毒排脓、敛疮生肌等功效。对于气虚体质者，黄芪能大补元气，提升人体的防御和修复能力，促进气血运行，为心脏提供充足动力。人参味甘、微苦，性微温，归脾、肺、心、肾经，大补元气、复脉固脱、补脾益肺、生津养血、安神益智。其补气之力强劲，可迅速补充人体元气，增强心脏功能，缓解因气虚导致的心悸、气短等症状。茯苓味甘、淡，性平，归心、肺、脾、肾经，利水渗湿、健脾宁心。其能协助黄芪、人参健脾益气，促进脾胃运化，使气血生化有源，同时宁心安神，改善心脏功能，缓解因气虚引起的心神不宁。将这三味药研磨成粉，用适量蜂蜜或水调和成膏状，制成药饼用于隔物灸。艾灸的温热刺激可促使药物有效成分通过穴位渗透，发挥补气益气、养心安神的作用，改善气虚体质，增强心脏功能。

（四）痰湿体质

1. 腹部选穴

中脘穴位于上腹部，前正中线上，当脐中上 4 寸。此穴为胃之募穴，腑会，是调理脾胃的要穴。痰湿体质多因脾胃运化失常，水湿内停所致。艾灸中脘穴可促进脾胃运化功能，增强脾胃对水湿的代谢能力，从根源上减少痰湿的生成。

2. 背部穴位

背部的肺俞穴、三焦俞穴可作为痰湿体质艾灸的部位。肺俞穴在背部，当第 3 胸椎棘突下，旁开 1.5 寸，是肺的背俞穴。艾灸肺俞穴可宣肺理气，通调水道，辅助痰湿排出。三焦俞穴在背部，当第 1 腰椎棘突下，旁开 1.5 寸，艾灸三焦俞穴可调节三焦功能，促进水液代谢，有助于改善痰湿体质，减轻痰湿对心脏的阻滞。

3. 配方选择

痰湿体质者，多因脾胃运化失常，水湿内停，聚湿成痰，阻滞气机，表现为形体肥胖、腹部肥满松软、胸闷腹胀、痰多、肢体困重等症状。护心灸的药方选择需以祛湿化痰、健脾理气为主，以改善脾胃功能，促进痰湿排出，调理心脏功能。如：苍术茯苓陈皮方。苍术味辛、苦，性温，归脾、胃、肝经，具有燥湿健脾、祛风散寒、明目等功效。对于痰湿体质者，苍术能燥湿健脾，有效改善脾胃的运化功能，从根源上减少痰湿的生成。其辛温之性还可祛风散寒，有助于驱散体内的寒湿之邪。茯苓味甘、淡，性平，归心、肺、脾、肾经，利水渗湿、健脾宁心。其能利水消肿，促进水湿从小便排出，协助苍术健脾，增强脾胃的运化能力，使气血生化有源，同时宁心安神，对痰湿阻滞导致的心脏功能受影响而出现的心悸、心烦等症状有一定的缓解作用。陈皮味辛、苦，性温，归脾、肺经，理气健脾、燥湿化痰，可理气行滞，使气机通畅，有助于痰湿的消散，改善胸闷、腹胀等症状，与苍术、茯苓配伍，增强燥湿化痰、健脾理气的功效。将这三味药研磨成粉，用适量蜂蜜或水调和成膏状，制成药饼用于隔物灸。艾灸的温热刺激可促使药物有效成分通过穴位渗透，发挥祛湿化痰、健脾理气、宁心安神的作用，改善痰湿体质，保护心脏健康。

四、临床应用效果与案例分析

（一）临床应用效果

临床实践表明，根据不同亚健康人群的体质选择护心灸法的治疗部位，并采用先腹部后背部的治疗顺序，取得了显著的效果。在对 200 例亚健康人群的临床观察中，经过 3 个疗程（每个疗程 10 次，每周 2 ～ 3 次）的治疗，阳虚体质人群的畏寒怕冷、手脚冰凉等症状明显改善，有效率达到 85%；阴虚体质人群的心悸、失眠等症状缓解，有效率为 80%；气虚体质人群的神疲乏力、气短懒言等症状减轻，有效率为 82%；痰湿体质人群的胸闷、痰多等症状改善，有效率为 83%。同时，患者的整体生活质量得到提高，精神状态和身体机能均有不同程度的恢复。

（二）案例分析

患者李某，男性，35 岁，因"心悸 1 天"于 2022 年 4 月 8 日就诊，属于阳虚体质的亚健康人群。长期熬夜、过度劳累，导致身体畏寒怕冷，易疲劳，伴有心悸、胸闷等症状。采用护心灸法，先艾灸腹部的神阙穴、关元穴，每次艾灸 20 min，每周 3 次；10 次为 1 个疗程，完成 1 个疗程后，再艾灸背部的命门穴、肾俞穴，同样每次艾灸 20 min，每周 3 次。经过 3 个疗程的治疗，患者畏寒怕冷症状明显减轻，手脚逐渐转暖，心悸、胸闷症状消失，精神状态良好，工作效率提高。在这个案例中，根据患者的阳虚体质，选择针对性的腹部和背部穴位进行艾灸，并遵循先腹部后背部的治疗顺序，充分发挥了护心灸法的作用，有效地改善了患者的亚健康状态。

第九节　护心灸法点燃艾柱方式的对比研究：顶端点燃与底端点燃

在护心灸法的实际操作中，点燃艾柱的方式对艾灸的疗效、患者的体验以及整体治疗效果有着至关重要的影响。顶端点燃和底端点燃作为两种主要的点燃方式，其燃烧过程和作用效果存在显著差异。深入研究这两种点燃方式，有助于优化护心灸法的操作流程，提升治疗的精准性和患者的满意度。

一、顶端点燃与底端点燃的燃烧原理及特点

（一）顶端点燃的燃烧原理与特点

顶端点燃，即将火源作用于艾柱的顶部。从燃烧原理来看，当顶端被点燃后，火焰首先在艾柱顶部蔓延，艾柱顶部的艾绒迅速碳化燃烧。随着燃烧的持续，热量逐步向下传导，燃烧面也逐渐向艾柱底部扩展。这种点燃方式下，火焰初期多集中在顶部，热流主要向上散发。由于艾柱顶部直接暴露在空气中，氧气供应充足，燃烧速度相对较快。

顶端点燃的优点在于，能够在短时间内产生较高的温度，对穴位形成强烈的温热刺激。在面对一些急性心脏不适症状时，如突然发作的心悸、胸闷等，这种快速且强烈的刺激有可能迅速激发穴位经气，起到缓解症状的作用。然而，顶端点燃的缺点也较为明显。由于热量集中在顶部，艾柱顶部燃烧过快，而底部艾绒受热相对缓慢，容易导致燃烧不均匀。在燃烧后期，随着燃烧面下移，温度波动较大，难以维持稳定的温热刺激。顶端点燃时患者等待受热的时间较长。在燃烧初期，火焰主要集中在顶部，热量向上散发，传递到穴位处需要一定时间，这使得患者在开始艾灸后需要等待较长时间才能感受到明显的温热感，从而降低了患者的舒适感。

（二）底端点燃的燃烧原理与特点

底端点燃是将火源置于艾柱的底部。艾柱底部的艾绒受热后开始燃烧，然后燃烧逐渐向上发展。在这个过程中，热量自下而上均匀地传递，艾柱的燃烧较为均匀。由于底部持续接触火源，且燃烧产生的热量能够直接作用于上方的艾绒，使得艾柱的燃烧能够保持稳定。

底端点燃的优势在于燃烧均匀且稳定，能够提供持续、温和的温热刺激。对于慢性心脏疾病的调理，如冠心病、慢性心力衰竭等，这种稳定的温热刺激能够持续地温通经络、改善心脏功能。此外，底端点燃由于热量分布均匀，艾柱的燃烧效率相对较高，能够充分利用艾柱的药力。而且，底端点燃时，火源直接作用于靠近穴位的一端，热量能够迅速传递到穴位，患者能够较快感受到温热，等待受热时间短，舒适感较高。不过，底端点燃的缺点在于，初期产生的温度相对较低，对于一些需要快速激发穴位经气的急性病症，可能效果不如顶端点燃。

二、两种点燃方式对护心灸法疗效的影响

（一）对穴位刺激强度和持续时间的影响

顶端点燃初期温度上升快，对穴位的刺激强度较大，能够在短时间内激发穴位的

经气。在处理急性心脏不适症状时，这种较强的刺激可以迅速发挥作用。但由于其燃烧不均匀和后期温度不稳定，刺激的持续时间相对较短。如果在艾灸过程中不能及时调整，可能会导致治疗效果的减弱。

底端点燃虽然初期刺激强度相对较弱，但由于燃烧均匀稳定，能够提供长时间、持续的温热刺激。对于慢性心脏疾病的治疗，持续的刺激有助于逐渐改善心脏的气血运行，调节心脏功能。例如，在长期治疗慢性心力衰竭患者时，底端点燃的艾灸能够持续地温通心脉，改善心肌的供血情况，促进心脏功能的恢复。

（二）对心脏功能调节的差异

在对心脏功能的调节方面，顶端点燃和底端点燃表现出不同的效果。顶端点燃的快速温热刺激，可能更侧重于对心脏的即时调节作用。当患者出现急性心律失常时，顶端点燃的艾灸能够在短时间内调节心脏的电生理活动，使心律尽快恢复正常。

底端点燃的持续温和刺激则更有利于心脏功能的长期改善。通过长期的艾灸治疗，能够调节心脏的自主神经功能，改善心脏的舒张和收缩功能，提高心脏的射血分数。对于慢性心力衰竭患者，底端点燃的艾灸能够逐渐增强心脏的泵血能力，减轻心脏的负担，缓解患者的症状。

三、两种点燃方式对患者体验及操作便利性的影响

（一）患者对不同点燃方式的主观感受

患者对顶端点燃和底端点燃的主观感受差异明显。采用顶端点燃时，由于初期温度上升慢，患者等待受热时间长，且在燃烧过程中温度波动较大，部分患者会感到不适，尤其是对温热刺激较为敏感的患者，可能会难以忍受。

底端点燃由于温度上升较为缓慢且均匀，患者能够较快感受到温热，并且在整个艾灸过程中温度较为稳定，大部分患者会感觉温热舒适，易于接受。尤其是对于长期接受艾灸治疗的患者，底端点燃的温和刺激能够让他们在治疗过程中保持放松的状态，提高治疗的依从性。

（二）操作便利性及安全性的比较

在操作便利性方面，顶端点燃相对较为简单，只需将火源直接接触艾柱顶部即可，操作直观，容易掌握。然而，由于顶端点燃初期火焰较大，在操作过程中需要更加小心，避免烧伤患者或操作人员。

底端点燃在操作时需要将艾柱固定好，确保火源能够准确地作用于艾柱底部。在固定艾柱和点火的过程中，可能需要一些辅助工具，操作相对复杂一些。但底端点燃由于火焰相对较小，且燃烧稳定，在操作过程中的安全性较高，减少了烧伤的风险。

四、对比研究的实验设计与结果分析

（一）实验设计思路

为了全面比较顶端点燃和底端点燃在护心灸法中的差异，设计如下实验：选取 80 例患有心脏疾病或存在心脏相关不适症状的患者，随机分为两组，每组 40 例。一组采用顶端点燃方式进行护心灸法治疗，另一组采用底端点燃方式。

在实验过程中，使用高精度温度传感器监测艾灸穴位处的温度变化，记录艾柱的燃烧时间。同时，通过问卷调查的方式收集患者在艾灸过程中的主观感受，包括对温度的耐受程度、有无不适等。此外，在治疗前后，对患者的心脏功能指标进行检测，如心电图、心脏超声等，评估两种点燃方式对心脏功能的影响。

（二）实验结果分析

温度变化方面，顶端点燃组在艾灸开始后的 10 min 内，穴位处温度缓慢上升至 40℃左右，随后温度波动较大；底端点燃组温度上升较为迅速，在 5 min 左右达到 38℃，后续保持相对稳定，维持在 40℃ ~ 42℃。

燃烧时间方面，顶端点燃组艾柱平均燃烧时间为 32 min，底端点燃组艾柱平均燃烧时间为 38 min。

患者主观感受方面，顶端点燃组有 18 例患者表示等待受热时间过长，难以忍受，其中 10 例患者因不适中途停止艾灸；底端点燃组有 5 例患者表示有轻微不适，所有患者均能完成艾灸疗程。

在心脏功能指标改善方面，顶端点燃组在改善急性心律失常方面效果较为明显，治疗后心律失常的发生率降低了 25%；底端点燃组在提高心脏射血分数方面表现更佳，治疗后心脏射血分数平均提高了 6%。

第十节　护心灸法治疗时间与灸量的探索

护心灸法作为一种中医特色疗法，在心脏疾病的防治及心脏功能调理方面发挥重要的作用。治疗时间与灸量是护心灸法的关键要素，直接影响着治疗效果。合理的治疗时间与灸量能够精准激发人体经络气血的运行，调节心脏功能，促进身体康复；反之，则可能导致治疗效果不佳，甚至对身体造成不良影响。因此，深入探索护心灸法的治疗时间与灸量具有重要的临床意义。

一、治疗时间与灸量的概念及相互关系

（一）治疗时间的界定

护心灸法的治疗时间涵盖单次艾灸的时长以及整个治疗周期的总时长。单次艾灸时长是指从点燃艾柱或艾条开始，到停止艾灸的时间段。这一过程中，艾灸产生的温热刺激持续作用于穴位，通过经络传导至心脏及相关脏腑。整个治疗周期的总时长则是根据患者的病情、体质等因素而确定，包含多次艾灸治疗的累积时间。例如，对于急性心脏疾病患者，可能在短时间内集中进行多次艾灸治疗，以迅速缓解症状；而对于慢性心脏疾病患者，治疗周期可能较长，需持续数周，甚至数月的艾灸治疗。

（二）灸量的含义

灸量是指艾灸时给予穴位的温热刺激总量，其受到艾灸的时间、艾柱或艾条的大小、艾灸的频率等多种因素影响。艾柱越大，艾灸时间越长，艾灸频率越高，灸量也就越大。在实际操作中，常用的衡量灸量的指标有艾灸壮数（艾柱燃烧的个数）、艾灸时间等。例如，使用黄豆大小的艾柱，每次艾灸 5 ~ 7 壮，或使用艾条温和灸 15 ~ 20 min，这些都是对灸量的具体量化方式。

（三）两者的相互关系

治疗时间与灸量紧密相关。在其他条件不变的情况下，单次艾灸时间的延长或艾灸频率的增加，都会导致灸量增大。然而，两者并非简单的线性关系，还需考虑人体对艾灸刺激的耐受程度和适应性。当灸量过小时，无法达到治疗效果；而灸量过大，超出人体的耐受范围，可能会引起局部皮肤烫伤、红肿、水疱等不良反应，甚至导致人体阴阳失衡，出现燥热、上火等症状。因此，在确定护心灸法的治疗时间与灸量时，需综合考量多种因素，以达到最佳的治疗效果。

二、影响治疗时间与灸量的因素

（一）患者的病情与体质

病情是决定治疗时间与灸量的重要因素之一。对于急性心脏疾病，如急性心肌梗死、严重心律失常等，为了迅速缓解症状，可能需要在短时间内给予较大的灸量，增加艾灸的频率和单次时长。而对于慢性心脏疾病，如冠心病稳定期、慢性心力衰竭等，治疗过程相对缓慢，需要长期、适度的灸量刺激，以逐步改善心脏功能。

患者的体质也对治疗时间与灸量有显著影响。体质强壮者，对艾灸的耐受性较好，可以适当增加灸量和延长治疗时间；而体质虚弱者，尤其是老年人、儿童以及久病体弱者，对艾灸的耐受性较差，应采用较小的灸量和较短的治疗时间，循序渐进地进行

治疗。例如，老年人气血相对不足，艾灸时若灸量过大、时间过长，可能会导致头晕、乏力等不适症状。

（二）艾灸穴位的特性

不同的艾灸穴位具有不同的特性，对治疗时间与灸量的要求也有所差异。一些穴位对艾灸刺激较为敏感，如神阙穴、涌泉穴等，在艾灸这些穴位时，灸量不宜过大，治疗时间也应相对缩短，以免引起过度反应。而另一些穴位，如足三里、心俞穴等，对艾灸的耐受性相对较强，可以适当增加灸量和治疗时间。此外，穴位的位置也会影响艾灸的效果和灸量的选择。位于四肢末端的穴位，如内关穴、神门穴等，艾灸时热量散失较快，可能需要适当延长艾灸时间；而位于躯干部位的穴位，如膻中穴、关元穴等，热量相对容易聚集，灸量和时间可适当调整。

（三）季节与环境因素

季节和环境因素也会影响护心灸法的治疗时间与灸量。在夏季，人体阳气外浮，气血运行较为旺盛，此时艾灸的灸量可适当减少，治疗时间也不宜过长，以免阳气过盛，引发不适。而在冬季，人体阳气内藏，气血运行相对缓慢，可适当增加灸量和治疗时间，以激发阳气，温通经络。

环境温度和湿度也会对艾灸效果产生影响。在寒冷、潮湿的环境中，艾灸时热量散失较快，且寒湿之邪容易侵袭人体，此时可适当增加灸量和治疗时间，以增强艾灸的温阳散寒作用。而在炎热、干燥的环境中，艾灸时应注意控制灸量和时间，避免燥热伤阴。

三、不同治疗时间与灸量的临床实践与效果观察

（一）短时间、小灸量的应用

短时间、小灸量的护心灸法适用于病情较轻、体质较弱或对艾灸耐受性较差的患者。例如，对于一些初发的轻度心悸、胸闷患者，或老年体弱的心脏功能减退患者，可采用每次艾灸 5 ~ 10 min，每天或隔天进行一次艾灸的治疗方案。在艾灸时，选择较小的艾炷或较低的艾灸温度，以温和的刺激调节心脏功能。临床观察发现，经过一段时间的治疗，这些患者的症状得到了一定程度的缓解，心脏功能也有所改善，且未出现明显的不良反应。

（二）长时间、大灸量的应用

长时间、大灸量的护心灸法一般用于病情较重、体质较强且对艾灸耐受性较好的患者。例如，对于慢性心力衰竭伴有严重心阳虚的患者，可采用每次艾灸 20 ~ 30 min，每天或每天两次进行一次艾灸的治疗方案。在艾灸时，使用较大的艾炷或适当提高艾

灸温度，以增强温热刺激。通过临床实践发现，经过一段时间的大灸量治疗，患者的心脏功能明显改善，心功能分级得到提升，呼吸困难、乏力等症状明显减轻。然而，在应用大灸量时，需要密切观察患者的反应，防止出现烫伤、上火等不良反应。

（三）分期、分阶段调整治疗时间与灸量

对于一些病情复杂、病程较长的心脏疾病患者，可采用分期、分阶段调整治疗时间与灸量的方法。在疾病的急性期，以迅速缓解症状为目的，给予较大的灸量和相对较短的治疗周期，以尽快激发人体的自我调节机制。随着病情的缓解，进入恢复期后，逐渐减少灸量，延长治疗间隔时间，以巩固治疗效果，防止病情反复。例如，在急性心肌梗死患者的治疗中，急性期可每天进行多次艾灸，每次艾灸时间适当加长；在恢复期，则改为每周艾灸 3 ~ 4 次，每次艾灸时间适当缩短。通过这种分期、分阶段的治疗方式，能够更好地适应患者病情的变化，提高治疗效果。

四、治疗时间与灸量的优化策略

（一）个性化制订方案

根据患者的病情、体质、年龄、性别等因素，制订个性化的治疗时间与灸量方案。在治疗前，对患者进行全面的评估，包括中医辨证、心脏功能检查、体质辨识等，以准确了解患者的身体状况。然后，根据评估结果，为每位患者量身定制艾灸治疗方案，确保治疗时间与灸量既能够满足治疗需求，又不会对患者身体造成不良影响。例如，对于一位年轻、体质较好的冠心病患者，可适当增加灸量和治疗时间；而对于一位老年女性、体质较弱且伴有多种慢性疾病的患者，应采用较小的灸量和较短的治疗时间，并密切观察治疗反应。

（二）动态调整机制

在护心灸法的治疗过程中，建立动态调整机制。根据患者的治疗反应和病情变化，及时调整治疗时间与灸量。在每次艾灸治疗后，询问患者的感受，观察局部皮肤的反应，如是否出现红肿、水疱等。同时，定期对患者进行心脏功能检查，根据检查结果调整治疗方案。如果患者在治疗过程中出现不适症状或治疗效果不佳，应及时分析原因，调整治疗时间与灸量。例如，若患者在艾灸后出现燥热、失眠等症状，可能是灸量过大，应适当减少灸量和治疗时间；若患者治疗一段时间后症状改善不明显，可在医师的指导下适当增加灸量或调整艾灸穴位。

（三）结合现代技术监测

借助现代技术手段，如温度传感器、心率变异性监测仪等，对艾灸过程中的温度变化和人体生理指标进行实时监测。通过温度传感器，可以精确测量艾灸时穴位局部

的温度，确保艾灸温度在适宜的范围内，避免温度过高导致烫伤或温度过低影响治疗效果。心率变异性监测仪可以监测患者在艾灸过程中心脏自主神经功能的变化，为调整治疗时间与灸量提供科学依据。例如，当监测到患者在艾灸过程中心率变异性改善不明显时，可适当调整艾灸的时间和频率，以更好地调节心脏功能。

第十一节　护心灸法艾柱底端与治疗部位／穴位的安全距离探索

在护心灸法的实际操作中，艾柱底端与治疗部位或穴位之间的距离是一个关键要素，其不仅直接关系到治疗的安全性，而且对艾灸的疗效有着显著影响。合适的距离能够确保艾灸产生的温热刺激有效作用于穴位，调节人体经络气血，改善心脏功能；而距离不当则可能引发皮肤烫伤等安全问题，同时影响艾灸的治疗效果。因此，深入探索护心灸法中艾柱底端与治疗部位／穴位的安全距离，对于提高护心灸法的临床应用水平具有重要的意义。

一、安全距离对艾灸效果与安全性的影响

（一）对艾灸效果的影响

1. 温热刺激的传导

艾柱燃烧产生的热量通过空气传导至治疗部位。当艾柱底端与穴位保持合适距离时，热量能够均匀、稳定地传递到穴位，激发穴位的经气，促进经络气血的运行。例如，对于心俞穴的艾灸，恰当的距离能使温热刺激准确作用于穴位，进而调节心脏功能，改善心悸、胸闷等症状。若距离过远，热量在传导过程中散失过多，无法达到足够的温热刺激强度，难以有效激发穴位的治疗作用；距离过近，则可能导致局部温度过高，超出穴位的适宜刺激范围，同样影响艾灸效果。

2. 药物渗透与吸收

护心灸法常配合药物使用，艾柱燃烧时产生的热量有助于药物的渗透与吸收。合适的距离能使药物更好地挥发，并随着温热刺激进入穴位，增强艾灸的治疗效果。例如，在使用含有温阳益气药物的艾柱进行艾灸时，适宜的距离可促进药物成分渗透到穴位深层，发挥温通心阳、益气养血的作用，对于心阳虚损的患者具有良好的治疗效果。

（二）对安全性的影响

1. 防止皮肤烫伤

安全距离的首要作用是防止皮肤烫伤。艾灸过程中，艾柱燃烧产生的高温如果过

于接近皮肤，极易导致皮肤烫伤。烫伤不仅会给患者带来痛苦，还可能引发感染等并发症，影响后续治疗。保持合适的距离，能使皮肤表面温度维持在安全范围内，避免烫伤事故的发生。

2. 减少不良反应

不当的距离除了可能导致烫伤外，还可能引发其他不良反应。距离过近，高温刺激可能使患者产生灼痛感，导致患者紧张、恐惧，影响治疗的顺利进行；同时，过度的温热刺激还可能引起皮肤过敏、瘙痒等不适症状。而合适的安全距离能够减少不良反应的发生，使患者在舒适的状态下接受治疗。

二、影响安全距离的因素

（一）患者个体差异

1. 皮肤敏感度

不同患者的皮肤敏感度存在差异。儿童、老年人以及皮肤娇嫩或患有皮肤疾病的患者，皮肤敏感度较高，对温度变化更为敏感，艾灸时需要更大的安全距离。例如，儿童的皮肤薄嫩，其安全距离应相对较大，以避免烫伤；而青壮年皮肤相对坚韧，对温度的耐受性稍强，安全距离可适当缩小。

2. 体质与病情

患者的体质和病情也会影响安全距离的选择。体质虚弱、气血不足的患者，对温热刺激的耐受性较差，应适当增大安全距离；而体质强壮、阳气偏盛的患者，安全距离可相对缩小。对于病情较重、病程较长的患者，可能需要较强的温热刺激来达到治疗效果，但仍需在安全范围内调整距离；对于病情较轻的患者，较小的温热刺激即可满足治疗需求，安全距离可适当增大。

（二）艾灸方式与工具

1. 艾柱类型与大小

不同类型和大小的艾柱燃烧时产生的热量和温度不同，从而影响安全距离。一般来说，大艾柱燃烧时释放的热量多，温度高，安全距离应相应增大；小艾柱热量相对较少，温度较低，安全距离可适当缩小。例如，采用麦粒大小的艾炷进行直接灸时，安全距离可较蚕豆大小的艾炷更小一些。

2. 艾灸器具

使用不同的艾灸器具时，安全距离也有所不同。如使用艾灸盒时，由于艾灸盒对热量有一定的阻隔和分散作用，艾柱底端与穴位的安全距离可相对较小；而直接手持艾条或艾柱进行艾灸时，安全距离则需适当增大，以更好地控制温度，防止烫伤。

（三）环境因素

1.环境温度

环境温度对艾灸安全距离有显著影响。在寒冷环境中，人体皮肤温度较低，对温热刺激的耐受性相对较强，安全距离可适当缩小；而在炎热环境中，人体皮肤温度较高，对温度的敏感度增加，安全距离应适当增大。例如，在冬季进行艾灸时，安全距离可比夏季稍小一些。

2.通风条件

通风条件会影响热量的散失速度。通风良好的环境中，艾柱燃烧产生的热量散失较快，为保证足够的温热刺激，安全距离可适当缩小；而在通风不良的环境中，热量积聚，安全距离应适当增大，以防止局部温度过高。

三、安全距离的探索方法与初步实践

（一）探索方法

1.临床观察法

在临床实践中，对不同患者采用不同的艾柱底端与穴位距离进行艾灸治疗，密切观察患者的反应，包括皮肤颜色变化、有无疼痛、灼热感等，并比较治疗后的效果。通过大量的临床观察，总结出不同情况下较为适宜的安全距离范围。

2.温度测量法

运用温度传感器等工具，测量艾灸过程中不同距离下皮肤表面的温度。根据人体皮肤对温度的耐受范围和艾灸治疗的有效温度范围，确定安全距离。例如，研究发现人体皮肤长时间耐受的温度一般在45℃以下，而艾灸治疗的有效温度通常为38℃~45℃，通过测量不同距离下皮肤表面温度，找到能使皮肤温度维持在有效治疗温度范围内的安全距离。

（二）初步实践结果

1.不同人群的安全距离范围

经过临床观察和温度测量，初步确定了不同人群的安全距离范围。对于儿童，艾柱底端与穴位的安全距离一般为3~5 cm；老年人和皮肤敏感者，安全距离为2.5~4 cm；青壮年安全距离为2~3 cm。但这只是大致范围，具体还需根据患者个体情况进行调整。

2.不同艾灸方式的安全距离

在艾灸方式方面，直接手持艾柱艾灸时，安全距离相对较大；使用艾灸盒时，安全距离可适当缩小。例如，直接手持艾柱艾灸时，安全距离一般为2~4 cm；使用艾灸盒时，安全距离为 3 ~ 5 cm。

四、安全距离的调整与优化策略

（一）实时监测与调整

在艾灸过程中，应实时监测患者的反应和皮肤温度，根据实际情况及时调整安全距离。可通过询问患者的感受，观察皮肤颜色和状态，如发现皮肤出现红晕加深、患者感觉灼热疼痛等情况，应立即适当增大安全距离；若患者感觉温热刺激不足，可在安全范围内适当缩小距离。

（二）个性化治疗

根据患者的个体差异，如皮肤敏感度、体质、病情等，制订个性化的安全距离方案。在治疗前，详细了解患者的身体状况，对皮肤敏感度高、体质虚弱的患者，适当增大安全距离；对体质强壮、耐受性好的患者，可在安全前提下适当缩小距离，以达到最佳的治疗效果。

（三）结合艾灸进程调整

在艾灸的不同阶段，安全距离也可进行相应调整。艾灸初期，患者皮肤对温热刺激较为敏感，安全距离可适当较大；随着艾灸的进行，皮肤逐渐适应温热刺激，可在安全范围内适当缩小距离，以增强温热刺激效果，但仍需密切关注患者反应。

参考文献

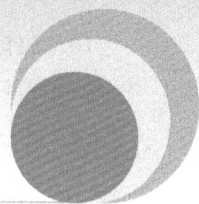

［1］乐丽珍，胡萍萍，吴瑞庭，等．护心灸在慢性心力衰竭患者中的护理干预效果观察［J］．按摩与康复医学，2020，11（23）：92-94.

［2］刘培洪，倪伟智，刘斯唅，等．探讨护心灸对阳虚型慢性心衰伴便秘患者的临床效果［J］．中医康复，2024，1（8）：60-64.

［3］姚婧娴．基于"三才思想"的灸法对脾肾阳虚型慢性疲劳综合征的临床疗效观察［D］．福建中医药大学，2022.

［4］帅柔纤．隔姜灸配合膝三针治疗风寒湿痹型膝骨关节炎的临床观察［D］．成都中医药大学，2022.

［5］王丽华．艾灸结合生活方式干预治疗腹型肥胖的临床及代谢机制的研究［D］．湖北中医药大学，2023.

［6］孙秋华．中医临床护理学［M］．3 版．北京：中国中医药出版社，2016.

［7］陈佩仪．中医护理学基础：中医特色［M］．2 版．北京：人民卫生出版社，2017.

［8］石岩．中医内科学［M］．北京：科学出版社，2017.

［9］吴晓强，谢继光．脐周四边穴治疗老年慢性虚证经验［J］．环球中医药，2017，10（2）：237-239.

［10］中华中医药学会慢性心力衰竭中医诊疗指南项目组．慢性心力衰竭中医诊疗指南［J］．中医杂志，2023，64（7）：743-756.

［11］中华人民共和国国家卫生健康委员会医政司．肥胖症中国诊疗指南（2024 年版）［J］．协和医学杂志，2025，16（1）：90-108.

［12］杨蕾，呼永华，魏清琳，等．肥胖的中医辨识分型［J］．中国民间疗法，2024，32（5）：4-7.

［13］刘胜，王怡，吴春宇，等．中西医结合临床诊疗乳腺增生专家共识［J］．中华中医药杂志，2023，38（3）：1159-1164.

［14］陈红风．中医外科学［M］．5 版．北京：中国中医药出版社，2021.

［15］冯晓玲，张婷婷．中医妇科学［M］．5 版．北京：中国中医药出版社，2021.

［16］赵霞，李新民．中医儿科学［M］.5版.北京：中国中医药出版社，2021.

［17］黄桂成，王拥军．中医骨伤科学［M］.5版.北京：中国中医药出版社，2021.

［18］王欢，房玉涛，杨静，等.基于经络学说探讨心系疾病辨治思路［J］.吉林中医药，2023，43（12）：1371-1374.

［19］李海霞.论"扶阳"法则与心脏康复［J］.中西医结合心脑血管病杂志，2017，15（8）：1011-1014.

［20］郭宁花，王智超.基于圆运动理论探讨破格救心汤治疗慢性心力衰竭［J］.中华养生保健，2025，43（5）：96-99.

［21］卓缘圆，张金文，邓容，等."调任通督法"的理论内涵和应用——杨卓欣教授针灸学术思想浅析［J］.时珍国医国药，2018，29（10）：2499-2501.

［22］汪露，郑祖艳.基于"通督调任"理论挖掘针灸治疗脑卒中后尿失禁的思路［J］.世界中医药，2023，18（12）：1693-1697.

［23］孟昕，汪卫东.中医五行音乐疗法的理论和应用探析［J］.环球中医药，2017，10（10）：1118-1121.